"山西省中医药传统知识保护数据库"项目

"中药材质量保障技术与研究"丛书

饮片
验收
经验

主　编　王满恩（山西元和堂中药有限公司）

　　　　赵　昌（山西药科职业学院）

副主编　王丕明（山西药科职业学院）

　　　　程友斌（江苏连云港中医药高等职业技术学校）

　　　　李生钰（北京同仁堂大同连锁药店有限责任公司）

　　　　杨善华（山西元和堂中药有限公司）

参　编　杨　茹（江苏连云港中医药高等职业技术学校）

　　　　孟武威（亳州市京皖中药饮片厂）

　　　　任建萍（山西职工医学院）

　　　　胡兰贵（山西省中医院）

　　　　高治平（山西中医药大学）

　　　　李庭凯（山西省中医院）

　　　　张　静（北京同仁堂山西连锁药店有限责任公司）

　　　　卫苗苗（北京同仁堂山西连锁药店有限责任公司）

　　　　仝素洁（大同市第六人民医院）

山西出版传媒集团

山西科学技术出版社

图书在版编目（CIP）数据

饮片验收经验/王满恩,赵昌主编. —太原:山西科学技术出版社,2019.1(2023.7重印)

ISBN 978 - 7 - 5377 - 5825 - 3

Ⅰ．①饮… Ⅱ．①王… ②赵… Ⅲ．①饮片—中药鉴定学 Ⅳ．①R282.5

中国版本图书馆 CIP 数据核字（2018）第 250999 号

饮片验收经验

出 版 人：阎文凯

主　　编：王满恩　赵　昌

责 任 编 辑：宋　伟　杨兴华　翟　昕

封 面 设 计：吕雁军

出 版 发 行：山西出版传媒集团·山西科学技术出版社
地址：太原市建设南路 21 号　邮编：030012

编辑部电话：0351 - 4922078

投 稿 邮 箱：shanxikeji@ qq. com

发行部电话：0351 - 4922121

经　　销：各地新华书店

印　　刷：山西基因包装印刷科技股份有限公司

开　　本：889mm×1194mm　1/16　印张：42

字　　数：960 千字

版　　次：2019 年 1 月第 1 版　2023 年 7 月第 5 次印刷

书　　号：ISBN 978 - 7 - 5377 - 5825 - 3

定　　价：198.00 元

本社常年法律顾问：王葆柯

如发现印装质量问题，影响阅读，请与发行部联系调换。

编写说明

一、本书是编者从事饮片验收多年经验的小结，拟分"药典品"和"非药典品"两个分册。本书是药典品分册，非药典品分册将于晚些时候出版。

二、药典品分册包括"概述""正文""索引"三部分。

1.概述，讲了饮片验收的注意事项，也是我们的工作体会。

2.正文，收载我们验收过的中药饮片537种，彩色照片2074幅，全部为《中国药典（2015年版一部）》收载品种。

3.索引，将全书药名按汉语拼音排序，便于检索。

三、每种药正文分药典摘要、彩色照片、说明三部分。需做强调的鉴别条目以加粗字体标记。

1.药典摘要，是从《中国药典（2015年版一部）》中摘录的药名、来源、采收加工、炮制方法和饮片性状。个子货的品种也摘录药材性状，个别品种摘录了显微鉴别、理化鉴别方法。

药典饮片性状是验收的主要依据，必须逐字逐句对照样品，仔细观察。其中有部分文字加黑，编者认为是重要内容，提示读者特别关注。

2.书中2000多幅彩色照片，都是编者验收中见到的实物，由编者自己拍摄。力求体现饮片特征，以便读者在验收时能按图索骥。在一些图下面的标题里，还简要介绍图中饮片的鉴别要点。

3.说明部分，主要是编者的验收经验，也记载一些编者查询到的有关资料。凡是药典摘要和图题中提及的内容，一般不再重复。有些容易辨认的品种不加说明。行文紧扣实际，通俗易懂，有话则长，无话则短。说明部分反映了编者验收思路、验收方法，也提及饮片商品现状和编者的意见。

四、本书适合下列读者。

1.药店、药房饮片验收人员尤其是初学者。

2.中药生产、销售单位的采购人员。

3.各高校中药专业的师生。

4.中药经销商和中药饮片厂的质检人员。

5.中药市场监管人员和中药检验人员。

6.从业中医师。

7.中药爱好者。

五、本书基本反映了山西省近年的饮片现状。山西省所用饮片多来自亳州，本书读者从中也能了解到近年来亳州市场的一些情况。

六、致谢：高天爱老师(山西省食品药品检验所)、于立伟老师(北京康仁堂药业有限公司)提供资料和指导意见，给予本书编写有力支持。

李榆梅、窦国义(天津生物工程职业技术学院)，纪英夺、王海丽(国药集团山西有限公司)，刘洋洋(中国医学科学院药用植物研究所海南分所)，任宏亮(北京同仁堂山西连锁药店有限责任公司)，方土福(解放军301医院野山参博物馆)，郭永召(汉广中药科技有限公司)，刘逊(苏州卫生职业技术学院)，俞静波(承继堂中药论坛)，金月茹(河北省安国市职业技术教育中心)，杨青山(安徽中医药大学)，鲁轮(合肥市食品药品检验中心)，秦艳(海口美兰壶济堂大药行)，石俊(山西仁和大药房连锁有限公司)，张惠英(山西元和堂中药有限公司)，诸位同道或提供样品、资料，或贡献宝贵意见，都对本书的编写助力不小。

七、本书肯定不完美，但是肯定有用。读者发现问题请不吝赐教，以便再版时纠正。凡改正、补充本书者，都可成为再版编者。

本书是编者的一块"砖"，希望它能引出集体智慧的"玉"。

王满恩

2017年12月于太原

前　言

一、饮片验收的目的

饮片验收的目的是确定来货的真假优劣。判断真假优劣的依据是《中华人民共和国药品管理法》（以下简称《药品管理法》）和国家药品标准、地方药品标准。

1. 假药

《药品管理法》第32条规定："药品必须符合国家药品标准。"符合药品标准的药材和饮片就是真药，习称"正品"；不符合药品标准者就是假药。各种法定药品标准均未收载的应视为假药。

《药品管理法》第48条规定："禁止生产（包括配制）、销售假药"，并指出："有下列情形之一的，为假药：①药品所含成分与国家药品标准规定的成分不符的；②以非药品冒充药品或者以他种药品冒充此种药品的。"目前市场上的饮片假药以第②种情形较为常见。

同条法律还规定："有下列情形之一的，按假药论处：①国务院药品监督管理部门规定禁止使用的；②依照本法必须批准而未批准生产、进口，或者依照本法必须检验而未经检验即销售的；③变质的；④被污染的；⑤使用依照本法必须取得批准文号而未取得批准文号的原料药生产的；⑥所标明的适应证或者功能主治超出规定标准的。"这些情形在饮片商品里都有存在。

2. 劣药

《药品管理法》第49条规定："禁止生产、销售劣药"，又指出："药品成分的含量不符合国家药品标准的，为劣药。"我国药品标准在中药的"含量测定"项规定了成分含量，可以据此判断是否劣药。

同条法律还规定："有下列情形之一的药品，按劣药论处：①未标明有效期或者更改有效期的；②不注明或者更改生产批号的；③超过有效期的；④直接接触药品的包装材料和容器未经批准的；⑤擅自添加着色剂、防腐剂、香料、矫味剂及辅料的；⑥其他不符合药品标准规定的。"目前的药品标准尚没有规定饮片的有效期，饮片中的劣药主要指上述第②、④、⑤、⑥种情形，尤以第⑤、⑥种最常见。

3. 假劣饮片产生的原因

（1）误采误收。由于缺乏鉴定知识，在采集、收购时误将非药品当成正品，使假药进入商品行列。

（2）故意作假。故意用非药用物质冒充正品药材，或用价值低的药材冒充价值高的药材出售，这是假劣药产生的主要原因。药市上造假、掺假、染色、增重、提取残渣二次销售等恶行，经过市场整顿虽已大大减少。但尚未完全绝迹，一有放松就可能死灰复燃。有些假药经过加工，形状特征酷似正品，鉴定时尤需注意。

（3）未入标准。有些药材虽有使用习惯，但暂时未被载入药品标准。将来一旦载入药品标准，就成为正品。反之药典记载的正品被官方禁用，也有可能变成假药，如关木通、广防己等。还有些药材在此地标准收载而他地标准未载，则常在此地为正品而在他地则认为是假药。可见有些假药的"假"是相对的、暂时的或有地方性的。

（4）变质失效。由于采收、加工、炮制、储存等的方法不当，使正品药材的性质发生变化，不再符合药品标准规定的质量指标，成为假药、劣药。

二、对饮片验收人的要求

1. 道德要求

饮片验收人需要较高的职业道德，严谨细致的工作作风，对假、劣药疾恶如仇的态度和对工作高度负责的精神。

2. 文化要求

饮片验收人要熟知相关法律法规和药品标准，掌握系统的药用植物学、中药鉴定学、中药化学、中药炮制学的知识，最好能了解中药学、中药调剂学、中药制剂学的知识，还应及时了解中药市场行情和假劣药材的动向。所以，一个中药验收高手是需要刻苦学习，名师指点，长期实践经验的积累才能造就的。

3. 健康要求

（1）疲劳时或患感冒、过敏性疾病、传染性疾病时不要做中药鉴定。

（2）鉴定前不要吸烟、饮酒或进刺激性饮食，也不要用香气浓烈的化妆品，以免影响嗅觉、味觉和视觉的灵敏程度。

4. 衣着要求

（1）工作衣帽应为白色，便于及时发现污渍及时清洗，保持干净。

（2）工作衣应为长袖大衣式样，要有装鉴定用品的口袋；袖口要有松紧带；坐下时下摆要超过膝盖。

（3）工作帽应质软无檐，以免遮挡光线和妨碍近距离观察；帽边要有松紧带，可将全部头发包住。

（4）接触有毒药材、有异味药材、易脱色染手药材时，应戴口罩和薄膜手套。

三、鉴定场所和工具

（1）干净整洁，光线充足，温、湿度宜人，水电通畅，安全设施齐备。

（2）应备有鉴定台、文件柜、仪器柜、样品柜、必要的文具及清洁用品。

（3）应备有《中国药典》、其他药品标准、常用工具书及检验报告单、质量验收记录等文件。

（4）应备有常用鉴定工具、仪器与试剂（见下表）。

中药鉴定常用工具、仪器、试剂

名　　称	用　　途
※ 盛药盘（白搪瓷盘或其他硬质、无毒的平底容器，短径 30cm 以上，最好配 1 同样大小的黑色平板）	摊放样品。深色样品直接放白盘内，浅色样品放盘内黑色平板上
※ 放大镜（20 倍以上）	观察样品细部
※ 解剖镜（60 倍以上）	观察增重粉结晶等细小掺假物
普通光学显微镜及配套的载玻片、盖玻片，透化、显色必要的试剂	观察植物组织、内含物
※ 直尺或卷尺（有毫米刻度）	测量样品大小
※ 尖头镊子	观察时夹持样品
※ 钢刀、枝剪或普通剪刀	开包装；切断样品；削刮样品表面或断面
冲筒（也叫铜缸子、擂臼、捣药罐）或榔头、钢丝钳	捣碎样品
研钵、研棒	研磨样品（乳香、没药等）
刷子	刷去样品表面粉尘；清洁鉴定器具
锥子或解剖针	穿刺样品
※ 试管、试管架、烧杯、培养皿	嗅气；观色；水试鉴别容器
※ 玻璃板（片）20cm×20cm;20cm×10cm	展开浸软的样品（花、叶、草等）
玻璃棒	做水试鉴别或火试鉴别时搅拌用
酒精灯、铁架台、石棉网	做火试鉴别用
紫外光灯	观察荧光（大黄等）
白瓷板	做显色鉴别时放置样品用
毛白瓷板	检查矿物条痕用
氢氧化钠试液	做显色鉴别用（苦参外皮等）

乙醇或甲醇	溶解样品、润湿样品或涂擦样品
硫酸试液	做显色鉴别（西红花等）
浓盐酸试液、间苯三酚试液	做显色鉴别用（使木质化组织呈红色，便于观察）
碘试液	做显色鉴别（检查淀粉类成分，如茯苓等）
碘化钾碘	做显色鉴别（茯苓等）
棉签	润湿样品或用试剂涂擦样品
纱布、滤纸	擦拭鉴定用品
架盘天平	检查杂质时称量
取样用品（见下文"取样准备"）	抽取样品

注：有"※"的是性状鉴定起码的工具。

四、饮片验收的法定依据

（一）国家药品标准

《药品管理法》第32条规定："药品必须符合国家药品标准"；"国务院药品监督管理部门颁布的《中华人民共和国药典》和药品标准为国家药品标准"。第10条规定："中药饮片必须按照国家药品标准炮制，国家药品标准没有规定的，必须按照省、自治区、直辖市人民政府药品监督管理部门制定的炮制规范炮制"。下面简介常用的药品标准。

1.《中华人民共和国药典（2015年版一部）》

《中华人民共和国药典》简称《中国药典》，是国家药品的法典。全国的药品生产、供应、使用、检验和管理部门等单位都必须遵照执行。1949年以后，我国先后颁布了10版药典，即1953年版、1963年版、1977年版、1985年版、1990年版、1995年版、2000年版、2005年版、2010年版、2015年版。一般新版药典正式颁布使用后，旧版药典即停止使用。《中国药典2015年版》分为四部，其中第一部是中药标准，也是编写本书的最主要依据。

2.《中华人民共和国卫生部药品标准·中药材·第一册》

简称《中药材部颁标准》。收载了101种药材，于1991年12月10日颁布执行。

3.进口药材质量标准

国家食品药品监督管理总局于2004年5月8日，以"国食药监注〔2004〕144号"文件颁布了儿茶等43中进口药材质量标准。遇进口药材时可以据此鉴定。

4.其他国家卫生部、国家食品药品监督管理总局药材标准

卫生部药品标准藏药分册（1995年版）、蒙药分册（1998年版）、维吾尔药分册（1999

年版)及一些散标准(专为单个品种颁布的标准),如甜菊苣、山羊角、黄羊角、鹅喉羚羊角等。国家食品药品监督管理总局也颁布过一些散标准,如赛龙骨、龙血竭等。都属于国家药品标准。

(二)地方药材标准

(1)各省、自治区、直辖市药监部门颁布的《中药材炮制规范》中涉及的鉴别内容,为地方标准,在当地有法定约束力。

(2)各省、自治区、直辖市还颁布了本地的药材标准,收载国家药品标准未载的品种,在当地也视为地方标准。

地方标准中的品种如果已被国家药品标准记载,应以国家药品标准为准。

五、饮片验收程序

中药饮片验收一般程序是:取样——观察检验——核对文献或请教专家——做出结论——记录留样——将鉴定结果通知相关部门。

(一)取样

取样,是指从一批来货中抽取供检验用的样品。抽取的样品应具有代表性,即必须保证抽取的样品能准确反映被验收药品的总体质量状况。《中国药典》对药材和饮片的取样法做了详细规定,现结合实践经验介绍如下。

1.取样准备

(1)洁净的采样工具:不锈钢勺、不锈钢铲、不锈钢镊子、夹子、探子等。

(2)样品盛装容器:具封口装置的无毒塑料袋等。

(3)其他用品:手套、样品盒、剪刀、放大镜、纸、笔、请验文件(请验报告或入库质量验收通知单、到货药品随货同行凭证、取样记录表、取样证等)。

(4)罂粟壳等特殊管理的药品应双人取样。

2.货物外观检查

(1)核对请验文件内容与实物是否相符,注意同一品种各包装的品名、产地、规格及包装式样是否一致。异常者应逐件抽出,单独检验。

(2)检查货物包装的完整性,清洁程度以及有无水迹、霉变或其他物质污染等情况,详细记录。凡有外观异常情况的包件,应逐件抽出,加倍抽样,单独检验。

3.抽取样品包件

从货物堆码层次中按"前上、中侧、后下"的相应位置随机抽取整件样品。取样时均应符合下列有关规定。

(1)抽取样品前,应核对品名、产地、规格等级及包装式样,检查包装的完整性、清洁程度以及有无水迹、霉变或其他物质污染等情况,详细记录。凡有异常情况的包件,应单独检验并拍照。

(2)从同批药材和饮片包件中抽取供检验用样品的原则:总包件数不足5件的,逐件取样;5~99件,随机抽5件取样;100~1000件,按5%比例取样;超过1000件的,超过部分按1%

比例取样；贵重药材和饮片，不论包件多少均逐件取样。

（3）每一包件至少在2～3个不同部位各取样品1份；包件大的应从10cm以下的深处在不同部位分别抽取；对破碎的、粉末状的或大小在1cm以下的药材和饮片，可用采样器（探子）抽取样品。对包件较大或个体较大的药材，可根据实际情况抽取有代表性的样品。

4.每一包件的取样量

（1）一般药材和饮片抽取100～500g；粉末状药材和饮片抽取25～50g；贵重药材和饮片抽取5～10g；样品放在塑料袋内，封口，做好标记（品名、批号、取样日期、取样人等）。

（2）将抽取的样品混匀，即为抽取样品总量。若抽取样品总量超过检验用量数倍时，可按四分法再取样，即将所有样品摊成正方形，依对角线划"×"，使分为四等份，取用对角两份；再如上操作，反复数次，直至最后剩余量能满足供检验用样品量。

（3）最终抽取的供检验用样品量，一般不得少于检验所需用量的3倍，即1/3供实验室分析用，另1/3复核用，其余1/3留样保存。

5.取样后的工作

（1）封好开启的样品包件，加贴封口标记（封口人签章），在取样包件上粘贴取样证。

（2）填写取样记录。

（3）清洁取样器具，妥善保存。

（二）观察检验

对抽取的样品，首先观察性状，经验丰富者即可做出鉴定结果，经验不足者也能大致确定应查文献的范围。必要时再用显微、理化方法鉴定。

（三）核对文献

验收时首先翻看药典，药典没有的品种查部（局）颁标准，国家标准都没有的品种，先查本省的中药材标准，如仍没有就查《中国药材标准名录》看其他省有没有标准。如果所有标准都查不到，那就是没有药用标准的药材，按法律讲就不能当药卖了，否则就是违法。

将样品性状与药品标准记载逐一对照，完全一致者可判断为正品。若标准不载或所述不详，可参阅权威性较强的文献如《新编中药志》《常用中药材品种整理和质量研究》《中药大辞典》《中药鉴别手册》等，以及各种由药品检验单位、科研单位编写的中药真伪鉴别专著。必要时请教有关专家（主要是药检所从事药材检验的专职人员）。如条件允许，最好能到样品产地调查，取得完整的原植物，进行药材来源鉴定。

（四）做出结论

结论一般应包括样品的正名（即药品标准记载的名称）、验收依据、处理意见（可收或退货等）、验收人签名。

（五）记录、留样

验收后记录本次鉴定药品的来源、产地、鉴定过程、鉴定依据、鉴定日期及验收人，并留下足够的样品。妥善保管这些资料，以备日后复核或再次鉴定同一品种时参考。

（六）通知相关部门

将鉴定结论和处理意见用书面文件送达采购、质量管理、供货单位等相关部门。

六、中药鉴定的方法

鉴定方法业内分为性状鉴定、显微鉴定、理化鉴定和来源鉴定四类，习称"四大鉴定"。目前中药销售企业验收饮片，大多不能做理化鉴定和来源鉴定，显微鉴定用得也很少，所以本书重点介绍最常用的性状鉴定法。

（一）性状鉴定

1.性状

系指药材和饮片的形状、大小、色泽、表面、质地、断面（包括折断面或切断面）及气味等特征。性状鉴定，又叫"性状鉴别"或"感官鉴定"，俗称"认药"，是用眼、手、鼻、口等感官直接体验了解药材性状，确定其真伪优劣的鉴定方法。

2.性状鉴定的优缺点

性状鉴定的优点是：简便、快速，不需要复杂的仪器设备，可以在短时间内鉴定大批量药材，尤其是有掺混的药材。几千年来，中药行业应用性状鉴定来保障中药的质量，积累了丰富的经验。目前在鉴定一种药材时，第一步仍然是做性状鉴定。

性状鉴定的不足之处是：多数药材不易鉴定到种，很难确定原物质学名；不易准确区别粉末状药材和某些性状极其相似的品种。此外，由于鉴定者在感官灵敏程度和鉴定经验方面的差异，某些鉴定结果带有主观性。

3.观察性状的顺序

总的原则是：先整体后局部。局部则先上后下，先外后内。具体说明如下。

（1）看形状。形状是指药材和饮片的外形。观察时一般不需要预处理，如观察很皱缩的全草、叶或花类时，可先浸湿使软化后，展平，再观察。观察某些果实、种子类药材时，如有必要可浸软后，取下果皮或种皮，以观察内部特征。

（2）量大小。大小是药材和饮片的长短、粗细（直径）和厚薄。一般应测量较多的供试品，可允许有少量高于或低于规定的数值。测量时应用毫米刻度尺，对细小的种子或果实类，可将每10粒种子紧密排成一行，以毫米刻度尺测量后求其平均值。

（3）看表面。表面是指药材的最外层，在饮片是指未经刀切的部分。按颜色、光泽、纹理、表面附属物（从上到下或从一端到另一端）的顺序察看。细微特征可借助放大镜或解剖镜观察。某些药材如叶类、皮类有两个表面，按先上后下或先外后内的顺序察看。看表面有时要刷（洗）去灰尘、泥土，并在光线较强处察看。

（4）验质地。质地是指药材的软硬、虚实程度。一般用手折（或捏、压）的方法使其断裂、弯曲，体会断裂的难易程度，观察断裂时的变化如声音及粉尘飞出等。特别坚硬者可用锤、钳等工具加压至碎断，体会其机械强度及干燥程度。

（5）看断面。断面包括折断面、切断面（横切面和纵切面）、破碎面，饮片经刀切过的部分称"切面"。看断面时由外向内逐层观察各部分的颜色、纹理等特征有无不同；折断面、碎断面还要注意断处是否整齐。如折断面不易看清纹理，可削平后进行观察。

（6）嗅气尝味。嗅气时可直接嗅闻或在折断、揉搓后立即进行。有时可用热水湿润后嗅气。检查味感时，可取少量直接口尝，或加热水浸泡后尝浸出液。有毒的药材如需尝味时，应注意防止中毒。无毒的样品最好咽下，因为有些滋味须用舌后部才能体验到；有些气味在咽下的瞬间才能感觉到。尝完一种药材后要用清水漱口，再尝试另一种药材，避免串味。尝味不要在饮酒、吸烟或刚进食刺激性食物后进行，否则味觉不灵敏。

（7）水试、火试、显色反应与荧光反应。只有少数药材须用此法鉴定。水试是将样品用凉水或热水浸泡（有时还要加入醋、食用碱等），观察溶液的颜色、荧光等有何变化。火试是用火直接或间接灼烤样品，观察有无特殊的响声及形、色、气、质的改变。显色反应是将化学试剂直接滴加到药材和饮片上，发生颜色改变。荧光反应是将药材放在荧光灯下，观察各种颜色的荧光。这些都属于简单的理化鉴定方法，因其常与各种性状鉴定方法结合应用，故在此处介绍。

（二）来源鉴定

来源鉴定，又叫"基原鉴定"，是以确认药材来源物质（原植物、原动物、原矿物等）为目的的鉴定方法。它也是按取样——观察或实验——核对文献或标准样品——下结论的步骤进行。与其他三种鉴定法的不同之处如下。

（1）来源鉴定的样品必须是完整的药材原物质，其中原植物样品必须有完整的花和果实，否则就无法进行鉴定。

（2）各种药品标准均不详述原物质特征，因此来源鉴定主要是以权威性较强的植物（动物、矿物）学文献为依据。核对文献时首先查阅《中国植物志》《中国高等植物图鉴》《中国药用植物志》《中国动物志》《中国药用动物志》等专著，其次再查阅《新编中药志》《中药大辞典》《中药鉴定学》等记载药材原物质特征的中药学著作。

目录
CONTENTS

目录

5

1 / 一枝黄花 /

【药典摘要】

本品为菊科植物一枝黄花 *Solidago decurrens* Lour. 的干燥全草。秋季花果期采挖，除去泥沙，晒干。炮制：除去杂质，喷淋清水，切段，干燥。

性状：**根茎短粗，簇生淡黄色细根。**茎圆柱形，直径 0.2～0.5cm；表面黄绿色、灰棕色或暗紫红色，有棱线，**上部被毛；**质脆，易折断，断面纤维性，**有髓。**单叶互生，多皱缩、破碎，完整叶片展平后呈卵形或披针形，长 1～9cm，宽 0.3～1.5cm；先端稍尖或钝，**全缘或有不规则的疏锯齿，基部下延成柄。头状花序直径约 0.7cm，**排成总状，偶有黄色舌状花残留，多皱缩扭曲，苞片 3 层，卵状披针形。瘦果细小，冠毛黄白色。气微香，**味微苦、辛。**

【说明】一枝黄花不常用且价格低廉，一般没有假的。饮片鉴别：①根茎和根（图 1 左下）。②放大镜看细茎上有茸毛，断面有髓，带叶基的茎可见叶基部下延成柄（图 1 左上）。③叶片浸湿展开，看叶缘全缘或有不规则的疏锯齿（图 1 右）。④放大镜看花果可见苞片 3 层，果实上有众多冠毛。⑤尝味（叶）微苦、辛。这几点符合药典标准，就可收用。

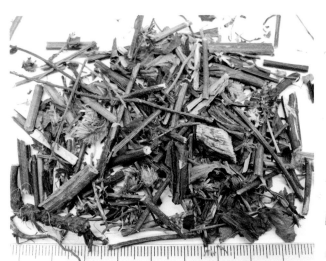

图 1 一枝黄花饮片

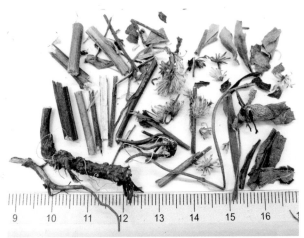

图 2 一枝黄花饮片（摊开）

2 / 丁公藤 /

【药典摘要】

本品为旋花科植物丁公藤 *Erycibe obtusifolia* Benth. 或光叶丁公藤 *Erycibe schmidtii* Craib 的干燥藤茎。全年均可采收，切段或片，晒干。炮制：除去杂质，洗净，润透，切片，干燥。

性状：本品为斜切的段或片，直径 1 ~ 10cm。外皮灰黄色、灰褐色或浅棕褐色，稍粗糙，有浅沟槽及不规则纵裂纹或龟裂纹，皮孔点状或疣状，黄白色，老的栓皮呈薄片剥落。质坚硬，纤维较多，不易折断，切面椭圆形，黄褐色或浅黄棕色，**异型维管束呈花朵状或块状，木质部导管呈点状。气微，味淡。**

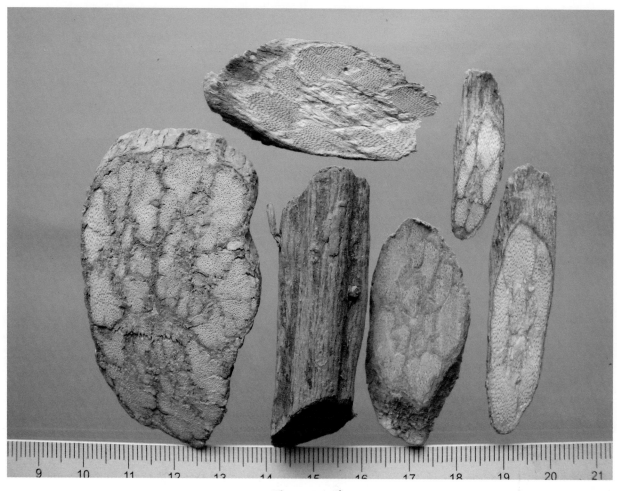

图 1 丁公藤

3 / 丁香 /

【药典摘要】

本品为桃金娘科植物丁香 *Eugenia caryophyllata* Thunb. 的干燥花蕾。当花蕾由绿色转红时采摘，晒干。炮制：除去杂质，筛去灰屑。用时捣碎。

性状：本品**略呈研棒状，长 1 ~ 2cm**。花冠圆球形，直径 0.3 ~ 0.5cm，花瓣 4，覆瓦状抱合，棕褐色或褐黄色，花瓣内为雄蕊和花柱，搓碎后可见众多黄色细粒状的花药。萼筒圆柱状，略扁，有的稍弯曲，长 0.7 ~ 1.4cm，直径 0.3 ~ 0.6cm，红棕色或棕褐色，上部有 4 枚三角状的萼片，呈十字状分开。质坚实，富油性。**气芳香浓烈，味辛辣、有麻舌感。**

【说明】丁香越香越好，香气微弱者拒收。

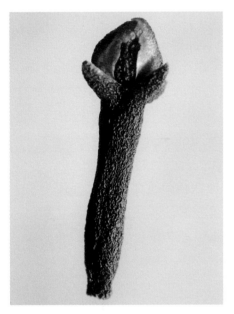

图 1 丁香

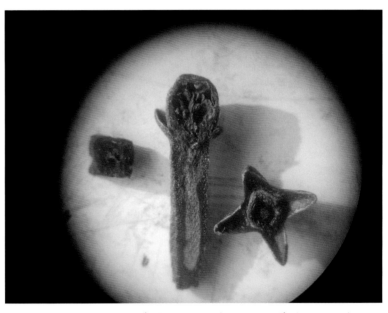

图 2 丁香（左起：萼筒断面；丁香纵剖面；萼片顶面观）

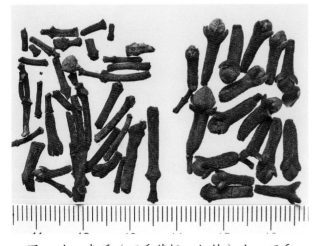

图 3 左：杂质（丁香花梗、细枝）右：丁香

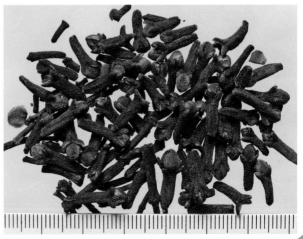

图 4 劣丁香（掺了杂质）

2 回

3

4 / 八角茴香 /

【药典摘要】

本品为木兰科植物八角茴香 *Illicium verum* Hook. f. 的干燥成熟果实。秋、冬二季果实由绿变黄时采摘，置沸水中略烫后干燥或直接干燥。

性状：本品为聚合果，多由8个蓇葖果组成，放射状排列于中轴上。**蓇葖果长1～2cm，宽0.3～0.5cm，高0.6～1cm；**外表面红棕色，有不规则皱纹，顶端呈鸟喙状，上侧多开裂；内表面淡棕色，平滑，有光泽；质硬而脆。果梗长3～4cm，连于果实基部中央，弯曲，常脱落。每个蓇葖果含种子1粒，扁卵圆形，长约6mm，红棕色或黄棕色，光亮，尖端有种脐；胚乳白色，富油性。**气芳香，味辛、甜。**

【说明】（1）八角茴香偶尔也有7个角、9个角或10个角的（其中1～7个角短瘦，如图1）。10个角或10角以上（各角长度一样）的都不是正品。

（2）都是8个角的也不一定是正品，可掰下一个角（单个蓇葖果）看侧面：正品的长度是高度的1.2～2倍（如图2），伪品的长度超过高度的2倍（如图3右）。

（3）硫黄熏过的八角有酸味，甚至有酸气。

（4）提取了精油的八角香气微弱，辛甜味淡。有时掺入正品八角出售。

（5）当调料煮过的八角舔一下可尝到表面有咸味，有的表面泛白色（如图4）。

（6）八角茴香属植物在我国约有30种，果实大多是像八角茴香那样的聚合蓇葖果。据了解约有20种曾误作八角茴香，如野八角、大八角、短柱八角、红茴香、多蕊红茴香、地枫皮、假地枫皮、莽草等。其中有的毒性很强，如莽草。

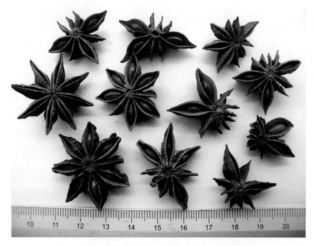

图1 八角茴香的不同形态

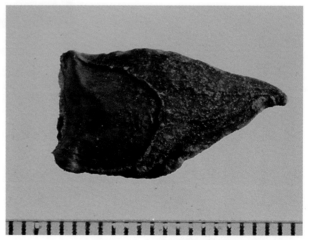

图2 单个蓇葖果

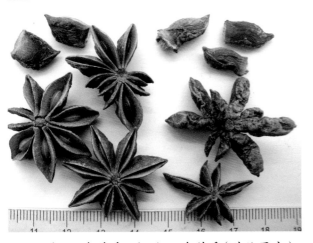
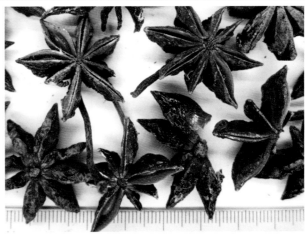

图 3 左: 八角茴香; 右: 假八角茴香（其他果实）　　图 4 左: 劣八角茴香（调味用过）

5 / 人参（园参）/

【药典摘要】

本品为五加科植物人参 *Panax ginseng* C. A. Mey. 的干燥根和根茎。多于秋季采挖，洗净晒干或烘干。栽培的俗称"园参"；播种在山林野生状态下自然生长的称"林下山参"，习称"籽海"。炮制：润透，切薄片，干燥，或用时粉碎、捣碎。

性状：主根呈纺锤形或圆柱形，长 3 ~ 15cm，直径 1 ~ 2cm。表面灰黄色，上部或全体有疏浅断续的粗横纹及**明显的纵皱**，下部有支根 2 ~ 3 条，并着生多数细长的须根，须根上常有不明显的细小疣状突起。根茎（芦头）长 1 ~ 4cm，直径 0.3 ~ 1.5cm，多拘挛而弯曲，具不定根（芋）和稀疏的**凹窝状茎痕（芦碗）**。质较硬，断面淡黄白色，显粉性，形成层环纹棕黄色，**皮部有黄棕色的点状树脂道及放射状裂隙**。香气特异，**味微苦、甘**。

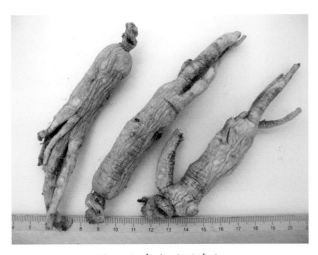
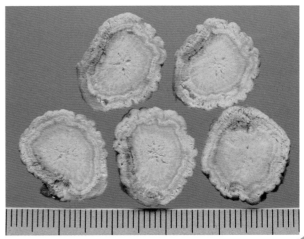

图 1 人参个（园参）　　　　　　图 2 人参片

2 画

5

饮片性状：呈圆形或类圆形薄片，直径1～2cm。外皮灰黄色。切面淡黄白色或类白色，显粉性，形成层环纹棕黄色，皮部有黄棕色的点状树脂道及放射性裂隙。体轻，质脆。香气特异，味微苦、甘。

【说明】（1）人参来货有个有片。验收人参个（生晒参）主要看：①根头有没有芦碗。假人参要么没有芦头要么有芦头没芦碗。②表面有没有纵皱纹。劣人参表面饱满，没有纵皱纹或纵纹极浅（往往掺增重粉）。③能否掐动。质坚硬掐不动的怀疑掺入增重粉。④有没有人参味：入口先甜，过几秒钟苦味出，以甜味明显，始终夹杂着土腥味。这是人参独特的味，假的没有这个味，劣的甜、苦、土腥味淡。

（2）人参片都是生晒参主根切的片，没有芦头，也没有艼和细根。主要看以下特征：①饮片边缘起伏不平且不规则（如图2），若起伏小要怀疑是否加了增重粉。②饮片切面手摸不滑，能看到明显的环纹（形成层环）和放射状纹理（如图3）。若手摸光滑，看不清裂隙、环纹和纹理的，要怀疑是否加了增重粉。③人参饮片嚼烂咽下，甜中带苦，有土腥气，味越浓越好。若嚼之味淡或无味是劣品。④人参饮片切面应是黄白色的，若显棕黄色晦暗的是陈货，口尝有异味（如酸味）的是劣品。

（3）整枝出售的白糖参（如图4），是鲜人参浸糖制成的，表面和断面均为白色，无裂隙，味甚甜兼有人参味。补性弱，只可用于老弱儿童保健养生。

（4）人参饮片与西洋参饮片的区别：①人参外圈（皮部）和中间常有放射状的裂隙，西洋参没有裂隙。②用舌头迅速舔一下饮片（约2秒），人参是甜味为主，西洋参是苦味为主。

（5）"增重粉"是无良药商掺假用的固体粉末，常见的有硫酸镁、明矾、滑石粉、盐、焦亚硫酸钠等。下文不再说明。

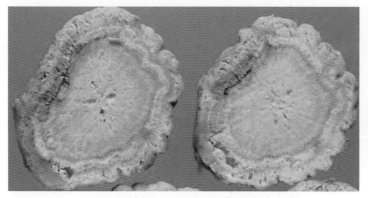

图3 人参片放大（看裂隙）

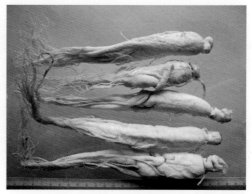

图4 糖参个

6 / 人参（林下山参）/

性状 **主根多与根茎近等长或较短，**呈圆柱形、菱角形或人字形，**长1～6cm。**表面灰黄色，具纵皱纹，**上部或中下部有环纹，**支根多为2～3条，须根少而细长，清晰不乱，有较明显的疣状突起。根茎细长，少数粗短，中上部具稀疏或密集而深陷的茎痕。不定根较细，多下垂。

【说明】（1）林下山参整枝出售，不切片。只能凭外观鉴定。

（2）林下参的特点是芦头长（如图1～4），造假者都是用几个园参芦头粘接冒充，用高倍放大镜细看可发现粘接痕迹（如图5～8）。

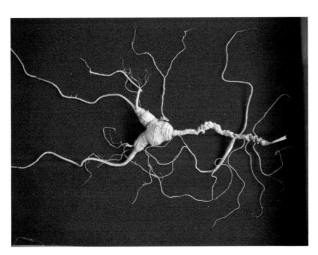

图1 野山参（纯货）

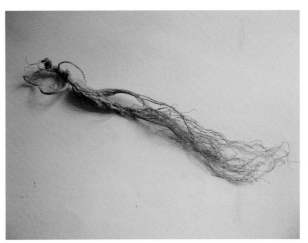

图2 林下山参

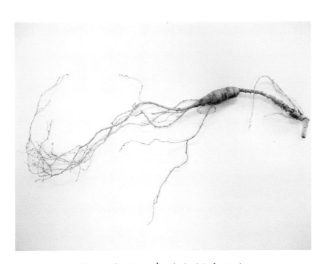

图3 林下山参（全须生晒）

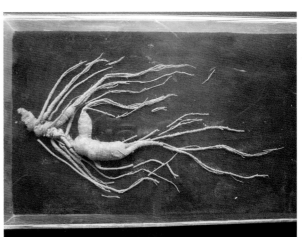

图4 林下山参（浸糖干燥）

2 画

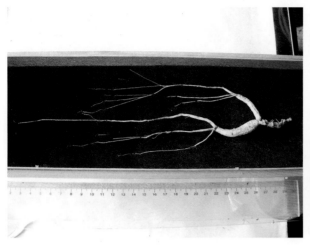

图 5 工艺参（园参冒充林下加工参）

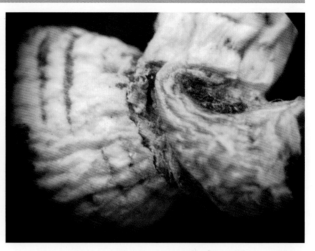

图 6 工艺参芦头粘接痕迹

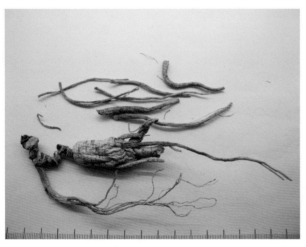

图 7 假林下山参

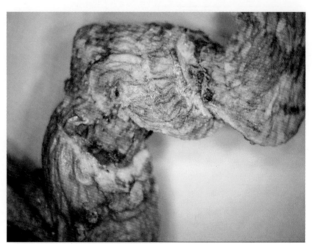

图 8 假林下山参芦头粘接

7 / 人参叶 /

【药典摘要】

本品为五加科植物人参 *Panax ginseng* C. A. Mey. 的干燥叶。秋季采收，晾干或烘干。

性状：本品常扎成小把，呈束状或扇状，长12～35cm。掌状复叶带有长柄，暗绿色，3～6枚轮生。小叶通常5枚，偶有7或9枚，呈卵形或倒卵形。基部的小叶长2～8cm，宽1～4cm；上部的小叶大小相近，长4～16cm，宽2～7cm。基部楔形，先端渐尖**边缘具细锯齿及刚毛，**上表面叶脉生刚毛，下表面叶脉隆起。**纸质，易碎。**气清香，**味微苦而甘。**

【说明】人参叶干后极易碎，商品里很难找到一片完整的。绿色明显者是新货，黄色的是陈货。人参叶的气味与人参相同，可作为鉴别要点。

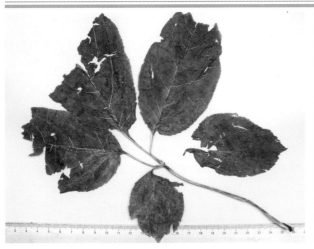

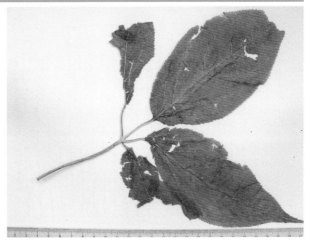

图 1 人参叶 1（示 5 片小叶）　　　　　图 2 人参叶 2（示叶尖）

8 / 儿茶 /

【药典摘要】

本品为豆科植物儿茶 Acacia catechu（L.f.）Willd. 的去皮枝、干（gàn）的干燥煎膏。冬季采收枝、干，除去外皮，砍成大块，加水煎煮，浓缩，干燥。炮制：用时打碎。

性状：本品呈方形或不规则块状，大小不一。表面棕褐色或黑褐色，光滑而稍有光泽。质硬，易碎，断面不整齐，具光泽，有细孔，遇潮有黏性。气微，**味涩、苦，略回甜。**

【说明】儿茶来货多是方儿茶。《进口药材质量标准》载有"方儿茶"：为茜草科植物儿茶钩藤 Uncaria gambier（Hunter）Roxb. 带叶嫩枝的干燥煎膏。本品呈类方形，边长 1.5 ~ 3cm。表面向内凹缩，棕黑色至黄褐色，有浅皱缩或纹理，有时具胶质样光泽，常数块粘连。质硬不易破碎或稍带黏性，破碎面红褐色或为棕色及黄色错杂的花纹。无臭，味苦涩（如图 1、2）。

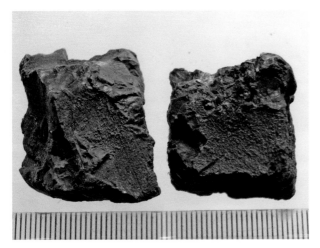

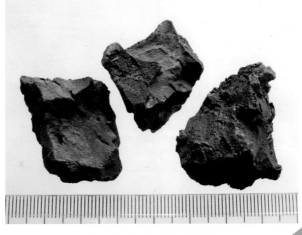

图 1 方儿茶　　　　　　　图 2 方儿茶（示断面）

9 / 九里香 /

【药典摘要】

本品为芸香科植物九里香 *Murraya exotica* L. 和千里香 *Murraya Paniculata*（L.）Jack 的干燥叶和带叶嫩枝。全年均可采收，除去老枝，阴干。炮制：除去杂质，切碎。

性状：[九里香]嫩枝呈圆柱形，**直径 1～5mm**。表面灰褐色，具纵皱纹。质坚韧，不易折断，断面不平坦。羽状复叶有小叶 3～9 片，多已脱落；小叶片呈倒卵形或近菱形，**最宽处在中部以上**，长约 3cm，宽约 1.5cm；**先端钝，急尖或凹入**，基部略偏斜，全缘；黄绿色，薄革质，上表面有透明腺点，小叶柄短或近无柄，下部有时被柔毛。气香，味苦、辛，有麻舌感。

[千里香]小叶片呈卵形或椭圆形，**最宽处在中部或中部以下**，长 2～8cm，宽 1～3cm，**先端渐尖或短尖**。

> 【说明】我们见到的来货都是千里香（如图 1），其中有直径超过 5mm 的茎，不符合药典记述。

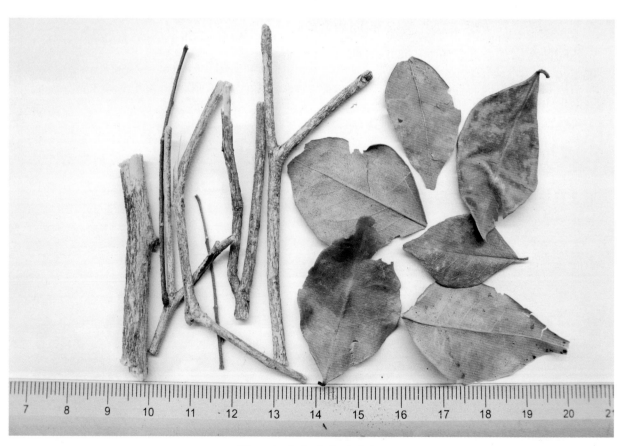

图 1 九里香（千里香）

10 / 九香虫 /

【药典摘要】

本品为蝽科昆虫九香虫 *Aspongopus chinensis* Dallas 的干燥体。11月至次年3月前捕捉，置适宜容器内，用酒少许将其闷死，取出阴干；或置沸水中烫死，取出，干燥。炮制：[九香虫]除去杂质，生用或清炒至有香气。[炒九香虫]取净九香虫，照清炒法炒至有香气。

性状：**本品略呈六角状扁椭圆形，长 1.6 ~ 2cm，宽约 1cm。表面棕褐色或棕黑色，略有光泽。**头部小，与胸部略呈三角形，复眼突出，卵圆状，单眼1对，触角1对各5节，多已脱落。背部有翅2对，外面的1对基部较硬，内部1对为膜质，透明。胸部有足3对，多已脱落。腹部棕红色至棕黑色，每节近边缘处有突起的小点。质脆，折断后腹内有浅棕色的内含物。**气特异，味微咸。**

【说明】（1）假药：九香虫里常掺入另一种昆虫，比正品窄小，中下部边缘呈锯齿状（如图1右边4个）。

（2）劣药：九香虫近年价格猛涨，市场上出现加油增重的情况。加了油的九香虫外表油亮，闻之气淡薄，肚子是空的，一捏就碎，捏完手指上都是油（如图2）。价格比不加油的低廉。本品与九香虫的主要区别：外表面可见残留的油和固体异物。体重。具败油气。

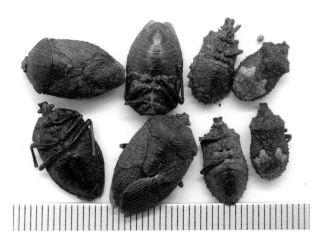

图1 左4个：九香虫；右4个：假药

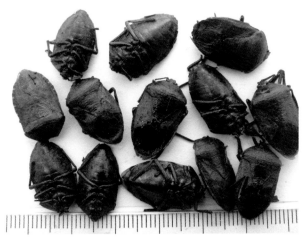

图2 九香虫劣药(掺油)

11 /刀豆 /

【药典摘要】

本品为豆科植物刀豆 *Canavalia gladiata*（Jacq.）DC. 的干燥成熟种子。秋季采收成熟果实，剥取种子，晒干。除去杂质，用时捣碎。

性状：本品呈扁卵形或扁肾形，长 2 ~ 3.5cm，宽 1 ~ 2cm，厚 0.5 ~ 1.2cm。**表面淡红色至红紫色**，微皱缩，略有光泽。**边缘具眉状黑色种脐，长约 2cm，上有白色细纹 3 条。**质硬，难破碎。种皮革质，内表面棕绿色而光亮；子叶 2，黄白色，油润。气微，味淡，嚼之有豆腥味（如图 1）。

> 【说明】刀豆主要特点是红色、饱满（如图 1）。各种
> 假劣刀豆，要么不是红色，要么淡红发白且两面凹陷（如图 2）。

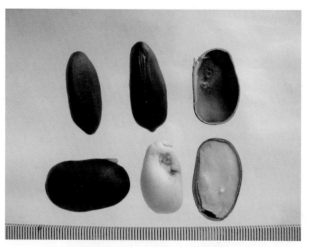 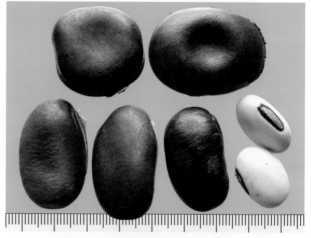

图 1 刀豆（种脐；种皮）　　　　图 2 上左起：白花油麻藤子、常春油麻藤子

12 / 三七 /

【药典摘要】

本品为五加科植物三七 *Panax notoginseng* （Burk.） F. H. Chen 的干燥根和根茎。秋季花开前采挖，洗净，分开主根、支根及根茎，干燥。支根习称"筋条"，根茎习称"剪口"。炮制：［三七粉］用时洗净，干燥，碾成细粉。

性状：［主根］呈类圆锥形或圆柱形，长 1～6cm，直径 1～4cm。表面灰褐色或灰黄色，

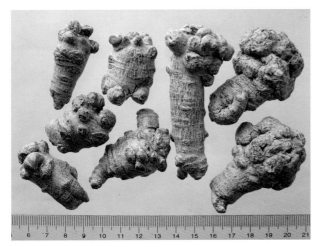

图 1 三七个

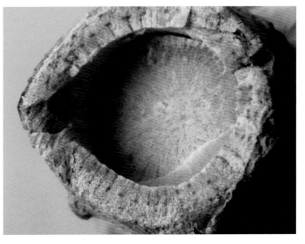

图 2 三七横断面（皮部树脂道；木部微呈放射状）

有断续的纵皱纹和支根痕。顶端有茎痕，周围有瘤状突起。**体重，质坚实**，断面灰绿色、黄绿色或灰白色，木部微呈放射状排列。**气微，味苦回甜**。三七粉为灰黄色的粉末。

［筋条］呈圆柱形或圆锥形，长 2～6cm，上端直径约 0.8cm，下端直径约 0.3cm。

［剪口］呈不规则的皱缩块状或条状，表面有数个明显的茎痕及环纹，断面中心灰绿色或白色，边缘深绿色或灰色。

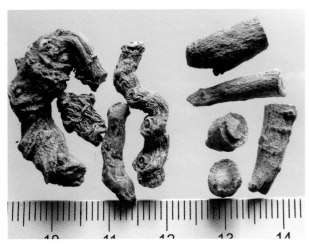

图 3 左：剪口；右：筋条

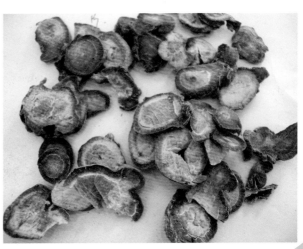

图 4 三七饮片（横切）

3 画

13

【说明】（1）三七干燥要到"牙咬无痕"的程度，用锤敲打，外皮（皮部）易与中心（木部）分离。

（2）断面致密，皮部有深色小点（树脂道）排成2～3圈，木部微显细密放射状纹理（如图2）。

（3）敲下的小渣入口嚼烂，有类似西洋参的苦甜味，有土腥气。这个味越浓越好。

（4）三七现在的问题是外表土太多。看看泡三七的水（如图7），再用废牙刷刷去部分泥土（如图8）对比一下颜色，还想吃吗？药典规定中药材的总灰分不得超过6.0%，图7水泡的是60头三七，每头应重8g，土不能超过0.48g，这不知超过多少了！

传统产地加工三七先洗净泥土，曝晒过程中要揉搓4～5次以去泥皮，最后抛光：将足干的三七与棕帚毛、松针叶、龙须草、稻谷、荞麦等物在麻袋内晃动，借这些细硬粗糙物进一步除去表面泥土，并使三七外表色润光洁。现在很多加工过程不做揉搓、抛光了。

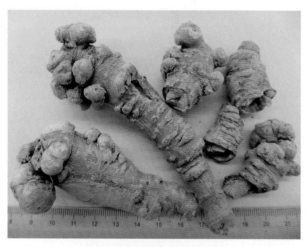

图5 冻干三七

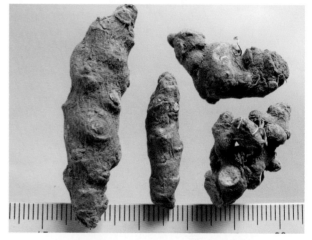

图6 假三七1（藤三七）

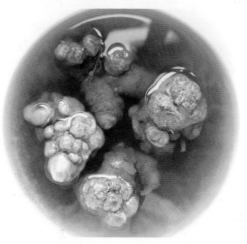

图7 劣三七1（带泥土，浸泡后水变泥水）

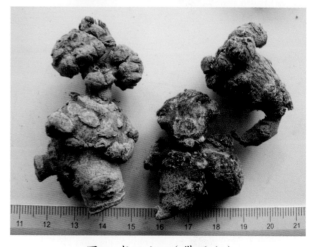

图8 劣三七1（带泥土）

（5）打蜡三七（如图1）表面棕黑光亮，摸之滑腻，泥土少。有说打蜡后遮掩了表面，难分好坏。我觉得此说不妥，蜡层非常薄，表面纹理清晰可见。虽说有加重之嫌（每吨三七能加50kg食用蜡），比起撞掉的泥土还是少。我曾问卖三七者为什么打蜡的比水洗的价格贵，答说把土撞去了我要补回来。打蜡三七比水洗三七不容易发霉、生虫，老鼠也不吃，还是比较划算。但打蜡应用食用蜡（蜂蜡、虫蜡），不能用工业石蜡。

（6）表面有皮筋勒痕的三七（如图9、11）有两种情况：①个头特别大如10头、13头的，很可能是用小个三七拼接的（如图9、10）。②个头中等如50头、60头的，多是趁鲜将三七和剪口勒到一起，做成"猴头三七"（瘤状疙瘩多）的样子（如图11），迎合一些喜好"猴头三七"的顾客。用水泡半天就能看出是那种了。我们觉得还是买长枝三七比较靠谱，"猴头"多的不一定好。

（7）三七来货多是个子或三七粉，也有个别三七片（如图4）。个子以每500g可称三七的个数（头）分等级，《七十六种药材商品规格标准》（以下简称《七十六种标准》）规定，三七分春七、冬七两个规格，各分13等。我们没见过冬七（冬季采收种子后的三七，表面有皱纹或抽沟，不饱满，体较轻，质量差），只将春七（实际是秋季开花前采收的或冬季采收摘花打薹的三七，饱满质佳）等级简介如下。

一等（20头，即每500g数量在20个以内）；二等（30头，即每500g数量在30个以内，以下不再赘述）；三等（40头）；四等（60头）；五等（80头）；六等（120头）；七等（160头）；八等（200头）；九等（大二外，每500g 250头以内）；十等（小二外，每500g 300头以内）；十一等（无数头，每500g 450头以内）；十二等（筋条，枝根）；十三等（剪口，芦头，不分春、冬七）。1~11等由于生长年头不等，价格差别很大。我们最常用的是60头，验收时数（shǔ）个，每千克超过120头的都不要。

目前市场上出现了《七十六种标准》之外的等级，如10头、13头、15头等。三七

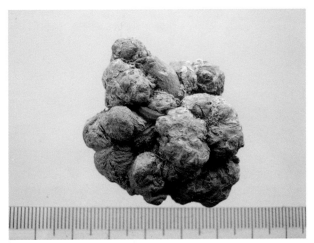

图9 劣三七2（三七小个拼大个）

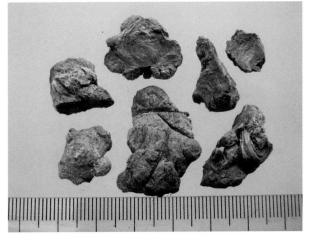

图10 劣三七2（拼接的各个部分）

3 画

15

过去有长 7 年的，现在生长 3 ~ 4 年就采收，连 20 头的都少见。

（8）三七素以"铜皮铁骨狮子头"为佳，现在所谓"铜皮"（灰黄色）多是土的颜色，用水刷掉就露出"铁皮"（灰黑色）了。所谓"铁骨"（灰黑色）是晒干过程中多次揉搓形成的，现在都是烘干，里面颜色都是灰白了。"狮子头"又叫"猴头"，指头部众多的疙瘩状突起，一般生长 5 年以上的明显，现在小三七也有"猴头"，多系人为制作。

（9）三七过去缺货时出现许多伪品，文献记载的就有用莪术（姜科植物）根茎雕刻的，有用泥土捏成再打蜡的，有用聚乙烯伪造的，有用木薯（大戟科植物木薯）淀粉及苦楝树叶煮的水加工伪造的。也有用珠子参（五加科植物大叶三七）根茎、白及（兰科植物白及）块茎、峨参（伞形科植物峨参）的根冒充的。还有用名称与三七近似的植物冒充三七的，如菊三七（菊科植物菊三七）根茎、水三七（蒟蒻薯科植物裂果薯）块茎、藤三七（落葵科植物藤三七）的珠芽（如图 6）、竹节三七（五加科植物竹节参）根茎、血三七（姜科植物姜叶三七的根茎，又名三七姜）等，这些伪品与正品三七从外形、表面、味道都能找到不同点。此外，还有在正品三七里夹杂细铁线、铁屑、铅粒等杂质，或在大三七中加塞小三七或其他杂物。乍一看就是三七，细看外表有剖痕或涂抹的黏合物。近年三七不缺货了，这些伪劣品暂时销声匿迹，一旦三七资源缺乏，价格上涨，难说它们会重出江湖。

（10）《云南省中药材标准（1996 年版）》收载了"冻干三七"：新鲜三七通过洗刷、脱毒后冷冻，使三七内的水分结冰，之后在真空的条件下逐渐升温直至干燥。成品性状基本与三七一样，但质地轻泡，酥脆易碎（图 5）。据说冻干三七的有效成分含量高，而重金属和农药残毒低，土少又容易粉碎，可望成为未来三七产品的主流。

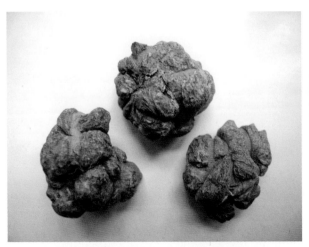

图 11 劣三七 3（表面有皮筋痕）

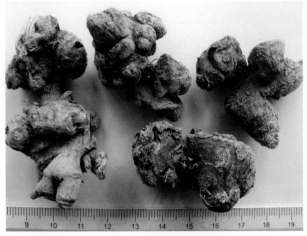

图 12 劣三七 3（水浸后展开看，带有剪口）

13 / 三白草 /

【药典摘要】

本品为三白草科植物三白草 *Saururus chinensis*（Lour.）Baill. 的干燥地上部分，全年均可采收，洗净，晒干。炮制：除去杂质，洗净，切段，干燥。

饮片性状：本品呈不规则的段。**茎圆柱形，有纵沟4条，1条较宽广**。切面黄棕色至棕褐色，中空。叶多破碎，完整叶片展平后呈卵形或卵状披针形，先端渐尖，基部心形，全缘，基出脉5条。总状花序，花小，棕褐色。蒴果近球形。**气微，味淡。**

【说明】三白草有时看不到花果，茎叶也都切碎了（如图1）。茎叶浸后展开可见茎扁棱柱状，中空，表面有纵棱，一面常见3条棱，另一面多是1条棱；叶片较大，全缘，基出脉5条等特征。找到少数花序轴与鲜品照片也符合（如图2）。又做了显微鉴别，与《中华本草》的特征相符（如图3、4），予验收通过。

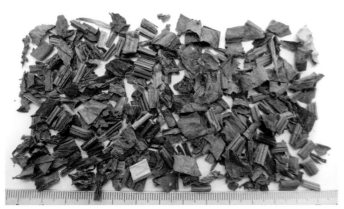

图1 三白草饮片

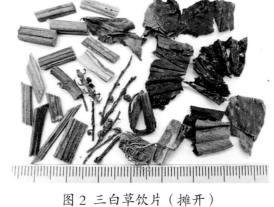

图2 三白草饮片（摊开）

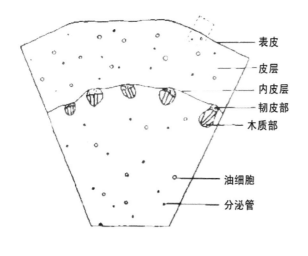

表皮
皮层
内皮层
韧皮部
木质部

油细胞
分泌管

图3 《中华本草》三白草显微简图

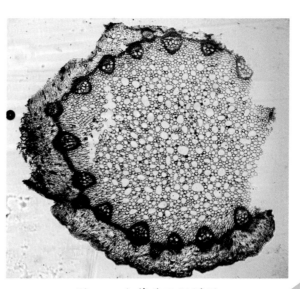

图4 三白草茎显微详图

3画

17

14 / 三棱 /

【药典摘要】

本品为黑三棱科植物黑三棱 *Sparganium stoloniferum* Buch.-Ham. 的干燥块茎。冬季至次年春采挖，洗净，削去外皮，晒干。炮制：除去杂质，浸泡，润透，切薄片，干燥。醋三棱。

饮片性状：［三棱］呈类圆形的薄片。外表皮灰棕色。切面灰白色或黄白色，粗糙，有多数明显的细筋脉点。**气微，味淡，嚼之微有麻辣感。**

［醋三棱］形如三棱片，切面黄色至黄棕色，偶见焦黄斑，微有醋香气。

【说明】（1）三棱纵切片可看外皮每隔2mm左右就有一堆细小根痕，每个根痕粗不到1mm，摸之如男人刮了脸三五天后长出的胡茬，故名"胡茬根"。多数横切片外皮布满胡茬根，这个特征可与其他药区别（如图1、3）。

（2）三棱片坚硬致密，虽薄但折之费劲，折断面有小点（维管束）。嚼之如嚼木头，味淡。

（3）三棱目前有些已不用刀削去皮，表面无刀削痕（如图3、4），胡茬根更明显。

（4）醋三棱应该是用醋煮透后切片，可一些饮片厂是在饮片炒制中撒些醋，还没渗进饮片就挥发了，于是有的"醋三棱"就没有醋味了。

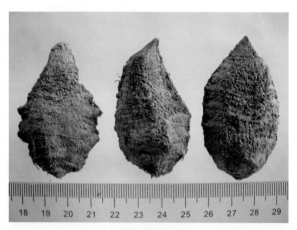

图1 三棱个

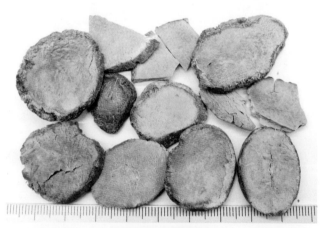

图2 三棱片

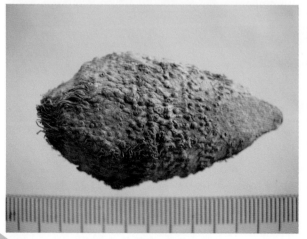

图3 三棱个（家种）

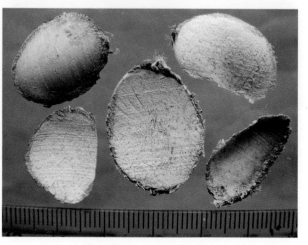

图4 三棱（家种）片

15 / 三颗针 /

【药典摘要】

本品为小檗科植物拟獴刺 *Berberis soulieana* Schneid.、小黄连刺 *Berberis wilsonae* Hemsl.、细叶小檗 *Berberis poiretii* Schneid. 或匙叶小檗 *Berberis vernae* Schneid. 等同属数种植物的干燥根。春、秋二季采挖，除去泥沙和须根，晒干或切片晒干。炮制：除去杂质；未切片者，喷淋清水，润透，切片，干燥。

性状：本品呈**类圆柱形，稍扭曲**，有少数分枝，长 10～15cm，**直径 1～3cm**。根头粗大，向下渐细。外皮灰棕色，有细皱纹，易剥落。质坚硬，不易折断，**切面不平坦，鲜黄色**，切片近圆形或长圆形，稍显放射状纹理，髓部棕黄色。气微，**味苦**。

> 【说明】三颗针很少用，偶尔来货都是劈碎的块，大小不一，有的直径超过药典规定。

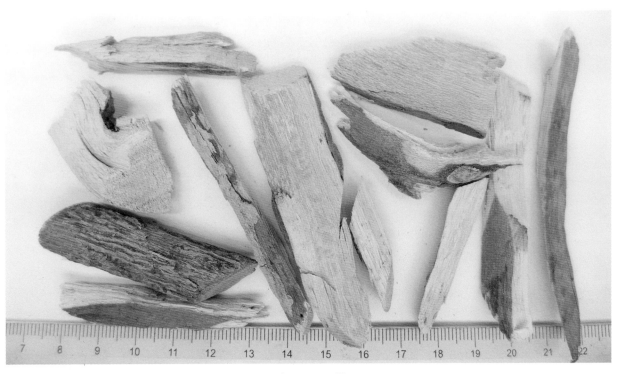

图 1 三颗针

16 / 干姜 /

【药典摘要】

本品为姜科植物姜 *Zingiber officinale* Rosc. 的干燥根茎。冬季采挖，除去须根和泥沙，晒干或低温干燥。趁鲜切片晒干或低温干燥者称为"干姜片"。炮制：取干姜块，照炒炭法炒至表面黑色、内部棕褐色，称"姜炭"。

性状：［干姜］呈扁平块状，具指状分枝，长 3 ~ 7cm，厚 1 ~ 2cm。表面灰黄色或浅灰棕色，粗糙，具纵皱纹和明显的环节。分枝处常有鳞叶残存，分枝顶端有茎痕或芽。质坚实，断面黄白色或灰白色，粉性或颗粒性，内皮层环纹明显，维管束及黄色油点散在。**气香、特异，味辛辣。**

［干姜片］本品呈不规则纵切片或斜切片，具指状分枝，长 1 ~ 6cm，宽 1 ~ 2cm，厚 0.2 ~ 0.4cm。外皮灰黄色或浅黄棕色，粗糙，具纵皱纹及明显的环节。切面灰黄色或灰白色，略显粉性，可见较多的纵向纤维，有的呈毛状。质坚实，断面纤维性。**气香，味辛辣。**

［姜炭］本品形如干姜片块，**表面焦黑色，内部棕褐色**，体轻，质松脆。味微苦，微辣。

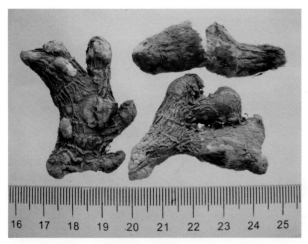

图 1 干姜（个）

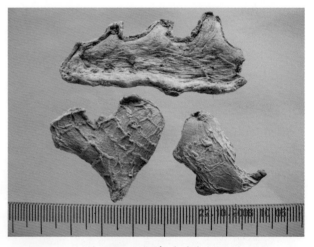

图 2 干姜（片）

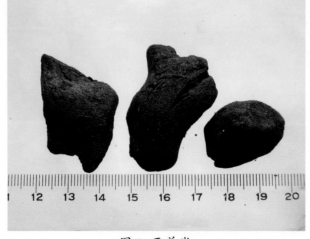

图 3 干姜炭

/炮姜/

【药典摘要】

本品为干姜的炮制加工品。取干姜，照烫法用砂烫至鼓起，表面棕褐色。

性状：本品呈不规则膨胀的块状，具指状分枝。**表面棕黑色或棕褐色。质轻泡，断面边缘处显棕黑色，中心棕黄色**，细颗粒性，维管束散在。气香，味微辛、辣。

【说明】炮姜，古代医书又称"黑姜"，药典也说"表面棕黑色或棕褐色"。但炮姜来货都达不到棕黑、棕褐的程度（如图1），而姜炭又里外一样黑，没存性。

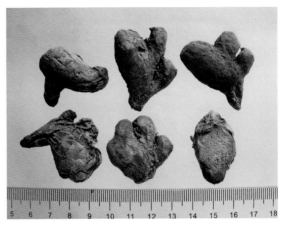

图 1 炮姜

17 /干漆/

【药典摘要】

本品为漆树科植物漆树 *Toxicodendron vernicifluum*（Stokes）F. A. Barkl. 的树脂经加工后的干燥品。一般收集盛漆器具底留下的漆渣，干燥。炮制：取干漆，至火上烧枯，或砸成小块，置锅中炒至焦枯黑烟尽，取出，放凉。

性状：本品呈不规则块状，**黑褐色或棕褐色，表面粗糙，有蜂窝状细小孔洞或呈颗粒状。质坚硬，不易折断，断面不平坦。具特殊臭气。**

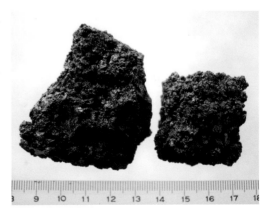

图 1 干漆

【说明】（1）干漆点火即燃烧，产生黑烟并发出强烈漆臭。

（2）有时发现干漆里掺有树皮碎块或沙粒，据说是用过滤漆液时滤器上的渣子入药。不管是不是，杂质超过3%的就不能收用。

18 / 土木香 /

【药典摘要】

本品为菊科植物土木香 *Inula helenium* L. 的干燥根。秋季采挖,除去泥沙,晒干。炮制:除去杂质,洗净,润透,切片,干燥。

饮片性状: 本品呈类圆形或不规则形片。外表皮黄棕色至暗棕色,可见纵皱纹和纵沟。切面**灰褐色至暗褐色,有放射状纹理,散在褐色油点,中间有棕色环纹。**气微香,**味苦、辛。**

【说明】 (1)土木香切面致密无裂隙,皮部和木部均为黄棕色,皮部近形成层处有棕褐色至黑褐色的环圈。皮部和木部外侧散在凹点状油点。

(2)土木香的根头较大,经常是纵切片,边缘稍内卷,中部纵向凸起。

(3)土木香在木香供应不足时作木香代用品,现在木香已不缺货,土木香用量大大减少,价格也便宜。有不良药商将土木香饮片掺入川牛膝、续断、木香中,验收时注意鉴别。

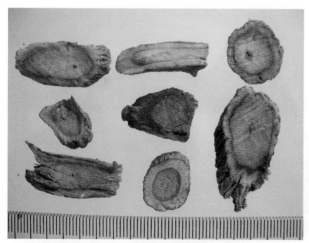

图 1 土木香(凹点状油室)

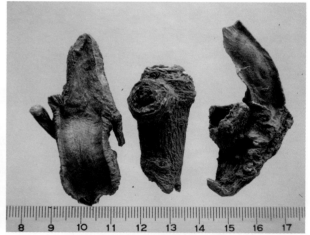

图 2 土木香根头

19 / 土贝母 /

【药典摘要】

本品为葫芦科植物土贝母 *Bolbostemma paniculatum*（Maxim.）Franquet 的干燥块茎。秋季采挖，洗净，掰开，煮至无白心，取出，晒干。

性状：本品为不规则的块，大小不等。**表面淡红棕色或暗棕色，凹凸不平**。质坚硬，不易折断，**断面角质样，气微，味微苦**。

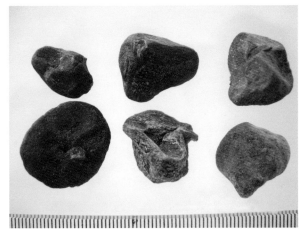 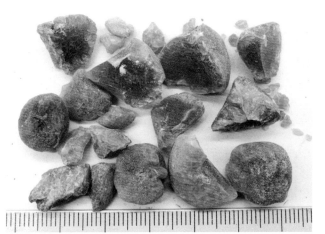

图 1 土贝母	图 2 土贝母（断面）

20 / 土荆皮 /

【药典摘要】

本品为松科植物金钱松 *Pseudolarix amabilis*（Nelson）Rehd. 的干燥根皮或近根树皮。夏季剥取，晒干。炮制：洗净，略润，切丝，干燥。

性状：［根皮］呈不规则的长条状，扭曲而稍卷，大小不一，厚 2 ~ 5mm。外表面灰黄色，粗糙，有时可见灰白色横向皮孔样突起，**粗皮常呈鳞片状剥落，剥落处红棕色；内表面黄棕色至红棕色**，平坦，有细致的纵向纹理。**质韧，折断面呈裂片状，可层层剥离。气微，味苦而涩**。

［树皮］呈板片状，厚约至 8mm，粗皮较厚。外表面龟裂状，内表面较粗糙。

饮片性状：呈条片状或卷筒状，外表面灰黄色，有时可见灰白色横向皮孔样突起。内表面黄棕色至红棕色，具细纵纹。**切面淡红棕色至红棕色，有时可见有细小白色结晶，可层层剥离。气微，味苦而涩**。

显微鉴别：本品粉末淡棕色或棕红色。**石细胞多，类长方形、类圆形或不规则分枝状**，直径 30 ~ 96μm，含黄棕色块状物。**筛胞大多成束**，直径 20 ~ 40μm，**侧壁上有多数椭圆形筛域。黏液细胞类圆形**，直径 100 ~ 300μm。**树脂细胞纵向连**

接管状，含红棕色至黄棕色树脂状物，有的埋有草酸钙方晶。木栓细胞壁稍厚，有的木化，并有纹孔。

【说明】（1）土荆皮性状与其他皮类药差不多（如图1、2），不能做到"层层剥离"，产生疑问。做显微观察见到筛胞、分枝状石细胞（如图3、4）、黏液细胞等特征，才确认收货。

（2）土荆皮也有伪品（如图2），简易鉴别法：放热水中浸半分钟左右取出，手摸黏滑者是正品，无黏滑感的是伪品。

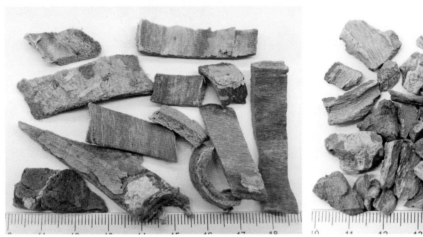

图1 土荆皮

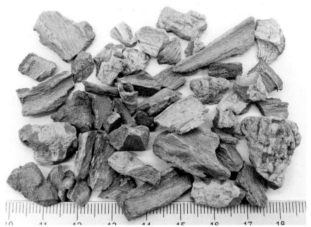

图2 假土荆皮

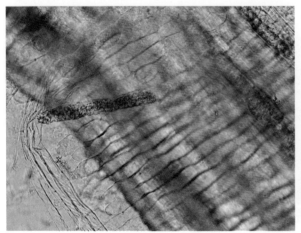

图3 土荆皮显微（筛胞）

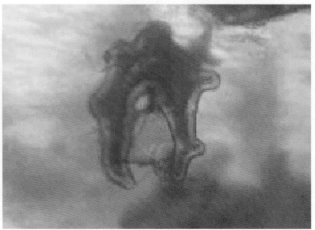

图4 土荆皮显微（石细胞）

21 / 土茯苓 /

【药典摘要】

本品为百合科植物光叶菝葜 *Smilax glabra* Roxb. 的干燥根茎。夏、秋二季采挖，除去须根，洗净，干燥；或趁鲜切成薄片，干燥。炮制：未切片者，浸泡，洗净，润透，切薄片，干燥。

饮片性状：本品呈长圆形或不规则的薄片，边缘不整齐。**切面黄白色或红棕色，粉性，可见点状维管束及多数小亮点；以水湿润后有黏滑感。**气微，味微甘、涩。

【说明】（1）土茯苓有红、白两种，我们习惯用淡红棕色，厚 1 ~ 2mm 的薄片（如图 1）。

（2）对光看：①土茯苓的点状维管束多在中间，边缘部分几乎没有。②阳光下可见多数小亮点。

（3）一只手捏着土茯苓片的一端，将另一端浸在热水中（最好是刚开的水）5秒钟（勿多），然后用另一只手两个手指轻轻搓摸切面，黏滑感强的好。一点没有黏滑感的不收。

（4）土茯苓口嚼味淡，有的微甘，再嚼就微涩了。若有苦味的则不收。

（5）粉萆薢薄片与土茯苓很像，主要区别是：①"干涩湿滑土茯苓，干滑湿涩粉萆薢"——在同样的开水浸 5 秒钟，土茯苓比干燥时黏滑，粉萆薢比干时涩。②土茯苓味不苦，粉萆薢味苦微辛。

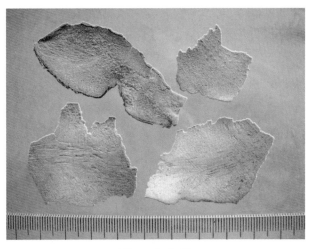

图 1 土茯苓

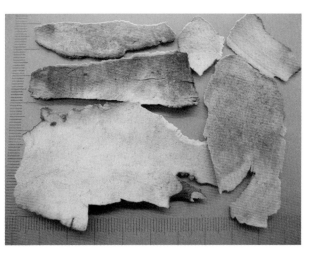

图 2 假土茯苓

3 画

【药典摘要】

本品为鳖蠊科昆虫地鳖 *Eupolyphaga sinensis* Walker 或冀地鳖 *Steleophaga plancyi*（Boleny）的雌虫干燥体。捕捉后，置沸水中烫死，晒干或烘干。

性状：［地鳖］呈扁平卵形，长 1.3 ~ 3cm，宽 1.2 ~ 2.4cm。**前端较窄，后端较宽，背部紫褐色，**具光泽，无翅。前胸背板较发达，盖住头部；腹背板 9 节，呈覆瓦状排列。腹面红棕色，头部较小，有丝状触角 1 对，常脱落，胸部有足 3 对，具细毛和刺。腹部有横环节。质松脆，易碎。气腥臭，味微咸。

［冀地鳖］长 2.2 ~ 3.7cm，宽 1.4 ~ 2.5cm。**背部黑棕色，通常在边缘带有淡黄褐色斑块及黑色小点。**

【说明】（1）土鳖虫现在主要问题是掺假加重。一些养殖户把土鳖虫先喂饱，再处死出售。这样的土鳖虫腹部鼓起，捏碎后露出白色的麸皮。还有的肚子里有捏不动的硬块，估计是注射了胶类将麸皮粘起来所致（如图 3、4）。正品应该是腹部平坦，一捏就碎，腹中内容物少，呈浅棕色（如图 2）。

（2）地鳖又名土元，商品中地鳖叫苏土元，冀地鳖叫汉土元、大土元。习惯认为苏土元较好，大量人工养殖成为商品主流。以前北方地区多用汉土元，现在都是以苏土元为主。

（3）有人曾发现掺白矾的土鳖虫，质硬，手感重，折断面有不规则的白色或淡黄色结晶。提醒验收者一定要掰开腹部仔细检查。

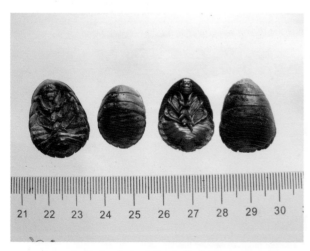

图 1 土鳖虫（左两个是冀地鳖；右两个是地鳖）

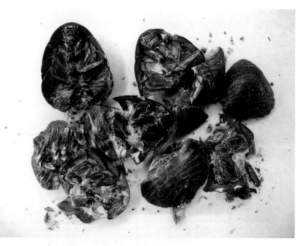

图 2 土鳖虫捏碎

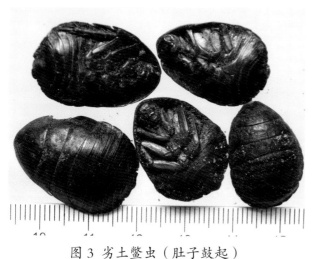

图 3 劣土鳖虫（肚子鼓起）　　　　　图 4 劣土鳖虫（掰碎见硬块）

23 / 大血藤 /

【药典摘要】

　　本品为木通科植物大血藤 *Sargentodoxa cuneata*（Oliv.）Rehd. et Wils. 的干燥藤茎。秋、冬二季采收，除去侧枝，截段，干燥。炮制：除去杂质，洗净，润透，切厚片，干燥。

　　饮片性状：本品为类椭圆形的厚片。外表皮灰棕色，粗糙，**切面皮部红棕色，有数处向内嵌入木部，**木部黄白色，有多数导管孔，射线呈放射状排列。气微，味微涩。

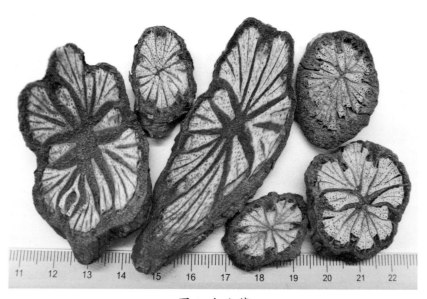

图 1 大血藤

24 / 大豆黄卷 /

【药典摘要】

本品为豆科植物大豆 *Glycine max*（L.）Merr. 的成熟种子经发芽干燥的炮制加工品。取净大豆，用水浸泡至膨胀，放去水，用湿布覆盖，每日淋水 2 次，待芽长至 0.5 ~ 1cm 时，取出，干燥。

性状：本品略呈肾形，长约 8mm，宽约 6mm。**表面黄色或黄棕色**，微皱缩，一侧有明显的脐点；**一端有 1 弯曲胚根**。外皮质脆，多破裂或脱落。子叶 2，黄色。气微，味淡，嚼之有豆腥味。

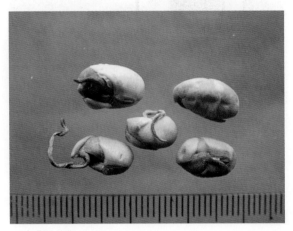

图 1 大豆黄卷（种脐；胚根；子叶）

【说明】大豆有黄有黑，大豆黄卷是用黄大豆发芽，淡豆豉是用黑大豆发酵。

25 / 大皂角 /

【药典摘要】

本品为豆科植物皂荚 *Gleditsia sinensis* Lam. 的干燥成熟果实。秋季果实成熟时采摘，晒干。炮制：用时捣碎。

性状：本品呈扁长的剑鞘状，有的略弯曲，长 15 ~ 40cm，宽 2 ~ 5cm，厚 0.2 ~ 1.5cm。**表面棕褐色或紫褐色**，被灰色粉霜，擦去后有光泽，种子所在处隆起。基部渐窄而弯曲，有短果柄或果柄痕，两侧有明显的纵棱线。质硬，摇之有声，易折断，**断面黄色**，纤维性。**种子多数，扁椭圆形，黄棕色至棕褐色，光滑。气特异，有刺激性，味辛辣。**

【说明】（1）大皂角来货都是个子，有时候外面看挺好，里面发霉，一定要剪或掰开看。但要注意：粉末飞进鼻腔，会引起喷嚏。

（2）皂角子是大皂角里的种子，也是一味药，临床极少用，若有少量需要，可折断大皂角取红棕色或黄棕色种子（如图 2）。

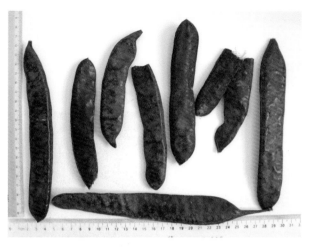

图 1 大皂角

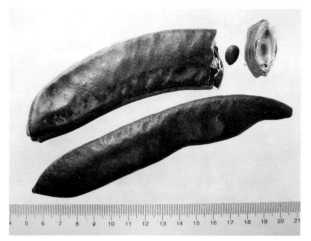

图 2 大皂角断面及种子

26 / 大青叶 /

【药典摘要】

本品为十字花科植物菘蓝 *Isatis indigotica* Fort. 的干燥叶。夏、秋二季分 2 ～ 3 次采收，除去杂质，晒干。炮制：除去杂质，抢水洗，切碎，干燥。

饮片性状：本品为不规则的碎段。叶片暗灰绿色，叶上表面有的可见色较深稍突起的小点；**叶柄碎片淡棕黄色。** 质脆。气微，味微酸、苦、涩。

【说明】（1）大青叶商品主要包括两个部分。①叶脉：都碎成长短不一的扁长条形，黄棕色，表面有许多略弯曲的纵皱纹，粗细不等，常见横向的压折痕，叶脉边缘带有暗灰绿色残存叶片（如图 2）。②叶片：全破碎了，但气味明显，有点像干萝卜叶子或干白菜叶子的味，搓一下再闻更明显。注意不能是发霉的气味。

（2）检查杂质：不是叶脉、叶片的东西，如杂草、泥土等。超过 3% 为不合格。

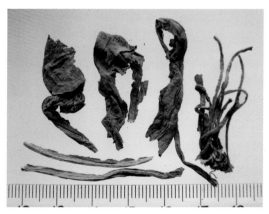

图 1 大青叶

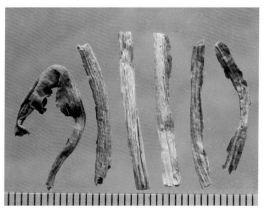

图 2 大青叶叶脉放大

3 画

29

27 /大青盐/

【药典摘要】

本品为卤化物类石盐族湖盐结晶体，主含氯化钠（NaCl）。自盐湖中采挖后，除去杂质，干燥。

性状：本品为立方体、八面体或菱形的结晶，有的为歪晶。直径0.5～1.5cm。**白色或灰白色，半透明，具玻璃样光泽。**质硬，易砸碎，断面光亮。气微，**味咸、微涩、苦。**

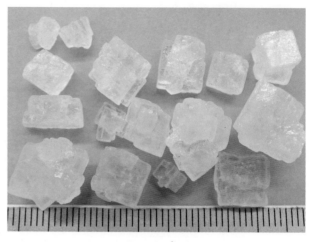

图1 大青盐

28 /大枣/

【药典摘要】

本品为鼠李科植物枣 *Ziziphus jujuba* Mill. 的干燥成熟果实。秋季果实成熟时采收，晒干。炮制：除去杂质，洗净，干燥。用时破开或去核。

性状：本品呈椭圆形或球形，长2～3.5cm，直径1.5～2.5cm。表面暗红色，略带光泽，有不规则皱纹。基部凹陷，有短果梗。外果皮薄，中果皮棕黄色或淡褐色，肉质，柔软，富糖性而油润。果核纺锤形，两端锐尖，质坚硬。气微香，味甜。

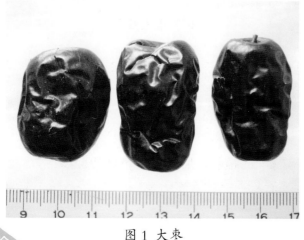

图1 大枣

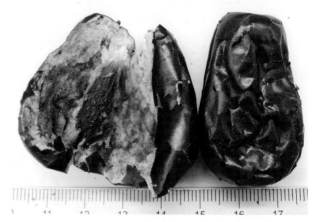

图2 大枣（果肉、果核）

29 / 大黄 /

【药典摘要】

本品为蓼科植物掌叶大黄 *Rheum palmatum* L.、唐古特大黄 *Rheum tanguticum* Maxim. ex Balf. 或药用大黄 *Rheum officinale* Baill. 的干燥根和根茎。秋末茎叶枯萎或次春发芽前采挖，除去细根，刮去外皮，切瓣或段，用绳穿成串干燥或直接干燥。炮制：〔大黄〕除去杂质，洗净，润透，切厚片或块，晾干。〔酒大黄〕取净大黄片，照酒炙法炒干。〔熟大黄〕取净大黄块，照酒炖法或酒蒸法炖或蒸至内外均呈黑色。〔大黄炭〕取净大黄片，照炒炭法炒至表面焦黑色、内部焦褐色。

饮片性状：本品呈不规则类圆形厚片或块，大小不等。外表皮黄棕色或棕褐色，有纵皱纹及疙瘩状隆起。**切面黄棕色至淡红棕色，较平坦，有明显散在或排列成环的星点，有空隙。**

〔酒大黄〕本品形如大黄片，表面深棕黄色，有的可见焦斑。微有酒香气。

〔熟大黄〕本品呈不规则的块片，表面黑色，断面中间隐约可见放射状纹理，质坚硬，气微香。

〔大黄炭〕本品形如大黄片，表面焦黑色，内部深棕色或焦褐色，具焦香气。

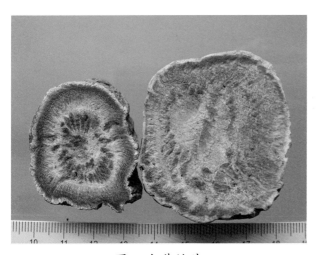

图 1 大黄饮片

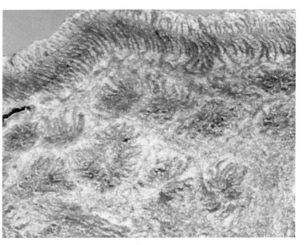

图 2 星点放大

【说明】（1）我们见过的大黄饮片都是根茎，有"星点"（如图 1、2）。极少用无星点的根（商品叫"水根"）。笔者二十年前见过一次（如图 3、4）。根茎及根共同的特点：①高粱茬：黄（或白）红相间的纹理。②气味：气清香，味苦而微涩，嚼之粘牙，有沙粒感。

（2）检验大黄片要先闻后掰，闻着有霉味的拒收；掰断面颜色比切面黑的拒收；用力都掰不动的不正常，用解剖镜看有结晶的（如图 8）拒收；一折就弯不用费力可无声响地掰开者，是含水分多的表现，拒收。

（3）土大黄（又叫"山大黄"，贵州、北京、山西有土大黄标准）是多种蓼科植物的根及根茎，泻下作用很弱或无泻下作用，不能作大黄用（如图6）。土大黄有一种叫"羊蹄"（上海标准），但处方开"羊蹄"却不能付土大黄，因为土大黄不一定是羊蹄，中药虎杖也有些地方叫土大黄。

土大黄鉴别。①看：没有星点。②闻：有酸腐气，与正品大黄不同。③刮去表面黑色氧化层露出黄色，放在紫外光灯下，刮去表面处有亮蓝紫色荧光（如图10）。正品大黄刮去表面处有棕色荧光（如图9、图10下）。其中③法比①、②法准确，因为亮蓝紫色荧光是土大黄苷的特点，而正品大黄没有土大黄苷。

（4）土大黄掺杂地上茎（属于杂质）的（如图7）拒收。

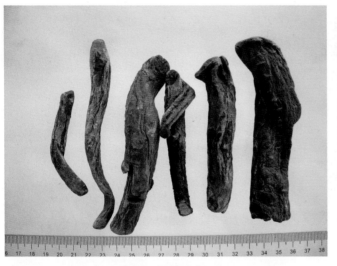

图3 大黄水根

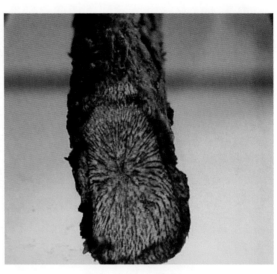

图4 水根大黄切面

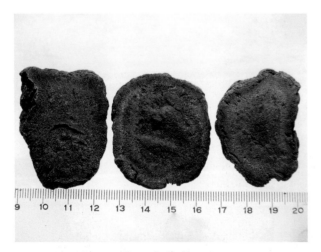

图5 大黄炭

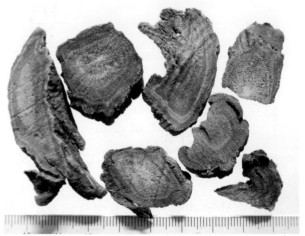

图6 假大黄（土大黄）

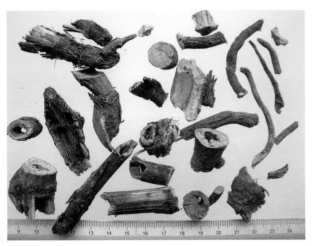

图 7 假大黄（羊蹄掺地上部分）

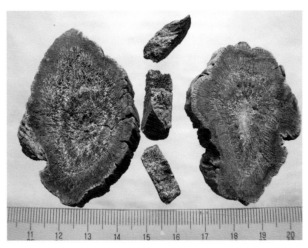

图 8 土大黄加了增重粉
（放大镜下可看到白色结晶）

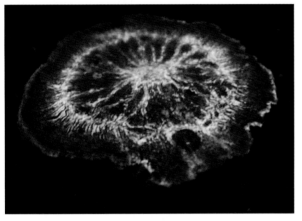

图 9 大黄荧光

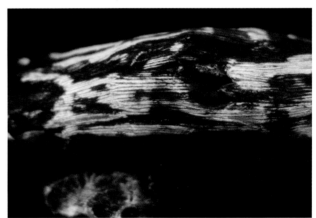

图 10 土大黄荧光（下面是正品大黄）

30 / 大蒜 /

【药典摘要】

本品为百合科植物大蒜 *Allium sativum* L. 的鳞茎。夏季叶枯时采挖，除去须根和泥沙，通风晾晒至外皮干燥。

性状：本品呈类球形，直径 3 ~ 6cm。表面被白色、淡紫色或紫红色的膜质鳞皮。顶端略尖，中间有残留花葶，基部有多数须根痕。剥去外皮，可见独头或 6 ~ 16 个瓣状小鳞茎，着生于残留花茎基周围。鳞茎瓣略呈卵圆形，外皮膜质，先端略尖，一面弓状隆起，剥去皮膜，白色，肉质。气特异，味辛辣，具刺激性。

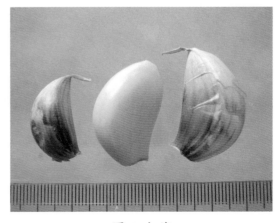

图 1 大蒜

3 画

33

【药典摘要】

本品为菊科植物蓟 *Cirsium japonicum* Fisch. ex DC. 的干燥地上部分。夏、秋二季花开时采割地上部分，除去杂质，晒干。炮制：除去杂质，抢水洗或润软后，切段，干燥。

饮片性状：本品呈不规则的段。**茎短圆柱形**，表面绿褐色，**有数条纵棱，被丝状毛**；切面灰白色，髓部疏松或中空。叶皱缩，多破碎，**边缘具不等长的针刺；两面均具灰白色丝状毛**。头状花序多破碎。气微，**味淡**。

【说明】（1）大蓟饮片很碎，茎叶可见白色的毛，叶缘有众多白色硬刺，摸之扎手。（如图3、4）。

（2）伪品：有一种植物叫"续断菊"（如图5、6）干燥饮片特别像大蓟，经常冒充大蓟。主要区别点是：续断菊的叶片边缘呈丝状裂而不是扎手的针刺，茎叶表面也没有白色丝状毛。

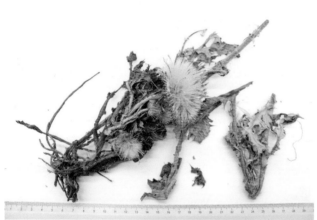

图 1 大蓟

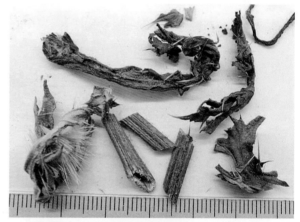

图 2 大蓟饮片

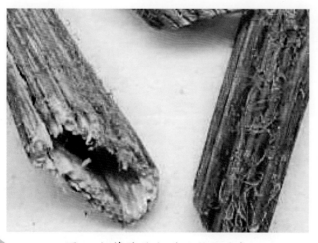

图 3 大蓟茎放大（示丝状毛）

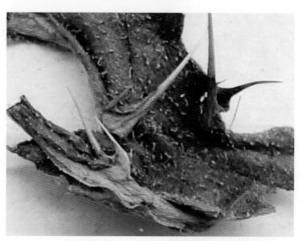

图 4 大蓟叶放大（示丝状毛和刺）

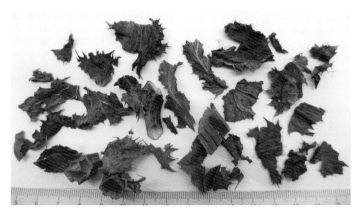

图 5 假大蓟（续断菊）

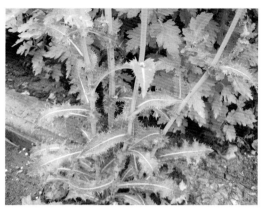

图 6 续断菊原植物

32 / 大腹皮 /

【药典摘要】

本品为棕榈科植物槟榔 *Areca catechu* L. 的干燥果皮。冬季至次春采收未成熟的果实，煮后干燥，纵剖两瓣，剥取果皮，习称"大腹皮"；春末至秋初采收成熟果实，煮后干燥，剥取果皮，打松，晒干，习称"大腹毛"。炮制：〔大腹皮〕除去杂质，洗净，切段，干燥。〔大腹毛〕除去杂质，洗净，干燥。

性状：〔大腹皮〕略呈椭圆形或长卵形瓢状，长 4 ~ 7cm，宽 2 ~ 3.5cm，厚 0.2 ~ 0.5cm。外果皮深棕色至近黑色，具不规则的纵皱纹及隆起的横纹，顶端有花柱残痕，基部有果梗及残存萼片，内果皮凹陷，褐色或深棕色，光滑呈硬壳状。体轻，质硬，纵向撕裂后可见中果皮纤维。气微，味微涩。

〔大腹毛〕略呈椭圆形或瓢状。外果皮多已脱落或残存。**中果皮棕毛状，黄白色或淡棕色，疏松质柔。内果皮硬壳状，黄棕色或棕色**，内表面光滑，有时纵向破裂。气微，味淡。

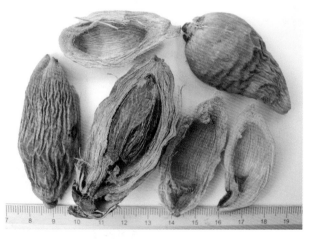

图 1 大腹皮

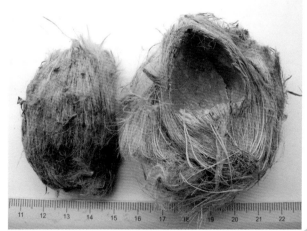

图 2 大腹毛

3 画

35

33 / 山麦冬 /

本品为百合科植物湖北麦冬 *Liriope spicata* （Thunb.） Lour. var. *prolifera* Y. T. Ma 或短葶山麦冬 *Liriope muscari* （Decne.） Baily 的干燥块根。夏初采挖，洗净，反复暴晒、堆置，至近干，除去须根，干燥。炮制：除去杂质，洗净，干燥。

性状：［湖北麦冬］呈纺锤形，两端略尖，**长 1.2 ～ 3cm，直径 0.4 ～ 0.7cm。表面淡黄色至棕黄色，具不规则纵皱纹。质柔韧，干后质硬脆，易折断，**断面淡黄色至棕黄色，角质样，中柱细小。气微，味甜，嚼之发黏。

［短葶山麦冬］**稍扁，长 2 ～ 5cm，直径 0.3 ～ 0.8cm，具粗纵纹。**味甘、微苦。

【说明】山麦冬主要是与麦冬性状相似，可用下面两点区别。

（1）掰：轻轻折断，山麦冬断面平齐，麦冬的木心明显，不易折断或断面不平。

（2）尝：山麦冬甜而不苦，麦冬甜中有苦味。

（3）如上述两点仍区别不了，用药典规定的显微鉴别法进行区别。

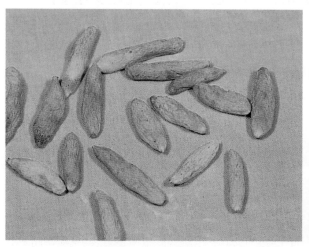

图 1 湖北麦冬

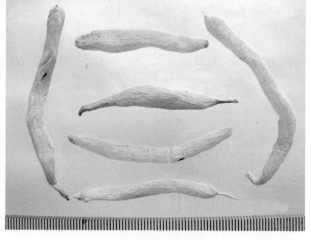

图 2 短葶山麦冬

34 / 山豆根 /

本品为豆科植物越南槐 *Sophora tonkinensis* Gagnep. 的干燥根和根茎。秋季采挖，除去杂质，洗净，干燥。炮制：除去残茎及杂质，浸泡，洗净，润透，切厚片，干燥。

饮片性状：本品呈不规则的类圆形厚片。外表皮棕色至棕褐色。**切面皮部浅棕色，木部淡黄色。有豆腥气，味极苦。**

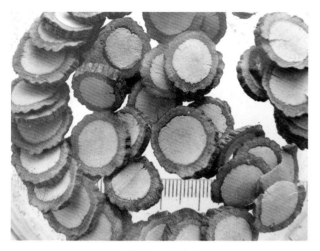

图 1 山豆根

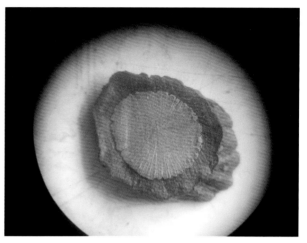

图 2 山豆根 2（放大，示月饼边）

【说明】山豆根与伪品的区别：①"月饼边"山豆根外皮有许多纵棱，各纵棱的距离相近，高度相近，所以横切面就出现"月饼边"。其他伪品极少有这个特点。②切面木部放射状纹理细密均匀，无环状纹理。而木蓝豆根、百两金等伪品的木部就有多个环圈。③正品味极苦，而木蓝豆根及提取残渣味微苦。④外皮滴氢氧化钠液显红色，其他伪品基本没有这个特点。

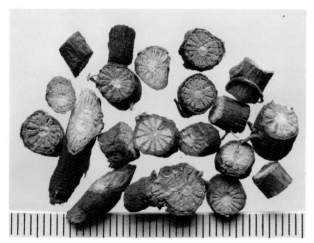

图 4 假山豆根 1（北豆根）

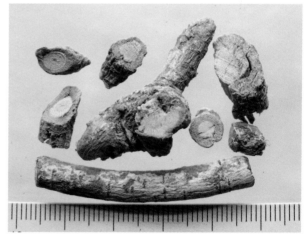

图 3 假山豆根 2（木蓝豆根 1）

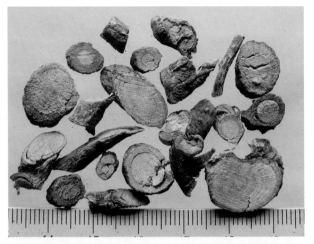

图 5　假山豆根 3（木蓝豆根 2）

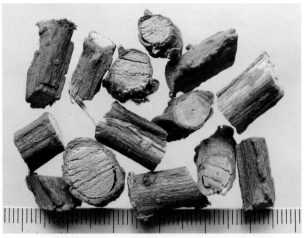

图 6　假山豆根 4（大果榆）

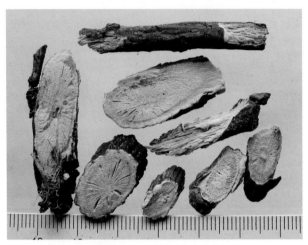

图 7　假山豆根 5（苦豆根）

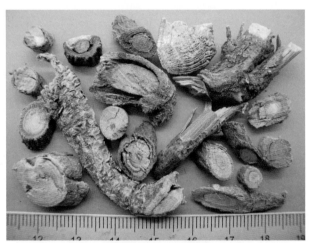

图 8　假山豆根 6（来源未明）

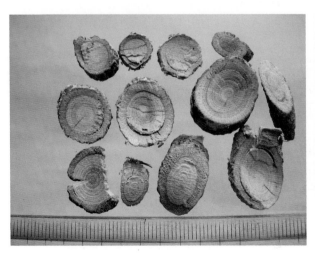

图 9　假山豆根（百两金）

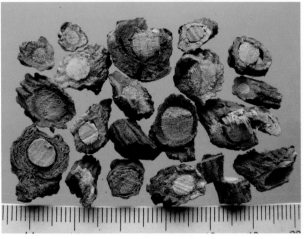

图 10　劣山豆根（提取残渣）

【药典摘要】

本品为山茱萸科植物山茱萸 *Cornus officinalis* Sieb. et Zucc. 的干燥成熟果肉。秋末冬初果皮变红时采收果实，用文火烘或置沸水中略烫后，及时除去果核，干燥。炮制：[山茱肉]除去杂质和残留果核。[酒茱肉]取净山茱肉，照酒炖法或酒蒸法炖或蒸至酒吸尽。

性状：本品呈**不规则的片状或囊状，长1～1.5cm，宽0.5～1cm。**表面紫红色至紫黑色，皱缩，有光泽。顶端有的有圆形宿萼痕，基部有果梗痕。质柔软。**气微，味酸、涩、微苦。**

[酒茱肉]本品形如山茱萸，表面紫黑色或黑色，质滋润柔软。微有酒香气。

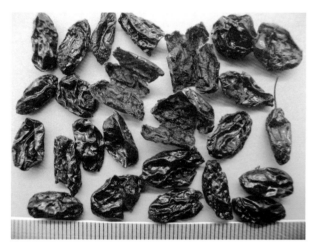

图 1 山茱萸

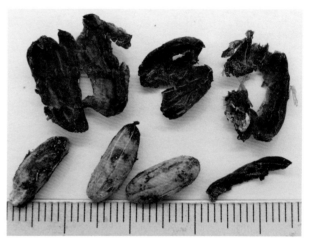

图 2 山茱肉里面"白筋"及果核表面的纵沟

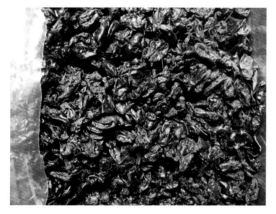

图 3 酒茱肉

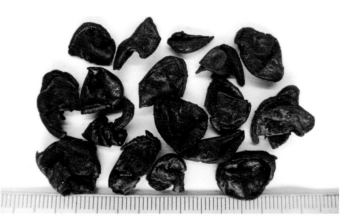

图 4 假酒茱肉（染色）

【说明】（1）山萸肉有假的，也有劣的。验收时要注意：①问价格。便宜的往往掺假，越便宜的掺假越多。②在水里泡开看形状。真品呈扁囊状，一端（或一侧）开裂，为果核被挤出去的痕迹（如图1）。有的假货是完整的果实或是片状果皮卷起来的。③剥开看果皮内部。正品有几条略凸起的纵向脉纹，相应的果核上也有几条纵沟纹（如图2）。这是山萸肉的重要鉴别点，可与不是山茱萸的伪品区分。④尝味道。已知的假劣品都没有"酸、涩、微苦"的特点。

（2）山茱萸缺货价高时曾出现十几种伪品，多是用其他植物的果实或果皮冒充。形状、表面与正品相似，有的也有酸味。山茱萸的伪品经常掺搅在正品中，如果只掺10%～20%，不注意还真就能蒙混过关。验收一定要看多数，不能只看几个就收。

（3）笔者曾发现酒萸肉有染色的，用热水浸泡后有黑色素溶出（如图4～6）。还有用酸枣皮、葡萄皮等非山茱萸的果实蒸黑冒充的，要仔细查看（如图6）。还有在正品山茱萸内掺白矾增重的（如图7）。

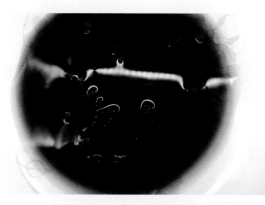

图5 假酒萸肉泡水变黑

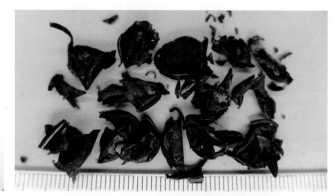

图6 水泡两次后的假酒萸肉

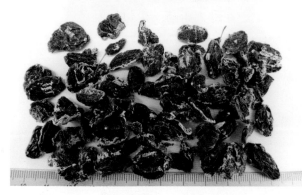

图7 劣酒萸肉1（表面泛白）

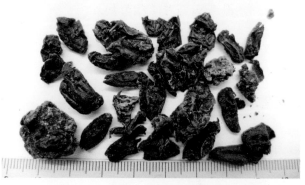

图8 劣质酒萸肉2（未蒸透，杂质多）

36 / 山药 /

【药典摘要】

本品为薯蓣科植物薯蓣 *Dioscorea opposite* Thunb. 的干燥根茎。冬季茎叶枯萎后采挖，切去根头，洗净，除去外皮和须根，干燥，习称"毛山药"；或除去外皮，趁鲜切厚片，干燥，称为"山药片"；也有选择肥大顺直的干燥山药，置清水中，浸至无干心，闷透，切齐两端，用木板搓成圆柱状，晒干，打光，习称"光山药"。炮制：［山药］取毛山药或光山药除去杂质，分开大小个，泡润至透，切厚片，干燥。［山药片］取山药片，除去杂质。［麸炒山药］取毛山药片或光山药片，照麸炒法炒至黄色。

饮片性状：［山药］切片者呈类圆形的厚片。**表面类白色或淡黄白色**，质脆，易折断，**切面类白色，富粉性**。

［山药片］为不规则的厚片，**皱缩不平**，切面白色或黄白色，质坚脆，粉性。**气微，味淡、微酸**。

［麸炒山药］本品形如毛山药片或光山药片，**切面黄白色或微黄色，偶见焦斑，略有焦香气**。

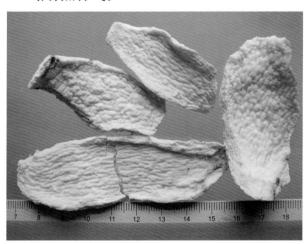

图 1 山药片（趁鲜切片）

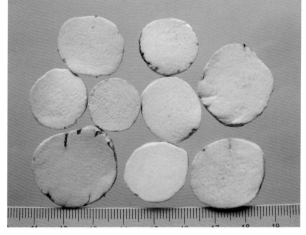

图 2 山药（干切片）

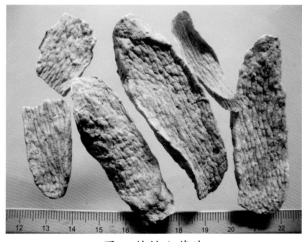

图 3 麸炒山药片

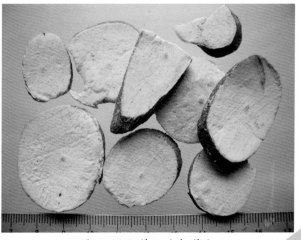

图 4 假山药 1（木薯）

3 画

41

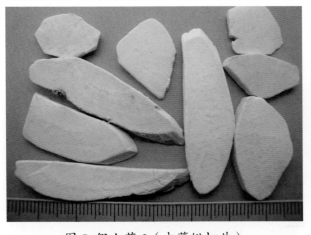

图 5 假山药 2（木薯纵切片）

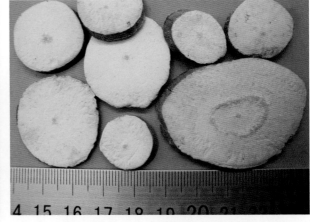

图 6 假山药 3（木薯加增重粉）

【说明】山药鲜切片好认：切面皱缩不平，质松脆易碎（如图1），暂时没发现伪品。毛山药、光山药润后切制的饮片伪品较多，都是去皮、白色，主要鉴别点如下。

（1）眼看。①切面：用湿布擦一下，山药显散在的淡棕色"筋脉点"，中心无裂隙、无木心（如图2）。木薯、天花粉、红薯、粉葛冒充的显放射状纹理，中心有木心或裂隙（如图4、5、8）。粉葛冒充的纤维性强。木薯增重的用高倍放大镜下观看，可见白色结晶（如图6）。②残存的外皮：用指甲轻轻刮去棕色外皮即露出白色的是山药。如棕色外皮下还有一层淡黄色的皮，刮去黄皮才显出白色的是广山药（如图7）。

（2）手试。山药切面手摸无白粉，即使再碎也是小块，不是粉末。广山药粉性大，切面摸之有白粉。模具压制片硬，指甲掐不动。

（3）尝。无硫山药味淡，嚼烂后微甜。熏硫山药入口味淡，嚼烂后微酸。红薯冒充者有甜味如红薯，天花粉冒充者味苦，粉葛冒充的嚼之有纤维，广山药虽味淡但多经熏硫而有酸味。药典规定山药二氧化硫残留量不得超过400mg/kg，验收时仅凭口尝不能定量，最好用鲜切的无硫山药。

（4）水试。白色粉末用模具压制的饮片水泡5分钟即解体（如图9），植物饮片不解体。

（5）麸炒山药以金黄色均匀者为佳（如图3）。

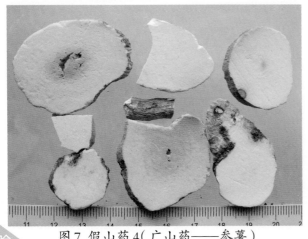

图 7 假山药 4（广山药——参薯）

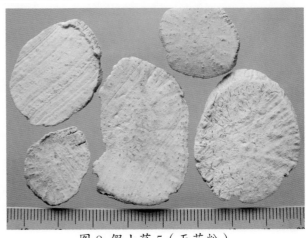

图 8 假山药 5（天花粉）

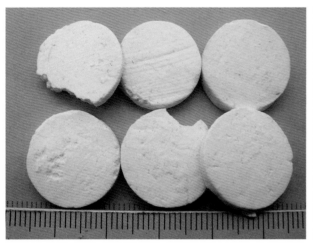

图 9 假山药 6（人工仿制）

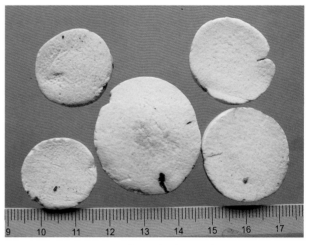

图 10 劣山药（熏硫）

37 / 山柰 /

【药典摘要】

本品为姜科植物山柰 *Kaempferia galanga* L. 的干燥根茎。冬季采挖，洗净，除去须根，切片，晒干。

性状：本品多为圆形或近圆形的横切片，直径 1 ~ 2cm，厚 0.3 ~ 0.5cm。外皮浅褐色或黄褐色，皱缩，有的有根痕或残存须根；切面类白色，粉性，常鼓凸。质脆，易折断。**气香特异，味辛辣。**

【说明】鉴别山柰片：①要掰开看，颜色白的好。断面颜色深暗的不收。②一定要闻，山柰不香的不对，注意提取过的残渣。③必须口尝，正品辛辣似姜，无苦味。有一种苦山柰，外形与正品难以区分，但味极苦，不作药用。

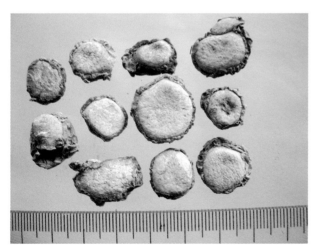

图 1 山柰

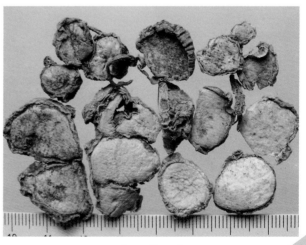

图 2 苦山柰

38 / 山银花 /

【药典摘要】

本品为忍冬科植物灰毡毛忍冬 *Lonicera macranthoides* Hand.–Mazz.、红腺忍冬 *Lonicera hypoglauca* Miq.、华南忍冬 *Lonicera confusa* DC. 或黄褐毛忍冬 *Lonicera fulvotomentosa* Hsu et S. C. Cheng 的干燥花蕾或带初开的花。夏初花开放前采收，干燥。

性状：〔灰毡毛忍冬〕呈棒状而稍弯曲，**长 3 ~ 4.5cm**，上部直径约 2mm，下部直径约 1mm。表面黄色或黄绿色。总花梗集结成簇，开放者花冠裂片不及全长的一半。质稍硬，手捏之稍有弹性。气清香，味微苦甘。

〔红腺忍冬〕长 2.5 ~ 4.5cm，**直径 0.8 ~ 2mm**。表面黄白至黄棕色，无毛或疏被毛，萼筒无毛，先端 5 裂，裂片长三角形，被毛，开放者花冠下唇反转，花柱无毛。

〔华南忍冬〕**长 1.6 ~ 3.5cm，直径 0.5 ~ 2mm**。萼筒和花冠密被灰白色毛。

〔黄褐毛忍冬〕**长 1 ~ 3.4cm，直径 1.5 ~ 2mm**。花冠表面淡黄棕色或黄棕色，密被黄色茸毛。

【说明】我们在验收中曾遇到一种假山银花，经专家鉴定为华西忍冬（如图 2 左侧），很像黄褐毛忍冬。

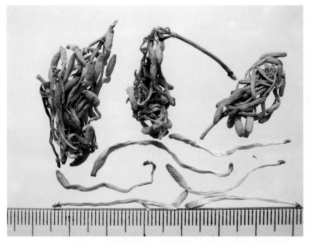

图 1 山银花

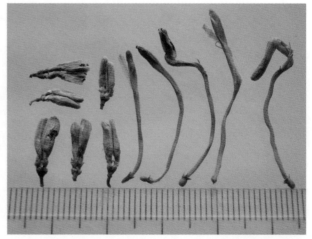

图 2 左：华西忍冬；右：灰毡毛忍冬

39 / 山楂 /

【药典摘要】

本品为蔷薇科植物山里红 *Crataegus pinnatifida* Bge. var. *major* N. E. Br. 或山楂 *Crataegus pinnatifida* Bge. 的干燥成熟果实。秋季果实成熟时采收，切片，干燥。炮制：［净山楂］除去杂质及脱落的核。［炒山楂］取净山楂，照清炒法炒至色变深。［焦山楂］取净山楂，照清炒法炒至表面焦褐色，内部黄褐色。

性状：本品为圆形片，皱缩不平，直径 1～2.5cm，厚 0.2～0.4cm。**外皮红色，具皱纹，有灰白色小斑点。**果肉深黄色至浅棕色。**中部横切片具5粒浅黄色果核，**但核多脱落而中空。有的片上可见短而细的果梗或花萼残迹。**气微清香，味酸、微甜。**

［炒山楂］本品形如山楂片，果肉黄褐色，偶见焦斑。气清香，味酸、微甜。

［焦山楂］本品形如山楂片，表面焦褐色，内部黄褐色。有焦香气。

【说明】山楂饮片的伪品很多，都是用其他果实切的片。但山楂有4个特点与众不同，可作鉴别要点。①果皮表面有明显的类白色小斑点，其他伪品都没有。②果柄对侧呈直筒状凹洞（图1），伪品都是微凹。③果核浅黄色，骨质坚硬。伪品的果核都是褐色软皮，咬之即破。④果肉味酸，微甜。伪品或酸或甜，与山楂不同。

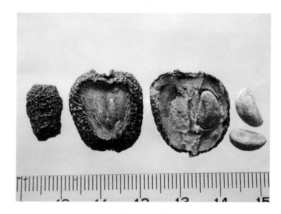

图 1 山楂

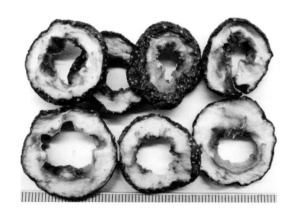

图 2 山楂（去核）

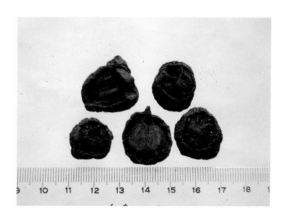

图 3 焦山楂

40 / 山楂叶 /

【药典摘要】

本品为蔷薇科植物山里红 *Crataegus pinnatifida* Bge. var. *major* N. E. Br. 或山楂 *Crataegus pinnatifida* Bge. 的干燥叶。夏、秋二季采收，晾干。

性状：本品多已破碎，完整者展开后呈宽卵形，长 6 ~ 12cm，宽 5 ~ 8cm，**绿色至棕黄色**，先端渐尖，基部宽楔形，具 2 ~ 6 羽状裂片，**边缘具尖锐重锯齿**；叶柄长 2 ~ 6cm，托叶卵圆形至卵状披针形。**气微，味涩、微苦。**

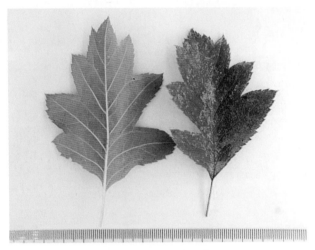

图 1 山楂叶（鲜）

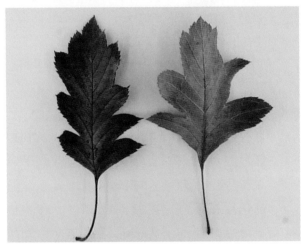

图 2 山楂叶（干）

41 / 山慈菇 /

【药典摘要】

本品为兰科植物杜鹃兰 *Gremastra appendiculata*（D. Don）Makino、独蒜兰 *Pleione bulbocodioides*（Franch.）Rolfe 或云南独蒜兰 *Pleione yunnanensis* Rolfe 的干燥假鳞茎。前者习称"毛慈菇"，后二者习称"冰球子"。夏、秋二季采挖，除去地上部分及泥沙，分开大小置沸水锅中蒸煮至透心，干燥。炮制：除去杂质，水浸约 1 小时，润透，切薄片，干燥或洗净干燥，用时捣碎。

性状：［毛慈菇］呈不规则扁球形或圆锥形，顶端渐突起，基部有须根痕。**长 1.8 ~ 3cm，膨大部直径 1 ~ 2cm**，表面黄棕色或棕褐色，有纵皱纹或纵沟，**中部有 2 ~ 3 条微突起的环节，节上有鳞片叶干枯腐烂后留下的丝状纤维**。质坚硬，难折断，断面灰白色或黄白色，略呈角质。气微，味淡，带黏性。

［冰球子］呈圆锥形，瓶颈状或不规则团块，**直径 1 ~ 2cm，高 1.5 ~ 2.5cm。** 顶端渐尖，**尖端断头处呈盘状，基部膨大且圆平，中央凹入，有 1 ~ 2 条环节，多偏向一侧。** 撞去外皮者表面黄白色，带表皮者浅棕色，光滑，有不规则皱纹。断面浅黄色，角质半透明。

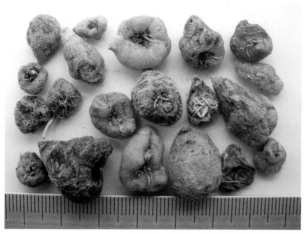

图 1 毛慈菇（左上角直径不足 1cm，属劣药）

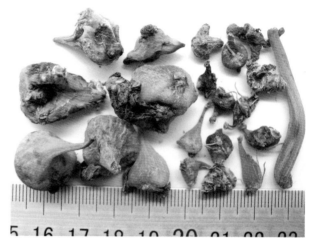

图 2 冰球子（右边的直径不足 1cm，是劣药）

【说明】（1）两种山慈菇最宽处直径小于 1cm 的不符合药典，不收（如图 1、2）。

（2）毛慈菇的同属植物山兰常冒充毛慈菇，二者性状极为相似，但山兰的环节微凹下，而毛慈菇的环节微突起（如图 3）。

（3）百合科植物老鸦瓣的鳞茎，曾长期称光慈菇、山慈菇入药，虽早已纠正，但在一些偏远地方至今仍有把它当山慈菇的。光慈菇无环节，与山慈菇容易区别（如图 4）。

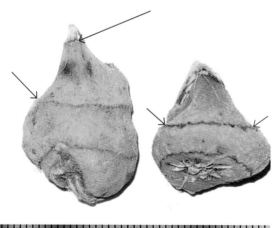

图 3 左：山慈菇（环纹微隆）；右：山兰（环纹微凹）

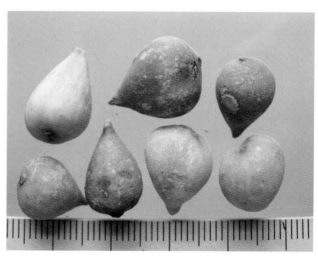

图 4 假山慈菇（光慈姑）

【药典摘要】

本品为天南星科植物千年健 *Homalomena occulta*（Lour.）Schott 的干燥根茎。春、秋二季采挖，洗净，除去外皮，晒干。炮制：除去杂质，洗净，润透，切片，干燥。

饮片性状：本品呈类圆形或不规则形的片。**外表皮黄棕色至红棕色**，粗糙，有的可见圆形根痕。**切面红褐色，具有众多黄色纤维束**，有的呈针刺状。**气香，味辛、微苦**。

【说明】（1）现在的千年健多不符合药典标准。主要表现在：①切面淡黄色或黄白色，与药典记述和 30 年前见的商品不符。②无深褐色具光泽的油点。③无香气或香气很淡，怀疑是产地切片干燥导致挥发油含量降低。据云南药品检验所、红河州药品检验所检测，云南产的粗加工的千年健片子，其挥发油含量仅为 0.2%，而正常加工的梗子所含挥发油在 0.7% ~ 0.8%。很明显，有效成分挥发油含量降低主要是加工方法不当所致。

（2）现千年健国产资源不足，大量外国货进入市场，切面发白是否与产地、品种有关，尚不清楚。

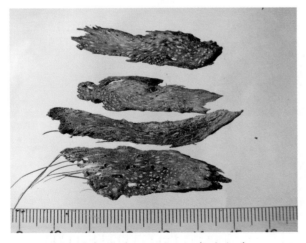

图 1 千年健（20 世纪 60 年代标本，切面红褐色，香气浓）

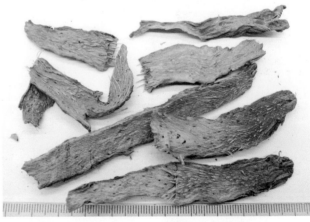

图 2 劣千年健（切面淡黄色，香气弱）

【药典摘要】

本品为菊科植物千里光 *Senecio scandens* Buch.–Ham. 的干燥地上部分。全年均可采收，除去杂质，阴干。

性状：本品**茎呈细圆柱形**，稍弯曲，上部有分枝；表面灰绿色、黄棕色或紫褐色，具纵棱，**密被灰白色柔毛**。叶互生，多皱缩破碎，完整叶片展平后呈卵状披针形或长三角形，有时具 1～6 侧裂片，边缘有不规则锯齿，基部戟形或截形，**两面有细柔毛**。头状花序；总苞钟形；花黄色至棕色，冠毛白色。气微，味苦。

【说明】千里光来货茎叶无毛或少毛，与药典不符（如图1）。查《中国植物志》千里光，茎、叶都有"被柔毛或无毛"的记载。又载我国千里光属植物有63种之多，药典仅载1种，而且规定必须有毛，不太合适。

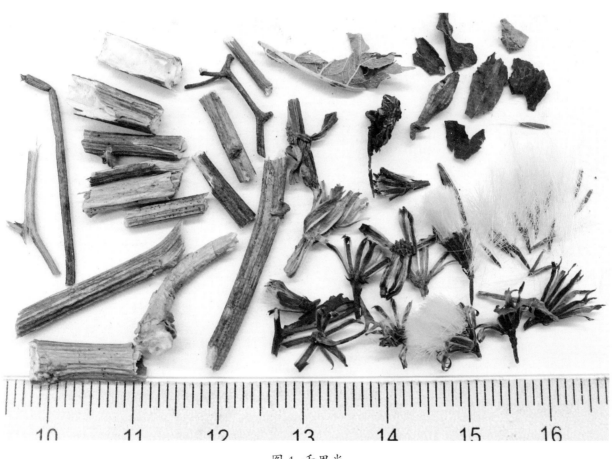

图 1 千里光

44 / 千金子 /

本品为大戟科植物续随子 *Euphorbia lathyris* L. 的干燥成熟种子。夏、秋二季果实成熟时采收，除去杂质，干燥。炮制：除去杂质，筛去泥沙，洗净，捞出，干燥，用时打碎。

性状：**本品呈椭圆形或倒卵形，长约5mm，直径约4mm。表面灰棕色或灰褐色，具不规则网状皱纹，网孔凹陷处灰黑色，形成细斑点。**一侧有纵沟状种脊，顶端为突起的合点，下端为线形种脐，基部有类白色突起的种阜或具脱落后的疤痕。种皮薄脆，种仁白色或黄白色，富油质。气微，味辛。

【说明】（1）千金子用量很少，多年来未发现伪劣品。按药典性状验收，不饱满的不收。

（2）千金子属毒性中药，应按规定特殊管理。

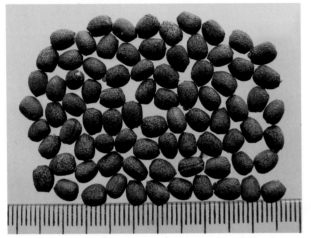

图 1 千金子

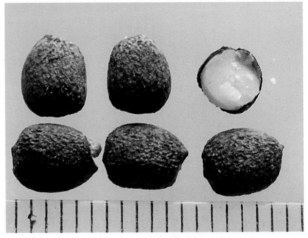

图 2 劣千金子（切面淡黄色，香气弱）

45 / 川木香 /

【药典摘要】

本品为菊科植物川木香 *Vladimiria souliei*（Franch.）Ling 或灰毛川木香 *Vladimiria souliei*（Franch.）Ling var. *cinerea* Ling 的干燥根。秋季采挖，除去须根、泥沙及根头上的胶状物，干燥。炮制：[川木香]除去根头部的黑色"油头"和杂质，洗净，润透，切厚片，晾干或低温干燥。[煨川木香]取净川木香片，在铁丝匾中，用一层草纸，一层川木香片，间隔平铺数层，置火炉旁或烘干室内，烘煨至川木香中所含的挥发油渗至纸上，取出，放凉。

性状：[川木香]本品呈类圆形切片，直径 1.5～3cm。外皮黄褐色至棕褐色。

切面黄白色至黄棕色，有深棕色稀疏油点，木部显菊花心状的放射纹理，有的中心呈枯朽状，周边有一明显的环纹，**体较轻，质硬脆。气微香，**味苦，嚼之粘牙。

［煨川木香］本品形如川木香片，气微香，味苦，嚼之粘牙。

【说明】川木香分"铁杆"（圆柱形）和"槽子"（半圆柱形）两种，饮片就有圆片和半圆片（如图1）。铁杆木香可从切面的放射状裂隙和外皮的丝瓜络状细筋脉辨认。槽子木香除此外，凹面还有弯曲筋脉组成的丝瓜络样网状纹理（如图2）。川木香和土木香一样，名字叫"香"，但其实闻不到香气，只是木香短缺时的代用品，现在木香不缺了，川木香也就很少用了。

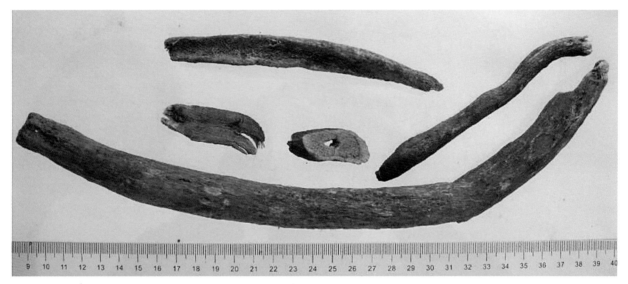

图1 川木香个、片（上：槽子木香；下：铁杆木香；中间黑色者为"油头"）

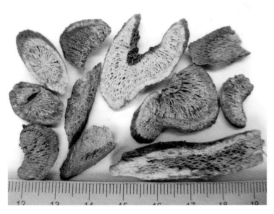

图2 川木香片

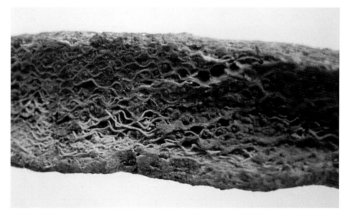

图3 槽子木香表面放大（筋脉组成的网纹）

3 画

51

46 / 川木通 /

【药典摘要】

本品为毛茛科植物小木通 *Clematis armandii* Franch. 或绣球藤 *Clematis Montana* Buch.–Ham. 的干燥藤茎。春、秋二季采收，除去粗皮，晒干，或趁鲜切薄片，晒干。炮制：未切片者，略泡，润透，切厚片，干燥。

饮片性状：本品呈类圆形厚片。切面**边缘不整齐，残存皮部黄棕色**，木部浅黄棕色或浅黄色。有黄白色放射状纹理及裂隙，其间密布细孔状导管，**髓部较小，类白色或黄棕色，偶有空腔**。气微，**味淡**。

【说明】川木通特征：①表面有沟纹，外皮易脱落。②切面放射状纹理直至外缘。③导管孔散在排列，不像关木通那样规则排列。④味淡。以上4点是与木通（如图3）、关木通（如图4）的主要区别点。

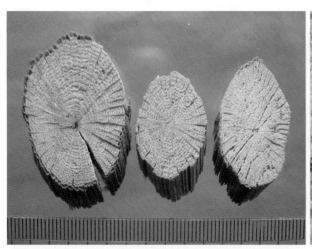

图 1 川木通

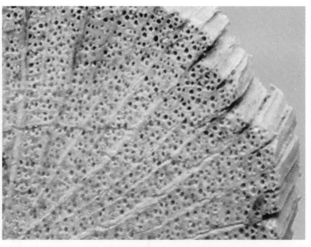

图 2 川木通局部（示导管孔）

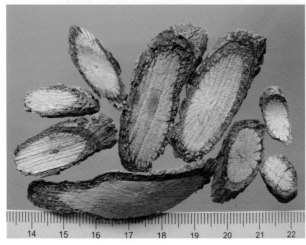

图 3 木通

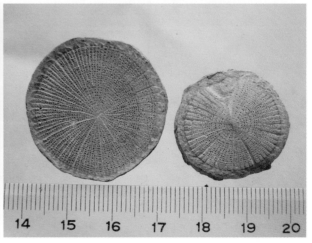

图 4 关木通

47 / 川贝母 /

【药典摘要】

本品为百合科植物川贝母 *Fritillaria cirrhosa* D. Don、暗紫贝母 *Fritillaria unibracteata* Hsiao et K. C. Hsi、甘肃贝母 *Fritillaria przewalskii* Maxim.、梭砂贝母 *Fritillaria delavayi* Franch.、太白贝母 *Fritillaria taipaiensis* P. Y. Li 或瓦布贝母 *Fritillaria unibracteata* Hsiao et K. C. Hsia var. *wabuensis*（S. Y. Tang et S.C.Yue）Z.D. Liu，S.Wang et S.C.Chen 的干燥鳞茎。按性状不同分别习称"松贝""青贝""炉贝"和"栽培品"。夏、秋二季或积雪融化后采挖，除去须根、粗皮及泥沙，晒干或低温干燥。

性状 ［松贝］呈类圆锥形或近球形，**高 0.3 ~ 0.8cm，直径 0.3 ~ 0.9cm**。表面类白色。**外层鳞叶 2 瓣，大小悬殊，大瓣紧抱小瓣，未抱部分呈新月形，习称"怀中抱月"；顶部闭合，**内有类圆柱形、顶端稍尖的心芽和小鳞叶 1 ~ 2 枚；先端钝圆或稍尖，**底部平，微凹入，**中心有一灰褐色的鳞茎盘，偶有残存须根。质硬而脆，断面白色，富粉性。气微，味微苦。

［青贝］呈类扁球形，**高 0.4 ~ 1.4cm，直径 0.4 ~ 1.6cm，外层鳞叶 2 瓣，大小相近，相对抱合，顶部开裂，**内有心芽和小鳞叶 2 ~ 3 枚及细圆柱形的残茎。

［炉贝］呈长圆锥形，**高 0.7 ~ 2.5cm，直径 0.5 ~ 2.5cm**。表面类白色或浅棕黄色，有的具棕色斑点。**外层鳞叶 2 瓣，大小相近，顶部开裂而略尖，基部稍尖或较钝。**

［栽培品］**呈类扁球形或短圆柱形，高 0.5 ~ 2cm，直径 1 ~ 2.5cm。表面类白色或浅棕黄色，稍粗糙，有的具浅黄色斑点。外层鳞叶 2 瓣，大小相近，顶部多开裂而较平。**

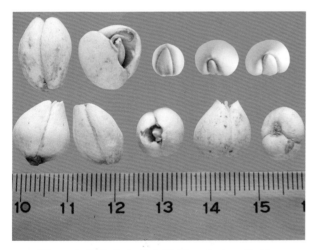

图 1 川贝母（左：白炉贝；右上：松贝；右下：青贝）

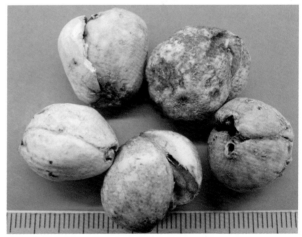

图 2 炉贝（黄炉贝）

【说明】（1）川贝母价格高，伪品较多，多数是用其他贝母冒充的。川贝母的共同点如下。①表面：松贝、青贝、白炉贝表面光滑，色如白墙。②各种川贝入口即觉微甜，几秒钟后才出苦味。而冒充川贝的其他贝母都是入口即苦。这两点也可

3 画

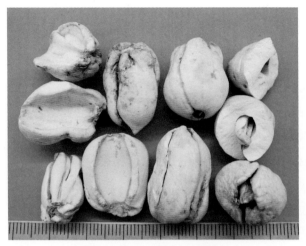

图 3 川贝母（栽培品）

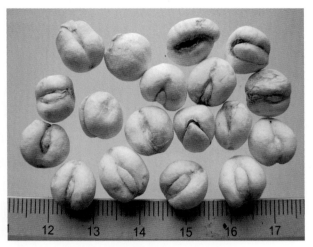

图 4 假川贝母（小平贝）

以与其他贝母进行区分。

（2）松贝与小平贝区别点：大瓣与小瓣的高度几乎相等，顶部有小尖（如图 1 右上）。小平贝大瓣小瓣不等高，小瓣仅是大瓣的 1/2 ～ 2/3（如图 3）。

（3）青贝与新疆贝母区别点：①青贝侧面观顶端如鸟嘴张开，或两瓣一高一低（如图 1 右下）；新疆贝母顶端平（如图 5）。②青贝顶面观中央裂口椭圆如人眼形（新疆贝母中央裂口正圆形），两瓣相交处较大的瓣边缘直或微弯，较小的瓣在裂口处向外弯曲较大（新疆贝母两瓣弯曲程度相同，如图 4）。

（4）炉贝有白黄两种，图 1 左是白炉贝，图 2 是黄炉贝，也叫虎皮贝。

（5）栽培品是 2015 版药典新增品，药商称为"太白贝母"（如图 3），口尝也有先微甘后微苦的特点。

（6）验收川贝母要注意"油子"（外皮变成浅棕色如油渍样），不符合药典记载，拒收。

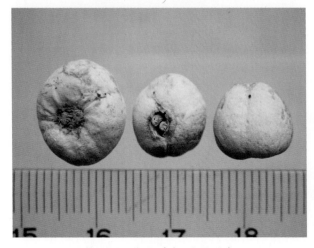

图 5 伊贝母（新疆贝母）

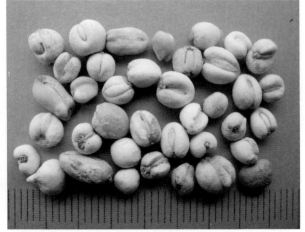

图 6 劣川贝母（含油子）

48 /川牛膝/

【药典摘要】

本品为苋科植物川牛膝 *Cyathula officinalis* Kuan 的干燥根。秋、冬二季采挖，除去芦头、须根及泥沙，烘或晒至半干，堆放回润，再烘干或晒干。炮制：[川牛膝]除去杂质及芦头，洗净，润透，切薄片，干燥。[酒川牛膝]取川牛膝片，照酒炙法炒干。

饮片性状：本品呈圆形或椭圆形薄片。外表皮黄棕色或灰褐色。切面浅黄色至棕黄色。**可见多数排列成数轮同心环的黄色点状维管束。气微，味甜。**

[酒川牛膝]本品形如川牛膝片，表面棕黑色。微有酒香气，味甜。

【说明】（1）川牛膝又名甜牛膝，味较甜，不苦（牛膝微甜而苦）。不甜者要么不是正品（如图2、3），要么是提取过的残渣（如图4）。

（2）川牛膝质坚韧，指甲掐不动，但牙咬或用枝剪剪，感到渐渐切入，无声断开。有的川牛膝十分坚硬，牙咬不动，剪之"咯嘣"断裂，要么是烘得过分（口尝不甜），要么是加了增重粉（用高倍放大镜观察）。

（3）笔者曾发现川牛膝里掺杂了牛蒡的细根（如图2），二者外形、颜色很相似，细看牛蒡根是放射状纹理。有的川牛膝可能是为掩盖这一点，切面黑乎乎的，纹理看不清楚，厂家说是晾晒时踩脏的，即使真的如此也不能收——杂质太多，灰分超标。

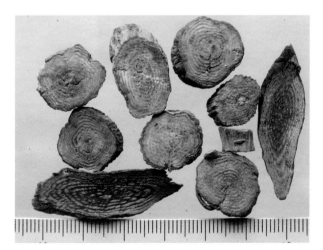

图 1 川牛膝

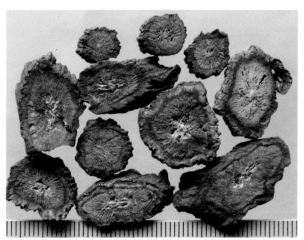

图 2 假川牛膝（牛蒡根）

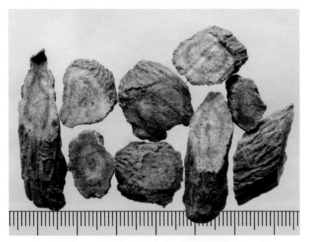
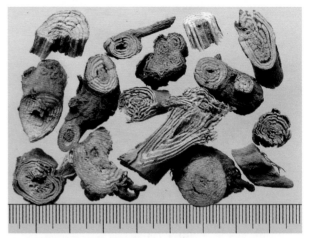

图3 假川牛膝（土木香细根）　　　图4 劣川牛膝（提取残渣，不甜）

49 /川乌/

【药典摘要】

本品为毛茛科植物乌头 *Aconitum carmichaelii* Debx. 的干燥母根。6月下旬至8月上旬采挖，除去子根、须根及泥沙，晒干。炮制：除去杂质。用时捣碎。

性状：本品呈不规则的圆锥形，稍弯曲，**顶端常有残茎，**中部多向一侧膨大，长2～7.5cm，直径1.2～2.5cm。表面棕褐色或灰棕色，皱缩，有**小瘤状侧根及子根脱离后的痕迹**。质坚实，断面类白色或浅灰黄色，形成层环纹呈多角形。气微，味辛辣、麻舌。

/制川乌/

【药典摘要】

本品为川乌的炮制加工品。

制法：取川乌，大小个分开，用水浸泡至内无干心，取出，加水煮沸4～6小时（或蒸6～8小时）至取大个及实心者切开内无白心，口尝微有麻舌感时，取出，晒至六成干，切片，干燥。

性状：本品为不规则或长三角形的片。表面黑褐色或黄褐色，有灰棕色形成层环纹。体轻，质脆，断面有光泽。气微，微有麻舌感。

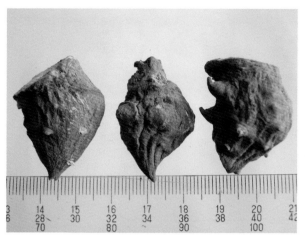

图 1 川乌个

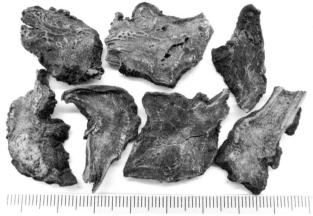

图 2 制川乌片

【说明】（1）多年来除了四川等少数省区，全国多数地区用的川乌都是小个附子（如图3），不符合药典规定。制川乌饮片与附子饮片的区别：川乌片纵片常可见茎痕或少许残茎（图2），附子纵片粗端钝圆，没有茎痕。因为川乌是母根（主根），根头直接连着地上茎，而附子是子根，根头只有从母根脱落留下的小疤痕。

（2）制川乌饮片与制草乌饮片的主要区别：①制川乌较饱满，表面皱纹细而浅（如图5）；制草乌瘪瘦，表面皱纹深而粗（如图6）。②制川乌根痕上大下小呈乳头状；制草乌根痕上下一样粗细呈铁丝状。

（3）与红薯切片的区别：红薯（也叫番薯、白薯、甘薯、地瓜、红苕、红芋、洋芋）纵切染色，虽也切成一头大一头小，但都没有茎痕，切面有多条纵棱，掰开断面中间颜色浅（如图4），口尝略有红薯味。

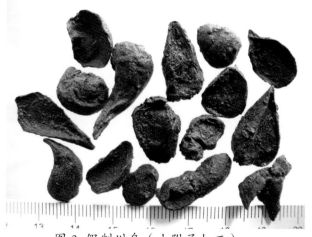

图 3 假制川乌（小附子加工）

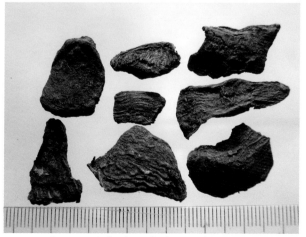

图 4 假川乌（红薯片加工）

3 画

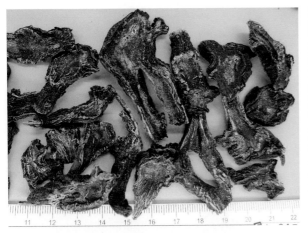

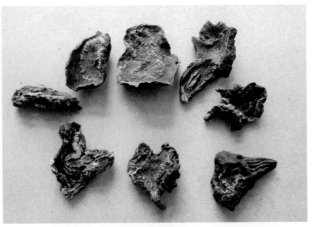

图 5 劣制川乌（带地上茎基部）　　　　　图 6 制草乌片

50 / 川芎 /

【药典摘要】

本品为伞形科植物川芎 *Ligusticum chuanxiong* Hort. 的干燥根茎。夏季当茎上的节盘显著突出，并略带紫色时采挖，除去泥沙，晒后烘干，再去须根。炮制：除去杂质，分开大小，洗净，润透，切厚片，干燥。

性状：本品为不规则结节状拳形团块，直径2～7cm。表面灰褐色或褐色，粗糙皱缩，有多数平行隆起的轮节，顶端有凹陷的类圆形茎痕，下侧及轮节上有多数小瘤状根痕。质坚实，不易折断，断面黄白色或灰黄色，散有黄棕色的油室，形成层环呈波状。气浓香，味苦、辛，稍有麻舌感，微回甜。

饮片性状：本品为不规则厚片，外表皮灰褐色或褐色，有皱缩纹。切面黄白色或灰黄色，具有明显波状环纹或多角形纹理，散生黄棕色油点。质坚实。**气浓香，味苦、辛，微甜。**

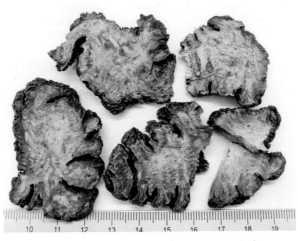

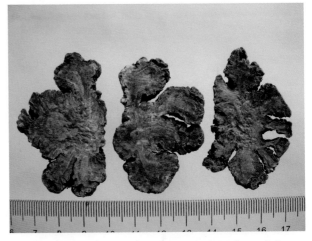

图 1 川芎（切面灰黄色，香气浓郁）　　　图 2 劣川芎（陈货，切面暗棕褐色，香气微弱）

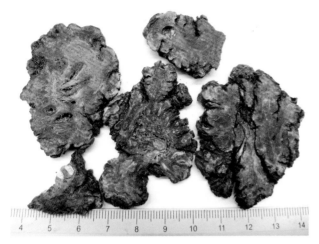

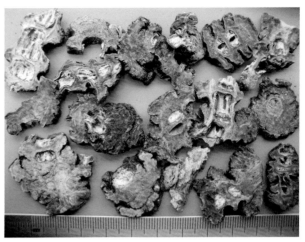

图3 劣川芎（烘干过火，切面焦褐色，香气弱）

图4 劣川芎（切面茎痕处带白色）

【说明】（1）川芎饮片特点：饮片边缘被裂缝分割成多个脚趾头样，四面都有。每个"脚趾头"外大内小，两边波状弯曲（如图1～6）。有浓郁的药香气，味苦、辛、微甜。气味越浓厚越好，越淡薄越差。

（2）川芎假的少，劣的多。主要表现在切面颜色（如图2～6）和气味方面。

（3）图4的货断面大多有白色，初看以为是霉，但又质地干硬，嗅不到霉味，显微观察也没见菌丝。以"不符合药典规定"为由退货，但仍不明原因。

（4）我们曾见过一批川芎，其中苓子片几乎占到一半。苓子是川芎基部茎节（如图7），是川芎的繁殖材料。药典规定川芎是根茎入药，个子形状为"不规则结节状拳形团块"，并未描述苓子性状。又说川芎个"直径2～7cm"，而苓子片直径仅1cm左右（如图8）。且苓子历来不作药用，偶尔有之也不应超过3%，故认为属杂质超标，拒收。

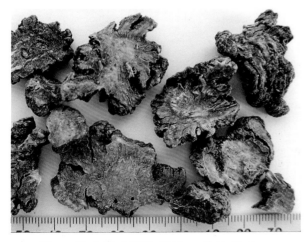

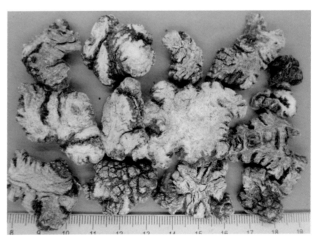

图5 劣川芎（提取残渣，质地干枯，不香不辣）

图6 劣川芎（加增重粉，切面有白色结晶，气味弱）

3 画

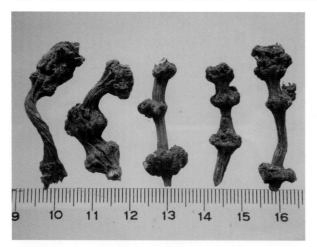

图 7 川芎苓子

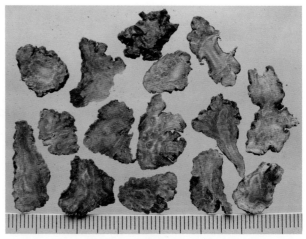

图 8 苓子碎片

51 / 川射干 /

【药典摘要】

本品为鸢尾科植物鸢尾 *Iris tectorum* Maxim. 的干燥根茎，全年均可采挖，除去须根及泥沙，干燥。炮制：除去杂质，洗净，润透，切薄片，干燥。

性状：本品呈不规则条状或圆锥形，略扁，有分枝，长 3～10cm，直径 1～2.5cm。表面灰黄褐色或棕色，**有环纹和纵沟。常有残存的须根及凹陷或圆点状突起的须根痕。**质松脆，易折断，断面黄白色或黄棕色。气微，味甘、苦。

饮片性状：本品为不规则薄片。**外表皮灰黄褐色或棕色，有时可见环纹，或凹陷或圆点状突起的须根痕。切面黄白色或黄棕色。气微，味甘、苦。**

【说明】川射干原是四川、贵州等少数省区的地方习用品，在北方常冒充射干或知母。虽被 2010 版药典收载，但使用地区有限，销量不大。来货多是纵切片，表面环纹、圆点状须根痕等特征都能看到，只是甘味不明显。川射干与射干功效基本相同，但价格是射干的一半。

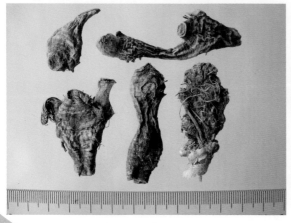

图 1 川射干个

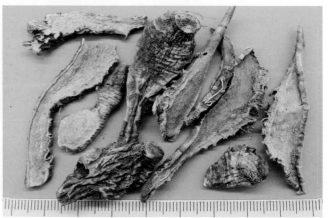

图 2 川射干片

【药典摘要】

本品为楝科植物川楝 *Melia toosendan* Sieb. et Zucc. 的干燥成熟果实。冬季果实成熟时采收，除去杂质，干燥。炮制：［川楝子］除去杂质。用时捣碎。［炒川楝子］取净川楝子，切厚片或碾碎，照清炒法炒至表面焦黄色。

性状：本品呈**类球形，直径 2 ~ 3.2cm。表面金黄色至棕黄色**，微有光泽，少数凹陷或皱缩，**具深棕色小点**。顶端有花柱残痕，基部凹陷，有果梗痕。**外果皮革质，与果肉间常成空隙，果肉松软，淡黄色，遇水润湿显黏性。果核**球形或卵圆形，**质坚硬**，两端平截，**有 6 ~ 8 条纵棱**，内分 6 ~ 8 室，每室含**黑棕色长圆形的种子** 1 粒。气特异，**味酸、苦**。

［炒川楝子］本品呈半球状、厚片或不规则的碎块，表面焦黄色，偶见焦斑。气焦香，味酸、苦。

【说明】（1）川楝子特点：外皮有棕色小点，果核 6 ~ 8 棱。非常坚硬，用枝剪剪不动，用锤子砸不碎（如图 1、2）。

（2）川楝子与苦楝子性状相似，苦楝子与川楝子是同属植物，果实长椭圆形，长径 1.2 ~ 2cm，短径 1 ~ 1.5cm，果皮黄棕色至黑棕色，果核表面多有 5 ~ 6 条棱（如图 3、4）。

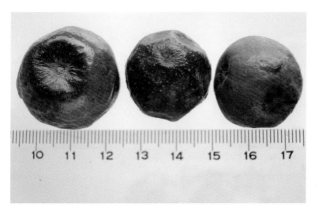

图 1 川楝子药材

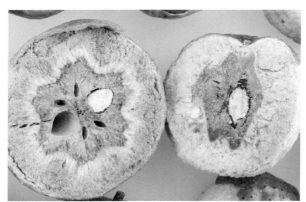

图 2 川楝子切面

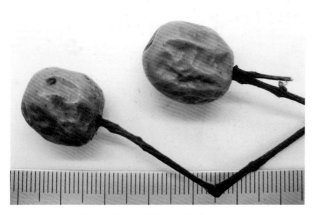

图 3 假川楝子（苦楝子）

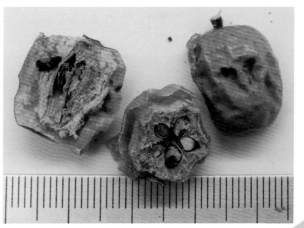

图 4 苦楝子切面

3 画

61

53 /广枣/

【药典摘要】

本品系蒙古族习用药材，为漆树科植物南酸枣 *Choerospondias axillaris*（Roxb.）Burtt et Hill 的干燥成熟果实。秋季果实成熟时采收，除去杂质，干燥。

性状：本品呈椭圆形或近卵形，长 2～3cm，直径 1.4～2cm。表面黑褐色或棕褐色，稍有光泽，具不规则的皱褶，基部有果梗痕。果肉薄，棕褐色，质硬而脆。核近卵形，黄棕色，**顶端有 5 个（偶有 4 个或 6 个）明显的小孔，每孔内各含种子 1 枚。**气微，味酸。

【说明】（1）广枣又叫南酸枣、五眼果，不常用，未发现伪品。按药典记述验收。

（2）广枣与乌梅的区别：二者大小、颜色、气味相近，表面都有皱褶，但一眼就能看出皱褶有明显不同，果核小孔更不相同，不难区别（如图 2）。

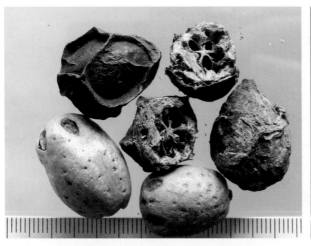

图 1 广枣（左上：果实；左下：种子；中右：横切面）

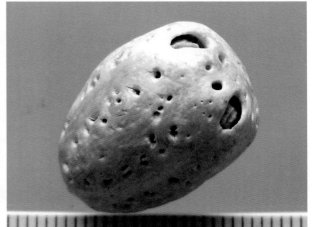

图 2 广枣种子放大

54 /广金钱草/

【药典摘要】

本品为豆科植物广金钱草 *Desmodium styracifolium*（Osb.）Merr. 的干燥地上部分。夏、秋二季采割，除去杂质，晒干。炮制：除去杂质，切段，晒干。

【说明】广金钱草的叶在干燥情况下用手能轻轻展开，茎叶特点明显，暂未发现伪品。

性状：本品茎呈圆柱形，长可达 1m；**密被黄色伸展的短柔毛；**质稍脆，**断面中部有髓。**叶互生，小叶 1 或 3，圆形或矩圆形。直径 2～4cm；**先端微凹，**基部心形或钝圆，全缘；

上表面黄绿色或灰绿色，无毛，下表面具灰白色紧贴的茸毛，侧脉羽状；叶柄长 1 ~ 2cm，托叶 1 对，披针形，长约 0.8cm。气微香，味微甘。

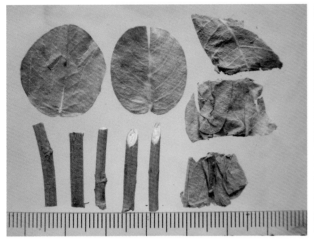

图 1 广金钱草

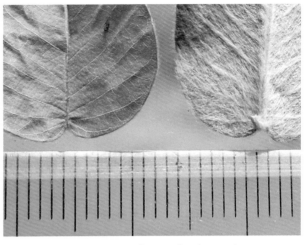

图 2 广金钱草叶局部（放大）

55 / 广藿香 /

【药典摘要】

本品为唇形科植物广藿香 *Pogostemon cablin*（Blanco）Benth. 的干燥**地上部分**。枝叶茂盛时采割，**日晒夜闷**，反复至干。炮制：除去残根和杂质，先抖下叶子，筛净另放；茎洗净，润透，切段，晒干，再与叶混匀。

饮片性状：本品呈不规则的段。**茎略呈方柱形**，表面灰褐色、灰黄色或带红棕色，**被柔毛**。切面有白色髓。叶破碎或皱缩成团，完整者展平后呈卵形或椭圆形，**两面均被灰白色茸毛**；基部楔形或钝圆，边缘具大小不规则的钝齿；**叶柄细，被柔毛**。气香特异，味微苦。

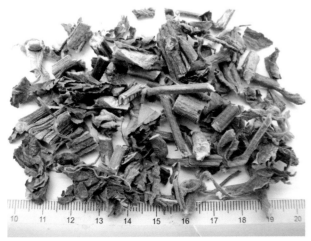

图 1 广藿香

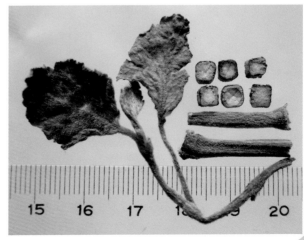

图 2 广藿香叶展开

【说明】（1）药典规定广藿香药用地上部分，嫩茎（直径 0.2～0.7cm，髓部占大部分）质优，老茎（直径 1～1.2cm，髓部占小部分）质逊。来货有时含根（无髓，全是木部），算杂质（如图3）。

（2）广藿香普遍的问题是没有叶或叶很少，达不到20%者属劣药（如图3、4右）。验收要注意有的虽有叶，但不是藿香叶，无毛，不香。

（3）广藿香茎叶密被细短茸毛，有特异香气（如图1、2）。我们曾遇到掺假的广藿香，大部分都是假的，茎没有毛也不香（如图4）。

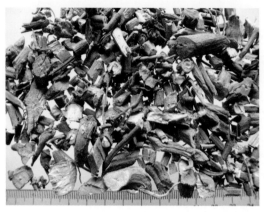

图3 劣广藿香（叶少，含根）

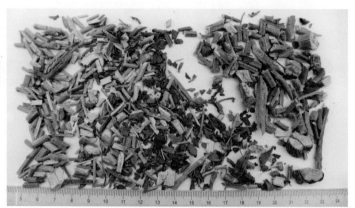

图4 掺假广藿香（左边是假的，右上正品茎没有叶）

56 / 女贞子 /

【药典摘要】

本品为木犀科植物女贞 Ligustrum lucidum Ait. 的干燥**成熟果实**。冬季果实成熟时采收，除去枝叶，**稍蒸或置沸水中烫后，干燥；或直接干燥**。炮制：［女贞子］除去杂质，洗净，干燥。［酒女贞子］取净女贞子，照酒炖法或酒蒸法炖至酒吸尽或蒸透。

性状：本品呈**卵形、椭圆形或肾形**，长 6～8.5mm，直径 3.5～5.5mm。表面黑紫色或灰黑色，皱缩不平，**基部有果梗痕或具宿萼及短梗**。体轻。**外果皮薄，中果皮较松软，易剥离，内果皮木质，黄棕色，具纵棱，破开后种子通常为1粒，肾形，紫黑色，油性**。气微，味甘、微苦涩。

［酒女贞子］本品形如女贞子，表面黑褐色或灰黑色，常附有白色粉霜。微有酒香气。

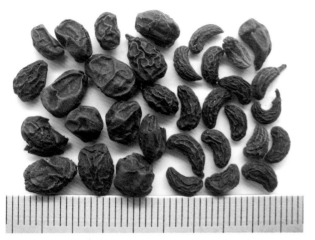

图 1 女贞子（左：卵形、椭圆形；
右：肾形）

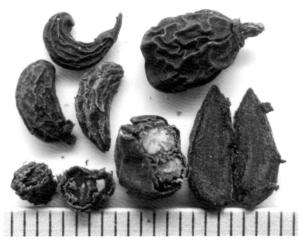

图 2 女贞子各个面

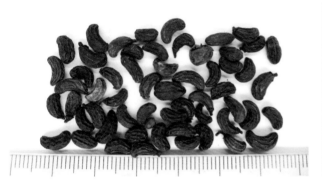

图 3 酒女贞子

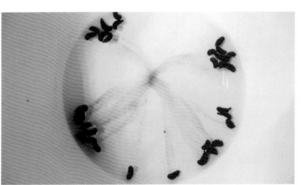

图 4 染色女贞子

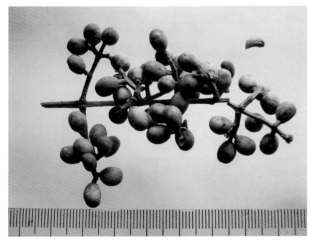

图 5 鲜女贞子

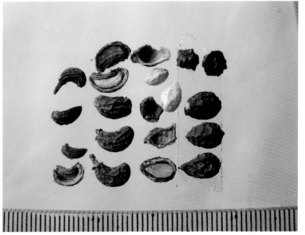

图 6 左两排：女贞子；右两排：鸦胆子

【说明】（1）我国有38种女贞属植物，许多种的果实都相似，往往都入药，不容易区分。女贞子未成熟者青绿，全成熟者蓝黑。同一树有成熟迟早之果（如图 5），种子有单双之异（如图 1、2。卵圆形者是两枚种子，肾形者是 1 枚种子），采收往往兼收并蓄，加工又有蒸、煮、烘、晒各法。故商品呈白、棕、紫、黑诸色，卵圆与鸡腰并存。按药典以籽粒饱满，黑紫或灰黑色为佳，若大部分为灰白色或籽粒瘪瘦者拒收。有的验收人只要肾形不要圆形的，没有必要。

（2）酒蒸后颜色大部分变黑，亦有染色者置热水中则见黑色脱落（如图4）。

（3）女贞子的种子表面是黄棕色，不是紫黑色。药典记载可能有误。

（4）女贞子与鸦胆子区别：二者形色纹理相似，颇易混淆，然鸦胆子一端尖锐刺手，果壳坚硬，手抠不动，种仁白色多油，味极苦，皆女贞子所无，可以区别（如图6）。

57 / 小茴香 /

【药典摘要】

本品为伞形科植物茴香 *Foeniculum vulgare* Mill. 的干燥成熟果实。秋季果实**初熟时采割植株，晒干，**打下果实，除去杂质。炮制：[小茴香]除去杂质。[盐小茴香]取净小茴香，照盐水炙法炒至微黄色。

性状：本品为双悬果，呈圆柱形，有的稍弯曲，**长4~8mm，直径1.5~2.5mm。表面黄绿色或淡黄色，**两端略尖，顶端残留有黄棕色突起的柱基，**基部有时有细小的果梗。**分果呈长椭圆形，背面有纵棱5条，接合面平坦而较宽。**横切面略呈五边形，背面的四边约等长。有特异香气，味微甜、辛。**

[盐小茴香]本品形如小茴香，微鼓起，色泽加深，偶有焦斑。味微咸。

【说明】小茴香的伪品，我们验收遇到过一次莳萝子（如图2）。形扁（厚约1mm），比小茴香短宽（长3~4mm，直径2~3mm）。据文献报道，伞形科的防风果、孜然、藏茴香都曾冒充小茴香。它们共同的特点是比小茴香短小，味辛辣无甜味，不难区别。

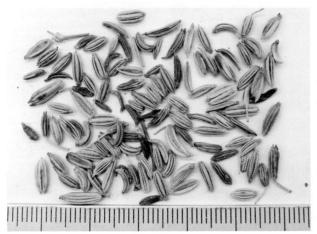

图1 小茴香

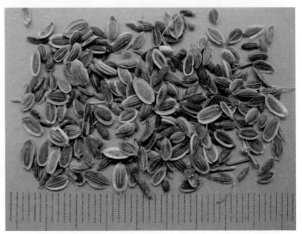

图2 莳萝子（甘肃、山东、上海、新疆有标准）

【药典摘要】

本品为旌节花科植物喜马山旌节花 Stachyurus himalaicus Hook. f. et Thoms.、中国旌节花 Stachyurus chinensis Franch. 或山茱萸科植物青荚叶 Helwingia japonica（Thunb.）Dietr. 的干燥茎髓。秋季割取茎，截成段，趁鲜取出髓部，理直，晒干。炮制：除去杂质，切段。

性状：［旌节花］呈圆柱形，长 30～50cm，直径 0.5～1cm。表面白色或淡黄色，**无纹理**。体轻，**质松软，捏之能变形，有弹性，易折断**，断面平坦，无空心，显银白色光泽。**水浸后有黏滑感。气微，味淡。**

［青荚叶］表面有浅纵条纹。质较硬，捏之不易变形。水浸后无黏滑感。

【说明】小通草不是通草。小通草有伪品，也有劣品。

（1）小通草和它的伪品都是茎髓，外形类似，不容易鉴别。

（2）小通草的劣品是掺了增重粉，质地坚硬，用力捏不变形，折之脆断，断面无光泽（如图 2、3）。

（3）笔者在验收中曾遇一批小通草，甚柔软，可任意卷曲甚至打结也不会断。据说是虎耳草科植物西南绣球的茎髓（如图 4）。因与药典记载不符，拒收。

（4）据《常用中药材品种整理和质量研究》记载，各地有十七八种植物茎髓作小通草用。药典仅收载 3 种。各种性状相似，若切段混掺则不易区别。

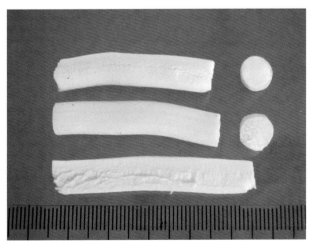

图 1 小通草

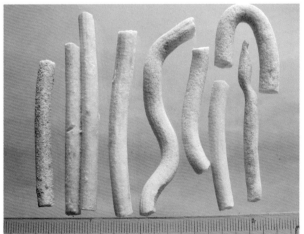

图 2 劣小通草（掺增重粉）

3 画

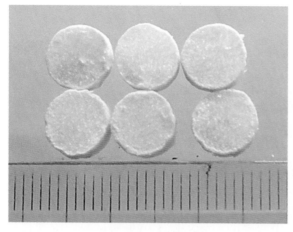

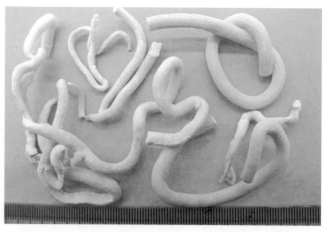

图 3 劣小通草断面　　　　　　　　图 4 假小通草（绣球藤属，柔软可任意弯曲）

59 / 小蓟 /

【药典摘要】

本品为菊科植物刺儿菜 *Cirsium setosum* （Willd.）MB. 的干燥地上部分。夏、秋二季花开时采割，除去杂质，晒干。炮制：［小蓟］除去杂质，洗净，稍润，切段干燥。[小蓟炭]取净小蓟段，照炒炭法炒至黑褐色。

饮片性状：本品呈不规则的段。**茎呈圆柱形，**表面灰绿色或带紫色，**具纵棱和白色柔毛。切面中空。**叶片多皱缩或破碎，**叶齿尖具针刺；两面均具白色柔毛。**头状花序，总苞钟状；花紫红色。气微，味苦。

［小蓟炭］本品形如小蓟段。表面黑褐色，内部焦褐色。

【说明】小蓟的茎直径在5mm 以下，叶片边缘有针刺，特点明显，且资源丰富，供求稳定，多年来未见伪品。

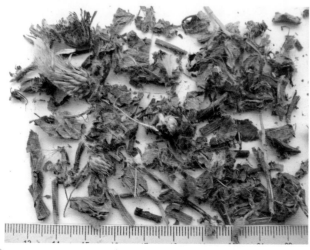

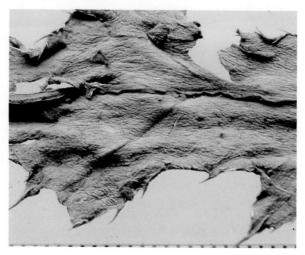

图 1 小蓟　　　　　　　　　　　图 2 小蓟叶局部（示针刺）

60 / 飞扬草 /

【药典摘要】

本品为大戟科植物飞扬草 *Euphorbia hirta* L. 的干燥**全草**。夏、秋二季采挖，洗净，晒干。炮制：除去杂质，洗净，稍润，切段，干燥。

性状：本品**茎呈近圆柱形，长15～50cm，直径1～3mm**。表面黄褐色或浅棕红色；**质脆，易折断，断面中空；地上部分被长粗毛。叶对生**，皱缩，展平后叶片椭圆状卵形或略近菱形，长1～4cm，宽0.5～1.3cm；绿褐色，先端急尖或钝，**基部偏斜，边缘有细锯齿，有3条较明显的叶脉。聚伞花序密集成头状，腋生**。蒴果卵状三棱形。气微，**味淡、微涩**。

【说明】小飞扬草特点是茎叶有毛（需用放大镜看），小花聚成一团团的很显眼。热水泡开可见叶对生，叶脉三条，叶缘细锯齿等特点（如图1、2）。飞扬草用量小，价格低，至今未见伪品。

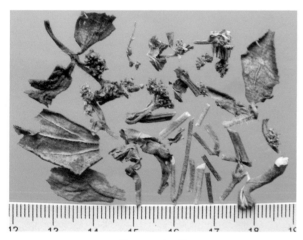

图1 飞扬草

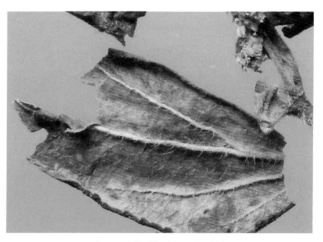

图2 飞扬草叶、花放大

61 / 马齿苋 /

【药典摘要】

本品为马齿苋科植物马齿苋 *Portulaca oleracea* L. 的干燥地上部分。夏、秋二季采收，除去残根和杂质，洗净，略蒸或烫后晒干。炮制：除去杂质，洗净，稍润，切段，干燥。

饮片性状：本品呈不规则的段。茎圆柱形，表面黄褐色，**有明显纵沟纹**。叶多破碎，完整者展平后呈倒卵形，先端钝平或微缺，全缘。**蒴果圆锥形，内含多数细小种子**。气微，**味微酸**。

3 画

【说明】马齿苋一看茎（表面有弯曲的纵褶），二看叶（大多完整，状如马齿），三看果（盖可揪下，内有黑子），就能确认。马齿苋资源丰富，至今未见伪品。

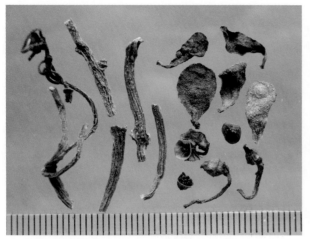

图 1 马齿苋饮片

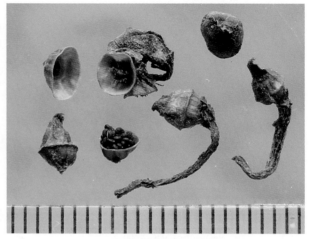

图 2 马齿苋果实放大

62 / 马勃 /

【药典摘要】

本品为灰包科真菌**脱皮马勃** *Lasiosphaera fenzlii* Reich. 、**大马勃** *Calvatia gigantea*（Batsch ex Pers.）Lloyd 或**紫色马勃** *Calvatia lilacina*（Mont. et Berk.）Lloyd 干燥子实体。夏、秋二季子实体成熟时及时采收，除去泥沙，干燥。炮制：除去杂质，剪成小块。

性状：〔脱皮马勃〕呈扁球形或类球形，**无不孕基部，直径 15 ~ 20cm**。**包被灰棕色至黄褐色，纸质，常破碎呈块片状，或已全部脱落**。孢体灰褐色或浅褐色，紧密，有弹性，用手撕之，内有灰褐色棉絮状的丝状物。触之则孢子呈尘土样飞扬，手捻有细腻感。臭似尘土，无味。

〔大马勃〕**不孕基部小或无**，残留的包被由黄棕色的膜状外包被和较厚的灰黄色的内包被组成。光滑，质硬而脆，成块脱落。孢体浅青褐色，手捻有润滑感。

〔紫色马勃〕**呈陀螺形**，或已压扁呈扁圆形，**直径 5 ~ 12cm，不孕基部发达**。**包被薄，两层，紫褐色**，粗皱，有圆形凹陷，外翻，上部常裂成小块或已部分脱落。**孢体紫色**。

【说明】我国作马勃药用的菌类有十几种，性状大同小异。一批货里常数种混掺，多少不一。药典规定的三种马勃目前少见，价高难销。多数药房、药店使用的马勃不是正品，据医生讲也有效，看来应研究各种马勃的价值以扩大药源。

鉴别：取本品置火焰上，轻轻抖动，即可见微细的火星飞扬，熄灭后，产生大量白色浓烟。

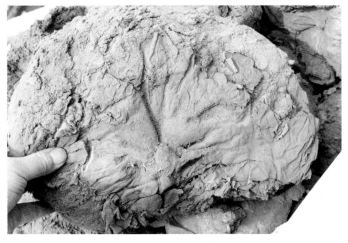

图 1 脱皮马勃

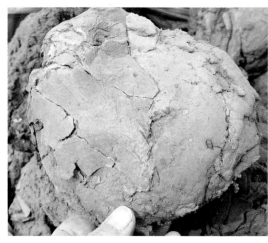

图 2 大马勃

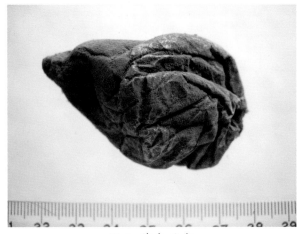

图 3 紫色马勃

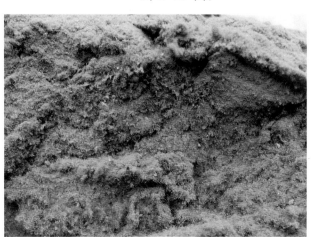

图 4 马勃孢体

63 / 马钱子 /

【药典摘要】

本品为马钱科植物马钱 *Strychnos nux-vomica* L. 的干燥成熟种子。冬季采收成熟果实，取出种子，晒干。炮制：［生马钱子］除去杂质。［制马钱子］取净马钱子，照烫法用砂烫至鼓起并显棕褐色或深棕色。

性状：**本品呈纽扣状圆板形**，常一面隆起，一面稍凹下，直径 1.5 ～ 3cm，厚 0.3 ～ 0.6cm。**表面密被灰棕或灰绿色绢状茸毛，自中间向四周呈辐射状排列，有丝样光泽。**边缘稍隆起，较厚，有突起的珠孔，**底面中心有突起的圆点状种脐。质坚硬，**平行剖面可见淡黄白色胚乳，角质状，子叶心形，叶脉 5 ～ 7 条。气微，**味极苦。**

［制马钱子］本品形如马钱子，两面均膨胀鼓起，边缘较厚。表面棕褐色或深棕色，质坚脆，平行剖面可见棕褐色或深棕色的胚乳。微有香气，味极苦。

3 画

71

【说明】（1）马钱子表面的茸毛是贴伏着的，不容易看出来，用指甲或小刀尖来回刮，就能看到（如图2）。马钱子很硬，用枝剪使劲剪断，舐一下断面，就知道什么叫"极苦"了。马钱子虽有大毒，但舐两下无妨，它的安全用量是每天0.3～0.6g。理化鉴别：将马钱子胚乳横切片，加试剂硫矾酸1滴后显蓝紫色；加浓硝酸1滴显橙红色。

（2）马钱子也有伪品，是同科山马钱（如图3）、长籽马钱（如图4）、牛眼马钱等植物的种子，从形状就可区别。有的稍有点苦味，不似正品极苦。理化鉴别：在胚乳横切片上加试剂硫矾酸后显绿色或紫色；加浓硝酸显橙色。有报道称山马钱子化学成分与正品马钱子不同，不能代替马钱子作药用。

（3）马钱子属毒性中药，保管、使用应按相关规定处理。

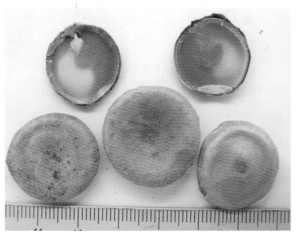

图1 马钱子

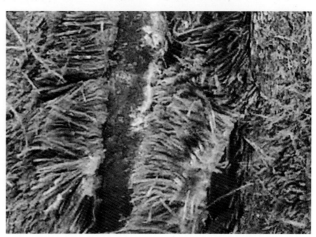

图2 制马钱子表面局部（中间的茸毛已刮去）

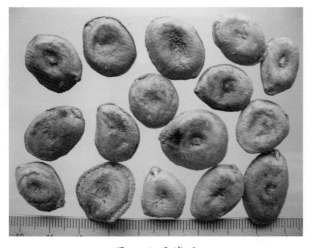

图3 山马钱子

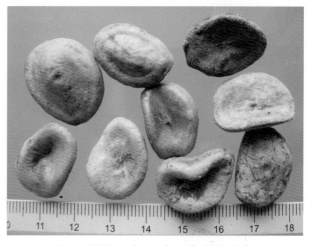

图4 长籽马钱子（云南马钱子）

64 / 马兜铃 /

【药典摘要】

本品为马兜铃科植物北马兜铃 *Aristolochia contorta* Bge. 或马兜铃 *Aristolochia debilis* Sieb. et Zucc. 的干燥成熟果实。秋季果实由绿变黄时采收，干燥。炮制：［马兜铃］除去杂质，筛去灰屑。［蜜马兜铃］取净马兜铃，搓碎，照蜜炙法炒至不粘手。

性状：本品呈卵圆形，长 3 ~ 7cm，直径 2 ~ 4cm。表面黄绿色、灰绿色或棕褐色，有**纵棱线 12 条，由棱线分出多数横向平行的细脉纹**。顶端平钝，**基部有细长果梗。果皮轻而脆，易裂为 6 瓣，果梗也分裂为 6 条。果皮内表面平滑而带光泽，有较密的横向脉纹。果实分 6 室，每室种子多数，平叠整齐排列。种子扁平而薄，钝三角形或扇形，**长 6 ~ 10mm，宽 8 ~ 12mm，**边缘有翅，淡棕色。气特异，味微苦。**

> 【说明】（1）马兜铃有股特殊气味（有人说像鸡屎味），应该体验一下。
>
> （2）有文献称，有用同科植物耳叶马兜铃、百合科植物通江百合、大百合的成熟果实冒充马兜铃使用的，我们没见过，所以没照片，仅供参考。

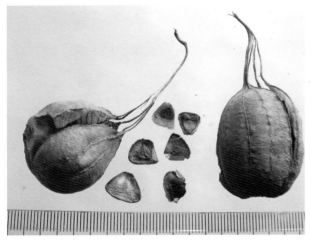

图 1 马兜铃

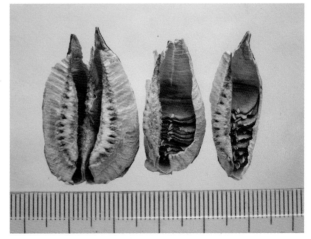

图 2 马兜铃里面及种子排列

65 / 马鞭草 /

【药典摘要】

本品为马鞭草科植物马鞭草 *Verbena officinalis* L. 的干燥地上部分。6～8月花开时采割，除去杂质，晒干。炮制：除去残根及杂质，洗净，稍润，切段，干燥。

饮片性状：本品呈不规则的段。**茎方柱形，四面有纵沟**，表面绿褐色，粗糙。**切面有髓或中空**。叶多破碎，绿褐色，完整者展平后叶片3深裂，边缘有锯齿。**穗状花序，有小花多数**。气微，味苦。

【说明】马鞭草饮片中叶、花多破碎甚至呈粉末状，果时有时无，但方形茎和果穗的形状较完整，验收主要看这两个部分。方形茎的草类药很多，所以我们讲一些马鞭草与众不同的特点。

（1）药典说马鞭草的茎"四面有纵沟"，其实，应该是两面凸起，两面凹下（如图1）。这不仅是我们多年验收见过的饮片实物情况，而且我们还鉴定过原植物，新鲜时就是这样。

（2）药典说茎"方柱形""切面有髓或中空"，这一点确实，我们根据实物补充几句：方柱形的四角各有黄棕色（新鲜时浅黄绿色）棱线；中空的饮片是大多数，中空部分的形状是短线状或菱形，长径两端多指向茎的两个对角（如图1）。

（3）马鞭草的花（果）穗很长，约占全株的1／2，在饮片里随处可见。呈扁长形，直径1mm左右，表面有纵棱、短毛和互生的果实（果实脱落留下点状凸起）。所谓"马鞭"说的就是它的花穗，像传统戏曲中的道具"马鞭"，是重要鉴别点。

（4）果实也常见，多4小果粘在一起，长约2mm，黄棕色或棕色。

（5）叶碎片放大镜看有短毛，无香气。

（6）药典规定马鞭草是用地上部分，来货常见地下部分（如图2），超过3%应算劣药。

车前草、石斛都有"马鞭草"的别名。至今还有些地方、有些老医生这样叫，这样用，注意区别。

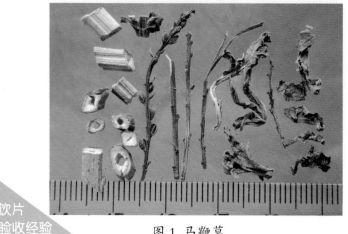

图 1 马鞭草

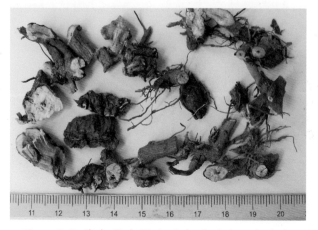

图 2 马鞭草来货中排出的杂质（地下部分）

【药典摘要】

本品为石竹科植物麦蓝菜 *Vaccaria segetalis*（Neck.）Garcke 的干燥成熟种子。夏季果实成熟、果皮尚未开裂时采割植株，晒干，打下种子，除去杂质，再晒干。炮制：[王不留行]除去杂质。[炒王不留行]取净王不留行，照清炒法炒至大多数爆开白花。

性状：本品呈球形，**直径约 2mm。表面黑色，少数红棕色，略有光泽，有细密颗粒状突起，一侧有一凹陷的纵沟。**质硬。胚乳白色，胚弯曲成环，子叶 2。气微，味微涩、苦。

[炒王不留行]本品呈类球形爆花状，表面白色，质松脆。

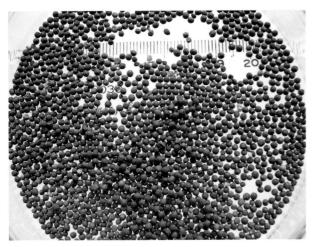

图 1 王不留行（生）

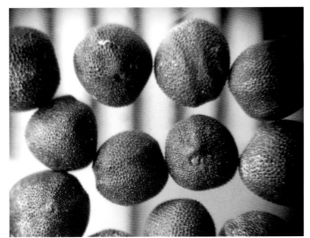

图 2 王不留行（放大）

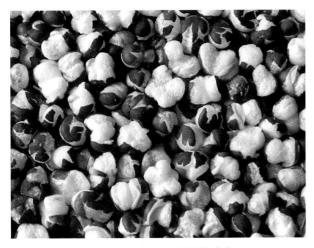

图 3 王不留行（炒爆花）

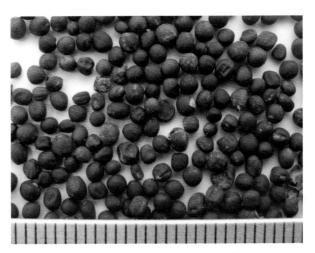

图 4 假王不留行（油菜籽）

4 画

75

【说明】（1）王不留行伪品少，有报道用十字花科油菜籽、豆科小巢菜的种子冒充，我们没见过。广东用的"广王不留行"是薜荔果实，性状像无花果，与药典品完全不同。

（2）王不留行生品很少用，入药大多是炒货。清炒王不留行是个技术活，要在极短时间内让它们全部（起码大部分）爆花，不能炒成僵子（不爆花的种子）又不能炒焦。厂家为受热均匀增加爆花率，往往加入细沙同炒，待出锅后筛去细沙。有的货筛不净，会留下很细的沙土，多沉在包装下部。所以验收时要多取点样，将大盘装满，像过筛一样轻轻摇动10秒钟以上，再从上层一把一把地将王不留行抓回包装袋，剩下较少药材时倾斜盘子看，最下面有一层细沙土的，不收。

（3）此外，僵子（没爆花）超过15%的，不收。焦花（焦黄色）超过15%的，不收。

（4）王不留行伪品油菜籽（药名芸薹子）、小巢菜的种子：形状、大小、颜色都有点像正品，表面有细微网状纹理，但不是像王不留行那样的细密颗粒突起（如图4）。

（5）广东王不留行（又叫木馒头、薜荔果）：性状见图5、6。在广东、广西作"王不留行"已有悠久历史，亦为当地卫生、药品监管部门认可。因药品标准"一物一名"原则，更名"广东王不留行"载入《广东省中药材标准》。

（6）《中药志》中对王不留行品种的辨别有这样一段记载："古人对于王不留行的记载互不一致。宋朝《证类本草》王不留行的附图中，其中河中府王不留行可能是石竹科女娄菜之类，成德军王不留行可能是蓼属植物，江宁府王不留行大概是蓼科植物。明朝《本草纲目》与清朝《本经疏证》所描写的王不留行系石竹科植物，与现今大部分地区用药一致。"

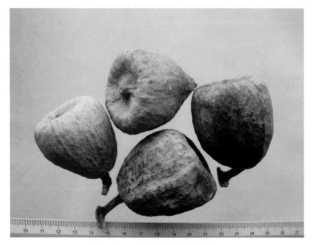

图5 广东王不留行（木馒头）

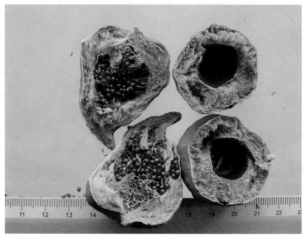

图6 广东王不留行断面

66 / 天山雪莲 /

【药典摘要】

　　本品系维吾尔族习用药材。为菊科植物天山雪莲 Saussurea involucrata（Kar. et Kir.）Sch.–Bip. 的干燥地上部分。夏、秋二季花开时采收，阴干。

　　性状：本品茎呈圆柱形，长 2 ~ 48cm，直径 0.5 ~ 3cm；表面黄绿色或黄棕色，有的微带紫色，具纵棱，断面中空。**茎生叶密集排列，无柄，或脱落留有残基，完整叶片呈卵状长圆形或广披针形，两面被柔毛，边缘有锯齿和缘毛，主脉明显。头状花序顶生，10 ~ 42 个密集成圆球形，**无梗。苞叶长卵形或卵形，无柄，中部凹陷呈舟状，膜质，半透明。总苞片 3 ~ 4 层，披针形，等长，外层多呈紫褐色，内层棕黄色或黄白色。**花管状，紫红色，**柱头 2 裂。**瘦果圆柱形，具纵棱，羽状冠毛 2 层。**体轻，质脆。气微香，味微苦。

【说明】（1）天山雪莲来货都是个子，有的是花序（如图 1、2），有的已成冠毛（如图 4 ~ 6）。

　　（2）雪莲花的种类极多，药典只收载天山雪莲 1 种。天山雪莲是国家三级濒危物种，1996 年国家已将天山雪莲列为二级保护植物，2000 年国务院 13 号文件已明令禁止采挖野生天山雪莲。目前的商品多为人工种植。

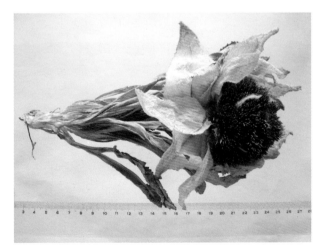

图 1 天山雪莲

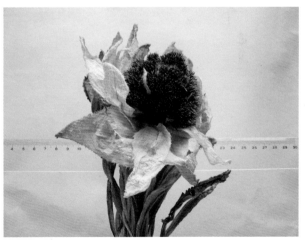

图 2 天山雪莲花序（紫红色花）

4 画

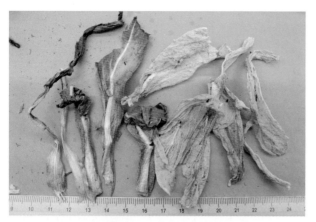

图 3 天山雪莲叶片（左）、花瓣（右）

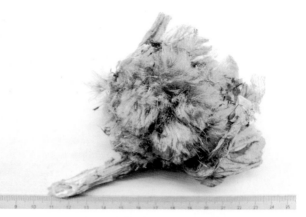

图 4 天山雪莲茎及花头（冠毛）

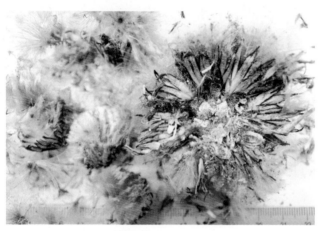

图 5 天山雪莲花序解剖（示花序）

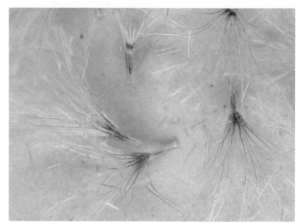

图 6 天山雪莲瘦果及冠毛

68 / 天仙子 /

【药典摘要】

本品为茄科植物莨菪 *Hyoscyamus niger* L. 的干燥成熟种子。夏、秋二季果皮变黄色时，采摘果实，暴晒，打下种子，筛去果皮、枝梗，晒干。

性状：本品呈类扁肾形或扁卵形，**直径约1mm。表面棕黄色或灰黄色，有细密的网纹**，略尖的一端有点状种脐。切面灰白色，油质，有胚乳，胚弯曲。气微，味微辛。

【说明】（1）天仙子有北、南之分，北天仙子就是药典记载的天仙子，南天仙子是爵床科水蓑衣属植物岩水蓑衣的种子，大小与天仙子相似，但红色，无网纹，热水浸泡后有黏性。商品主要来自进口。

（2）天仙子（北天仙子）属毒性药品，验收时千万勿口尝。

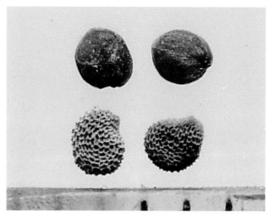

图 1 天仙子（上：南天仙子；下：天仙子）

69 / 天仙藤 /

【药典摘要】

本品为马兜铃科植物马兜铃 *Aristolochia debilis* Sieb. et Zucc. 或北马兜铃 *Aristolochia contorta* Bge. 的干燥地上部分。秋季采割，除去杂质，晒干。炮制：除去杂质，切段。

性状：本品茎呈细长圆柱形，略扭曲，**直径 1 ~ 3mm**；表面黄绿色或淡黄褐色，有**纵棱及节**，节间不等长；质脆，易折断，**断面有数个大小不等的维管束**。叶互生，多皱缩、破碎，完整叶片展平后呈三角状狭卵形或三角状宽卵形，**基部心形**，暗绿色或淡黄褐色，**基生叶脉明显**，叶柄细长。**气清香，味淡。**

【说明】天仙藤无伪品，因含马兜铃酸，近来很少用了。验收主要凭两点确认。①茎：切面有数个大小不等的维管束（如图 3），这样的结构在常用药材里极为少见。②气：药典说"气清香"，实际是一种不太好闻的气味（有人形容是鸡屎味），这个味越浓越好。

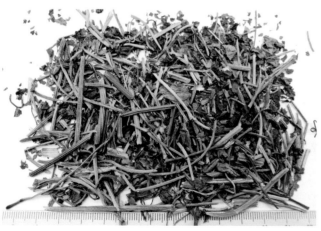

图 1 天仙藤

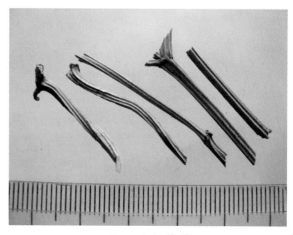

图 2 天仙藤茎

4 画

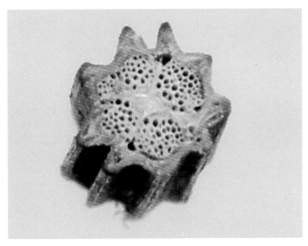

图 3 天仙藤茎横切面

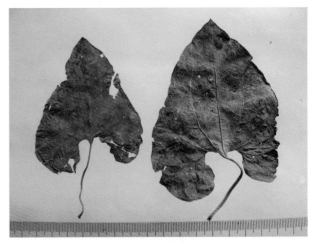

图 4 天仙藤叶

70 / 天冬 /

【药典摘要】

本品为百合科植物天冬 *Asparagus cochinchinensis* （Lour.） Merr. 的干燥块根。秋、冬二季采挖，洗净，除去茎基和须根，置**沸水中煮或蒸至透心，趁热除去外皮**，洗净，干燥。炮制：除去杂质，迅速洗净，切薄片，干燥。

性状：本品呈长纺锤形，略弯曲，**长 5 ~ 18cm，直径 0.5 ~ 2cm**。表面**黄白色至淡黄棕色，半透明，光滑或具深浅不等的纵皱纹，偶有残存的灰棕色外皮。质硬或柔润，有黏性，断面角质样，中柱黄白色**。气微，味甜、微苦。

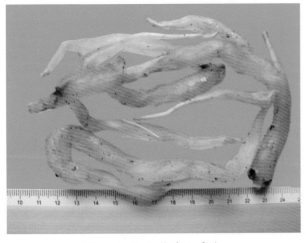

图 1 天冬个（黄白色）

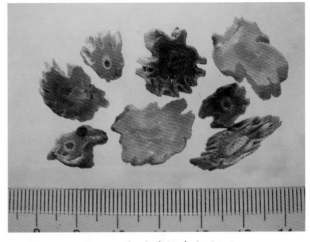

图 2 天冬（黄棕色）断面

【说明】（1）天冬伪品较多，有10余种同属植物的根和百部科的一些植物的根，两头细中间粗的在不同地方都曾作天冬药用。这些伪品与正品形、色、质地相像，有些连显微、理化特征都彼此接近。唯有味道略有不同（如羊齿天门冬味苦微麻、短梗天门冬味甜不苦等），但验收又不能一一口尝。所以目前只有按药典判断，凡符合药典性状的就可认为是正品。

（2）检验是否劣品：天冬表面有黏性，饮片（尤其是小个天冬）经常粘成一团，要注意看表面是否附着泥沙，里面是否有发霉变质，闻闻尝尝，有无酸气酸味，判断是否熏硫。

（3）天冬一般在移栽后2~4年采收，所以大小不一。采收后或蒸或煮或晒或烘，时间、火候有不同，或熏硫或不熏，熏者用硫量和时间也无一定之规，所以颜色有别。加之去不去皮，皮去净或不净，随意性强。因素不确定，造成了天冬性状的复杂性。

（4）天冬商品以大小分规格，大者价高，多数药房、药店喜用小的。有研究称大小天冬成分区别不大，也有说天冬的皮有效成分含量不低，总之，天冬的品质鉴定挺复杂。

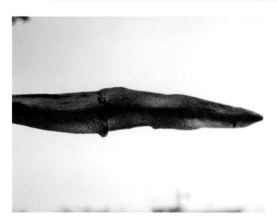

图 3 天冬个对光透视

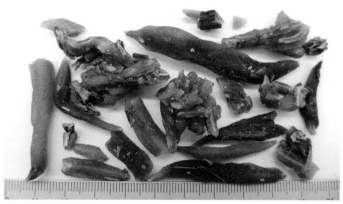

图 4 天冬饮片粘在一起

71 / 天花粉 /

【药典摘要】

本品为葫芦科植物栝楼 *Trichosanthes kirilowii* Maxim. 或双边栝楼 *Trichosanthes rosthornii* Harms 的干燥根。秋、冬二季采挖，洗净，除去外皮，切段或纵剖成瓣，干燥。炮制：略泡，润透，切厚片，干燥。

饮片性状：本品呈类圆形、半圆形或不规则形的厚片。外表皮黄白色或淡棕黄色。**切面可见黄色木质部小孔，略呈放射状排列。气微，味微苦。**

4 画

【说明】天花粉饮片也有伪劣。验收要一看二摸三闻四尝。

（1）看：①饮片边缘太圆中央有木心多是木薯（如图3）。②湿布擦一下切面，没有放射状排列的黄色小孔肯定假。③纹理看不清楚的刷洗一下看是否掺了东西（如图4）。

（2）摸：①切面太光滑的恐怕是掺了滑石粉的（如图4）。②应该是轻掰即断，若掐之无痕，掰时费力就是掺增重粉了。

（3）闻：嗅之有酸气的是熏硫了。

（4）尝：正品微苦，有一种苦花粉，其他性状都与正品相同，就是味甚苦，有毒（如图2）。

（5）栝楼属植物有很多种，有的是专用根不用果，有的专用果不用根，还有的是专用种子（瓜蒌子）。本属植物是雌雄异株，雌株的根较瘦小筋多，雄株的根较粗大粉性强。

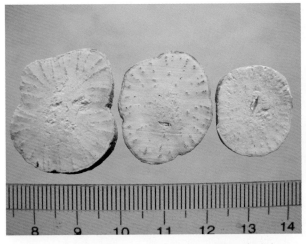

图1 天花粉饮片（断面可见放射状花纹）

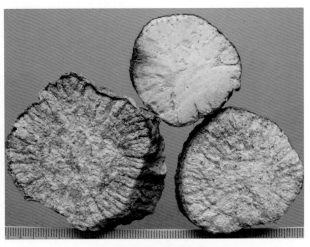

图2 假天花粉（苦花粉）

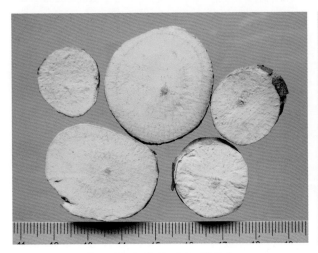

图3 假天花粉（木薯片）

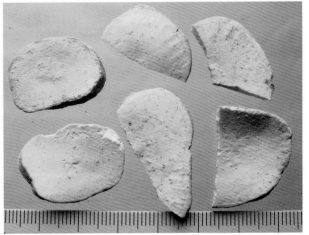

图4 劣天花粉（掺了滑石粉）

72 / 天竺黄 /

【药典摘要】

本品为禾本科植物青皮竹 *Bambusa textilis* McClure 或华思劳竹 *Schizostachyum chinense* Rendle 等秆内的分泌液干燥后的块状物。秋、冬二季采收。

性状：本品为不规则的片块或颗粒，大小不一。**表面灰蓝色、灰黄色或灰白色，有的洁白色**，半透明，略带光泽。体轻，**质硬而脆，易破碎，吸湿性强。气微，味淡。**

鉴别：①取本品适量，炽灼灰化后，残渣中加盐酸与硝酸的等容混合液，滤过，滤液加钼酸铵试液，振摇，再加硫酸亚铁试液，即显蓝色。②取滤纸 1 片，加亚铁氰化钾试液 1 滴，待干后，再加本品盐酸溶液 1 滴、水 10 滴与 0.1% 茜红的乙醇溶液 1 滴，置氨蒸气中熏后，滤纸上可见紫色斑中有红色的环。

检查：①体积比。取本品中粉 10g，轻轻装入量筒内，体积不得少于 35ml。②吸水量。取本品 5g，加水 50ml，放置片刻，用湿润后的滤纸滤过，所得滤液不得超过 44ml。

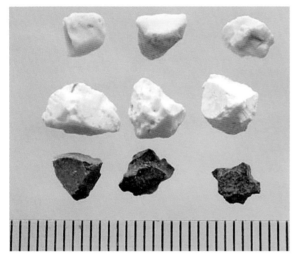

图 1 天竺黄（天然品）

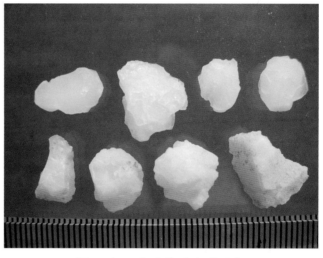

图 2 人工天竺黄（合成品）

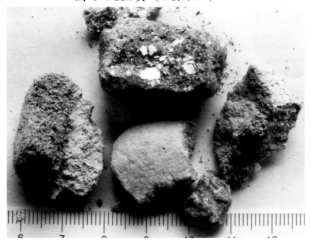

图 3 假天竺黄（灰褐色）

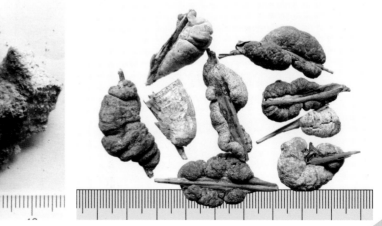

图 4 菌竹黄

4 画

【说明】（1）药典品属于天然天竺黄（以下简称天然品），单凭性状不易鉴别，必须要做理化鉴别确认，起码要做药典规定的体积比和吸水量检查。

（2）目前全国药店用得最多的是人工天竺黄（以下简称人工品）。作用跟天然品相同，价格比天然品便宜10倍。但至今只有《上海市中药材标准》收载人工天竺黄，药典及其他各地标准都不载。笔者认为有关部门应及时更新药材标准。

（3）天然品和人工品的主要区别在颜色方面，人工品乳白色至淡黄色，天然品灰蓝色、灰黄色或灰白色，有的洁白色，其他方面几乎无区别。就是颜色，两者也有交叉。把白色的人工品掺入天然品中是很难鉴别的。

（4）天竺黄又名"竹黄"，在1977、1985等几版药典的正名曾定为"天竹黄"，与真菌类的"竹黄"（《湖南中药材标准》）同名，导致混淆。竹黄性状与天竺黄完全不同（如图4），中医极少用，药店多没货，兹不赘述。

（5）天然品近年市场很少，价格猛涨。笔者曾发现在天竺黄里掺入灰褐色的杂质（如图3），使得体积比和吸水量不达标。提请验收者注意。

73 / 天南星 /

【药典摘要】

本品为天南星科植物天南星 *Arisaema erubescens* （Wall.） Schott 、异叶天南星 *Arisaema heterophyllum* BL. 或东北天南星 *Arisaema amurense* Maxim. 的干燥块茎。秋、冬二季茎叶枯萎时采挖，除去须根及外皮，干燥。炮制：[生天南星]除去杂质，洗净，干燥。

性状：本品呈**扁球形**，长1～2cm，**直径 1.5～6.5cm**。表面类白色或淡棕色，较光滑，顶端有凹陷的茎痕，周围有麻点状根痕，有的块茎周边有小扁球状侧芽。质坚硬，不易破碎，断面不平坦，**白色，粉性**。气微辛，味麻辣。

【说明】小个天南星与半夏个相似，区别点：①天南星扁圆形，半夏圆球形。②天南星的凹陷茎痕大（约占块茎直径约1/2或更多），半夏的凹陷茎痕小（约占块茎直径的1/3）。

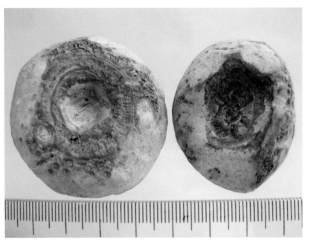

图 1 生天南星上面

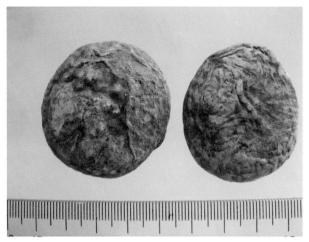

图 2 生天南星下面

/ 制天南星 /

【药典摘要】

本品为天南星的炮制加工品。

制法：取净天南星，按大小分别用水浸泡，每日换水 2～3 次，如起白沫时，换水后加白矾，泡一日后，再进行换水，至切开口尝微有麻舌感时取出。将生姜片、白矾置锅内加适量水煮沸后，倒入天南星共煮至无干心时取出，除去姜片，晾至四至六成干，切薄片，干燥。

性状：本品呈类圆形或不规则形的薄片。**黄色或淡棕色，**质脆易碎，**断面角质状。**气微，**味涩，微麻。**

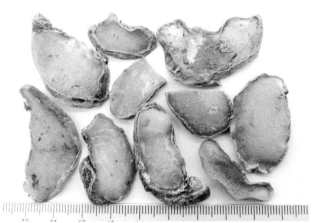

图 1 制天南星新货

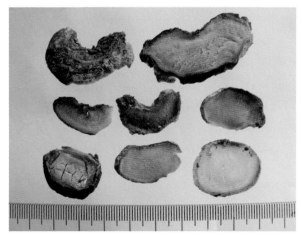

图 2 制天南星陈货

【说明】（1）天南星饮片都是制南星，由于炮制方法及时间、切制及干燥方法各地各厂有别，所以每批货颜色不固定。共同的特点是一片片摆开看：①长径不超过7cm；②肾形或元宝形饮片超过一半；弯曲的部分（茎痕）超过饮片长径的一半。③断面颜色一致，中间无白心（没制透）；④口尝无味或稍麻舌。这也是制天南星和制白附子的主要区别。

（2）药典记载天南星的3种植物，实际种类比这要多。我国有82种天南星属植物，其中许多植物的块茎在各地都当天南星用，如一把伞南星、黄苞天南星、拟天南星、朝鲜天南星、鬼蒟蒻、多疣天南星、偏叶天南星、象天南星及半夏属的掌叶半夏等。有的茎痕比正品小如虎掌南星，还算好认。有的大小与正品差不多，炮制过的饮片，单凭性状确实无法区别。

74 / 天麻 /

【药典摘要】

本品为兰科植物天麻 *Gastrodia elata* Bl. 的干燥块茎。立冬后至次年清明前采挖，立即洗净，蒸透，敞开低温干燥。炮制：洗净，润透或蒸软，切薄片，干燥。

性状：本品呈椭圆形或长条形，略扁，皱缩而稍弯曲，长 3～15cm，**宽1.5～6cm，厚0.5～2cm。表面黄白色至淡黄棕色，有纵皱纹及由潜伏芽排列而成的横环纹多轮，**有时可见棕褐色菌索。**顶端有红棕色至深棕色鹦嘴状的芽或残留茎基；另端有圆脐形疤痕。**质坚硬，不易折断，断面较平坦，黄白色至淡棕色，角质样。气微，味甘。

饮片：本品呈不规则的薄片。**外表皮淡黄色至淡黄棕色，有时可见点状排成的横环纹。切面黄白色至淡棕色。角质样，半透明。气微，味甘。**

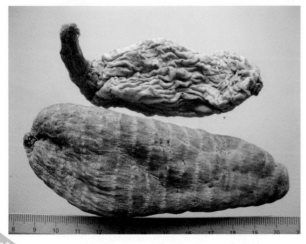

图 1 天麻个（上：春麻；下：冬麻）

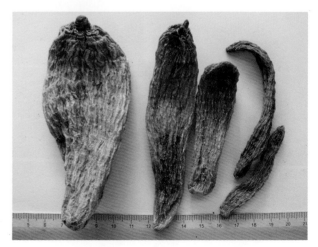

图 2 天麻个（左起：1、2、3 等）

【说明】（1）目前最多的伪品是美人蕉科芭蕉芋纵（斜）切片冒充。区别：①看外皮：没有由小点排列成的环纹（如图3）。②看切面：对光看纹理，筋脉散乱（如图7），与天麻对比就知道了。③置开水中浸泡5秒钟验气味：没有天麻那样的"马尿臭"和微甜味。④碘液显色：取粉末，制成10%水浸液，加碘试液2～4滴，正品显紫红至酒红色。芭蕉芋显蓝紫或蓝黑色（紫茉莉、马铃薯结果与芭蕉芋相似；大丽菊根显浅棕或黄棕色）。

（2）天南星科芋头片：纹理都是短斜的，长短不一（如图8）。而天麻都是向一个方向的顺长纹理。

（3）天麻饮片大多是纵切片和斜切片，药典说"宽1.5～6cm"，所以宽不足

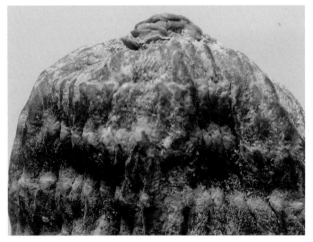

图3 天麻外皮（纵纹及点状突起的横环纹）

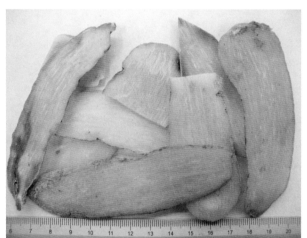

图4 天麻纵片（无硫）

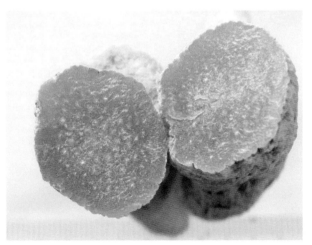

图5 天麻横切面

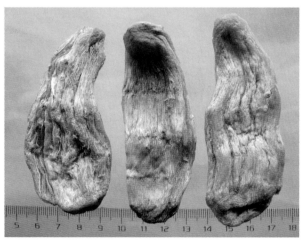

图6 假天麻个（芭蕉芋）

4画

1.5cm的三等货（如图2）不收。熏硫天麻色白，嗅有酸气，尝有酸味，不收（如图10）。

（4）以前天麻伪品甚多，如紫茉莉根、大丽菊根、羽裂蟹甲草根、芭蕉芋及用马铃薯块茎或淀粉造假等。现在这些伪品已基本看不到了，主要是饮片里芭蕉芋片常见，有时也能见到用芋头片冒充的。

（5）天麻多是栽培品。分冬麻、春麻（如图1），都允许药用。①冬麻未长出地上部分，顶端有芽或芽痕，无残茎，体饱满，为上品。②春麻已长出地上部分，顶端有残茎，体瘪瘦常不去皮，质差。

（6）野生品比较少，个小不去粗皮，价高。多见用小个栽培品或春麻冒充。

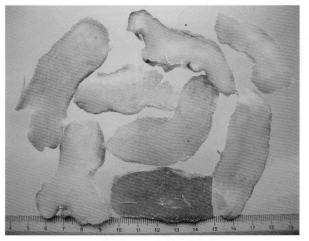

图7 假天麻片（芭蕉芋）

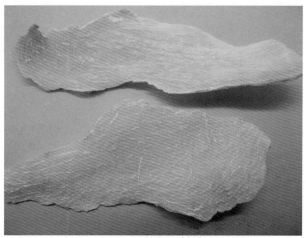

图8 芋头纵片纹理

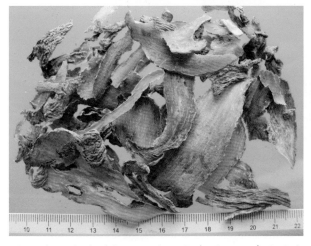

图9 劣天麻片（粗细不匀，火色过深，有糊味）

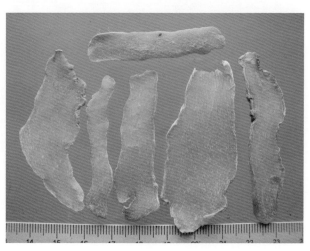

图10 天麻片（熏硫）

75 / 天葵子 /

【药典摘要】

本品为毛茛科植物天葵 *Semiaquilegia adoxoides*（DC.）Makino 的干燥块根。夏初采挖，洗净，干燥，除去须根。

性状：本品呈**不规则短柱状、纺锤状或块状，略弯曲，长 1 ~ 3cm，直径 0.5 ~ 1cm。**表面暗褐色至灰黑色，具不规则的皱纹及须根或须根痕。顶端常有茎叶残基，**外被数层黄褐色鞘状鳞片。质较软，易折断，断面皮部类白色，木部黄白色或黄棕色，略呈放射状。气微，味甘、微苦辛。**

【说明】（1）天葵子来货都是个子，有的有两三个短分叉。质软、味甜，若硬而不甜者，拒收。

（2）天葵子有个别名叫"紫背天葵子"，所以常与"紫背天葵"混用。紫背天葵是秋海棠科秋海棠属植物紫背天葵 *Begonia fimbristipula* Hance 的全草，为中国的特有植物。分布于江西、海南、香港、广东、湖南、广西、福建、浙江等地，北方少用，我们没见过。但天葵子和紫背天葵都是清热解毒药，都能用于瘰疬疮痈等证，别名又叫"紫背天葵子"，故北方遇"紫背天葵"的处方常付天葵子。

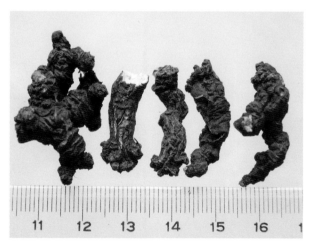

图 1 天葵子

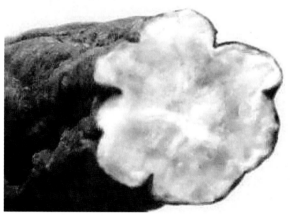

图 2 天葵子横断面

4 画

89

【药典摘要】

本品为多孔菌科真菌彩绒革盖菌 *Coriolus versicolor*（L.ex Fr.）Quel 的干燥子实体。全年均可采收，除去杂质，晒干。炮制：除去杂质，洗净，干燥。

性状：本品**菌盖单个呈扇形、半圆形或贝壳形，常数个叠生成覆瓦状或莲座状；直径 1 ~ 10cm，厚 1 ~ 4mm。表面密生灰、褐、蓝、紫黑等颜色的茸毛（菌丝），构成多色的狭窄同心性环带，边缘薄；腹面灰褐色、黄棕色或淡黄色，无菌管处呈白色，菌管密集，管口近圆形至多角形，部分管口开裂成齿。**革质，不易折断，断面菌肉类白色，厚约 1mm；菌管单层，长 0.5 ~ 2mm，多为浅棕色，管口近圆形至多角形，每 1mm 有 3 ~ 5 个。气微，味淡。

【说明】目前云芝都是完整入药的，性状特殊，未发现伪品。验收主要注意杂质多少。

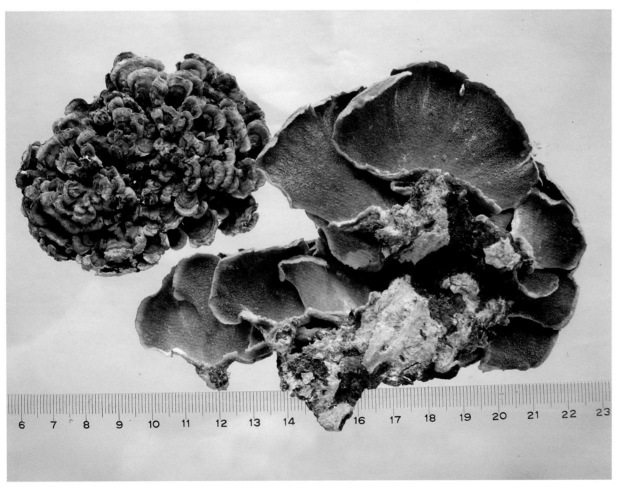

图 1 云芝

【药典摘要】

本品为蔷薇科植物贴梗海棠 Chaenomeles speciosa（Sweet）Nakai 的干燥近成熟果实。夏、秋二季**果实绿黄时采收，置沸水中烫至外皮灰白色，对半纵剖，晒干。**炮制：洗净，润透或蒸透后切薄片，晒干。

性状：本品长圆形，多纵剖成两半，**长 4～9cm，宽 2～5cm，厚 1～2.5cm。**外表面紫红色或红棕色，**有不规则的深皱纹；剖面边缘向内卷曲，果肉红棕色，中心部分凹陷，棕黄色；种子扁长三角形，多脱落。质坚硬。气微清香，味酸。**

饮片性状：本品呈**类月牙形薄片。外表紫红色或棕红色，有不规则的深皱纹。**切面棕红色。气微清香，**味酸。**

【说明】（1）木瓜外表面有不规则弯曲的深皱纹，每条皱纹上又密布细小横皱纹，故名皱皮木瓜（如图 1～4）。没有皱纹的叫光皮木瓜（如图 6），曾被药典 1977 年版收载，至今一些地区当木瓜用，按现行药典就是假药。

（2）木瓜是药典唯一要求测酸度的药材，pH 值应为 3.0 至 4.0，有类似白醋的酸味。所以验收木瓜饮片一定要尝一尝，凡不酸或微酸的木瓜饮片不符合药典规定，都应拒收（如图 5、7、8）。

（3）有报道称，蔷薇科多种植物的果实被当作木瓜用，但我们在验收中都没见过，也没照片。

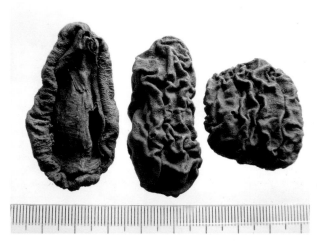

图 1 木瓜个

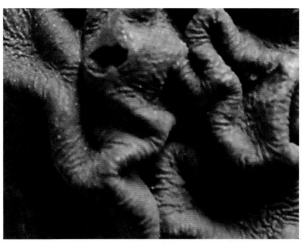

图 2 木瓜外表面局部

4 画

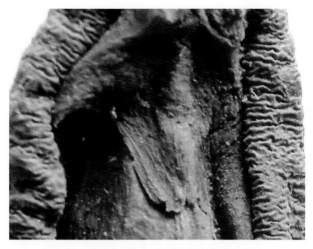

图 3 木瓜内表面局部

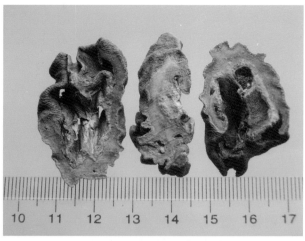

图 4 木瓜饮片

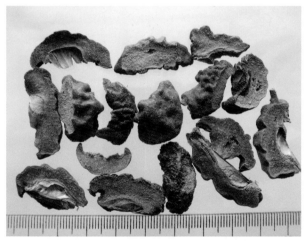

图 4 假木瓜（不皱，不酸）

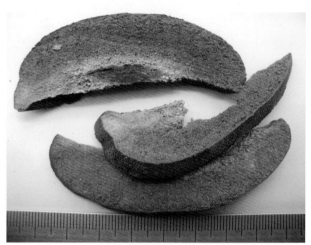

图 5 光皮木瓜饮片

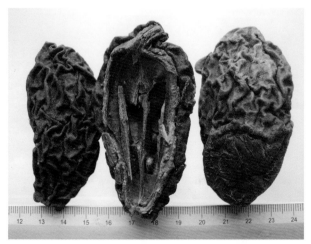

图 7 劣木瓜（成熟后采收，不酸，有甜味）

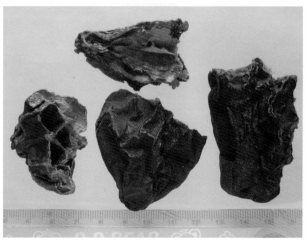

图 8 劣木瓜片（成熟果实切片，微甜不酸）

78 / 木芙蓉叶 /

【药典摘要】

本品为锦葵科植物木芙蓉 *Hibiscus mutabilis* L. 的干燥叶。夏、秋二季采收，干燥。炮制：除去杂质，喷淋清水，稍润，切丝或切碎，干燥；或研粉。

性状：本品多卷缩、破碎，**全体被毛。完整叶展平后呈卵圆状心形，宽 10 ~ 20cm，掌状 3 ~ 7 浅裂，裂片三角形，边缘有钝齿。**上表面暗黄绿色，下表面灰绿色，**叶脉 7 ~ 11 条，于两面突起。叶柄长 5 ~ 20cm。气微，味微辛。**

【说明】木芙蓉北方很少用，我们只验收过 2 次（如图 1、2）。叶完全破碎，只能看出叶很大，叶脉两面突出，叶柄长，味微辛。

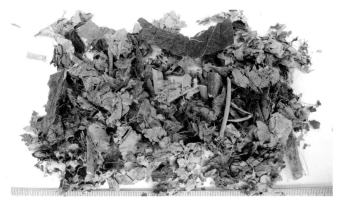

图 1　木芙蓉饮片

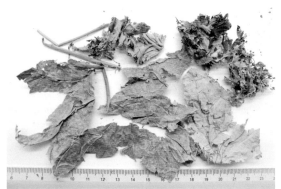

图 2　木芙蓉叶（摊开）

79 / 木香 /

【药典摘要】

本品为菊科植物木香 *Aucklandia lappa* Decne. 的干燥根。秋、冬二季采挖，除去泥沙和须根，切段，大的再纵剖成瓣，干燥后撞去粗皮。炮制：[木香] 除去杂质，洗净，闷透，切厚片，干燥。[煨木香] 取未干燥的木香片，在铁丝匾中，用一层草纸，一层木香片，间隔平铺数层，置炉火旁或烘干室内，烘煨至木香中所含的挥发油渗至纸上，取出。

性状：本品呈类圆形或不规则的厚片。外表皮黄棕色至灰褐色，有纵皱纹。**切面棕黄色至棕褐色**，中部有明显菊花心状的放射纹理，形成层环棕色，褐色油点（油室）散在。**气香特异**，味微苦。

[煨木香] 本品形如木香片。气微香，味微苦。

4 画

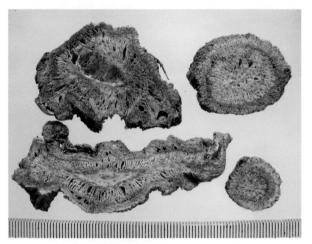

图1 木香

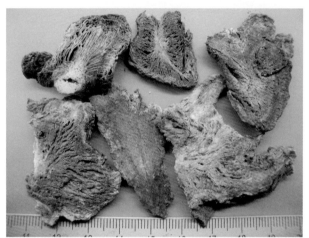

图2 劣木香（走油，变味）

80 / 木贼

【药典摘要】

本品为木贼科植物木贼 *Equisetum hyemale* L. 的干燥地上部分。夏、秋二季采割，除去杂质，晒干或阴干。炮制：除去枯茎及残根，喷淋清水，稍润，切段，干燥。

性状：本品呈管状的段。表面**灰绿色或黄绿色，有18～30条纵棱，棱上有多数细小光亮的疣状突起**；节明显，**节上着生筒状鳞叶，叶鞘基部和鞘齿黑棕色，中部淡棕黄色。切面中空，周边有多数圆形的小空腔。气微，味甘淡、微涩，嚼之有沙粒感。**

【说明】（1）木贼筒状鳞叶经常残破不全，"鞘齿黑棕色"大多看不到。但表面"棱上细小光亮的疣状突起"是独特的，可以确认。

（2）我们在验收时曾发现掺假的（如图2），有人可能说这和木贼完全不同，太好认了，但是如果只掺10%你不注意还真就看不出来。

（3）有文献报道木贼的伪品笔管草和水木贼，性状都是空心长管，很像木贼。区别是①笔管草表面有10～20条纵棱，水木贼是14～16条（木贼是18～30条）。②笔管草每条纵棱上有一行疣状突起（木贼是两行），水木贼无突起。笔者没遇见过，录此供参考。

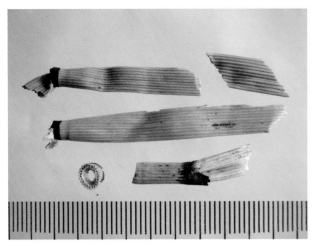

图 1 木贼

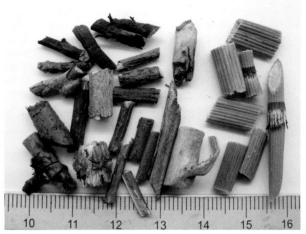

图 2 左：木贼中挑出的杂质；右：木贼

81 / 木通 /

【药典摘要】

本品为木通科植物木通 *Akebia quinata*（Thunb.）Decne.、三叶木通 *Akebia trifoliata*（Thunb.）Koidz. 或白木通 *Akebia trifoliata*（Thunb.）Koidz. var. *australis*（Diels）Rehd. 的干燥藤茎。秋季采收，截取茎部，除去细枝，阴干。炮制：除去杂质，用水浸泡，泡透后捞出，切片，干燥。

饮片性状：本品呈圆形、椭圆形或不规则形片。**外表皮灰棕色或灰褐色。**切面射线呈放射状排列，髓小或有时中空。气微，**味微苦而涩。**

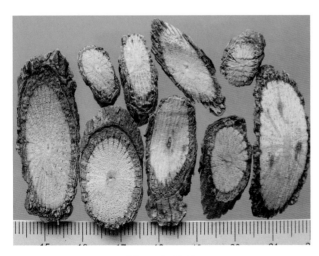

图 1 木通片

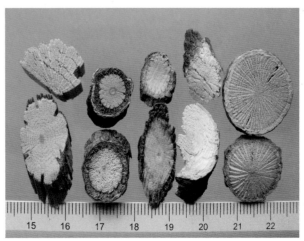

图 2 左起：川木通、木通、三叶木通、木通提取后增重、关木通

82 / 木棉花 /

【药典摘要】

本品为木棉科植物木棉 *Gossampinus malabarica* （DC.）Merr. 的干燥花。春季**花盛开时采收，除去杂质，晒干。**

性状：本品常皱缩成团。**花萼杯状，厚革质，长 2 ~ 4cm，直径 1.5 ~ 3cm。顶端 3 或 5 裂，裂片钝圆形，反曲；外表面棕褐色，有纵皱纹，内表面被棕黄色短茸毛。**花瓣 5 片，椭圆状倒卵形或披针状椭圆形，长 3 ~ 8cm，宽 1.5 ~ 3.5cm；**外表面浅棕黄色或浅棕褐色，密被星状毛，内表面紫棕色，有疏毛。雄蕊多数，基部合生呈筒状，最外轮集生成 5 束，柱头 5 裂。**气微，味淡、微甘、涩。

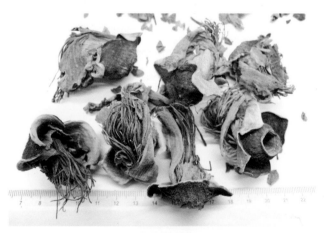

图 1 木棉花

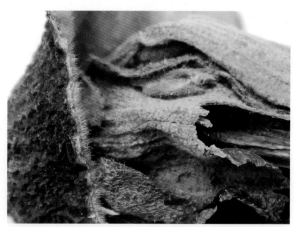

图 2 木棉花花萼、花瓣局部（示茸毛）

【说明】（1）木棉花主要在广西、广东、福建使用，北方地区少用。来货花瓣基本破碎，少完整者，但可见表面茸毛。

（2）药典讲木棉花的花萼是"顶端3或5裂"，我们看到的是4裂（如图1），查《中药大辞典》《中华本草》，在植物形态项说"3 ~ 5裂"，而在药材性状项都说是"3或5裂"。笔者没见过木棉花鲜花，不知哪种说法是正确的。

83 / 木蝴蝶 /

本品为紫葳科植物木蝴蝶 *Oroxylum indicum* （L.）Vent. 的干燥成熟种子。秋、冬二季采收成熟果实，暴晒至果实开裂，取出种子，晒干。

性状：本品为蝶形薄片，**除基部外三面延长成宽大菲薄的翅，长 5 ~ 8cm，宽 3.5 ~ 4.5cm**。表面浅黄白色，**翅半透明，有绢丝样光泽，上有放射状纹理，边缘多破裂**。体轻，剥去种皮，可见一层薄膜状的胚乳紧裹于子叶之外。子叶 2，蝶形，黄绿色或黄色，长径 1 ~ 1.5cm。气微，味微苦。

【说明】木蝴蝶多年来未见伪品，有一次因木蝴蝶的翅黑褐色，退了货。木蝴蝶有"云故纸""白故纸"等别名，有地区与"破故纸"（补骨脂）混淆。

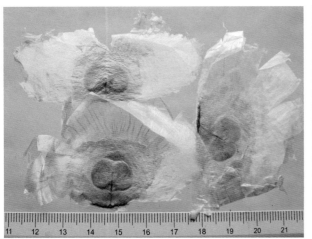 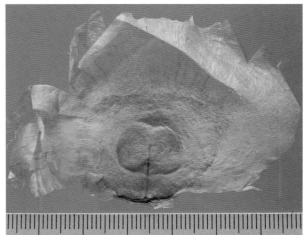

图 1 木蝴蝶　　　　　　　　　图 2 木蝴蝶放大

84 / 木鳖子 /

本品为葫芦科植物木鳖 *Momordica cochinchinensis* （Lour.）Spreng. 的干燥成熟种子。冬季采收成熟果实，剖开，晒至半干，除去果肉，取出种子，干燥。炮制：［木鳖子仁］去壳取仁，用时捣碎。［木鳖子霜］取净木鳖子仁，炒热，研末，用纸包裹，加压去油。

性状：本品呈**扁平圆板状**，中间稍隆起或微凹陷，直径 2 ~ 4cm，厚约 0.5cm。**表面灰棕色至黑褐色，有网状花纹，在边缘较大的一个齿状突起上有浅黄色种脐**。外种皮质硬而脆，**内种皮灰绿色，茸毛样**。子叶 2，黄白色，富油性。**有特殊的油腻气，味苦**。

4 画

97

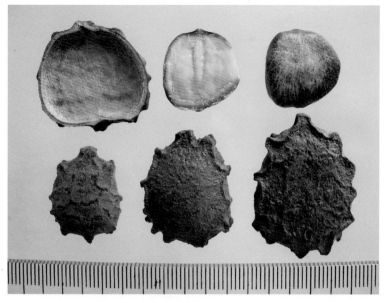

饮片：［木鳖子仁］本品内种皮灰绿色，茸毛样。子叶2，黄白色，富油性。有特殊的油腻气，味苦。

［木鳖子霜］本品为白色或灰白色的松散粉末。有特色的油腻气，味苦。

【说明】木鳖子来货都是带壳的，容易辨认。但药用却是木鳖子仁，有毒，最好别尝。

图1 木鳖子（上：种皮内面、种仁内、外面；下：种皮外面）

85 / 五加皮 /

【药典摘要】

本品为五加科植物细柱五加 *Acanthopanax gracilistylus* W.W. Smith 的干燥根皮。夏、秋二季采挖根部，洗净，剥取根皮，晒干。炮制：除去杂质，洗净，润透，切厚片，干燥。

性状：本品呈不规则**卷筒状**，长 5 ~ 15cm，直径 0.4 ~ 1.1cm，厚约 0.2cm。**外表面灰褐色，**有稍扭曲的纵皱纹和横长皮孔样瘢痕；**内表面淡黄色或灰黄色，有细纵纹。**体轻，质脆，易折断，**断面不整齐，灰白色。气微香，味微辣而苦。**

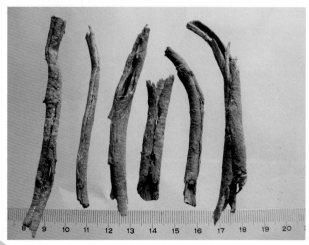

图1 五加皮

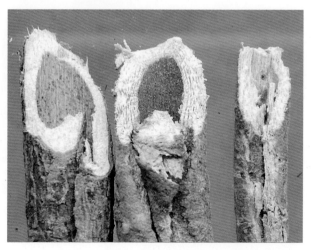

图2 五加皮切断面（有点或短线组成的圈）

【说明】五加科的五加皮又称"南五加皮"，山西来货都是长短不齐的个子货，没见过切制饮片。鉴别要点如下。

（1）看：卷筒状，皮灰里黄断面白（如图2）。

（2）断面稍沾水，削平看：有点状（横切面）或短线（斜切面）组成数圈环纹（如图2）。

（3）嗅：五加皮饮片香气本来不浓，嗅觉差的人或北方冬季往往闻不到。有三个方法可选用：①掰断后立即嗅之。②将一个药材外皮贴在另一个药材外皮上，迅速摩擦几下，然后立即嗅摩擦处。③将一个药材捣（或掰）碎，放入试管内，加开水淹没，嗅之。

（4）口尝：微辣而苦。

（5）《常用中药材品种整理和质量研究》记载，做南五加皮的植物有12种，外形和内部构造均相似，若混到一起很难区分。

86 / 五味子 /

【药典摘要】

本品为木兰科植物五味子 *Schisandra chinensis*（Turcz.）Baill. 的干燥成熟果实。习称"北五味子"。秋季果实成熟时采摘，晒干或蒸后晒干，除去果梗和杂质。炮制：[五味子]除去杂质。用时捣碎。[醋五味子]取净五味子，照醋蒸法蒸至黑色。用时捣碎。

性状 本品呈不规则的球形或扁球形，**直径5～8mm**。表面红色、紫红色或暗红色，皱缩，显油润；有的表面呈黑红色或出现"白霜"。果肉柔软，种子1～2，肾形，表面棕黄色，有光泽，种皮薄而脆。**果肉气微，味酸**；种子破碎后，有香气，味辛、微苦。

[醋五味子]本品**形如五味子，表面乌黑色，油润，稍有光泽**。有醋香气。

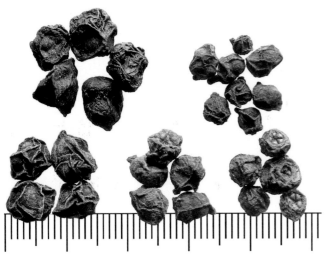

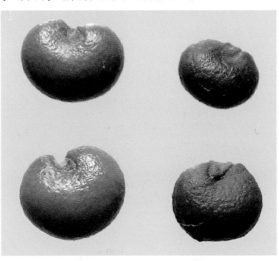

图1 上左起：醋五味子、醋南五味子提取残渣；
下左起：五味子、南五味子、火棘属植物果实

图2 左：五味子种子；右：南五味子种子

4画

【说明】（1）五味子有南北之分，但五味子（北五味）价格比南五味子高一倍。常见用南五味子掺到五味子里，验收应注意。五味子与南五味子主要区别：①量大小。五味子直径 5 ~ 8 mm，南五味子直径 4 ~ 6 mm。二者是有交叉，但看大多数还是能区别的，比如南五味子就没有 8 mm 的，而北五味子 7 mm、8 mm 的很多。②表面皱褶。北五味子多且高，多数看不清有几粒种子。南五味子肉薄褶低，往往紧贴在种子上。③种子。北五味种子肾形，整体光滑。南五味种子近圆形，细看有突起小点。

（2）醋五味子黑色（如图1），有时价格比生品还便宜，这就要注意有问题了。一个是有没有在五味子里掺南五味子的，再有曾发现掺其他东西如蔷薇科火棘属的果实（如图1），本品呈扁球形，直径 5 ~ 6 mm。表面暗棕红色至棕褐色，皱缩。顶端宿存萼片多已脱落。基部可见果柄痕。果肉薄，剖开可见 5 粒棕黄色果核，果核橘瓣状，长约 2 mm，硬似骨质。气微，味微酸、涩。

（3）南五味子提取残渣：本品形如南五味子，表面棕褐色。果肉硬，干枯，较酥，易搓碎。气微，味淡。

87 / 五倍子 /

【药典摘要】

本品为漆树科植物盐肤木 *Rhus chinensis* Mill. 青麸杨 *Rhus potaninii* Maxim. 或红麸杨 *Rhus punjabensis* Stew. var. *sinica*（Diels）Rehd. et Wils. 叶上的虫瘿，主要由五倍子蚜 *Melaphischinensis*（Bell）Baker 寄生而形成。秋季采摘，置沸水中略煮或蒸至表面呈灰色，杀死蚜虫，取出，干燥。按外形不同，分为"肚倍"和"角倍"。炮制：敲开，除去杂质。

性状：[肚倍] 呈长圆形或纺锤形囊状，长 2.5 ~ 9cm，直径 1.5 ~ 4cm。表面灰褐色或灰棕色，**微有柔毛**。质硬而脆，易破碎，**断面角质样，有光泽，壁厚 0.2 ~ 0.3cm**，内壁平滑，有黑褐色死蚜虫及灰色粉状排泄物。气特异，**味涩**。

[角倍] 呈菱形，**具不规则的钝角状分枝，柔毛较明显，壁较薄**。

【说明】笔者在验收中曾发现一种假五倍子，可能是另一种虫瘿（如图4）。形似"肚倍"但表面无茸毛，有的表面有纵纹。里面有凸纹，壁甚薄，约 1mm。

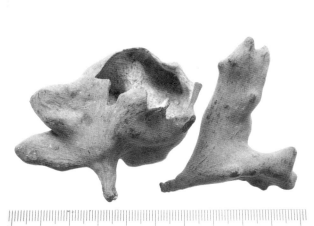

图 1 角倍

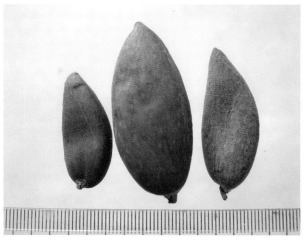

图 2 肚倍

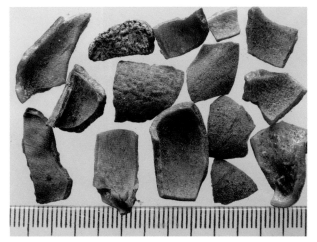

图 3 五倍子饮片

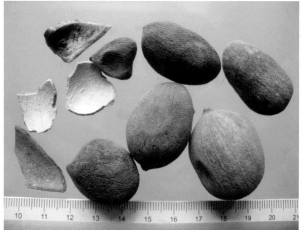

图 4 假五倍子（完整及碎片）

88／太子参

【药典摘要】

　　本品为石竹科植物孩儿参 *Pseudostellaria heterophylla*（Miq.）Pax ex Pax et Hoffm. 的干燥块根。夏季茎叶大部分枯萎时采挖，洗净，除去须根，置沸**水中略烫后晒干或直接晒干。**

　　性状：本品呈**细长纺锤形或细长条形**，稍弯曲，长 3 ~ 10cm，直径 0.2 ~ 0.6cm。表面灰黄色至黄棕色，较光滑，微有纵皱纹，**凹陷处有须根痕。顶端有茎痕**。质硬而脆，**断面较平坦，周边淡黄棕色，中心淡黄白色，角质样。**气微，味微甘。

【说明】（1）太子参抓一把嗅之有种特殊气味，有人说像杀虫剂的味道，有人说像茶叶味，有人说像霉味……都是个人经验之谈，是气味最难形容的药材。依笔者之见，与银柴胡的气味最相似。这种气味可作为鉴别要点，提取过的残渣就没有这种味，口尝也没味。

（2）多数太子参采收后经过热水烫，故断面角质样，也有直接晒干的断面白色粉性。但表面都有多数凹坑状须根痕，断面致密，多数都有"十字纹"（如图2），再加上特殊的气味，基本可与假药劣药区别。

（3）文献记载，假太子参有数种，有百合科的粗根宝铎草、石竹科的石生蝇子草、云南繁缕的根。现在都不多见，我们验收中没遇见过。

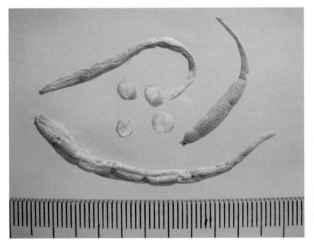

图1 太子参个

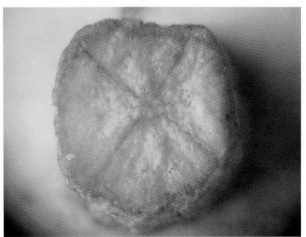

图2 太子参横断面

89 / 车前子 /

【药典摘要】

本品为车前科植物车前 *Plantago asiatica* L. 或平车前 *Plantago depressa* Willd. 的干燥成熟种子。夏、秋二季种子成熟时采收果穗，晒干，搓出种子，除去杂质。炮制：［车前子］除去杂质。［盐车前子］取净车前子，照盐水炙法炒至起爆裂声时，喷洒盐水，炒干。

性状：**本品呈椭圆形、不规则长圆形或三角状长圆形，略扁，长约2mm，宽约1mm。表面黄棕色至黑褐色**，有细皱纹，**一面有灰白色凹点状种脐**。质硬。气微，味淡。

［盐车前子］本品形如车前子，表面黑褐色。气微香，味微咸。

【说明】车前子掺假一般人不注意，图1是已发现的一些掺假物，以后验收时要多加小心。车前子分大小，大的是车前的种子，长1～2.2mm，宽0.7～1.2mm；小的是平车前的种子，长1～1.6 mm，宽0.6～0.9 mm，都能用，但大的稍贵点。大小车前子共同的特点有3个：①边缘有2～5个角。②一面略平另一面隆起，在隆起的中央或一侧有一个白色的凹点。③嚼烂有黏滑感，或放热水中很快溶出黏液。图中几种伪品不符合上述3个特点(南葶苈子也有黏性，但边缘无角无白点)，并不难认。

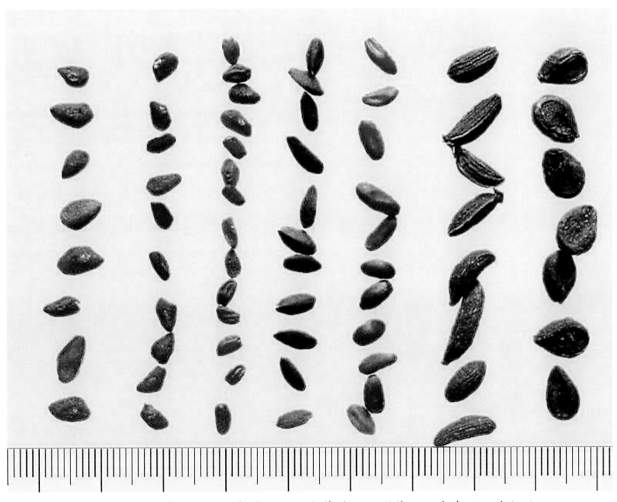

图1 左起：车前种子、平车前种子、南葶苈子、荆芥子、党参子、柴胡子、地肤种子

【药典摘要】

本品为车前科植物车前 *Plantago asiatica* L. 或平车前 *Plantago depressa* Willd. 的干燥**全草**。夏季采挖，除去泥沙，晒干。炮制：除去杂质，洗净，切段，干燥。

性状：［车前］**根丛生，须状**。叶基生，具长柄；叶片皱缩，展平后呈卵状椭圆形或宽卵形，长 6 ~ 13cm，宽 2.5 ~ 8cm；表面灰绿色或污绿色，**具明显弧形脉 5 ~ 7 条**；先端钝或短尖，基部宽楔形，全缘或有不规则波状浅齿。穗状花序数条，花茎长。蒴果盖裂，萼宿存。气微香，味微苦。

［平车前］**主根直而长**。叶片较狭，长椭圆形或椭圆状披针形，长 5 ~ 14cm，宽 2 ~ 3cm。

饮片：本品为不规则的段。根须状或直而长。叶片皱缩，多破碎，表面灰绿色或污绿色，平行叶脉明显。可见穗状花序。气微，味微苦。

【说明】（1）车前草药用全草，饮片中带根是允许的，车前是须根（如图1），平车前是直根。

（2）车前草的叶再碎也碎不成粉末状，这是因为它有几条平行的叶脉支撑着，可以润湿叶片展开看叶的形状和叶脉。

（3）车前草一般都有果穗，有时还能搓出车前子。目前笔者还没见过车前草伪品。

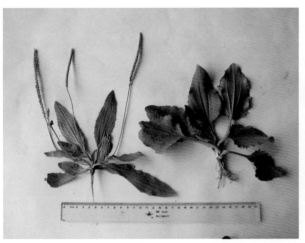

图 1 左：平车前；右：车前

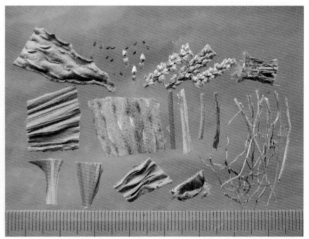

图 2 车前草（车前）饮片

91 / 瓦松 /

【药典摘要】

本品为景天科植物瓦松 Orostachys fimbriata（Turcz.）Berg. 的干燥地上部分。夏、秋二季花开时采收，除去根及杂质，晒干。炮制：除去残根及杂质，切段。

性状：本品茎呈细长圆柱形，长 5～27cm，直径 2～6mm。表面灰棕色，**具多数突起的残留叶基，有明显的纵棱线。**叶多脱落、破碎或卷曲，灰绿色。圆锥花序穗状，小花白色或粉红色，花梗长约 5mm。体轻，质脆，易碎。气微，味酸。

【说明】（1）瓦松饮片以碎叶为主，先找到茎，看其纵棱、叶基（如图 2），再用高倍放大镜看叶片形状，都与众不同，不难辨认。瓦松中常常带根（如图 1 左下角），但其根不多，只要没有太多泥土，就可以收了。

（2）我国有 8 种瓦松属植物（药典只认 1 种），都是肉质草本；叶线形旋叠排列，区别只在花果细部。来货都是叶散无花，不能确定到种——这也是草类药材饮片辨认的共同难题。

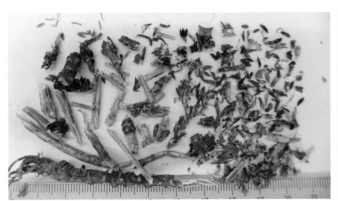

图 1 瓦松

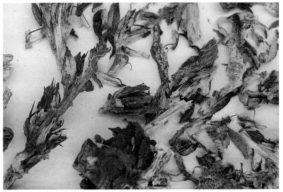

图 2 瓦松局部

92 / 瓦楞子 /

【药典摘要】

本品为蚶科动物毛蚶 Arca subcrenata Lischke、泥蚶 Arca granosa Linnaeus 或魁蚶 Arca inflata Reeve 的贝壳。秋、冬至次年春捕捞，洗净，置沸水中略煮，去肉，干燥。炮制：［瓦楞子］洗净，干燥，碾碎。［煅瓦楞子］取净瓦楞子，照明煅法煅至酥脆。

性状：［毛蚶］略呈三角形或扇形，**长 4～5cm。高 3～4cm。**壳外面隆起，有棕褐色茸毛或已脱落；壳顶突出，向内卷曲；自壳顶至腹面有延伸的**放射肋 30～34 条。**

4 画

壳内面平滑，白色，壳缘有与壳外面直楞相对应的凹陷，铰合部具小齿1列。质坚。气微，味淡。

　　［泥蚶］**长2.5～4cm，高2～3cm**。壳外面无棕褐色茸毛，**放射肋18～21条**，肋上有颗粒状突起。

　　［魁蚶］**长7～9cm，高6～8cm**。壳外面放射肋**42～48条**。

【说明】蚶科动物中国发现50多种，药典规定3种，实际商品不止3种。来货饮片多是煅过的，没法判断到种，只能看有放射肋就收。

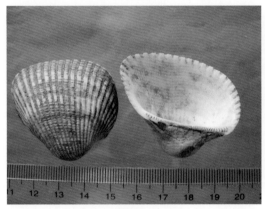

图1 瓦楞子（毛蚶）

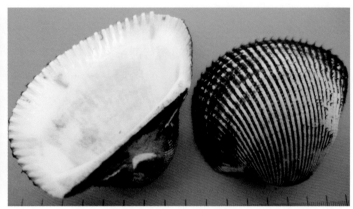

图2 瓦楞子（魁蚶）

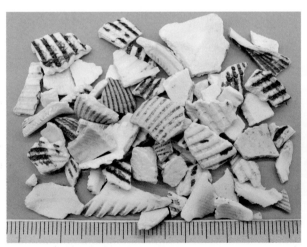

图3 瓦楞子饮片（生）

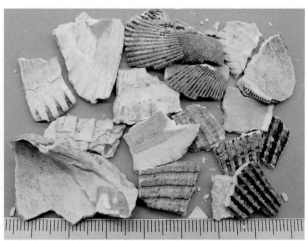

图4 瓦楞子饮片（煅）

93 / 牛黄 /

【药典摘要】

本品为牛科动物牛 *Bos taurus domesticus* Gmelin 的干燥胆结石。宰牛时，如发现有牛黄，即滤去胆汁，将牛黄取出，除去外部薄膜，阴干。

性状：本品多呈卵形、类球形、三角形或四方形，大小不一，直径 0.6 ~ 3（4.5）cm，少数呈管状或碎片。表面黄红色至棕黄色，有的表面挂有一层黑色光亮的薄膜，习称"乌金衣"，有的粗糙，具疣状突起，有的具龟裂纹。体轻，**质酥脆，易分层剥落，断面金黄色，可见细密的同心层纹，有的夹有白心**。气清香，味苦而后甘，有清凉感，嚼之易碎，不粘牙。

鉴别：取本品少量，加清水调和，涂于指甲上，能将指甲染成黄色，习称"挂甲"。

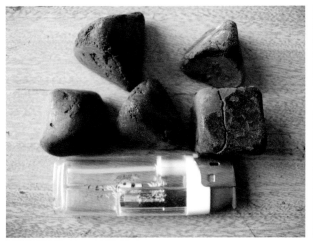

图 1 牛黄（右侧的带"乌金衣"）

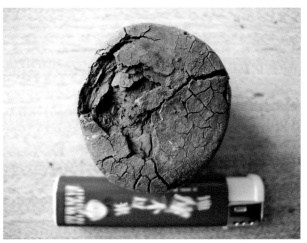

图 2 牛黄（酥脆、细密层纹）

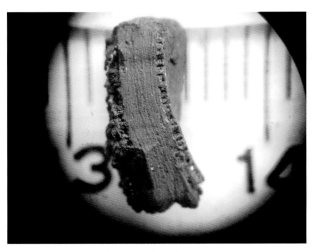

图 3 牛黄内部层纹

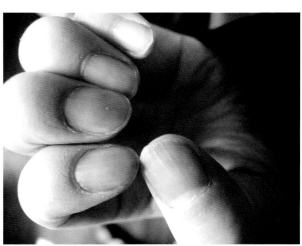

图 4 牛黄挂甲

4 画

107

94 / 牛蒡子 /

【药典摘要】

本品为菊科植物牛蒡 *Arctium lappa* L. 的干燥成熟果实。秋季果实成熟时采收果序，晒干，打下果实，除去杂质，再晒干。炮制：[牛蒡子] 除去杂质，洗净，干燥。用时捣碎。[炒牛蒡子] 取净牛蒡子，照清炒法炒至略鼓起、微有香气。用时捣碎。

性状：本品呈长倒卵形，略扁，微弯曲，**长 5 ~ 7mm，宽 2 ~ 3mm。表面灰褐色，带紫黑色斑点，有数条纵棱，通常中间 1 ~ 2 条较明显。**顶端钝圆，稍宽，**顶面有圆环，**

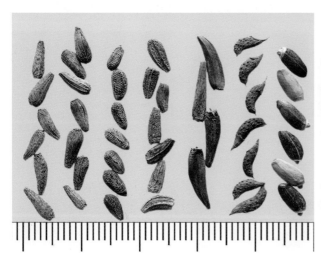

图 1 左起：牛蒡子、炒牛蒡子、大鳍蓟果实、茸毛牛蒡子、木香果实、紫穗槐果实、水飞蓟

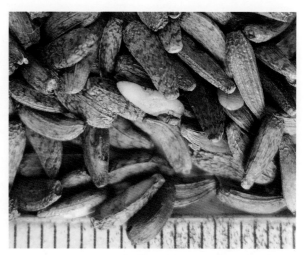

图 2 炒牛蒡子

中间具点状花柱残迹；基部略窄，着生面色较淡。果皮较硬，子叶2，淡黄白色，富油性。气微，**味苦后微辛而稍麻舌。**

［炒牛蒡子］本品形如牛蒡子，色泽加深，略鼓起。微有香气。

【说明】（1）牛蒡子伪品较多（如图1），经常与正品掺在一起，验收时要多取样，仔细看。①最像正品的是同属的茸毛牛蒡子。主要区别：呈矩卵圆形，两端近平截，顶面观为多角形，可见椭圆形黑色环纹。表面有较明显的数条纵棱。②大鳍蓟果实（菊科）：中间有1条明显的纵棱，两侧有隆起的波状横纹。味苦。③木香果实（菊科）：呈楔形，具4钝棱。表面灰褐色至灰黑色。顶面呈不规则三角形或四边形，边缘棕褐色略突起，可见突起的短柱状花柱残基。味苦，麻舌。④紫穗槐果实（豆科）：呈新月形，较长，顶端呈短喙状；基部具宿萼，表面棕色至棕褐色，具颗粒状突起。气微香，味微苦、涩、辛。⑤水飞蓟果实（菊科）：呈长倒卵形或椭圆形，表面淡灰棕色至黑褐色，有细纵花纹及横向波状细纹，顶端有一类白色圆环，中央具粗点状花柱残迹。气微，味淡。（药典以"水飞蓟"收载）。

（2）我们还发现牛蒡子劣品（如图3），颜色较深，不饱满，口尝味淡，据说是提取过的残渣。仔细看，里面还掺杂了茸毛牛蒡子和杂质。

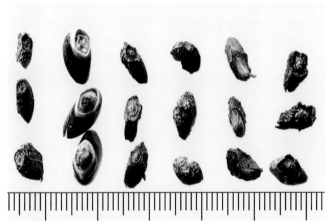

图3 顶面对比左起：牛蒡子、水飞蓟、茸毛牛蒡子、大鳍蓟果实、紫穗槐果实、木香果实

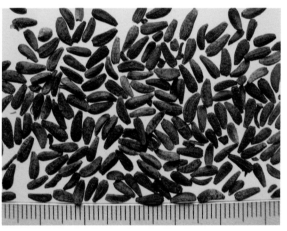

图4 劣牛蒡子

4画

95 / 牛膝 /

【药典摘要】

本品为苋科植物牛膝 *Achyranthes bidentata* Bl. 的干燥根。冬季茎叶枯萎时采挖，除去须根和泥沙，捆成小把，晒至干皱后，将顶端切齐，晒干。炮制：［牛膝］除去杂质，洗净，润透，除去残留芦头，切段，干燥。［酒牛膝］取净牛膝段，照酒炙法炒干。

性状：呈圆柱形的段，直径 0.4 ~ 1cm。**外表皮灰黄色或淡棕色，有微细的纵皱纹及横长皮孔。质硬脆，易折断，受潮变软。**切面平坦，淡棕色或棕色，略呈角质样而油润，**中心维管束木部较大，黄白色，其外围散有多数黄白色点状维管束，断续排列成 2 ~ 4 轮。**气微，**味微甜而稍苦涩。**

［酒牛膝］本品形如牛膝段，表面色略深，偶见焦斑。微有酒香气。

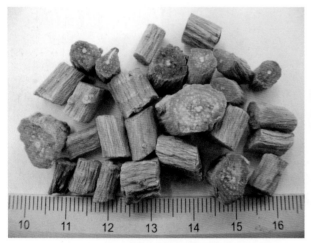

图 1 牛膝（怀牛膝）

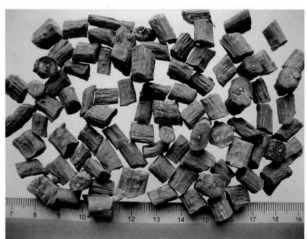

图 2 牛膝（有发黑饮片）

【说明】（1）我们验收牛膝（怀牛膝）时，首先看断面维管束对不对（如图1），文献讲有用爵床科植物腺毛马蓝的干燥根茎及根（俗称味牛膝）冒充牛膝，又说其切面有木心占到 2/3。我们虽然没见过，但它没有牛膝的异形维管束，应该很容易辨认。

（2）看颜色：正品颜色见药典，曾遇到部分饮片发黑（如图2），恐怕是陈货捂坏了或烤焦了，按退货处理。颜色太浅发白要怀疑是否熏硫，嗅、尝定之。

（3）验质地：咬牛膝的感觉好像吃苹果，开始有点硬，继续使劲牙齿渐渐陷入可无声咬断。若特别坚硬，用解剖镜看看是否加了增重粉，还是烤得太过（看颜色）。

（4）尝味：牛膝先微甜，伴有一点"生味儿"，嚼一会儿出来微苦、涩。不像川牛膝始终都是微甜。若淡而无味或有酸味或有其他异味，都不要收。

【药典摘要】

　　本品为毛茛科植物大三叶升麻 *Cimicifuga heracleifolia* Kom. 、兴安升麻 *Cimicifuga dahurica*（Turcz.）Maxim. 或升麻 *Cimicifuga foetida* L. 的干燥根茎。秋季采挖，除去泥沙，晒至须根干时，燎去或除去须根，晒干。炮制：除去杂质，略泡，洗净，切厚片，干燥。

　　性状：本品为不规则的长形块状，多分枝，呈结节状，长 10 ~ 20cm，直径 2 ~ 4cm。**表面黑褐色或棕褐色，粗糙不平，有坚硬的细须根残留**，上面有数个圆形空洞的茎基痕，**洞内壁显网状沟纹**；下面凹凸不平，具须根痕。体轻，质坚硬，不易折断，断面不平坦，有裂隙，纤维性，黄绿色或淡黄白色。气微，**味微苦而涩。**

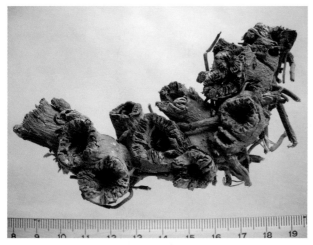

图 1 升麻个

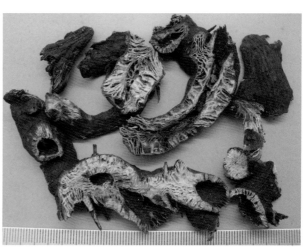

图 2 升麻片（火烧去须根）

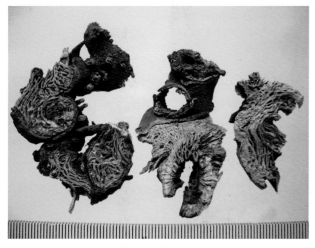

图 3 升麻片（棒打去须根）

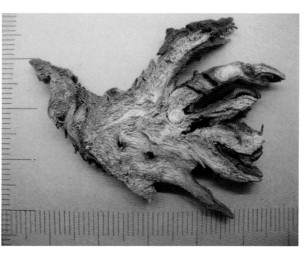

图 4 假升麻片（不知何种）

4 画

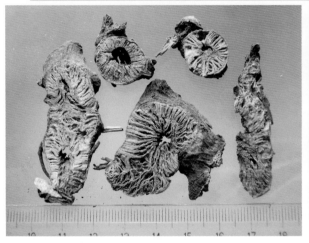

图 5 提取残渣加增重粉

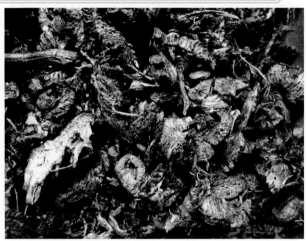

图 6 蜜升麻（根多）

97 / 片姜黄 /

【药典摘要】

本品为姜科植物温郁金 *Curcuma wenyujin* Y. H. Chen et C. Ling 的干燥根茎。冬季茎叶枯萎后采挖，洗净，除去须根，趁鲜纵切厚片，晒干。

性状：本品呈长圆形或不规则的片状，大小不一，长 3～6cm，宽 1～3cm，厚 0.1～0.4cm。外皮灰黄色，粗糙皱缩，有时可见环节及须根痕。切面黄白色至棕黄色，有一圈环纹及多数筋脉小点。质脆而坚实。断面灰白色至棕黄色，略粉质。**气香特异，味微苦而辛凉。**

【说明】（1）片姜黄很少有伪品。验收时主要注意气味：嗅起来香气像姜，味微苦辛凉。气味浓的质量好，如果没有气味的就不能收。

（2）片姜黄和温莪术都是姜科植物温郁金的根茎，原本是同一个东西，但加工方法有差别：蒸煮横切温莪术，生鲜纵切片姜黄。

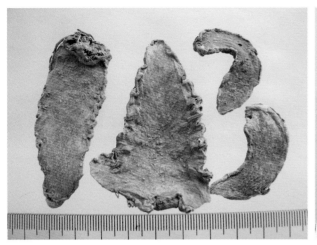

图 1 片姜黄（纵切片）

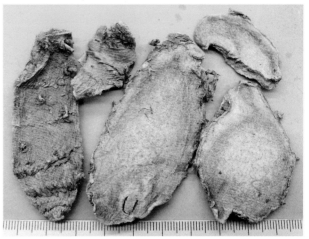

图 2 片姜黄（左起：外皮、斜切片、横切片）

98 / 化橘红 /

【药典摘要】

　　本品为芸香科植物**化州柚** *Citrus grandis* 'Tomentosa' 或**柚** *Citrus grandis*（L.）Osbeck 的**未成熟或近成熟**的干燥**外层果皮**。前者习称"毛橘红"，后者习称"光七爪""光五爪"。夏季果实未成熟时采收，置沸水中略烫后，将果皮割成 5 或 7 瓣，**除去果瓤和部分中果皮，压制成形**，干燥。炮制：除去杂质，洗净，闷润，**切丝或块**，晒干。

　　性状：［化州柚］呈对折的七角或展平的五角星状，单片呈柳叶形。完整者展平后直径 15 ~ 28cm，厚 0.2 ~ 0.5cm。外表面黄绿色，密布茸毛，有皱纹及小油室；内表面黄白色或淡黄棕色，有脉络纹。质脆，易折断，断面不整齐，**外缘有 1 列不整齐的下凹的油室**，内侧稍柔而有弹性。**气芳香，味苦、微辛。**

　　［柚］外表面**黄绿色至黄棕色，无毛。**

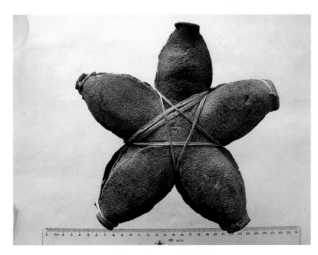

图 1 光五爪个子

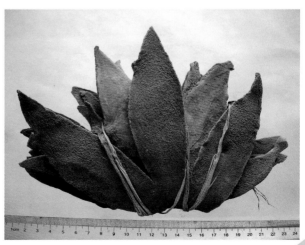

图 2 光七爪个子

4 画

113

【说明】（1）现在一般调剂用的化橘红都是饮片（如图3），外表面果皮黄棕色无毛，全都是柚的外层果皮。柚的杂交品种极多，饮片已不知是何种，只能据"气芳香，味苦、微辛"确认了。

（2）化州柚产量小，现在多采幼果干燥称"橘红胎"，或加工成长圆形，有的再切薄片（如图5），药典所述化州柚制作的"五爪""七爪"已很少见到。

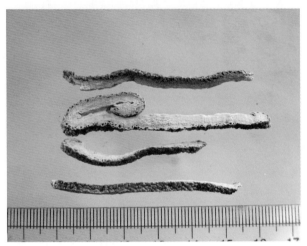

图3 化橘红饮片

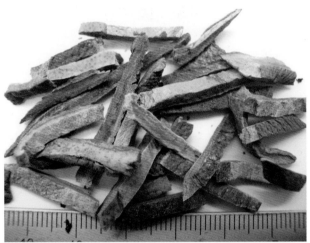

图4 劣化橘红（色暗不香，拒收）

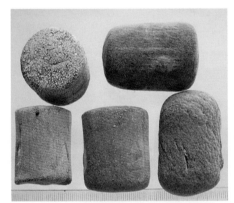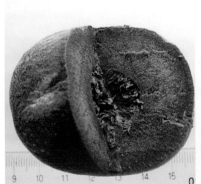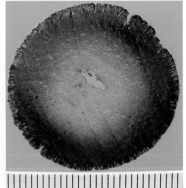

图5 化州柚幼果左起：加工成圆柱形的橘红胎、水泡复原的橘红胎、橘红胎薄片

99 / 月季花 /

【药典摘要】

本品为蔷薇科植物月季 *Rosa chinensis* Jacq. 的干燥花。全年均可采收，**花微开时采摘**，阴干或低温干燥。

性状：本品呈**类球形**，直径 1.5 ~ 2.5cm。**花托长圆形**，萼片 5，暗绿色，先端尾尖；**花瓣呈覆瓦状排列，有的散落**，长圆形，紫红色或淡紫红色；雄蕊多数，黄色。体轻，质脆。气清香，**味淡、微苦**。

【说明】（1）药典规定月季花的入药部位是"花"，在"微开时"采摘，实际上商品全是未开的花蕾。

（2）药典说"花托长圆形"，有的商品不是这样（如图1右）。这是因为月季的杂交品种太多了，可按药典不是长圆形花托的就是伪品。

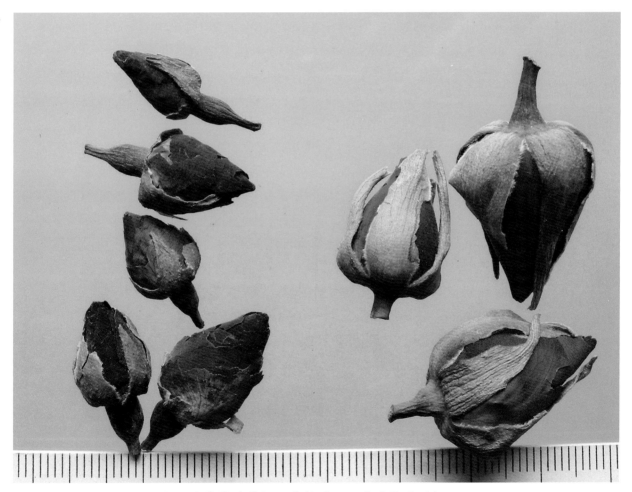

图 1 月季花（花托：左长圆形；右非长圆形）

4 画

115

100 /丹参/

本品为唇形科植物丹参 *Salvia miltiorrhiza* Bge. 的干燥根及根茎。春、秋二季采挖，除去泥沙，干燥。炮制：[丹参]除去杂质和残茎，洗净，润透，切厚片，干燥。[酒丹参]取丹参片，照酒炙法炒干。

饮片性状：本品呈类圆形或椭圆形的厚片。**外表皮棕红色或暗棕红色，粗糙，具纵皱纹。**切面有裂隙或略平整而致密，有的呈角质样，**皮部棕红色，木部灰黄色或紫褐色，有黄白色放射状纹理。气微，味微苦涩。**

[酒丹参]本品形如丹参片，表面红褐色，略具酒香气。

【说明】（1）丹参要细的，直径0.3～1 cm（野生品，如图1），最多不超过1.5cm（家种品，如图2）。太粗的如紫丹参（如图3）和细末多的不收。

（2）丹参作假、掺假十分严重，一定要仔细验收。①有用牛蒡根染红冒充的，断面与正品不同（如图4），浸热水中水变红色。②药典说"切面皮部棕红色"，我们多年的经验是：新鲜丹参断面白色，经过浸润切片的皮部多是淡棕色或淡灰棕色，有些饮片在干燥过程中"捂"了就变成淡褐色、黑褐色（如图1），棕红色的皮部极少见。③药典说切面"木部灰黄色或紫褐色，有黄白色放射状纹理"。实物情况是：木部主要由黄白色放射状条纹（木质部）组成（皮部发黑者木部是淡黄色），而条纹之间（射线）的颜色与皮部相同。细看这些条纹往往几个一组（多是两三个）中间联合，向外分开，皮部与木部之间看不到形成层环。可与云南鼠尾草（如图3）等伪品区别。④提取残渣味淡，与正品味微苦涩不同（如图3）。⑤紫丹参是唇形科植物甘西鼠尾草 *Salvia przewalskii* Maxim. 或褐毛甘西鼠尾草 *Salvia przewalskii* Maxim.var.*mandarinorum* （Diels） Stib. 的干燥根茎及根（《甘肃省中药材标准(2009年版)》以"紫丹参"收载，以根入药不用根茎）。直径1～6cm，外皮暗棕色、棕褐色，具不规则纵沟纹，常有部分剥落而呈红褐色。质松脆。切面疏松，皮部棕褐色、浅棕色，木部黄白色（如图3）。

（3）劣品丹参有①提取成分后的残渣：质地松泡干枯，味淡（如图3）。②提取残渣染色、增重：切面多为棕红色；水浸即刻将水染成淡红色；味淡（如图3）。增重者特坚硬，解剖镜下可见白色结晶。③混掺其他药材等杂质（如图5）。

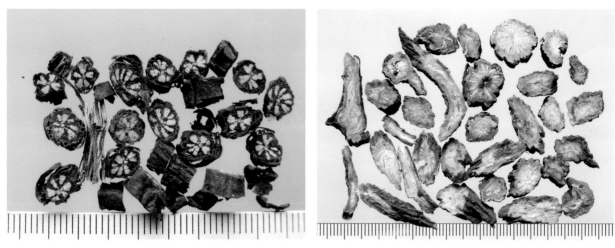

图 1 丹参（野生）

图 2 丹参（家种）

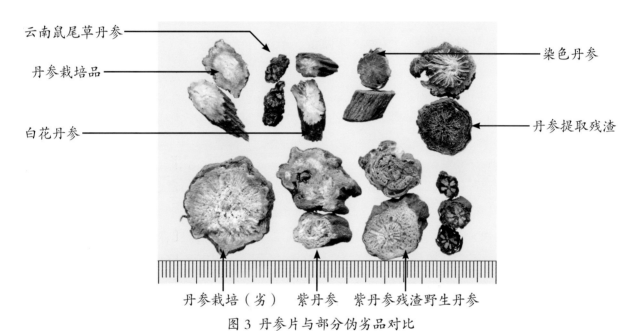

云南鼠尾草丹参

丹参栽培品

白花丹参

染色丹参

丹参提取残渣

丹参栽培（劣）　紫丹参　紫丹参残渣野生丹参

图 3 丹参片与部分伪劣品对比

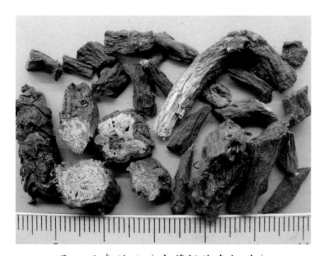

图 4 丹参伪品（牛蒡根染色切片）

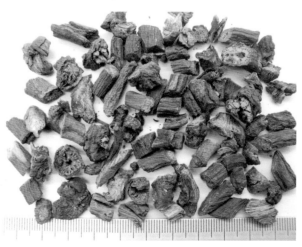

图 5 丹参饮片中掺其他植物根、茎

4 画

117

101 / 乌药 /

【药典摘要】

本品为樟科植物乌药 *Lindera aggregata* (Sims) Kosterm. 的干燥块根。全年均可采挖，**除去细根**，洗净，**趁鲜切片**，晒干，或直接晒干。炮制：未切片者，除去细根，大小分开，浸透，切薄片，干燥。

性状：本品多呈纺锤状，略弯曲，有的中部收缩成连珠状，长 6 ~ 15cm，**直径 1 ~ 3cm**。表面黄棕色或黄褐色，有纵皱纹及稀疏的细根痕。质坚硬，**切片厚 0.2 ~ 2mm**，切面黄白色或淡黄棕色，射线放射状，可见年轮环纹，中心颜色较深。气香，味微苦、辛，有清凉感。质老、不呈纺锤状的直根，不可供药用。

饮片：本品呈类圆形的**薄片**。外表皮黄棕色或黄褐色。**切面黄白色或淡棕色，射线放射状，可见年轮环纹。质脆。气香，味微苦、辛，有清凉感。**

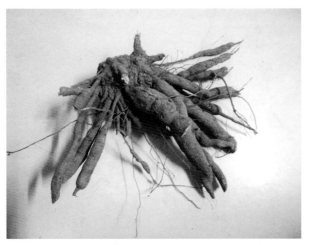

图 1 乌药个

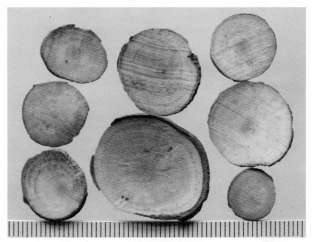

图 2 乌药鲜切片

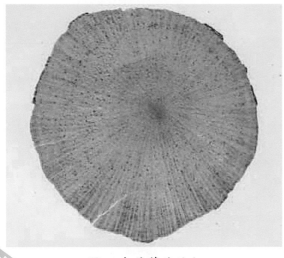

图 3 乌药薄片放大

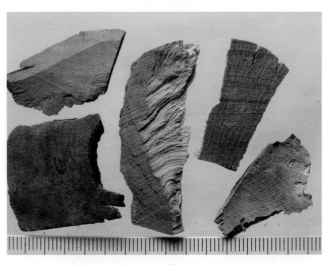

图 4 假乌药 1（樟科植物的根）

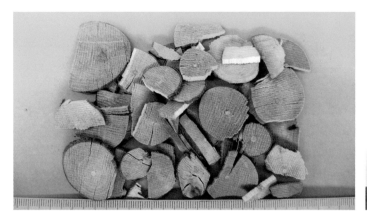

图 5 假乌药 2（来源不明）

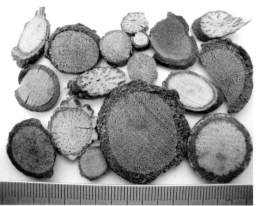

图 6 假乌药 3（来源不明）

【说明】（1）验收乌药要随机抽几片，掰碎嗅闻，香气越浓越好。无香气的不收。

（2）药典讲"质老、不呈纺锤状的直根，不可供药用"；又规定加工时要"除去细根"，验收时要注意质地特别硬难掰碎的和直径 1cm 以下的细根不收（如图 1、6）。

（3）乌药饮片中有时掺有不呈圆形的片，经专家鉴定为樟科植物的根（如图 1），属于杂质。如含量超过 3% 者退货。

（4）乌药质致密，肉眼看不到孔隙（如图 2、3），图 4 是从乌药中挑出的异形片，可见多数小孔。虽有放射纹却与乌药不同，年轮也不明显，中心也不是深色，所以定为假药。

（5）图 3 的伪品与乌药相差甚远，但它确实当乌药卖到了药店，有些单位根本就无人验货。

（6）乌药要求在产地趁鲜切极薄片或薄片（厚 0.2 ~ 2mm），我们曾见过厚 4 ~ 5mm 左右的片。收吧不符合药典规定，不收吧它确实是乌药，香气也浓，最后还是以维持用药性状的一致性为由，要求厂家换货。

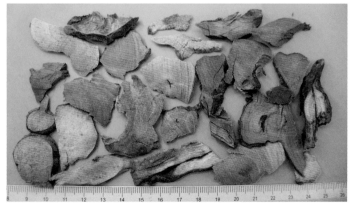

图 7 假乌药 4（形状不规则，无香气）

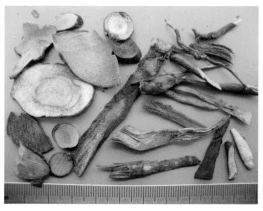

图 8 劣乌药

4 画

119

【药典摘要】

本品为游蛇科动物乌梢蛇 *Zaocys dhumnades*（Cantor）的干燥体。多于夏、秋二季捕捉，**剖开腹部或先剥皮留头尾**，除去内脏，盘成圆盘状，干燥。炮制：［乌梢蛇］**去头及鳞片，切寸断。**［乌梢蛇肉］去头及鳞片后，用黄酒闷透，除去皮骨，干燥。［酒乌梢蛇］**取净乌梢蛇段，照酒炙法炒干。**

性状：本品呈圆盘状，盘径约 16cm。表面黑褐色或绿黑色，密被**菱形鳞片；背鳞行数成双，背中央 2～4 行鳞片强烈起棱，形成两条纵贯全体的黑线。**头盘在中间，扁圆形，眼大而下凹陷，有光泽。**上唇鳞8枚，第4、5枚入眶，颊鳞1枚，眼前下鳞1枚，较小，眼后鳞2枚。**脊部高耸成屋脊状。腹部剖开边缘向内卷曲，**脊肌肉厚，黄白色或淡棕色，**可见排列整齐的肋骨。尾部渐细而长，**尾下鳞双行。**剥皮者仅留头尾之皮鳞，**中段较光滑。**气腥，**味淡。**

［酒乌梢蛇］本品为段状。棕褐色或黑色，**略有酒气。**

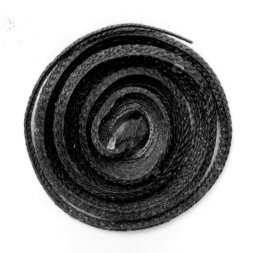

图 1 乌梢蛇的剑脊

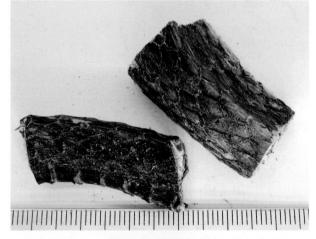

图 2 背鳞双数行

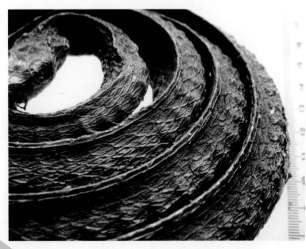

图 3 中部鳞片起棱

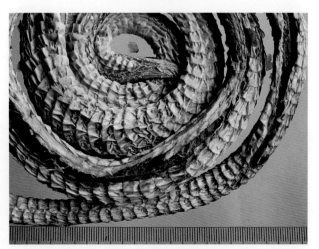

图 4 尾下鳞双行

【说明】乌梢蛇价高，伪品甚多，基本是用同科其他蛇冒充。验收须综合多方面的特征。

（1）乌梢蛇最主要的特征是"背鳞行数成双"，或者说是"背鳞偶数行"。据《中国药用动物志》记载，我国蛇类中只有乌梢蛇有此特点。一条乌梢蛇最粗的中段有18或20行，最细的尾部只有4行，一行一行地数太麻烦，可以只看脊梁处的鳞片。

乌梢蛇脊部高耸成屋脊状（图1），如果背鳞是单数行那肯定有一行鳞片压在脊梁上，一边一半。而乌梢蛇鳞片是双数行，脊梁上肯定是压着两行鳞片，脊梁太窄，这两行菱形的鳞片只能各用一个侧角搭在脊梁上。只要看到脊梁上有"搭角"现象，就知道这蛇的鳞片是双数行（如图2）。如果看不清，找点滑石粉在脊梁上擦擦，鳞片的轮廓就显现出来了。

（2）再一个特征是"背中央2～4行鳞片强烈起棱，形成两条纵贯全体的黑线"（如图3）。"背中央"是指最靠近脊梁的鳞片，"2～4行"是指脊梁两面说的，有时是一面有1行起棱（两面就是2行），有时是一面有两行起棱（两面就是4行）。如果是剥去外皮的商品，可以看尾部的双行鳞片和起棱。切成段的商品主要看上述两个特征。

（3）乌梢蛇"尾下鳞双行"，"尾下鳞"在蛇的腹面尾部末梢没剖开的地方，是左右两行（如图4）。注意有些伪品尾下鳞也是双行。切段的尾部可看背鳞是否双行。

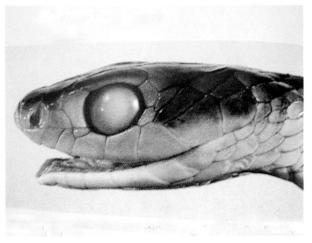

图5 头部侧面鳞片

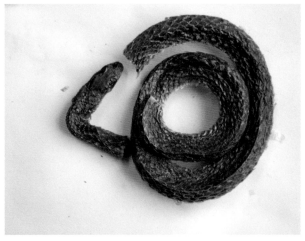

图6 伪品1

（4）如果是剥皮留头尾的蛇看头部侧面鳞片（如图5）：眼前鳞1枚，眼前下鳞1枚（较小），颊鳞1枚。眼后鳞2枚，颞鳞2+2（前2枚后2枚，共4枚）；上唇鳞8枚，第4、5两枚入眶（与眼睛直接接触）。我们总结成"眼前3个1，眼后3个2，上唇3～2～3"。干燥的蛇头鳞片会皱缩形成皱褶影响判断，可用酒精浸泡待其膨胀后再看。

（5）图6、7是一种伪品，特点是：背鳞单行（11行）。

（6）图8的伪品很有意思，是用乌梢蛇剥下的皮蒙在其他蛇身上，注意头鳞与体鳞相同，有人将它形容为"披着羊皮的狼"。乌梢蛇的伪品甚多，有些我们没见过，有些见过没留照片。

（7）乌梢蛇也有劣品，我们就曾见过在盘起来的全蛇肚子里有其他蛇和杂质，还有将正品剥皮后掺假再把皮蒙上，蛇脊部平坦不呈屋脊状。它们当时就退货了，没留下照片。

（8）酒乌梢蛇常有腥臭者，应退货。本来酒制的目的就是为去腥气，当用酒泡透干燥，一些炮制者只是撒点掺水的酒或根本不用酒。

（9）乌梢蛇商品多切成段，其中不含蛇头。这样最易掺假，验收须逐段鉴定，建议进货要个子货，然后自己剪段。

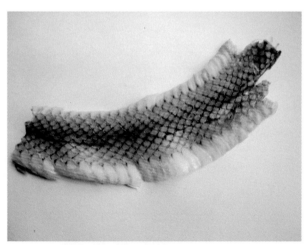

图7 伪品1剥皮数背鳞行数

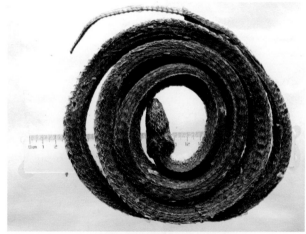

图8 伪品2"披着羊皮的狼"

103 / 乌梅 /

【药典摘要】

本品为蔷薇科植物梅 *Prunus mume* （Sieb.） Sieb. et Zucc. 的干燥**近成熟果实**。夏季果实近成熟时采收，**低温烘干后闷至色变黑**。炮制：[乌梅]除去杂质，洗净，干燥。[乌梅肉]取净乌梅，水润使软或蒸软，去核。[乌梅炭]取净乌梅，照炒炭法炒至皮肉鼓起。

性状：本品呈类球形或扁球形，直径 1.5 ~ 3cm。表面乌黑色或棕黑色，皱缩不平，基部有圆形果梗痕。果核坚硬，椭圆形，棕黄色，表面有凹点；种子扁卵形，淡黄色。气微，味极酸。

[乌梅炭]本品形如乌梅，皮肉鼓起，表面焦黑色。味酸略有苦味。

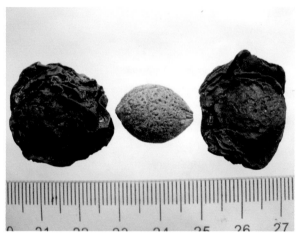

图 1 乌梅（烟熏黑色）及果核

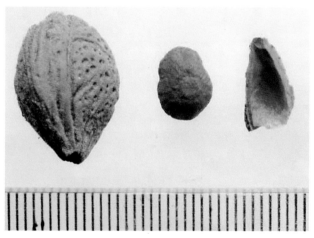

图 2 乌梅果核、种子、果核内面

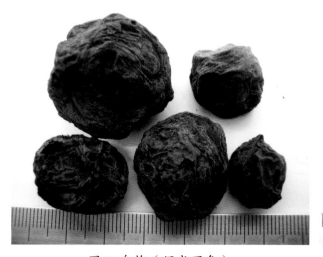

图 3 乌梅（闷成黑色）

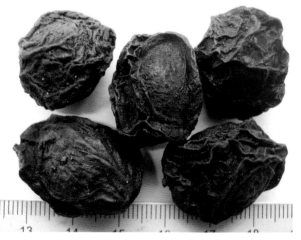

图 4 醋乌梅（染色）

4 画

123

【说明】（1）乌梅最大特点是果肉极酸，果核表面有凹点（如图1右上，图2左），乌梅过去伪品较多，多是桃、杏等幼果加工而成，有的也酸，但不是极酸，果核无凹点，现在基本消失了。验收乌梅时用枝剪削掉一些外皮，一看便知。

（2）乌梅由青梅加工，有两种加工方法。①烟熏：特别黑，有的甚至能将手染色。②闷黑：深浅不一，不染手，有的甚至同一果实上两种色，这是可以理解的。但是太浅的不好，起码应是棕黑色。

（3）有些地方炮制规范有醋制乌梅：取净乌梅或乌梅肉，用米醋拌蒸2～4小时。有时嫌醋乌梅的颜色还不够黑，就加焦糖色素染成黑色（如图4）。焦糖色素是食品染色剂，酱油、醋、可乐里均有添加，虽然无毒，但药材里是否允许添加焦糖色素尚无规定。

104 / 火麻仁 /

【药典摘要】

本品为桑科植物大麻 *Cannabis sativa* L. 的**干燥成熟果实**。秋季果实成熟时采收，除去杂质，晒干。炮制：[火麻仁]**除去杂质及果皮**。[炒火麻仁]取净火麻仁，照清炒法炒至微黄色，有香气。

性状：本品呈卵圆形，长4～5.5mm，直径2.5～4mm。**表面灰绿色或灰黄色，有微细的白色或棕色网纹**，两边有棱，顶端略尖，**基部有1圆形果梗痕。果皮薄而脆，易破碎。种皮绿色，子叶2，乳白色，富油性**。气微，味淡。

【说明】（1）药典规定的药用部位是"果实"，但饮片要求 "除去杂质及果皮"，还是用种仁。目前厂家提供的饮片有完整的果实（如图1）和破碎的果实（如图4）两种。

（2）药典规定：火麻仁应该是干燥成熟果实。有的货里掺了许多不成熟果实，表面黄绿色，网纹不明显，用手指轻按就破裂。而成熟果实表面网纹明显，使劲按也不破。验收时可用此法区别优劣（如图3）。

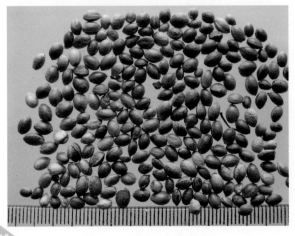

图1 火麻仁（果实）

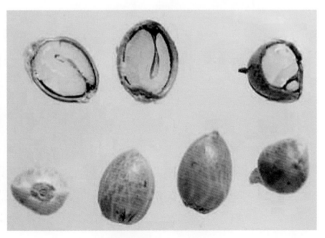

图2 火麻仁及剖面

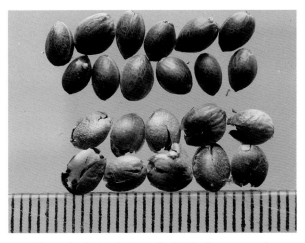

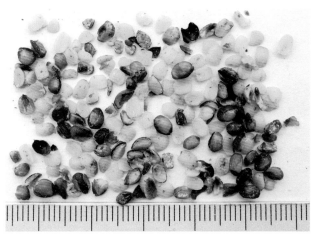

图 3 火麻仁（上：成熟果实；下：未成熟果实）

图 4 火麻仁饮片（去果皮）

105 /巴豆/

【药典摘要】

本品为大戟科植物巴豆 *Croton tiglium* L. 的干燥成熟果实。秋季果实成熟时采收，堆置2～3天，摊开，干燥。炮制：［生巴豆］去皮取净仁。

性状：本品呈卵圆形，一般具三棱，长 1.8～2.2cm，直径 1.4～2cm。表面灰黄色或稍深，粗糙，有纵线 6 条，顶端平截，基部有果梗痕。破开果壳，可见 3 室，每室含种子 1 粒。种子呈略扁的椭圆形，长 1.2～1.5cm，直径 0.7～0.9cm，**表面棕色或灰棕色，一端有小点状的种脐和种阜的疤痕，另端有微凹的合点，其间有隆起的种脊**；外种皮薄而脆，内种皮呈白色薄膜；**种仁黄白色，油质**。气微，**味辛辣**。

/巴豆霜/

【药典摘要】

本品为巴豆的炮制加工品。

制法：取巴豆仁，照制霜法制霜，或取仁碾细后，照［含量测定］项下的方法，测定脂肪油含量，加适量的淀粉，使脂肪油含量符合规定，混匀，即得。

性状：本品为粒度均匀、疏松的淡黄色粉末，显油性。

【说明】巴豆和巴豆霜毒性大，只有少数制药厂生产，大家都不认识。我们也只有这张照片，比药典规定的尺寸小，可能是小巴豆。

4 画

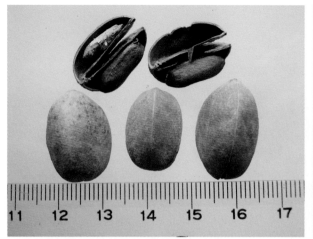

图 1 巴豆

图 2 巴豆霜

106 / 巴戟天 /

【药典摘要】

本品为茜草科植物巴戟天 *Morinda officinalis* How 的干燥根。全年均可采挖，洗净，**除去须根，晒至六七成干，轻轻捶扁，晒干。**炮制：［巴戟天］除去杂质。［巴戟肉］取净巴戟天，**照蒸法蒸透，趁热除去木心**，切段，干燥。［盐巴戟天］取净巴戟天，**照盐蒸法蒸透，趁热除去木心，**切段，干燥。［制巴戟天］取甘草，捣碎，加水煎汤，去渣，加入净巴戟天拌匀，照煮法煮透，趁热除去木心，切段，干燥。

性状：本品为扁圆柱形，略弯曲，长短不等，**直径0.5～2cm。表面灰黄色或暗灰色，具纵纹和横裂纹，有的皮部横向断离露出木部；**质韧，断面皮部厚，紫色或淡紫色，易与木部剥离；**木部坚硬，黄棕色或黄白色，直径1～5mm。**气微，**味甘而微涩。**

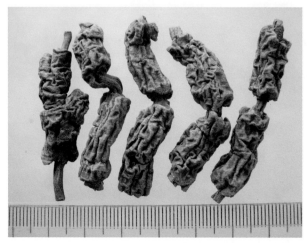

图 1 巴戟天（野生）

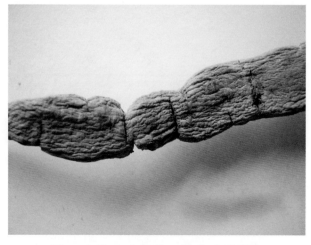

图 2 巴戟天（家种，捶扁后干燥）

［巴戟肉］本品呈扁圆柱形短段或不规则块。表面灰黄色或暗灰色，**具纵纹和横裂纹**。切面皮部厚，紫色或淡紫色，**中空**。气微，味甘而微涩。

［盐巴戟天］本品呈扁圆柱形短段或不规则块。表面灰黄色或暗灰色，**具纵纹和横裂纹**。切面皮部厚，紫色或淡紫色，**中空**。气微，味甘、咸而微涩。

［制巴戟天］本品呈扁圆柱形短段或不规则块。表面灰黄色或暗灰色，具纵纹和横裂纹。切面皮部厚，紫色或淡紫色，中空。气微，味甘而微涩。

【说明】（1）药典说的加工方法是"晒至六七成干，轻轻捶扁，晒干"，所以表面"具纵纹和横裂纹"（横裂纹是捶出来的，可更快干燥。如图2）。但现在用的更多的一种加工方法是未全干时抽出木心，不捶扁，表面主要是横环纹（如图3），实际上就是巴戟肉了。有些药品监管部门还当假药查处，理由是性状不符合药典。我们觉得是药典落后于实际了，应当修改。

（2）巴戟天的伪品分两类：①木心占断面大部分（正品木心只占断面的30／100左右，如图1）如羊角藤（如图5）、铁箍散、假巴戟等，现在已不多见。②木心占小部分，连珠状，最细处有外皮（如图6）。正品也有连珠状的，但最细处是木心，无外皮。

（3）抽心的巴戟肉内部容易发霉，黑、白、灰都有（如图8）。这是产地抽心后没干透就进入市场，验收要注意检查圆洞里面。但捶扁有木心的就极少霉变。捶扁切段的饮片是可以用的，药典饮片项下第1个就是巴戟天，只说除去杂质，没说抽心。

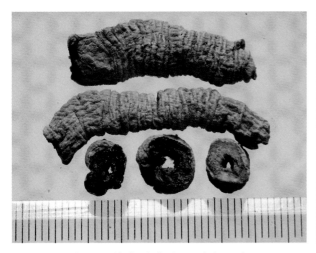

图 3 巴戟肉（未全干时抽心）

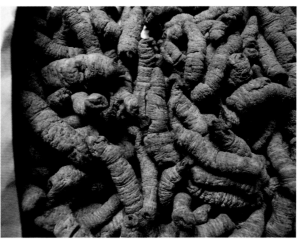

图 4 盐巴戟天

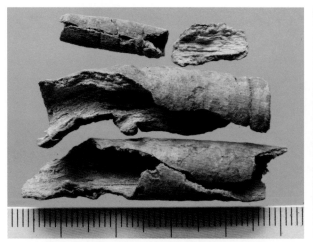

图 5 假巴戟天 1（羊角藤根皮）

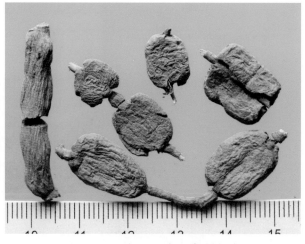

图 6 假巴戟天 2（川虎刺根）

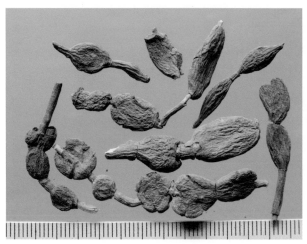

图 7 假巴戟天 3 长叶数珠树"鸡筋参"

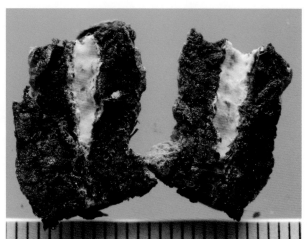

图 8 劣巴戟肉纵剖（内部生霉）

107 / 水飞蓟 /

【药典摘要】

本品为菊科植物水飞蓟 *Silybum marianum*（L.）Gaertn. 的干燥成熟果实。秋季果实成熟时采收果序，晒干，打下果实，除去杂质，晒干。

性状：本品呈长**倒卵形或椭圆形，长 5 ～ 7mm，宽2 ～ 3mm。表面淡灰棕色至黑褐色，光滑，有细纵花纹。顶端钝圆，稍宽，有一圆环，中间具点状花柱残迹，**基部略窄。质坚硬。破开后可见子叶 2 片，浅黄白色，富油性。气微，味淡。

【说明】水飞蓟不多用，没见过伪品。有时用来冒充牛蒡子。

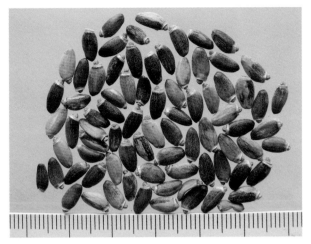

图 1 水飞蓟果实

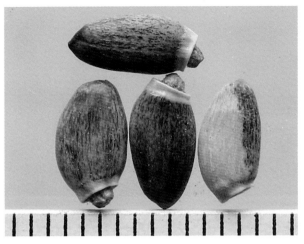

图 2 水飞蓟果实放大

108 / 水牛角 /

【药典摘要】

本品为牛科动物水牛 *Bubalus bubalis* Linnaeus 的角。取角后，水煮，除去角塞，干燥。炮制：洗净，镑片或锉成粗粉。

性状：本品呈稍扁平而弯曲的锥形，长短不一。表面棕黑色或灰黑色，一侧有数条横向的沟槽，另一侧有密集的横向凹陷条纹。上部渐尖，有纵纹，**基部略呈三角形，中空。**角质，坚硬。气微腥，味淡。

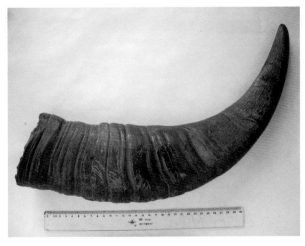

图 1 水牛角个子

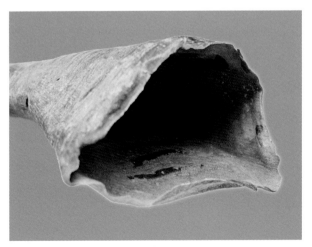

图 2 水牛角个子（中空）

【说明】水牛角是犀角的代替品。商品极少有个子货，多数是水牛角丝和水牛角粉。

（1）水牛角丝：本品为不规则的极薄片，多卷曲，有的边缘呈波状。表面棕黑色或灰黑色，有细顺纹，偶见有断续灰白相间的环纹（如图3）。角质坚硬，气微腥，味淡。

（2）水牛角提取残渣：本品与水牛角丝的主要区别：色较浅。镑片两端多见裂隙。质脆，干枯。气味弱（如图6）。

（3）水牛角粉：性状无法确认，有报道在水牛角粉里掺入水牛角骨鳃磨成的粉末，应按药典进行显微鉴别。

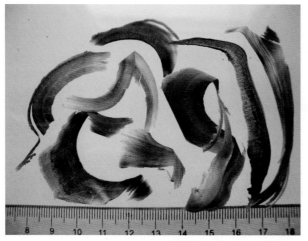

图 3 水牛角丝

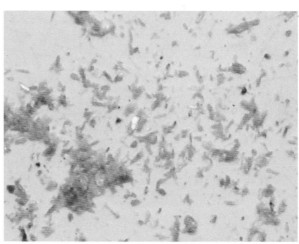

图 4 水牛角粉（放大）

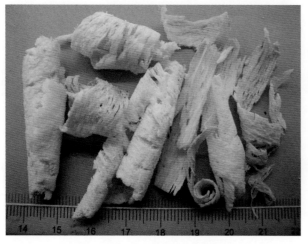

图 5 假水牛角丝（黄牛角）

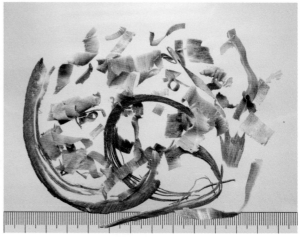

图 6 水牛角丝提取残渣

109 / 水红花子 /

【药典摘要】

本品为蓼科植物红蓼 *Polygonum orientale* L. 的干燥成熟果实。秋季果实成熟时割取果穗，晒干，打下果实，除去杂质。

性状：本品呈**扁圆形，直径 2 ~ 3.5mm，厚 1 ~ 1.5mm。表面棕黑色，有的红棕色，有光泽，两面微凹，中部略有纵向隆起。顶端有突起的柱基，基部有浅棕色略突起的果梗痕，**有的有膜质花被残留。质硬。气微，**味淡。**

【说明】水红花子虽不常用，但伪品不少（如图 1、2），常冒充水红花子，或与水红花子混掺。鉴别点：①大小，水红花子直径 2 ~ 3.5mm，多数为 3mm；伪品略小，直径 1.5 ~ 2.5mm，没有超过 3mm 的。②形状，水红花子呈非常规则的扁圆形，顶端有突起的柱基，基部有突起的果梗痕。从柱基到果梗作一连线，连线两侧部分均匀对称；皱叶酸模叶蓼呈三棱形，图 2 的伪品（来源不明）呈类圆形或长圆形，边缘一侧为弧线，对侧略呈直线或钝角状。没有突起的柱基、果梗。沿其长轴正中作一直线，直线两侧部分的形状、面积、厚薄都不对称。③表面，水红花子两面微凹，中部略有纵向隆起；皱叶酸模叶蓼和图 2 的伪品两面平而不凹，也没有纵向隆起。

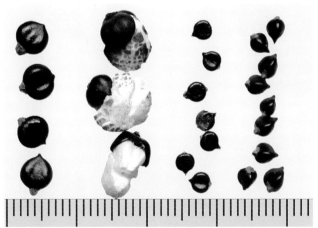

图 1 左起：水红花子、炒水红花子、绵毛酸模叶蓼果实、皱叶酸模果实

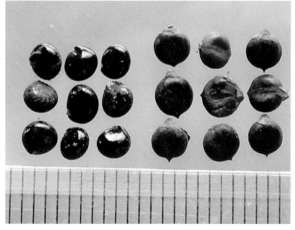

图 2 左起：伪品（来源不明）、水红花子

4 画

131

110 / 水蛭 /

【药典摘要】

本品为水蛭科动物蚂蟥 *Whitmania pigra* Whitman 、水蛭 *Hirudo nipponica* Whitman 或柳叶蚂蟥 *Whitmania acranulata* Whitman 的干燥全体。夏、秋二季捕捉，用沸水烫死，晒干或低温干燥。炮制：［水蛭］洗净，切段，干燥。［烫水蛭］取**净水蛭段**，照烫法用**滑石粉烫至微鼓起**。

性状：［蚂蟥］呈扁平纺锤形，有多数环节，**长 4 ~ 10cm，宽 0.5 ~ 2cm**。背部黑褐色或黑棕色，稍隆起，**用水浸后，可见黑色斑点排成 5 条纵纹**；腹面平坦，棕黄色。两侧棕黄色，前端略尖，后端钝圆，**两端各具 1 吸盘**，前吸盘不显著，后吸盘较大。质脆，易折断，**断面胶质状**。气微腥。

［水蛭］扁长圆柱形，体多弯曲扭转，**长 2 ~ 5cm，宽 0.2 ~ 0.3cm**。

［柳叶蚂蟥］狭长而扁，**长 5 ~ 12cm，宽 0.1 ~ 0.5cm**。

［烫水蛭］本品呈**不规则扁块状或扁圆柱形，略鼓起，表面棕黄色至黑褐色，附有少量白色滑石粉。断面松泡，灰白色至焦黄色**。气微腥。

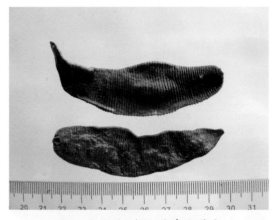

图 1 水蛭个（蚂蟥清水货）

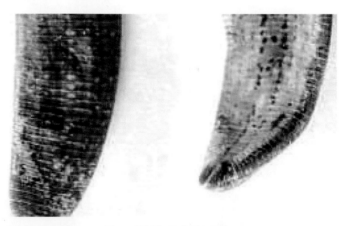

图 2 蚂蟥吸盘和斑点

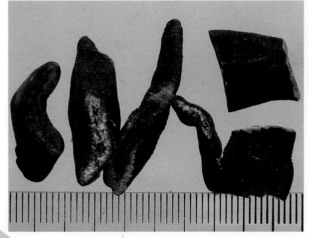

图 3 水蛭饮片

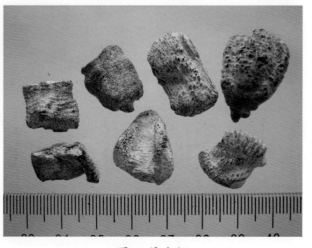

图 4 烫水蛭

【说明】（1）我国水蛭科动物有100多种，药典收载3种。最长和最短的相差10cm，价格悬殊。还有国外产的水蛭长达20cm，但价格不高（如图8）。

（2）水蛭加工有吊干货（把活水蛭吊起来使其自然晒干）、清水货（用开水烫死后干燥）、矾水货（用白矾水浸泡后干燥）、盐水货（用盐水浸泡后干燥）和死皮货（加工前自然死亡）等几种。好的吊干货、清水货价格每千克高达千元以上，矾水货要便宜近1/3，小水蛭、死皮货比吊干货便宜一半还多。买货不能光看价格，须注意质量。

（3）假药：山蛭也叫"旱蚂蟥"（如图5），亳州市场叫"云南血水蛭"。背腹两面都是黑色，没有水蛭那样的斑纹。

（4）劣药：①矾水货（又分不洗和洗净，价格有差异）外观色泽发乌，失去水蛭干品的自然黑色光泽；折断时干脆，舌舔之则先涩后麻而有刺舌感。②盐水货表面泛有白色的结晶盐，舌舔味咸。有些不法商贩将其放入墨汁中浸过后晒干，表面纹理、斑点不明显，手指搓擦可见墨色染手。③在鲜水蛭腹腔中充填石膏、水泥、砂石等，或插入小段焊条、铁丝等增重。④将已提炼出有效成分但外形完整的水蛭再晒干后出售，这种水蛭已没有药效，外观也失去自然黑色光泽，有的有裂纹，断面参差不齐如糟糠，体质轻泡。

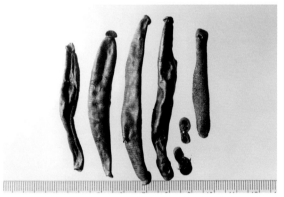

图5 假水蛭——森林山蛭（又称旱蚂蟥、云南血水蛭）

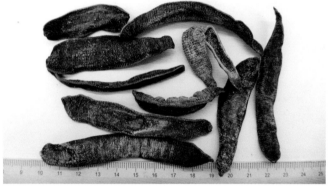

图6 矾水货（未洗）

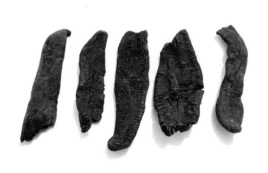

图7 水蛭提取残渣

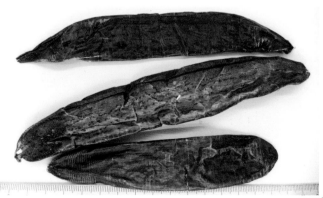

图8 进口大水蛭

111 / 玉竹 /

【药典摘要】

本品为百合科植物玉竹 *Polygonatum odoratum*（MilL.）Druce 的干燥根茎。秋季采挖，除去须根，洗净，**晒至柔软后，反复揉搓、晾晒至无硬心，晒干；或蒸透后，揉至半透明，晒干。**
炮制：除去杂质，洗净，润透，切厚片或段，干燥。

饮片性状：本品呈不规则类圆形**厚片或段。外表皮黄白色至淡黄棕色**，半透明，具纵皱纹，有时可见环节。**切面角质样或显颗粒性。**气微，**味甘，嚼之发黏。**

【说明】（1）玉竹的横切面有多数散在的小点（如图2），有的不太明显（如图1）。目前市场上卖的多是纵切片，也叫刨片（如图3）。

（2）药典规定玉竹来源只有一种，而其他资料还记载了同属的多种原植物，甚至与黄精的来源都有交叉。但饮片（尤其是薄片）单靠性状确定不到种，我们只能按药典要求验收。注意看：①直径小于0.3cm的不收；②颜色发暗发黑不透明的不收（如图4）；③尝味：不甜不黏的不收。

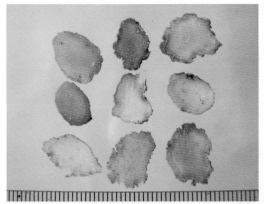
图1 玉竹片（维管束不明显）

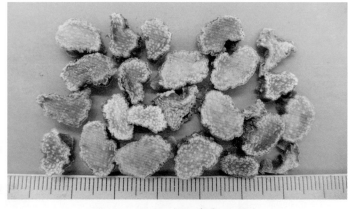
图2 玉竹段（维管束明显）

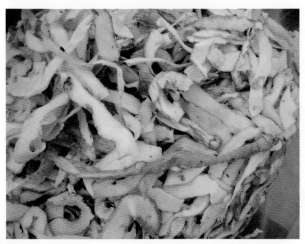
图3 玉竹纵片

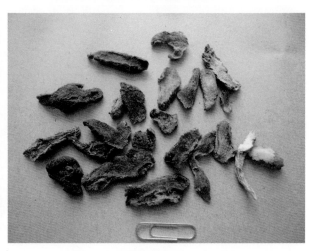
图4 劣玉竹（陈货、走油）

112 / 甘松 /

【药典摘要】

本品为败酱科植物甘松 *Nardostachys jatamansi* DC. 的干燥**根及根茎**。春、秋二季采挖，**除去泥沙和杂质，**晒干或阴干。炮制：除去杂质和泥沙，洗净，切长段，干燥。

性状：本品略呈圆锥形，多弯曲，长 5 ~ 18cm。根茎短小，**上端有茎、叶残基，呈**狭长的膜质片状或纤维状。外层黑棕色，内层棕色或黄色。根单一或数条交结、分枝或并列，直径0.3 ~ 1cm。表面棕褐色，皱缩，有细根和须根。**质松脆，易折断，**断面粗糙，**皮部深棕色，常呈裂片状，木部黄白色。气特异**，味苦而辛，有清凉感。

饮片：本品呈不规则的长段。根呈圆柱形，表面棕褐色。质松脆。切面皮部深棕色，常呈裂片状，木部黄内色。气特异，味苦而辛。

【说明】（1）甘松最明显的特点是：①"气特异"（有人说"香"有人说"臭"），那种浓浓的气味不开包装都能闻到。②"质松脆"，易碎断。所以甘松商品大多是个子货，如果切饮片就碎成一堆粉末了。

（2）甘松的根有多种情况：单一的、分枝的、数条交结（扭到一起）的或数条并列的，都是正品。

（3）甘松的伪品没见过，但劣品不少。地上部分太长或泥沙太多的，都不收。

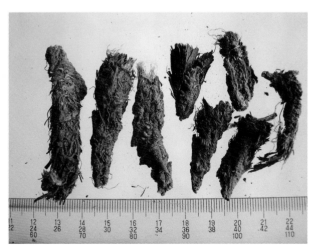

图 1 甘松个

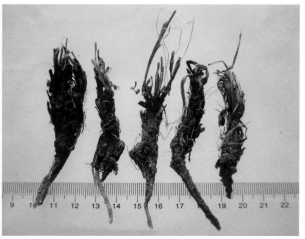

图 2 甘松根（茎叶残基明显）

5 画

135

113 / 甘草 /

【药典摘要】

本品为豆科植物甘草 *Glycyrrhiza uralensis* Fisch.、胀果甘草 *Glycyrrhiza inflata* Bat. 或光果甘草 *Glycyrrhiza glabra* L. 的干燥根和根茎。春、秋二季采挖，除去须根，晒干。炮制：［甘草片］除去杂质，洗净，润透，切厚片，干燥。

饮片性状：本品呈类圆形或椭圆形的厚片。**外表皮红棕色或灰棕色，具纵皱纹。切面略显纤维性，中心黄白色**，有明显放射状纹理及形成层环。质坚实，具粉性。**气微，味甜而特殊。**

/ 炙甘草 /

【药典摘要】

本品为甘草的炮制加工品。制法：取甘草片，照蜜炙法炒至黄色至深黄色，不粘手时取出，静置待凉。

饮片性状：本品呈类圆形或椭圆形切片。外表皮红棕色或灰棕色，微有光泽。切面黄色至深黄色，形成层环明显，射线放射状。略有黏性。具焦香气，味甜。

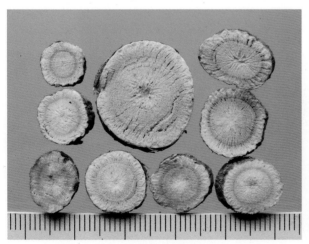

图 1 甘草横切片

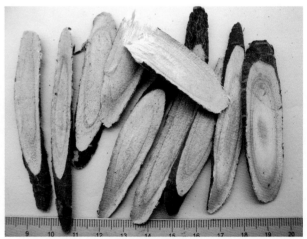

图 2 甘草斜切片

饮片
验收经验

136

【说明】（1）甘草最大的特点是味：入口即甜（是根茎类药最甜的），嚼烂后甜中稍苦，非常特殊。曾发现用苦甘草、红芪支根切片冒充甘草（如图3、4、5），饮片性状颇似正品，但苦甘草味苦不甜，红芪支根微甜有豆腥味，提取后的甘草饮片甜味很淡。所以验收甘草（包括炙甘草）一定要尝。

（2）注意药典规定甘草的最小直径是0.6cm，太小的不符合要求。但"甘草梢"是甘草细根末梢，越细越好。

（3）炙甘草应该是先用蜂蜜稍加水浸透心，再小火炒干。目前不少炮制者是先把甘草炒热，再加蜜水（有的是糖水或价廉的人工蜂蜜）炒干出锅，蜜只附在甘草表面没渗到内部。这样省蜜省工但质量差。还有的炒前连锅也不刷，炒出的成品脏脏的，卖相不好。

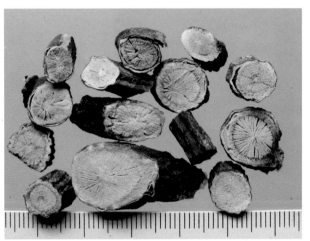

图3 假甘草（苦甘草）

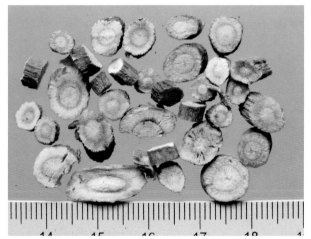

图4 假甘草（红芪支根片）

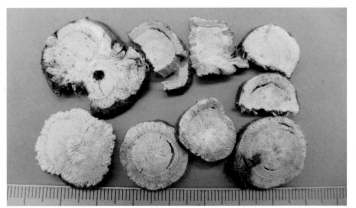

图5 提取后增重

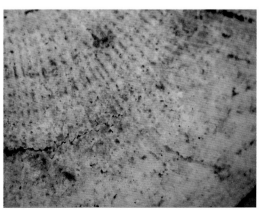

图6 增重粉放大

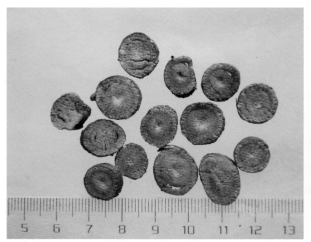

图7 炙甘草

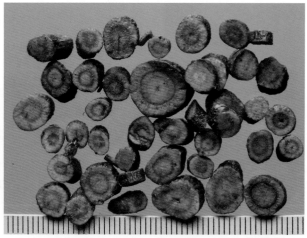

图8 假炙甘草（炙红芪）

114 / 甘遂 /

【药典摘要】

本品为大戟科植物甘遂 *Euphorbia kansui* T. N. Liou ex T. P. Wang 的干燥块根。春季开花前或秋末茎叶枯萎后采挖，**撞去外皮，晒干**。炮制：［生甘遂］除去杂质，洗净，干燥。［醋甘遂］取净甘遂，照醋炙法炒干。

性状：本品呈椭圆形、长圆柱形或连珠形，**长1～5cm，直径0.5～2.5cm。表面类白色或黄白色，凹陷处有棕色外皮残留**。质脆，易折断，断面粉性，白色，木部微显放射状纹理；长圆柱状者纤维性较强。气微，味微甘而辣。

炮制：［醋甘遂］本品形如甘遂，表面黄色至棕黄色，有的可见焦斑。微有醋香气，味微酸而辣。

【说明】甘遂有大毒，一般的药店都不经营，所以也没伪品。偶见劣品也是长期不用虫蛀发霉的。

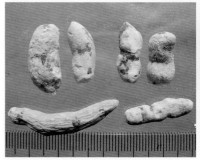

图1 甘遂个

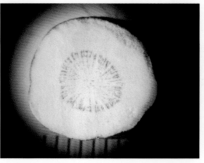

图2 甘遂横切片

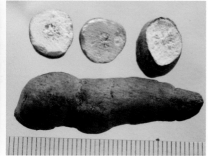

图3 醋甘遂个及断面

115 / 艾片（左旋龙脑）/

【药典摘要】

本品为菊科植物艾纳香 *Blumea balsamifera* （L.） DC. 的新鲜叶经提取加工制成的结晶。

性状：本品为白色半透明片状、块状或颗粒状结晶，质稍硬而脆，手捻不易碎。具清香气，味辛、凉，具挥发性，点燃时有黑烟，火焰呈黄色，无残迹遗留。

【说明】艾片价格甚高很少用，一般药店（房）都用冰片不用艾片，照片拍的是几十年前的商品。

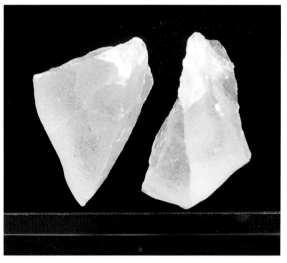

图 1 艾片

116 / 艾叶 /

【药典摘要】

本品为菊科植物艾 *Artemisia argyi* Levl. et Vant. 的干燥叶。夏季花未开时采摘，除去杂质，晒干。炮制：［艾叶］除去杂质及梗，筛去灰屑。［醋艾炭］取净艾叶，照炒炭法炒至表面焦黑色，喷醋，炒干。

性状：本品多皱缩、破碎，有短柄。完整叶片展平后呈卵状椭圆形，**羽状深裂，裂片椭圆状披针形，边缘有不规则的粗锯齿**；上表面**灰绿色或深黄绿色**，有稀疏的柔毛和腺点；**下表面密生灰白色茸毛。质柔软。气清香**，味苦。

［醋艾炭］本品呈不规则的碎片，表面黑褐色，有细条状叶柄。具醋香气。

【说明】（1）艾叶有野艾（如图3）、家艾（如图4）之分，都有同样香气但野艾更加浓郁。药典规定"羽状深裂，裂片椭圆状披针形，边缘有不规则的粗锯齿"，是野艾的特点。

（2）艾叶的主要特点是：①有特异的清香气，越香越好。②两面密被茸毛可任意揉搓，或团或条，可分可合。

（3）艾叶只用叶，饮片中的茎秆都是杂质。

5 画

139

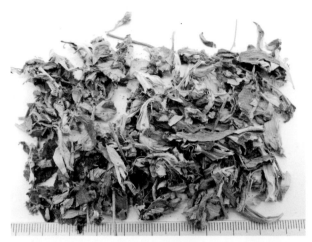

图 1 艾叶饮片

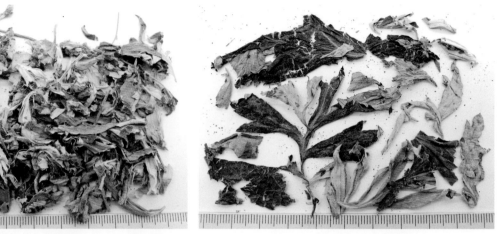

图 2 艾叶饮片摊开

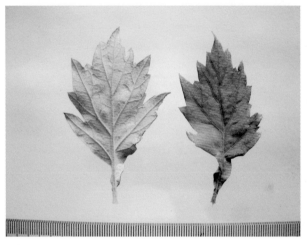

图 3 家艾叶（鲜）

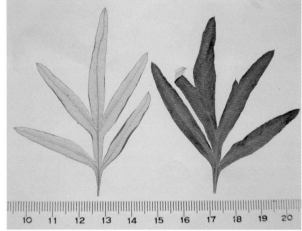

图 4 野艾叶（鲜）

117／石韦／

【药典摘要】

本品为水龙骨科植物庐山石韦 *Pyrrosia sheareri*（Bak.）Ching、石韦 *Pyrrosia lingua*（Thunb.）Farwell 或有柄石韦 *Pyrrosia petiolosa*（Christ）Ching 的干燥叶。全年均可采收，**除去根茎和根，**晒干或阴干。炮制：除去杂质，洗净，切段，干燥，筛去细屑。

饮片性状：本品呈丝条状。上表面黄绿色或灰褐色，**下表面密生红棕色星状毛。**孢子囊群着生侧脉间或下表面布满孢子囊群。叶全缘。**叶片革质。**气微，**味微涩苦。**

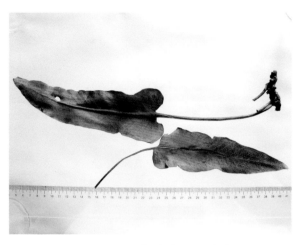

图 1 大叶石韦（庐山石韦）

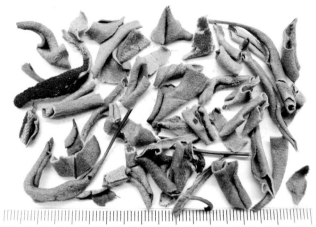

图 2 小叶石韦饮片

【说明】（1）石韦商品分为大叶石韦（如图 1）和小叶石韦（如图 2），共同特征是：①叶革质，全缘（如图 1、2）。②叶下表面都有星状毛（需用放大镜看，如图 5、6）。③有的叶上有孢子囊群（如图 4）。④味微涩苦。

（2）以前的药典规定石韦**用带根茎及根的全草**，2010 年版开始又规定用叶，那么根茎和根就都成了杂质。可市场惯性很难纠正，目前石韦饮片里都带杂质（如图 3 右），这个问题恐怕短期内难以解决。

（3）我国有石韦属植物近 40 种，很多都当药用，还有说瓦韦属和星蕨属的植物有当石韦用的。同一批货中可能有不同种的叶，大小宽窄不一。不止药典收载的 3 种，我们觉得药典应当尊重实际，扩大药用品种。

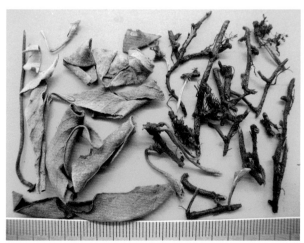

图 3 左：石韦饮片；右：杂质（石韦根茎）

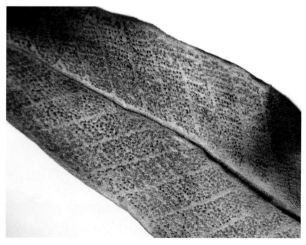

图 4 石韦的孢子囊群

5 画

141

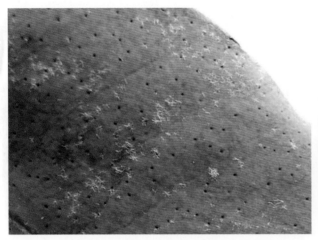

图 5 石韦叶上残存的星状毛（放大镜下）

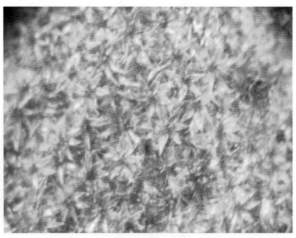

图 6 星状毛放大（解剖镜下）

118 / 石决明 /

【药典摘要】

本品为鲍科动物杂色鲍 *Haliotis diversicolor* Reeve 、皱纹盘鲍 *Haliotis discus* hannai Ino 、羊鲍 *Haliotis ovina* Gmelin 、澳洲鲍 *Haliotis ruber*（Leach）、耳鲍 *Haliotis asinina* Linnaeus 或白鲍 *Haliotis laevigata*（Donovan）的贝壳。夏、秋二季捕捞，去肉，洗净，干燥。炮制：［石决明］除去杂质，洗净，干燥，碾碎。［煅石决明］取净石决明，照明煅法煅至酥脆。

性状：［石决明］为不规则的碎块。灰白色，有珍珠样彩色光泽。质坚硬。气微，味微咸。

［煅石决明］为不规则的碎块或粗粉。灰白色无光泽，质酥脆。断面呈层状。

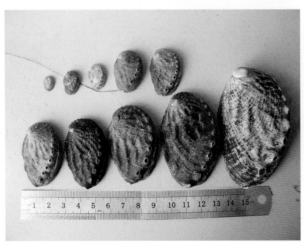

图 1 多种石决明（外面）

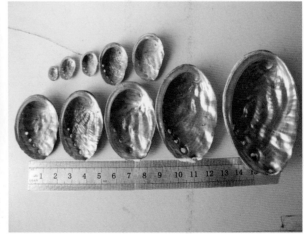

图 2 多种石决明（里面）

【说明】（1）石决明的种类很多（如图1、2），商品多是饮片，也有个子货。共同特点是里面有五彩光泽，即使是煅石决明（如图3）也能看出。

（2）贝壳入药必须用直火明煅，使其酥脆以便煎出药性，所以，药店进饮片应该是煅石决明。可是现在来货经常煅不透，甚至根本不用火煅，只是压碎。虽然成了小片但仍很坚硬，即使先煎也难煎出药性。验收应该退货，倒逼厂家改进。不好退的应通知调剂员临方捣细，另包先煎。

（3）煎不透的饮片中还有掺入珍珠母或其他贝壳的（如图4），这按药典的标准就是假药了。

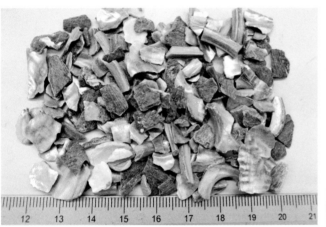

图 3 生石决明饮片

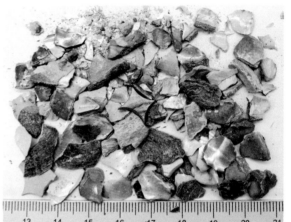

图 4 煅石决明饮片

119/石菖蒲

【药典摘要】

本品为天南星科植物石菖蒲 *Acorus tatarinowii* Schott 的干燥根茎。秋、冬二季采挖，除去须根和泥沙，晒干。炮制：除去杂质，洗净，润透，切厚片，干燥。

饮片性状：本品呈扁圆形或长条形的厚片。外表皮棕褐色或灰棕色，有的可见环节及根痕。切面纤维性，类白色或微红色，有明显环纹、多数维管束小点及棕色油点。**气芳香，味苦、微辛。**

【说明】（1）石菖蒲的伪品主要是水菖蒲，以粗细区别：石菖蒲直径 0.3 ~ 1cm，水菖蒲直径 0.8 ~ 2cm。

（2）石菖蒲的气味是质量的标志：①掰开一片嗅之，有很好闻的清香气，越香越好。②尝一下应该是味苦、微辛。不香不苦的不收。水菖蒲也有类似香气但味辛不苦。

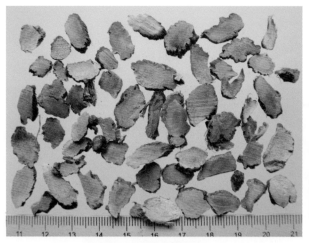

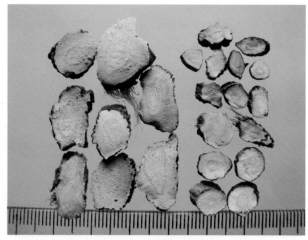

图1 石菖蒲饮片　　　　　　　　　　　图2 左起：水菖蒲、石菖蒲

120／石斛

【药典摘要】

本品为兰科植物金钗石斛 *Dendrobium nobile* Lindl.、鼓槌石斛 *Dendrobium chrysotoxum* Lindl. 或流苏石斛 *Dendrobium fimbriatum* Hook. 的栽培品及其同属植物近似种的新鲜或干燥茎。全年均可采收，鲜用者除去根和泥沙；干用者采收后，**除去杂质，用开水略烫或烘软，再边搓边烘晒，至叶鞘搓净，干燥。**炮制：［干石斛］除去残根，洗净，切段，干燥。［鲜石斛］洗净，切段。

饮片性状：［干石斛］本品呈**扁圆柱形或圆柱形的段。表面金黄色、绿黄色或棕黄色，有光泽，有深纵沟或纵棱，**有的可见棕褐色的节。**切面黄白色至黄褐色，**有多数散在的筋脉点。气微，**味淡或微苦，嚼之有黏性。**

［鲜石斛］呈圆柱形或扁圆柱形的段。直径0.4～1.2cm。表面黄绿色，光滑或有纵纹，肉质多汁。气微，味微苦而回甜，嚼之有黏性。

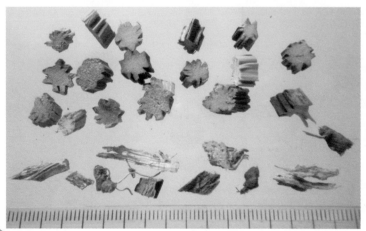

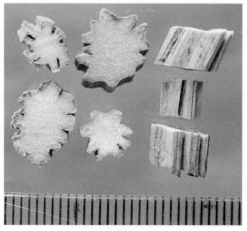

图1 石斛饮片　　　　　　　　　　　图2 石斛饮片放大

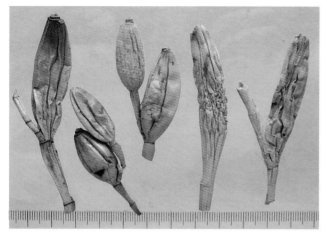

图3 伪品(金石斛类)

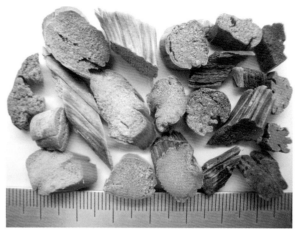

图4 伪品（金石斛类饮片，含劣药）

【说明】（1）干石斛饮片最好是长短一致（卖相好），颜色粗细相差不多（品种基本一致），外皮多数纵沟，切面边缘像花瓣一样（如图1、2）。山西不用鲜石斛，我们没遇见过。

（2）发现较粗的饮片要挑出来仔细看，如果和其他饮片的一样就是正品（如鼓槌石斛），如果外皮平滑或只有浅纵纹可能是金石斛类伪品（如图3、4）。

（3）对较细的外皮异常的饮片有可能是石仙桃类的伪品（如图5、6）。

（4）石斛饮片直径小于0.4cm的、切面颜色暗黑（如图7、8）的都不符合药典标准，不收。

（5）伪品：增重染色流苏石斛类，多数由缅甸进口，国内切段增重后染色而成。表面明显可见粉末状黄色异物附着，切面暗黄色，也可见黄色或白色粉末附着。体较重，质硬。舌舔断面有清凉感和刺舌感。

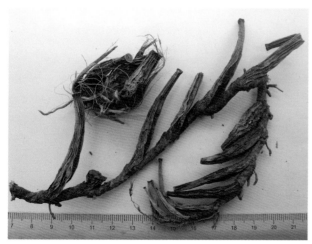

图5 伪品(石仙桃类植物个子)

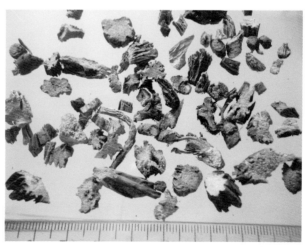

图6 掺有石仙桃类的石斛饮片

5 画

145

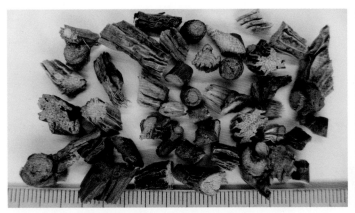

图 7 含陈货的石斛饮片

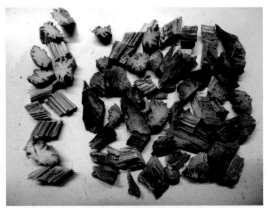

图 8 左图优劣分开

121 / 石榴皮 /

【药典摘要】

本品为石榴科植物石榴 *Punica granatum* L. 的干燥果皮。秋季果实成熟后收集果皮，晒干。炮制：［石榴皮］除去杂质，洗净，切块，干燥。［石榴皮炭］取净石榴皮块，照炒炭法炒至表面黑黄色、内部棕褐色。

性状：本品呈不规则的片状或瓢状，大小不一，厚 1.5 ~ 3mm。外表面红棕色、棕黄色或暗棕色，略有光泽，粗糙，有多数疣状突起，有的有突起的筒状宿萼及粗短果梗或果梗痕。内表面黄色或红棕色，有隆起呈网状的果蒂残痕。质硬而脆，断面黄色，略显颗粒状。气微，味苦涩。

饮片：［石榴皮］本品呈不规则的长条状或不规则的块状。外表面红棕色、棕黄色或暗棕色，略有光泽，有多数疣状突起，有时可见筒状宿萼及果梗痕。内表面黄色或红棕色，有种子脱落后的小凹坑及隔瓢残迹。切面黄色或鲜黄色，略显颗粒状。气微，味苦涩。

［石榴皮炭］本品形如石榴皮丝或块，表面黑黄色，内部棕褐色。

【说明】石榴皮基本无伪品，验收一定要尝尝是不是苦涩，越苦涩疗效越好。但内表面残留种子或泥土等杂质过 6% 的（如图 2），不收。

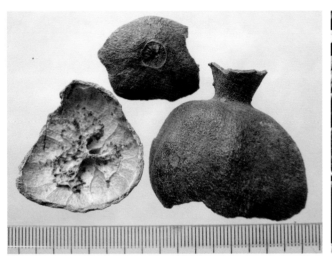

图1 石榴皮个

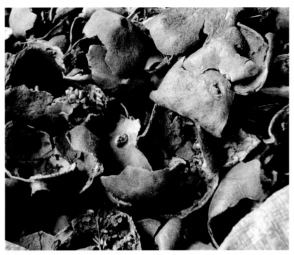

图2 劣石榴皮（含种子、泥土）

122 / 石膏 /

【药典摘要】

本品为硫酸盐类矿物硬石膏族石膏，主含含水硫酸钙（$CaSO_4 \cdot 2H_2O$），采挖后，除去杂石及泥沙。炮制：打碎，除去杂石，粉碎成粗粉。

性状：本品为纤维状的集合体，呈长块状、板块状或不规则块状。白色、灰白色或淡黄色，有的半透明。体重，**质软，纵断面具绢丝样光泽。**气微，**味淡。**

/ 煅石膏 /

【药典摘要】

本品为石膏的炮制品。

性状：本品为白色的粉末或酥松块状物，表面透出微红色的光泽，不透明。体较轻，质软，易碎，捏之成粉。气微，味淡。

【说明】（1）看：是不是白或淡黄？是否含杂石、泥土？对光照视，2～3cm的块应该透光。

（2）刮：用指甲刻划。石膏的硬度是2，人指甲的硬度是2.5，应该很容易刮下石膏粉末而指甲不会刮坏。

（3）对粉末状的商品要用放大镜细看，应该呈纤维状和小块状（如图3）。

（4）验收煅石膏，可取一点样品放容器内，加水调成稀糊状，摊薄，几分钟后会凝成固体。符合这个特点的就是正品，不能凝成固体的不收。

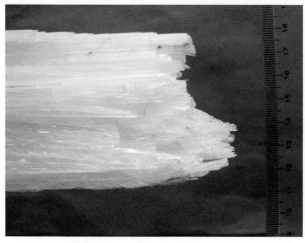

图1 石膏纤维状结构

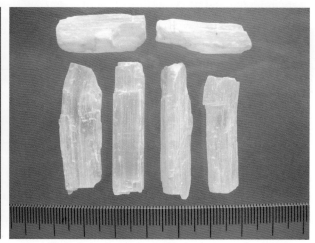

图2 石膏小粒

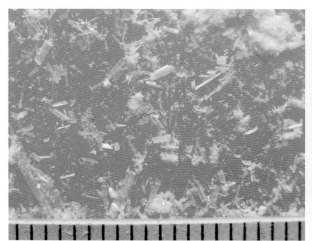

图3 石膏粉末（放大）

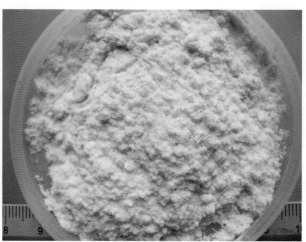

图4 煅石膏粉

123 / 布渣叶 /

【药典摘要】

本品为椴树科植物破布叶 *Microcos paniculata* L.的干燥叶。夏、秋二季采收，除去枝梗和杂质，阴干或晒干。

性状：本品多皱缩或破碎。完整叶展平后呈卵状长圆形或卵状矩圆形，长 8 ~ 18cm，宽 4 ~ 8cm。**表面黄绿色、绿褐色或黄棕色。先端渐尖，基部钝圆，稍偏斜，边缘具细齿。基出脉 3 条，侧脉羽状，小脉网状。具短柄，叶脉及叶柄被柔毛。纸质，易破碎。气微，味淡，微酸涩。**

【说明】布渣叶主产于广东、广西，属冷背药，价低，一般不会有伪品。破碎饮片主要从叶柄短（一般 5mm 左右）、叶基不对称（主脉两边大小不同）、基出脉 3 条、叶缘细齿来确认。

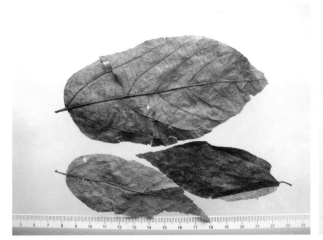

图 1 布渣叶药材

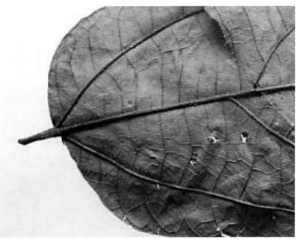

图 2 布渣叶基部

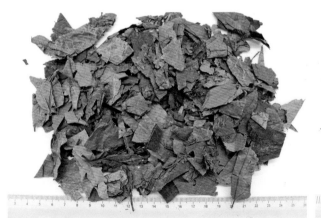

图 3 布渣叶饮片

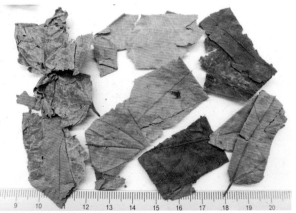

图 4 布渣叶饮片（摊开）

5 画

149

124 / 龙胆 /

【药典摘要】

本品为龙胆科植物条叶龙胆 *Gentiana manshurica* Kitag.、龙胆 *Gentiana scabra* Bge.、三花龙胆 *Gentiana triflora* Pall. 或坚龙胆 *Gentiana rigescens* Franch. 的干燥根和根茎。前三种习称"龙胆"，后一种习称"坚龙胆"。春、秋二季采挖，洗净，干燥。炮制：除去杂质，洗净，润透，切段，干燥。

饮片性状：[龙胆]本品呈不规则形的段。根茎呈不规则块片，表面暗灰棕色或深棕色。根圆柱形，**表面淡黄色至黄棕色，有的有横皱纹**，具纵皱纹。切面皮部黄白色至棕黄色，**木部色较浅。气微，味甚苦。**

[坚龙胆]本品呈不规则形的段。**根表面无横皱纹**，膜质外皮已脱落，表面黄棕色至深棕色。**切面皮部黄棕色，木部色较浅。**

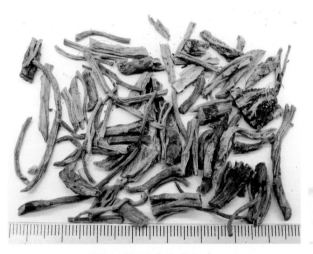

图 1 龙胆（北龙胆）

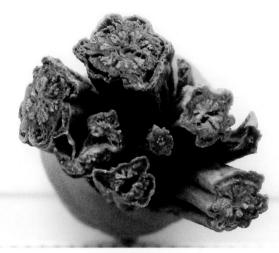

图 2 龙胆根断面放大

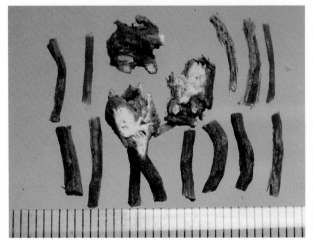

图 3 坚龙胆（南龙胆）

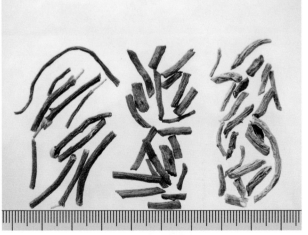

图 4 左起：坚龙胆、牛膝细根、桔梗细根

【说明】（1）市场商品分北、南两种：北龙胆又叫关龙胆（药典称"龙胆"），南龙胆又叫云龙胆（药典称"坚龙胆"）。两种龙胆都要苦，越苦越好。

（2）北龙胆的根最少有一半表面有横环纹，饮片里也能看到（如图1）。断面有一圈小点（如图2），一般不带地上部分。而南龙胆却经常带较长的地上茎，饮片中也能见到（如图8）。

（3）南龙胆根表面多呈棕红色，断面有圆形的白色木心，约占根直径的一半左右（如图5）。饮片常有中空的地上茎（如图5、8），如超过3%即为劣药，应拒收。

（4）两种龙胆的根茎也是药用部位，但目前一些商家只要根不要根茎，人为地提高了龙胆价格，这是没必要的。

（5）曾有人用桃儿七的根作南龙胆销售，引起中毒死亡。桃儿七的根断面木心小，只占根直径的1/5到1/4，而且木心是星角状的，不是圆形（如图6）。

（6）南龙胆较北龙胆便宜，但其饮片常被掺假，除上所述根茎、桃儿七等，还发现牛膝细根、桔梗细根（如图4），防不胜防。所以我们的南龙胆只要个子货，自己捣碎，这样保险。但要求除去空心的地上茎。

（7）图7是朋友拿来的假龙胆，说市场上叫"草龙胆"，卖价很低。我们就拍了照片，给大家提个醒。

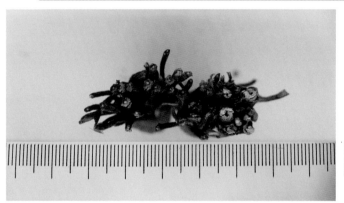

图5 坚龙胆横切面（右边空心的是地上茎）

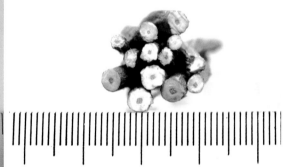

图6 桃儿七根横切面

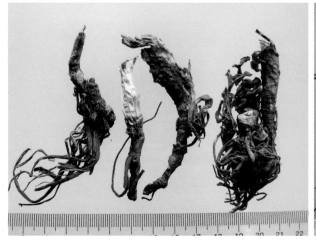

图7 假龙胆（草龙胆）

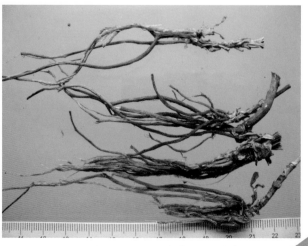

图8 南龙胆个子（带地上茎）

5 画

151

125 / 龙眼肉 /

【药典摘要】

本品为无患子科植物龙眼 *Dimocarpus longan* Lour. 的假种皮。夏、秋二季采收成熟果实，干燥，除去壳、核，晒至干爽不黏。

性状：本品为纵向破裂的不规则薄片，或呈囊状，长约1.5cm，宽2～4cm，厚约0.1cm。**棕黄色至棕褐色**，半透明。外表面皱缩不平，**内表面光亮而有细纵皱纹**。薄片者质柔润，囊状者质稍硬。气微香，**味甜**。

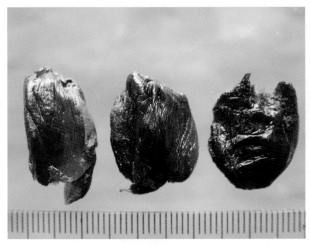

图1 龙眼肉（果实干燥后剥取）

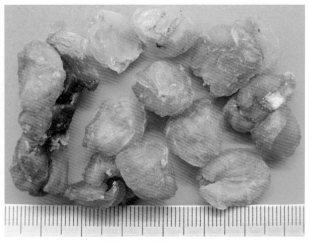

图2 龙眼肉（新鲜果肉烘干）

【说明】（1）药市的龙眼肉有两种：一种是从干燥果实剥取，片状、色深（如图1），符合药典记述。另一种是剥取新鲜果肉烘干，球状、色浅（如图2），价高，药行少用。

（2）龙眼肉掺假：①硫黄熏后用白糖水浸泡再干燥。比较厚实，分量重，颜色偏白。摸之粘手，嗅之有硫黄气，口尝甜味明显，甜得发腻。没有龙眼肉特有的气味。②用高浓度红糖水浸泡后再干燥。较正品肉厚，分量重，颜色较深甚至呈紫褐色，常黏结成块，揭开黏结的龙眼肉，可见其中有红糖粒。摸之粘手，易吸潮。红糖味明显，龙眼肉特有气味淡或无。③掺果酱。较正品肉厚，分量重。常数片黏结，表面有小颗粒，揭开看常发现有果酱。光泽度差，内表面看不到细密的纵皱纹。摸之粘手，易吸潮。有果酱气味。④用染色葡萄干、樱桃干冒充。大小、颜色类似龙眼肉，常数片粘结成块。细看有人为加工的痕迹。味微甜或有明显糖味，无龙眼肉特有气味。水浸后脱色。⑤荔枝肉冒充。干荔枝剥取的果肉厚，棕褐色，不透光（如图4）。伪品虽多，也有办法。可买些桂圆干果放在验收场地，验收龙眼肉时先捏碎果皮，剥下果肉看、摸、闻、尝，再与商品对照。此法对经验不多者极为实用。

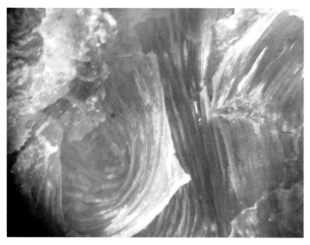

图 3 龙眼肉内表面纹理（放大）

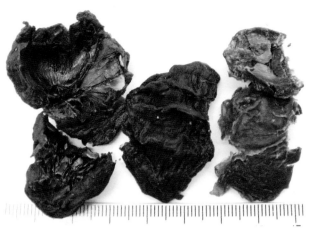

图 4 左：荔枝肉；右：龙眼肉

126 /龙脷叶/

【药典摘要】

本品为大戟科植物龙脷叶 *Sauropus spatulifolius* Beille 的干燥叶。夏、秋二季采收，晒干。

性状：本品呈团状或长条状皱缩，展平后呈长卵形、卵状披针形或倒卵状披针形，表面黄褐色、黄绿色或绿褐色，**长 5 ~ 9cm，宽 2.5 ~ 3.5cm。先端圆钝稍内凹而有小尖刺**，基部楔形或稍圆，**全缘或稍皱缩成波状。下表面中脉腹背突出**，基部偶见柔毛，**侧脉羽状，5 ~ 6 对，于近外缘处合成边脉；叶柄短。气微，味淡、微甘。**

【说明】龙脷叶属冷背药，叶片厚纸质，商品中常见卷曲着的完整叶（如图1）。龙脷叶最突出的特征是，先端稍内凹，有1枚小尖刺（如图2）。

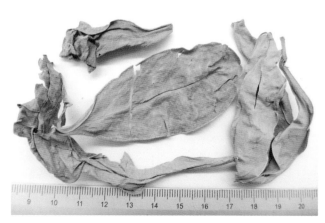

图 1 龙脷叶

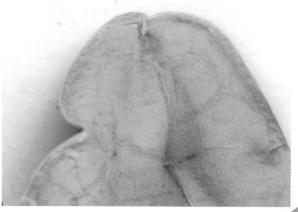

图 2 龙脷叶先端小尖刺及叶缘

5 画

153

127 / 平贝母 /

【药典摘要】

本品为百合科植物平贝母 *Fritillaria ussuriensis* Maxim. 的干燥鳞茎。春季采挖，除去外皮、须根及泥沙，晒干或低温干燥。炮制：除去杂质，用时捣碎。

性状：本品呈扁球形，高 0.5～1cm，直径 0.6～2cm。表面黄白色至浅棕色，外层鳞叶 2 瓣，肥厚，大小相近或 1 片稍大抱合，**顶端略平或微凹入，常稍开裂；**中央鳞片小。质坚实而脆，断面粉性。气微，**味苦。**

【说明】平贝母大小悬殊（如图 1）。小的（5mm 以下）有"怀中抱月"的特点，颇似川贝中的松贝。但"月"（小瓣）比"怀"（大瓣）短，大瓣顶端钝圆不尖（如图 2），味入口即苦，这三点可与松贝区别。个大的（5mm 以上）特点就是"平"——两面都平坦（如图 1），而其他贝母都是下平上尖，很好区别。

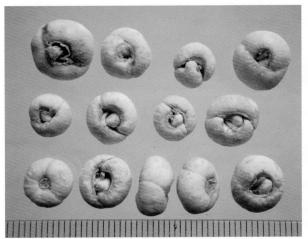
图 1 平贝母上、下、侧面观

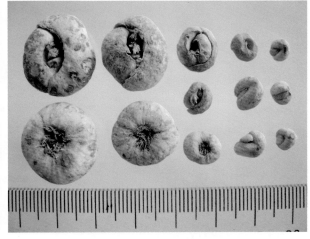
图 2 平贝母大小（小者常冒充川贝母）

128 / 北刘寄奴 /

【药典摘要】

本品为玄参科植物阴行草 *Siphonostegia chinensis* Benth. 的干燥全草。秋季采收，除去杂质，晒干。炮制：除去杂质，洗净，切段，干燥。

饮片性状：本品呈不规则的段。**茎呈圆柱形，有棱，表面棕褐色或黑棕色，被短毛。**切面黄白色，中空或有白色髓。**花萼长筒状，黄棕色至黑棕色，有明显 10 条纵棱，先端 5 裂。**蒴果狭卵状椭圆形，较萼稍短，棕黑色，种子细小。

【说明】 北刘寄奴最明显的就是带纵棱的花萼（如图3），没有伪品。

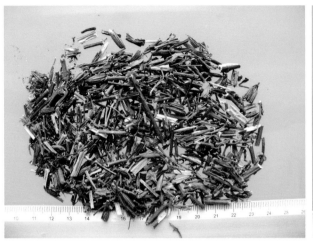

图 1 北刘寄奴饮片（集中）

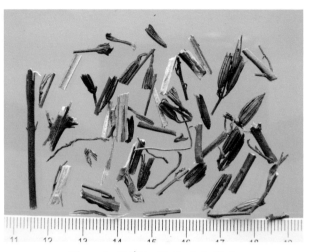

图 2 北刘寄奴饮片（分散）

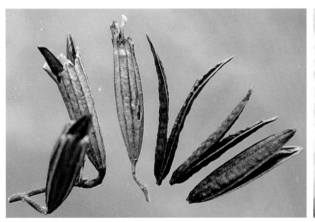

图 3 北刘寄奴花萼及蒴果壳

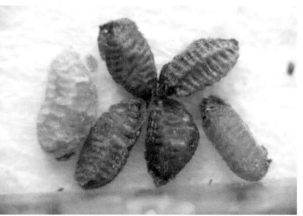

图 4 北刘寄奴种子放大

129 / 北豆根 /

【药典摘要】

本品为防己科植物蝙蝠葛 *Menispermum dauricum* DC. 的干燥根茎。春、秋二季采挖，除去须根和泥沙，干燥。炮制：除去杂质，洗净，润透，切厚片，干燥。

饮片性状：本品为不规则的**圆形厚片**。表面淡黄色至棕褐色，**木部淡黄色，呈放射状排列，纤维性，中心有髓，白色。气微，味苦。**

【说明】（1）北豆根断面"车轮纹"，味苦是主要特征，没有伪品。但不苦的不收。

（2）药典规定：北豆根杂质不超过5%。杂质主要指地上茎、须根和泥沙等。

5 画

155

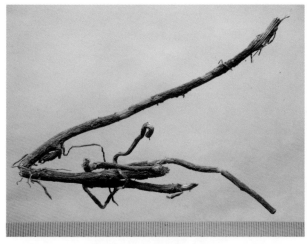

图 1 北豆根个子

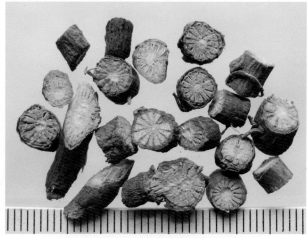

图 2 北豆根饮片

130 / 北沙参 /

【药典摘要】

本品为伞形科植物珊瑚菜 *Glehnia littoralis* Fr.Schmidt ex Miq. 的干燥根。夏、秋二季采挖，**除去须根，洗净，稍晾，置沸水中烫后，除去外皮，干燥**。或洗净直接干燥。炮制：除去残茎和杂质，略润，切段，干燥。

性状：本品呈细长圆柱形，偶有分枝，长 15 ~ 45cm，**直径 0.4 ~ 1.2cm。表面淡黄白色，略粗糙，偶有残存外皮，不去外皮的表面黄棕色。全体有细纵皱纹和纵沟，并有棕黄色点状细根痕；顶端常留有黄棕色根茎残基；**上端稍细，中部略粗，下部渐细。**质脆，易折断，断面皮部浅黄白色，木部黄色。气特异，味微甘。**

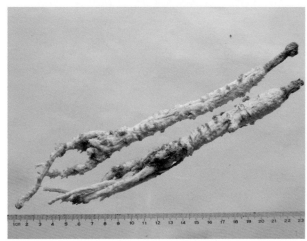

图 1 北沙参个

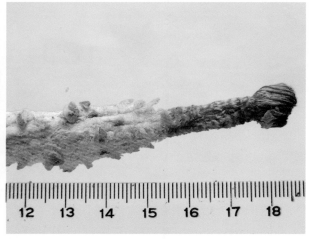

图 2 北沙参根茎残基及点状细根痕

【说明】（1）我们见过的北沙参饮片都是烫后去了皮的，烫的温度和时间不同决定了饮片的颜色深浅不一。为了使北沙参呈现白色常用硫黄熏，现在熏硫的少了，所以淡黄棕色的多了。主要是尝，味淡而微甘是正品。有酸味的是熏硫的。

（2）北沙参特点：①去皮者外表面不平，散布有许多凸起物（横向皮孔及细根痕，如图1、2）。顶端有较细的棕色根茎，切制前都除掉了，所以饮片里看不到。②横切面木部较大，多占直径一半以上，木部的导管束多呈 V 状。木部之外有一圈较宽的深色环，感觉像是油浸的样子（如图3、4），这是北沙参一大特点。③药典说"气特异"，但饮片嗅之气微，口尝味淡，久嚼觉微有点甜味，不酸不苦。

（3）文献载北沙参的假药有：伞形科植物迷果芹 *Sphallerocarpus gracilis*（Bess.）K.–Pol. 的干燥根，伞形科植物硬阿魏 *Ferula bungeana* Kitag. 的干燥根；石竹科植物石生蝇子草 *Silene tatarinowii* Regel 的干燥根，但对饮片与北沙参的区别语焉不详。我们遇到两次伪品，外表面、断面、气味都与正品不同（如图5、6），也不知是何植物。附照于此，请高明者指教。

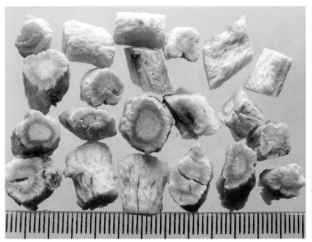

图 3 北沙参饮片

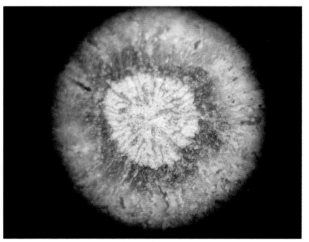

图 4 北沙参横切面（放大）

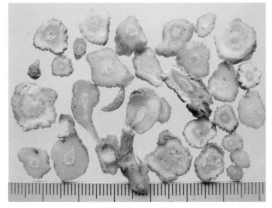

图 5 假北沙参 1

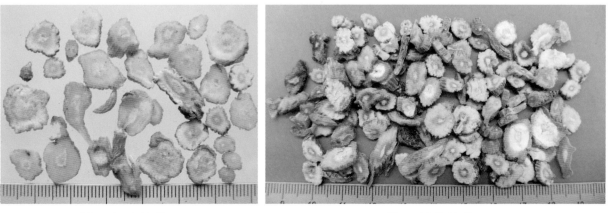

图 6 假北沙参 2

157

【药典摘要】

本品为冬青科植物冬青 *Ilex chinensis* Sims 的干燥叶。秋、冬二季采收，晒干。

性状：本品呈椭圆形或狭长椭圆形，长 6 ~ 12cm，宽 2 ~ 4cm。先端急尖或渐尖，基部楔形，边缘具疏浅锯齿。上表面棕褐色或灰绿色，有光泽；下表面色较浅；叶柄长 0.5 ~ 1.8cm。革质。气微清香，味苦、涩。

【说明】四季青在北方极少用。我们就验收了这一次。

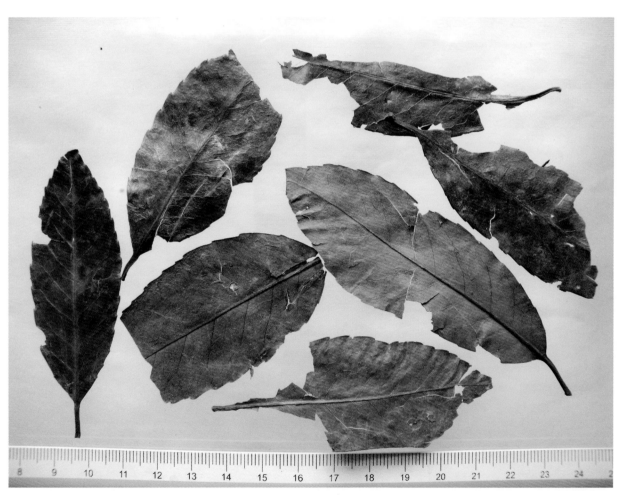

图 1 四季青

【药典摘要】

本品为姜科植物姜 *Zingiber officinale* Rosc. 的新鲜根茎。秋、冬二季采挖，除去须根和泥沙。炮制：［生姜］除去杂质，洗净，用时切厚片。［姜皮］净生姜，剥取外皮。

性状：本品呈不规则块状，略扁，具指状分枝，长 4 ~ 18cm，厚 1 ~ 3cm。表面黄褐色或灰棕色，有环节，分枝顶端有茎痕或芽。质脆，易折断，断面浅黄色，内皮层环纹明显，维管束散在。**气香特异，味辛辣。**

饮片：［生姜］本品呈不规则的厚片，可见指状分枝。切面浅黄色，内皮层环纹明显，维管束散在。气香特异，味辛辣。

【说明】（1）生姜必须鲜用。生姜片一般切成硬币厚。

（2）生姜皮略有姜气，应检查是否霉变。

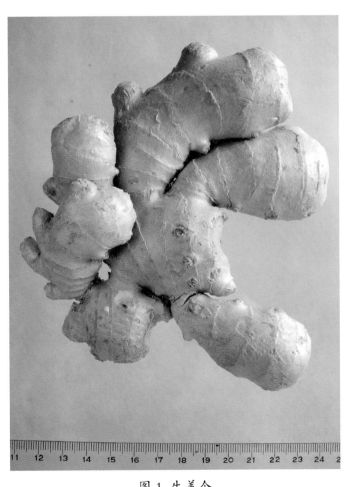

图 1 生姜个

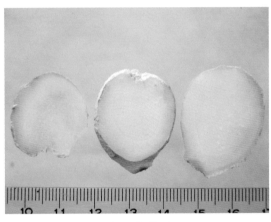

图 2 生姜片

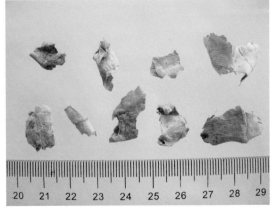

图 3 生姜皮

133 / 仙茅 /

【药典摘要】

本品为石蒜科植物仙茅 *Curculigo orchioides* Gaertn. 的干燥根茎。秋、冬二季采挖，除去根头和须根，洗净，干燥。炮制：除去杂质，洗净，切段，干燥。

性状：本品呈圆柱形，略弯曲，**长 3 ~ 10cm，直径 0.4 ~ 1.2cm**。表面棕色至褐色，粗糙，有**细孔状的须根痕和横皱纹**。质硬而脆，易折断，断面不平坦，**灰白色至棕褐色，近中心处色较深**。气微香，味微苦、辛。

饮片：本品呈类圆形或不规则形的厚片或段，外表皮棕色至褐色，粗糙，有的**可见纵横皱纹和细孔状的须根痕**。切面灰白色至棕褐色，有多数棕色小点，中间有深色环纹。气微香，味微苦、辛。

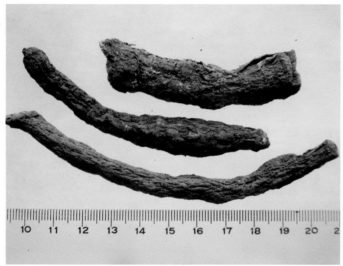

图 1 仙茅个子

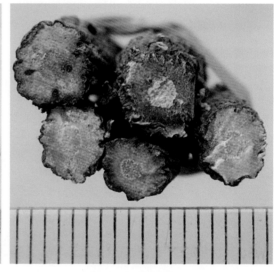

图 2 仙茅横切面

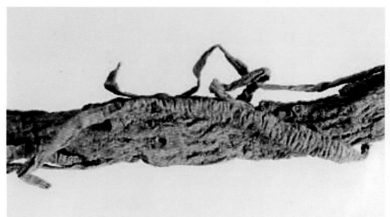

图 3 仙茅表面根痕及须根

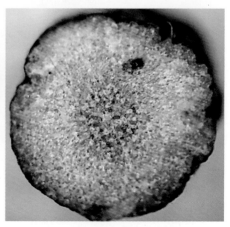

图 4 仙茅横切面（放大）

【说明】（1）仙茅鉴别真伪优劣主要有三招。①看须根痕：仙茅表面有许多小孔状的须根痕，每个须根痕周围有一个高起的小环。须根很像虫子蛀的孔，但蛀孔周围没有小环。这个特点是独一无二的，其他植物都没有。个子货更明显，饮片也多数可见（如图1、3）。②看切面的圈点：仙茅的横切面有一个白色的圈，约占直径的1/3，圈内圈外都有多数小点散在分布（如图2、4）。这虽然是单子叶植物根茎的共同特点，但与双子叶植物如芍药细根冒充的伪品（如图6、7）区别明显。③尝味：仙茅味微苦、辛，不是这个味的非伪即劣，都不能收。

（2）仙茅要求"除去根头和须根"，根头我们没见过，个子货上带须根（扁纺锤状有细密横纹，如图3）的不少，如超过4%，就属劣药，不收。

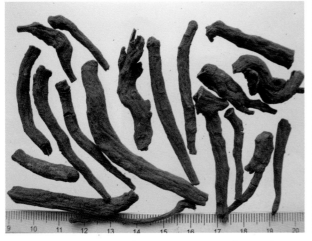

图5 假仙茅1（芍药根稍，黑白芍尾子）

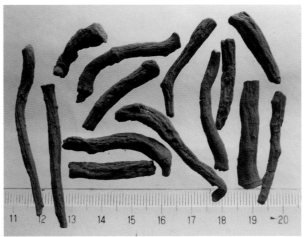

图6 假仙茅2（品种不明）

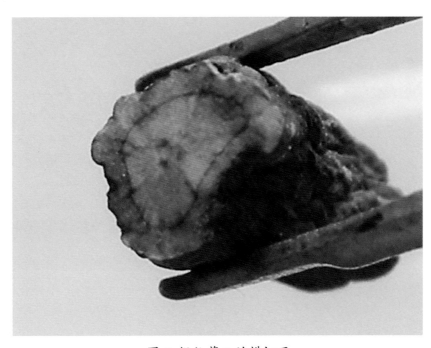

图7 假仙茅2的横切面

5 画

161

【药典摘要】

本品为蔷薇科植物龙芽草 *Agrimonia pilosa* Ledeb. 的干燥地上部分。夏、秋二季茎叶茂盛时采割，除去杂质，干燥。炮制：除去残根和杂质，洗净，稍润，切段，干燥。

饮片性状：本品为不规则的段，茎多数方柱形，有纵沟和棱线，有节。切面中空。叶多破碎，暗绿色，边缘有锯齿；托叶抱茎。有时可见黄色花或带钩刺的果实，气微，味微苦。

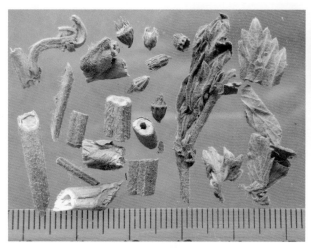

图 1 仙鹤草

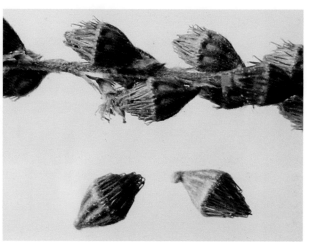

图 2 仙鹤草果实（放大）

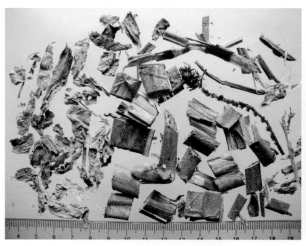

图 3 假仙鹤草（品种不明）

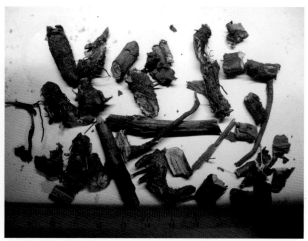

图 4 仙鹤草商品中挑出的杂质（地下部分）

135 / 白及 /

【药典摘要】

本品为兰科植物白及 *Bletilla striata* （Thunb.） Reichb. f. 的干燥块茎。夏、秋二季采挖，**除去须根**，洗净，**置沸水中煮或蒸至无白心，晒至半干，除去外皮，晒干。**炮制：洗净，润透，切薄片，晒干。

性状：本品呈不规则扁圆形，**多有2～3个爪状分枝，**长1.5～5cm，厚0.5～1.5cm。表面灰白色或黄白色，**有数圈同心环节和棕色点状须根痕，上面有突起的茎痕，下面有连接另一块茎的痕迹。质坚硬，**不易折断，断面类白色，角质样。气微，味苦，嚼之有黏性。

饮片：本品呈不规则的**薄片。**外表皮灰白色或黄白色。**切面类白色，角质样，半透明，维管束小点状，散生。质脆。**气微，味苦，嚼之有黏性。

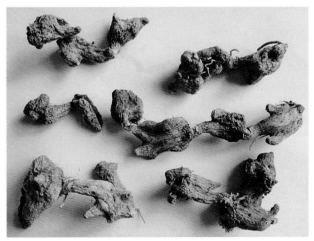

图 1 根白而连及生长，故名白及

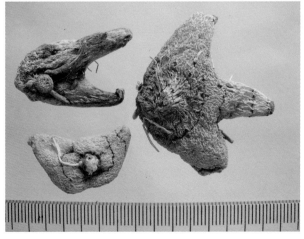

图 2 白及个

5 画

【说明】（1）白及因"色白连及"而得名（如图1），来货有个有片。个子货相对好认（如图2），饮片伪劣难辨。主要看①有没有爪：每个白及都有2~3个爪状分支（如图1、2），多数饮片也能看到（如图3）。尤其注意无爪的饮片，须凭其他性状细辨真伪。②表面纹理：图2的细浅皱纹、环纹、茎痕、根痕等特点，在饮片外皮上总能看到一些（如图3~5），若没有这些特点或与正品个子不同的（如图6~8），再验质、味。③硬不硬：白及质地十分坚硬，个子、饮片都牙咬无痕，饮片掰之费劲。如牙咬可碎轻折即断，非假即劣。④味苦不苦、黏不黏：白及苦得让人皱眉，嚼烂后特别黏，甚至粘在牙上，舌头都舔不下来，这是白及最主要的特点。凡不苦、微苦或甜（图6~8）、不黏或微黏的（图6~12），都不能收。

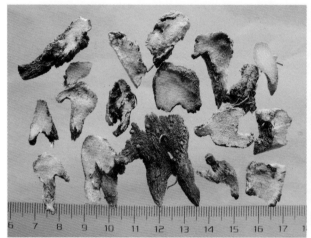

图 3 白及饮片

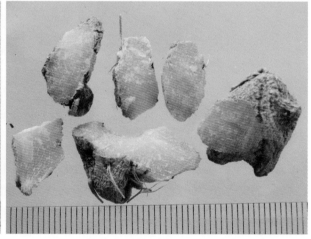

图 4 白及饮片（块）

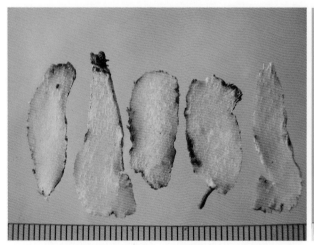

图 5 白及片（爪少，但硬、苦、黏）

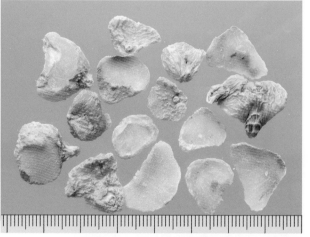

图 6 假白及片（黄花白及）

（2）白及个片都应以个大饱满、肥实无皮者为佳。个小、瘪瘦、干枯，甚至发黑者多是劣品（如图 10 ~ 12），有的甚至是伪品（如图 13 ~ 15）。还有时把正品伪品掺到一块卖（如图 16）。

（3）白及近年用途大增又不易种植，货源减少价格猛涨（每千克价格已达近千元），于是抢青、造假、增重、残渣等伪劣问题一时齐发，使白及商品十分混乱，见到一批正品都很难。上文只说了我们见过的伪劣品，听说的如知母片、山慈菇冒充白及等都未提到。验收白及要掌握"爪、纹、硬、苦、黏"5 大特点，尤其是"硬、苦、黏"必须俱全，才能收货。

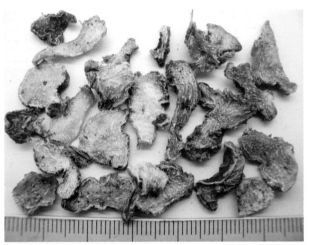

图 7 假白及片（黄精 1）

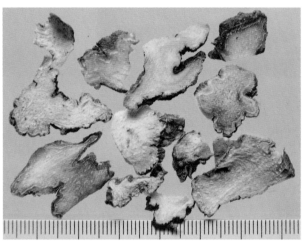

图 8 假白及片（黄精 2）

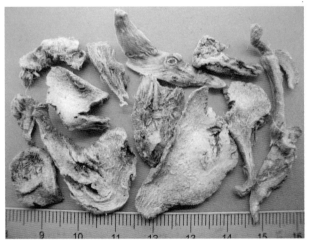

图 9 假白及片（水白及）

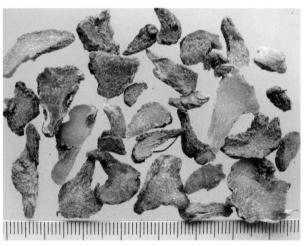

图 10 劣白及片（不苦不黏，怀疑被提取过）

5 画

165

（4）我国白及属有4种植物，各地都当白及用，地方标准也承认。药典只规定白及1种能用，这就使华白及、黄花白及、小白及都成了伪品，这3种的块茎与正品更相像，又增加了鉴别难度。验收时间有限，我们做不到逐个鉴定。既然地方标准都收载了其他白及而功效又相似，何不都载入药典？

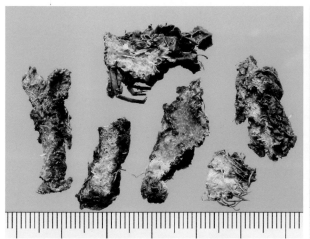

图11 假白及片（提取过的残渣，不苦不黏）

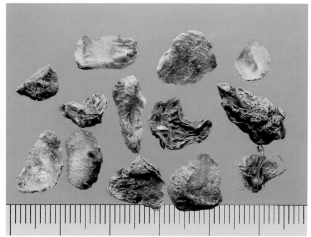

图12 劣白及片（采收过早，瘪瘦，味微苦，黏性差）

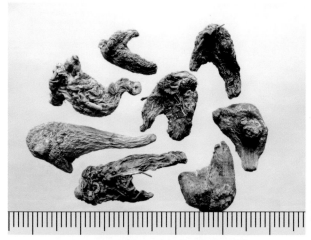

图13 假白及个（较瘦小，淡黄棕色，长1.3～2.5cm）

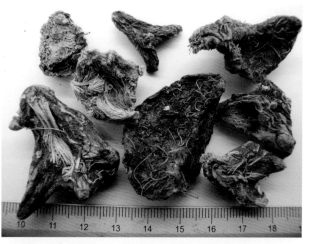

图14 假白及个（"水白及"）

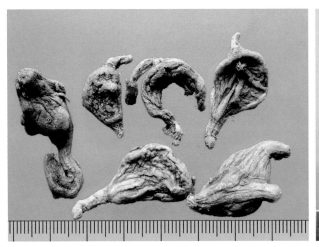

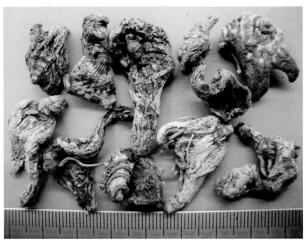

图 15 假白及个（兰科植物块茎，短小瘪瘦）

图 16 白及个中掺伪品

136 / 白术 /

【药典摘要】

本品为菊科植物白术 *Atractylodes macrocephala* Koidz. 的干燥根茎。冬季下部叶枯黄、上部叶变脆时采挖，除去泥沙，**烘干或晒干，再除去须根。**炮制：[白术]除去杂质，洗净，润透，切厚片，干燥。[麸炒白术]将蜜炙麸皮撒入热锅内，待冒烟时加入白术片，炒至黄棕色、逸出焦香气，取出，筛去蜜炙麸皮。

性状：[白术]本品呈不规则的厚片。外表皮灰黄色或灰棕色。**切面黄白色至淡棕色，散生棕黄色的点状油室，**木部具放射状纹理；**烘干者切面角质样，色较深或有裂隙。气清香，味甘、微辛，嚼之略带黏性。**

[麸炒白术]本品形如白术片，表面黄棕色，偶见焦斑。略有焦香气。

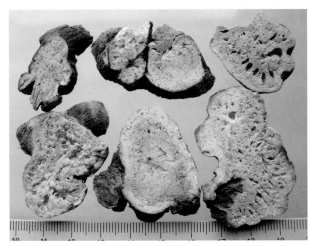

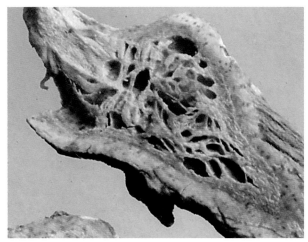

图 1 白术饮片（晒干）

图 2 白术饮片（油点）

【说明】（1）白术饮片伪品我们见过的有芍药根头（如图4、5）、土木香根头（如图6），听说过的有菊三七、关苍术、皖南白术（如图10）等。这些在颜色、油点、纹理与正品有些相近，但只要熟知正品白术的特征，很容易区别。①切面的孔隙：白术饮片切面都有许多大小不一的孔隙（白术切面裂隙都呈孔状，本文特称其为"孔隙"，表示与其他植物长条状的裂隙不同），多数孔隙两头尖中间大像眼睛形状，也有短线状的。孔隙分布在木部，皮部没有（如图1、2）。药典只说烘干的有裂隙，可我们见到生晒的切片也有孔隙。这是白术独特的性状，如果切面致密没有孔隙，就要怀疑是不是真的。②嗅、尝：白术香气特殊不难闻，但饮片香气较弱，可将白术片掰碎放试管中，加热水，嗅蒸汽。白术初嚼味淡，久嚼微甘，偶尔辛辣（要

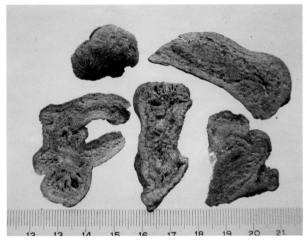

图3 麸炒白术片

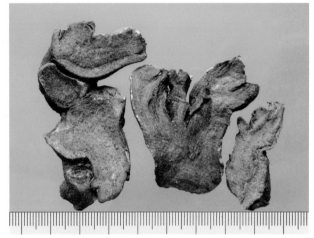

图4 假麸炒白术片1：芍药根头片（加糖水炒）

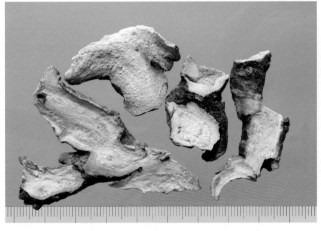

图5 假白术片1（白芍根头）

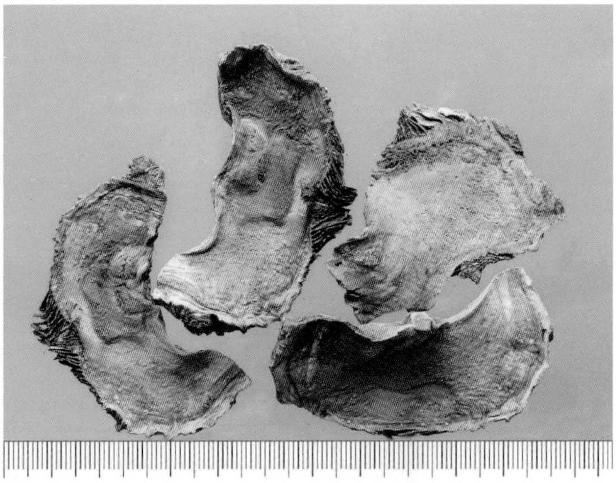

图6 假白术片2（土木香根头）

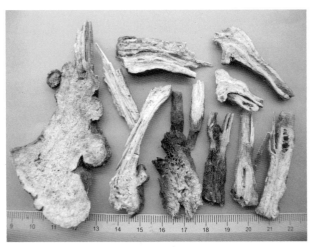

图7 劣白术片：掺杂质（秆子）

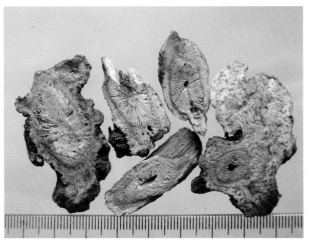

图8 劣白术片：木部木质化

是咬到油点上即使初嚼也是辛辣味）。特别要注意白术的粘牙感，因为伪品都不粘牙。

（2）白术饮片常见劣品 ①带秆子片：白术上部细长与根茎颜色相同但不空心，叫"腿子"，属地下部分。腿子上面连着色浅空心的地上茎残基，叫"秆子"，属杂质。验收时可要腿子，不要秆子。现在有些顺切片特意留秆子掺假（如图7）。②木部木质化：多是留种植株的根茎（如图8）。③掺增重粉：正品白术片中央指甲能掐动，可刮下粉末，轻掰即断。而加了增重粉的饮片（麸炒）特硬，掐不动，掰时咬牙使劲（如图9）。解剖镜下可见白色小结晶。

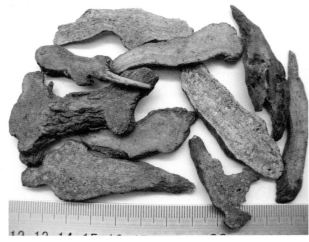

图9 假麸炒白术3：加增重粉

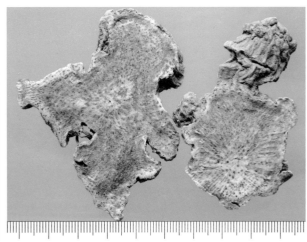

图8 假白术片4：皖南白术（苍术属）

5 画

169

137 / 白头翁 /

【药典摘要】

本品为毛茛科植物白头翁 *Pulsatilla chinensis* (Bge.) Regel. 的干燥根。春、秋二季采挖，除去泥沙，干燥。炮制：除去杂质，洗净，润透，切薄片，干燥。

饮片性状：本品呈类圆形的片。**外表皮黄棕色或棕褐色，具不规则纵皱纹或纵沟，近根头部有白色茸毛。**切面皮部黄白色或淡黄棕色，木部淡黄色。气微，**味微苦涩。**

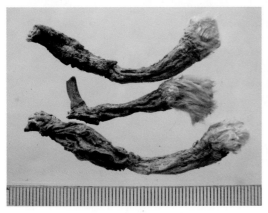

图 1 白头翁个子

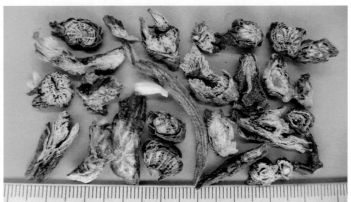

图 2 白头翁饮片

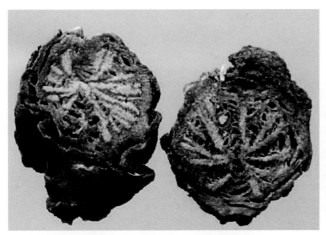

图 3 白头翁饮片（放大）

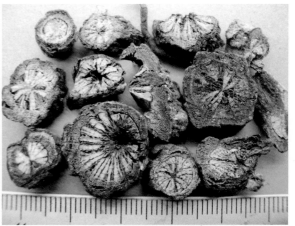

图 4 假白头翁（野棉花根）

【说明】（1）白头翁饮片性状有3点特殊之处。①皮部有环状裂隙，裂隙长短不一，时断时续，围绕木部分层排列。由于有裂隙，所以皮部手剥易脱落（如图2）。②木部有蛛网状纹理，由放射状木纹（导管束）和木纹之间的裂孔组成（如图2）。白头翁的伪品如野棉花根（如图3）、秋牡丹根（如图4）的饮片皮部木部都没有这样特点。③味微苦涩。"皮部环状裂隙，木部蛛网纹理"的鉴别点，药典和各种鉴别书没有记载，是我们在长期实践中自己总结出来的。我国有10种白头翁属植物，不知是否都有这个特征，留待高明者指教。

（2）根头部有白毛的植物很多，像北白头翁（《黑龙江省中药材标准》记载）、漏芦、野棉花（如图4）、大火草、秋牡丹根（如图5、6）等都在不同地方当白头翁用。白头翁伪品还有委陵菜、翻白草、毛大丁草、星毛草，都是用全草也有白毛，所以白毛不算白头翁的特征。

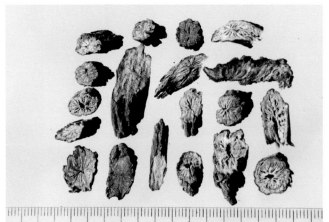

图 5 假白头翁（秋牡丹根）

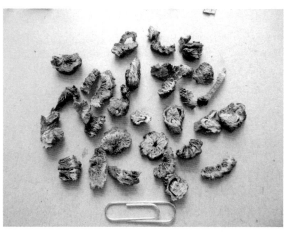

图 6 假白头翁（秋牡丹根提取残渣）

138 / 白芍 /

【药典摘要】

本品为毛茛科植物芍药 *Paeonia lactiflora* Pall. 的干燥根。夏、秋二季采挖，洗净，除去头尾和细根，置沸水中煮后除去外皮或去皮后再煮，晒干。炮制：［白芍］洗净，润透，切薄片，干燥。［炒白芍］取净白芍片，照清炒法炒至微黄色。［酒白芍］取净白芍片，照酒炙法炒至微黄色。

饮片性状：［白芍］本品呈类圆形的薄片。表面淡棕红色或类白色，平滑。切面致密，类白色或微带棕红色，形成层环明显，可见稍隆起的筋脉纹呈放射状排列。气微，味微苦、酸。

［炒白芍］本品形如白芍片，表面微黄色或淡棕黄色，有的可见焦斑。气微香。

［酒白芍］本品形如白芍片，表面微黄色或淡棕黄色，有的可见焦斑。微有酒香气。

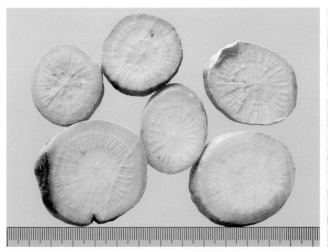

图 1 白芍片

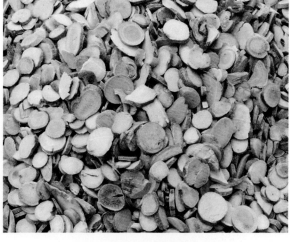

图 2 劣白芍片（陈货）

【说明】（1）白芍多横切片也有斜切片，没发现假的，但劣品不少。①熏硫过度：片色特白，酸味明显。经市场整顿这种片很少了。②陈货：存放太久，片色深或呈棕褐色（如图2）。③提取残渣：切面黄棕色至棕褐色，干枯。味淡（如图3）。④掺滑石粉：切面白色，形成层环及放射状纹理不明显，手摸有滑腻感。（如图4）。⑤杂色斑点：切面出现蓝紫色、灰黑色或黄色的环圈或斑点（如图5、6），从斑点处掰开，里面也是杂色。其原因曾向产地多人询问，得到几个版本的答案，有说是因个子不熏硫了，切片时与铁刀接触变色，有说是个子未干时捂了变黑，还有说是栽培时上了药，也不知哪个正确。但是不符合药典标准，必须退货。⑥空心片（如图7）：空心里面也是黑褐色。

（2）细的芍药根趁鲜切片（不煮不去皮），产地叫"黑白芍"，切成饮片充赤芍或白芍，价格便宜（如图8）。

（3）白芍饮片过去分杭芍（先刮皮后煮）、亳芍（先煮后刮皮），现在加工方法都一样（煮透与粗砂同置电动滚筒内摩擦去皮），已无区别。还有趁鲜切片的，片面弯翘不平。

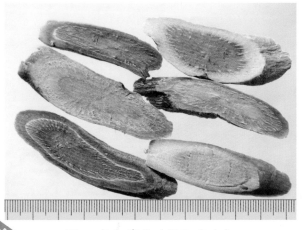

图 3 劣白芍片（提取残渣）

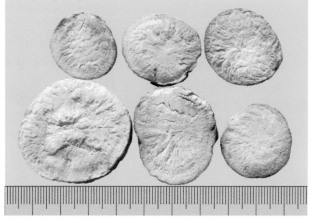

图 4 劣白芍片（掺滑石粉）

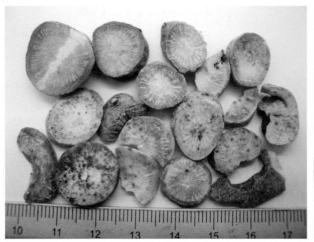

图 5 劣白芍片（紫斑）

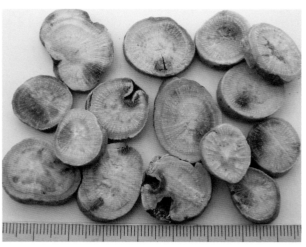

图 6 劣白芍片（褐斑）

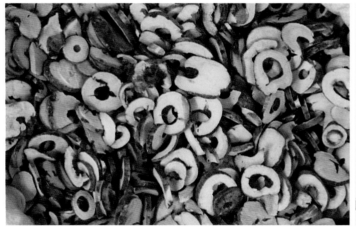

图 7 劣白芍片（空心）

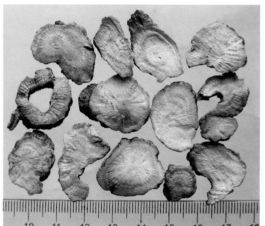

图 8 黑白芍片（不煮不去皮）

139 / 白芷 /

【药典摘要】

本品为伞形科植物白芷 Angelica dahurica （Fisch. Ex Hoffm.） Benth. et Hook. f. 或杭白芷 Angelica dahurica （Fisch. ex Hoffm.） Benth. et Hook. f. var. formosana （Boiss.） Shan et Yuan 的干燥根。夏、秋间叶黄时采挖，除去须根和泥沙，晒干或低温干燥。炮制：除去杂质，大小分开，略浸，润透，切厚片，干燥。

饮片性状：本品呈类圆形的厚片。外表皮灰棕色或黄棕色。切面白色或灰白色，具粉性，形成层环棕色，近方形或近圆形，皮部散有多数棕色油点。气芳香，味辛、微苦。

【说明】白芷无假有劣。①无香气的：白芷饮片越香越好，不香的不收。②加了增重粉的：切面硬，指甲掐不动，掰断需用力，放大镜下看结晶小粒（如图2）。③掺了滑石粉的：形成层环纹和油点不明显，摸之滑腻（如图3）。④切面浅灰棕：据说是鲜切由于下雨不能晒在室内堆积阴干的饮片（如图4）。

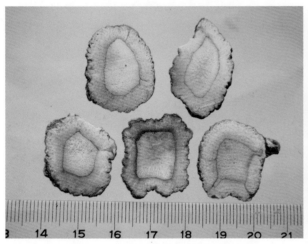

图 1 白芷片

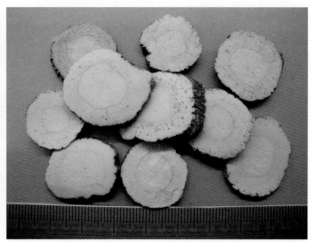

图 2 劣白芷片（加增重粉）

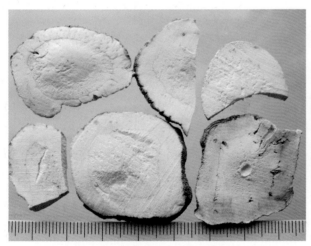

图 3 劣白芷片（掺滑石粉）

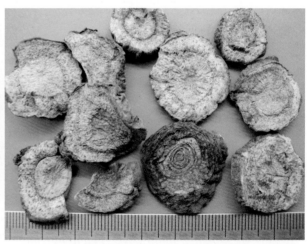

图 4 劣白芷片（色深、粉性小）

140 / 白附子 /

【药典摘要】

本品为天南星科植物独角莲 *Typhonium giganteum* Engl. 的干燥块茎。秋季采挖，除去须根和外皮，晒干。炮制：［生白附子］除去杂质。［制白附子］取净白附子，分开大小个，浸泡，每日换水 2～3 次，数日后如起黏沫，换水后加白矾，泡 1 日后再进行换水，至口尝微有麻舌感为度，取出。将生姜片、白矾粉置锅内加适量水，煮沸后，倒入白附子共煮至无白心，捞出，除去生姜片，晾至六七成干，切厚片，干燥。

性状：本品呈椭圆形或卵圆形，长 2～5cm，直径 1～3cm。表面白色至黄白色，略粗糙，有环纹及须根痕，顶端有茎痕或芽痕。质坚硬，断面白色，粉性。气微，味淡、麻辣刺舌。

［制白附子］本品为类圆形或椭圆形厚片，外表皮淡棕色，切面黄色，角质。味淡，微有麻舌感。

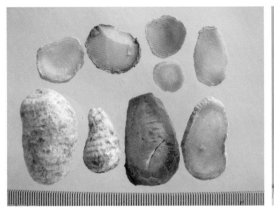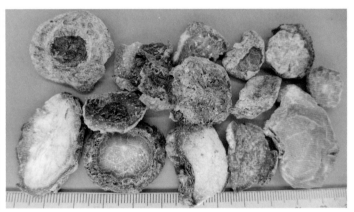

图 1 生白附子（左下角）及制白附子片　　图 2 制白附子片（无硫，鞋底片少，色偏深）

【说明】（1）白附子饮片没有生的，都是炮制品，横片、顺片、斜片都有，质脆易碎。常有人问白附子片和天南星片怎么区别？我的办法是随机抓一把饮片，一片一片摆开。再把同样形状的饮片（长圆片、圆片、碎片等）合并同类项。也许在这么做的过程中你就有判断了。白附子的顺切片是长椭圆形，有的中间有"葫芦腰"像个小鞋底。横切片圆形，对光看中部有散在的小点和短线状的筋脉（如图 1）。其他片形你可想象它是白附子个子的哪一部分。

（2）图 1 左下角的两个是白附子个，它的顶端微突起或平坦，中央有茎痕，全身有多条由小疙瘩连成的环节。这些特点也可在饮片上看出来，看外皮时要取3 片以上捏在一起，更能看清楚。

（3）有的白附子片切面中心比外圈白，这时要掰断饮片在白色部分咬一点嚼烂。如果嚼几下就觉得很辣，越嚼越辣，之后刺舌感强，赶紧吐掉并嚼甘草片，片刻可解。说明这个饮片炮制不到位，不能收。

5 画

141 /白茅根/

【药典摘要】

本品为禾本科植物白茅 Imperata cylindrica Beauv. var. major （Nees） C. E. Hubb. 的干燥根茎。春、秋二季采挖，洗净，晒干，除去须根和膜质叶鞘，捆成小把。炮制：［白茅根］洗净，微润，切段，干燥，除去碎屑。［茅根炭］取净白茅根段，照炒炭法炒至焦褐色。

饮片性状：本品呈圆柱形的段。外表皮黄白色或淡黄色，微有光泽，具纵皱纹，有的可见稍隆起的节。切面皮部白色，多有裂隙，放射状排列，中柱淡黄色或中空，易与皮部剥离。气微，味微甜。

［茅根炭］本品形如白茅根，表面黑褐色至黑色，具纵皱纹，有的可见淡棕色稍隆起的节。略具焦香气，味苦。

【说明】白茅根饮片有两个特征。①切面：中央1个大孔，周围一圈小孔似车轮状（如图1）。②味：纯甜。凡没有这两个特点的都是伪品（如图2、3、4、5、6）。目前主要问题是来货经常是正品中掺劣品（如图7、8），验收时要把取样摊薄，仔细挑拣。

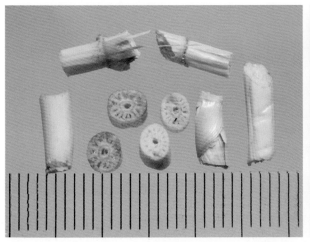

图1 白茅根

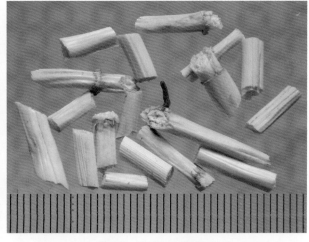

图2 假白茅根1（断面没有周边小孔）

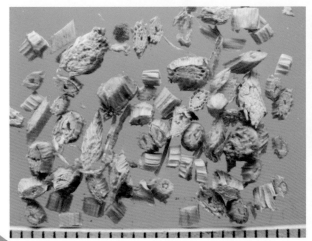

图3 假白茅根2（断面没有中间大孔）

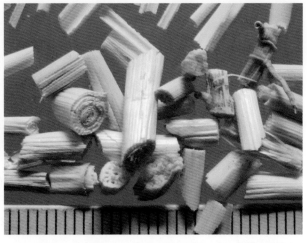

图4 掺假白茅根3（表面纵纹密，断面像凉席）

饮片
验收经验

176

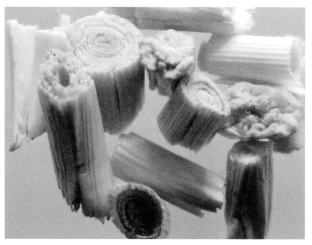

图 5 假白茅根 3（放大）

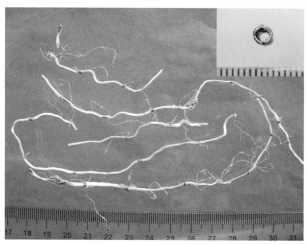

图 6 假白茅根 4（茎太细）

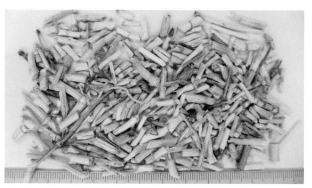

图 7 白茅根掺杂使假

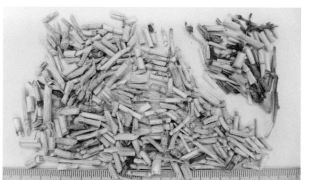

图 8 左图挑出杂质假药（右上角）

142 / 白矾 /

【药典摘要】

本品为硫酸盐类矿物明矾石经加工提炼制成。主含含水硫酸铝钾 $[KAl(SO_4)_2 \cdot 12H_2O]$。炮制：[白矾] 除去杂质。用时捣碎。[枯矾] 取净白矾，照明煅法煅至松脆。

性状：本品呈不规则的块状或粒状。无色或淡黄白色，透明或半透明。表面略平滑或凹凸不平，具细密纵棱，有玻璃样光泽。质硬而脆。**气微，味酸、微甘而极涩。**

【说明】（1）白矾又叫明矾，特点是味：舌尖沾一下马上能感到酸，然后细品微甘、极涩，十分明显。白矾遇水易溶，常作增重粉用。最好大家能记住白矾味，以便鉴别。

（2）枯矾白色疏松，轻压即碎，手捻成末。舌尖沾一下也有白矾味。

5 画

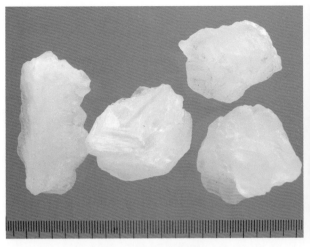

图1 白矾（明矾）

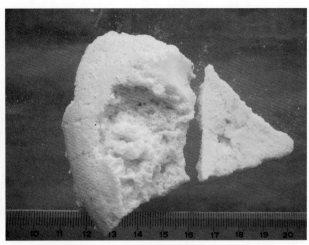

图2 枯矾

143/白果/

【药典摘要】

本品为银杏科植物银杏 *Ginkgo biloba* L. 的干燥成熟种子。秋季种子成熟时采收，除去肉质外种皮，洗净，**稍蒸或略煮后，烘干**。炮制：［白果仁］取白果，除去杂质及硬壳，用时捣碎。［炒白果仁］取净白果仁，照清炒法炒至有香气。用时捣碎。

性状：本品略呈椭圆形，一端稍尖，另端钝，长 1.5～2.5cm，宽 1～2cm，厚约 1cm。表面黄白色或淡棕黄色，平滑，具 2～3 条棱线。中种皮（壳）骨质，坚硬。内种皮膜质，**种仁宽卵球形或椭圆形，一端淡棕色，另一端金黄色，横断面外层黄色，胶质样，内层淡黄色或淡绿色，粉性，中间有空隙。气微，味甘、微苦。**

> 【说明】白果商品有带壳的，也有去壳的带薄皮的种子（如图1），还有除掉薄皮的种仁（如图2、3）。我们认为最好要种仁，因为带壳的经常发现里面发霉（壳外面你看不出来）。

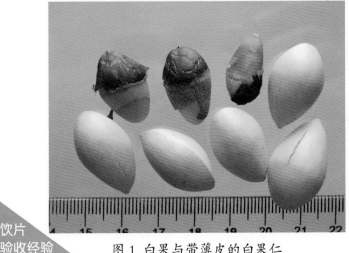

图1 白果与带薄皮的白果仁

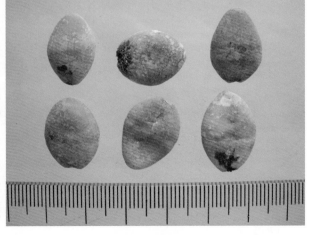

图2 白果仁

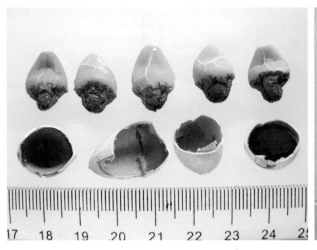

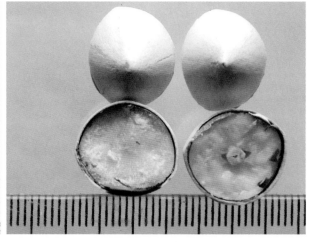

图 3 蒸煮后烘干的白果仁与果壳里面　　　图 4 白果横切面

144/白屈菜/

【药典摘要】

本品为罂粟科植物白屈菜 *Chelidonium majus* L. 的干燥全草。夏、秋二季采挖，除去泥沙，阴干或晒干。炮制：除去杂质，喷淋清水，稍润，切段，干燥。

性状：本品根呈圆锥状，多有分枝，密生须根。**茎干瘪中空，表面黄绿色或绿褐色，有的可见白粉。**叶互生，多皱缩、破碎，完整者为一至二回羽状分裂，裂片近对生，先端钝，边缘具不整齐的缺刻；上表面黄绿色，**下表面绿灰色，具白色柔毛，脉上尤多。**花瓣 4 片，卵圆形，黄色，雄蕊多数，雌蕊 1。蒴果细圆柱形；种子多数，卵形，细小，黑色。气微，味微苦。

【说明】白屈菜不是常用药，我们验收经验较少。来货都是碎的，茎叶为主，茎空心，叶有毛。在几个地方见到的白屈菜都是这样，就收下了。

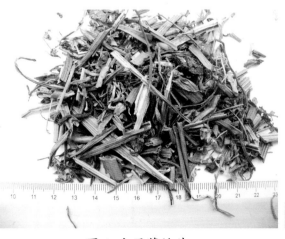

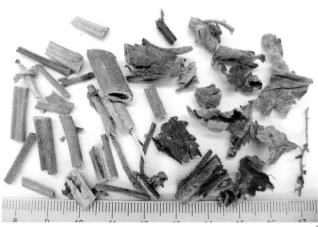

图 1 白屈菜饮片　　　　　　　　图 2 白屈菜饮片（放大）

145 / 白前 /

【药典摘要】

本品为萝藦科植物柳叶白前 *Cynanchum stauntonii*（Decne.）Schltr. ex Levl. 或芫花叶白前 *Cynanchum glaucescens*（Decne.）Hand.–Mazz. 的干燥根茎和根。秋季采挖，洗净，晒干。炮制：［白前］除去杂质，洗净，润透，切段，干燥。［蜜白前］取净白前，照蜜炙法炒至不粘手。

性状：［柳叶白前］根茎呈细长圆柱形，有分枝，稍弯曲，长 4 ~ 15cm。直径 1.5 ~ 4mm。表面**黄白色或黄棕色**，节明显，**节间长 1.5 ~ 4.5cm**，顶端有残茎。质脆，断面中空。节处簇生纤细弯曲的根，长可达 10cm，**直径不及 1mm，有多次分枝呈毛须状，常盘曲成团**。气微，味微甜。

［芫花叶白前］根茎较短小或略呈块状；表面灰绿色或灰黄色，**节间长 1 ~ 2cm**。质较硬。根稍弯曲，**直径约 1mm，分枝少**。

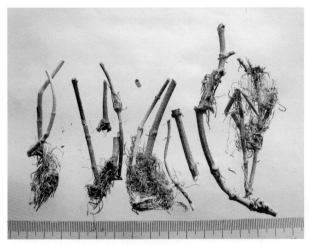

图 1 白前个（柳叶白前）

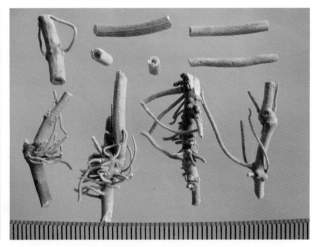

图 2 白前段（芫花叶白前）

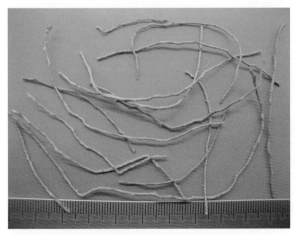

图 3 白前料子（麦冬须根）

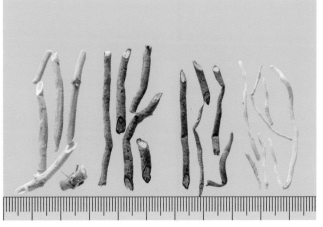

图 4 左起：白前、多叶龙须菜、龙须菜、麦冬须根

饮片
验收经验

180

【说明】（1）白前来货有个（如图1）有段（如图2），以空心的根茎为主，须根又多又细。药典记载"味微甜"，实际验收中有时是味淡的，可能是切制时水处理时间过长所致。

（2）有的白前段很短，甚至不足1cm。要注意是否掺料子（如图3）。麦冬细根的外皮易搓掉，露出木心（如图4），味甘后微苦，与白前细根不同。

（3）图4的多叶龙须菜、龙须菜细根较顺直，外皮棕褐色，有的有细茸毛；质韧难折断。断面皮部薄，棕褐色；白色木部占大部分；味淡微酸。可与白前细根区别。

（4）文献记载白前的伪品还有多种，摘要如下以供参考①白薇片：以根（直径1mm以上）为主，根茎粗不空心（很多地方都不带根茎），味微苦。②徐长卿：以根为主，有明显香气。③老瓜头：以实心的根为主。④南玉带：根直径在2.5～4mm。⑤萱草根：根直径2～4mm，表面有密集横环纹。⑥此外，文献上还有白射干、瓦草等伪品，性状差得更多，不再一一赘述。

146 / 白扁豆 /

【药典摘要】

本品为豆科植物扁豆 *Dolichos lablab* L. 的干燥成熟种子。秋、冬二季采收成熟果实，晒干，取出种子，再晒干。炮制：［白扁豆］除去杂质。用时捣碎。［炒白扁豆］取净白扁豆，照清炒法炒至微黄色具焦斑。用时捣碎。

性状：本品呈扁椭圆形或扁卵圆形，长8～13mm，**宽6～9mm，厚约7mm**。表面淡黄白色或淡黄色，平滑，略有光泽，一侧边缘有隆起的白色眉状种阜。质坚硬。种皮薄而脆，子叶2，肥厚，黄白色。气微，味淡，嚼之有豆腥气。

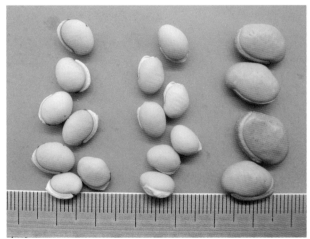

图1 左起：白扁豆、东南亚产扁豆、缅甸产扁豆

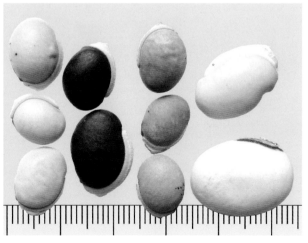

图2 左起：白扁豆、鹊豆、红雪豆、缅甸扁豆（上）、洋刀豆（下）

【说明】（1）图1的两种非正品最像白扁豆，须仔细辨认：①东南亚货也叫"白眼眉"，种阜下部与豆结合处没有黑线（如图1）。正品是有黑线的，叫"黑眼眉"（如图1）。②缅甸货（如图1、2）比正品稍大而扁，放在桌上手指轻轻点一下，不像正品那样晃动。与种阜（白眉）相对的一面呈现一个钝三角（正品的种阜对面是弧线）。这两种都比白扁豆价格低，经常混掺在正品里。

（2）图2、图3的伪品与白扁豆在颜色、大小上很容易区分。不再赘述。

（3）扁豆仁（如图4、5）北京常用，价格高于白扁豆。《北京市中药饮片炮制规范》有记载。山西不习用。

（4）扁豆衣就是白扁豆水泡后剥下的种皮（如图6），北方不常用。

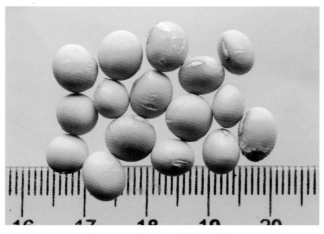

图 3 假扁豆（品种不明）

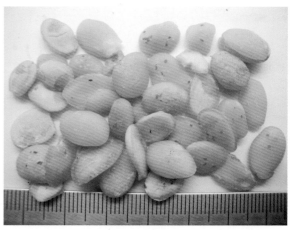

图 4 扁豆仁

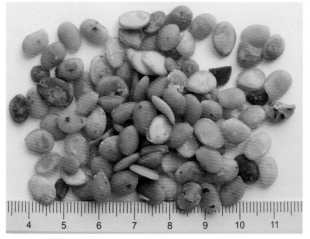

图 5 炒扁豆仁

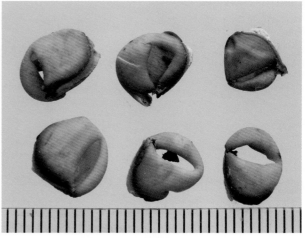

图 6 扁豆衣

147 / 白蔹 /

【药典摘要】

本品为葡萄科植物白蔹 *Ampelopsis japonica* （Thunb.）Makino 的干燥块根。春、秋二季采挖，除去泥沙和细根，切成**纵瓣或斜片，**晒干。炮制：除去杂质，洗净，润透，切厚片，干燥。

性状：本品纵瓣呈长圆形或近纺锤形，长 4 ~ 10cm，直径 1 ~ 2cm。**切面周边常向内卷曲，中部有 1 突起的棱线。外皮红棕色或红褐色，有纵皱纹、细横纹及横长皮孔，易层层脱落，**脱落处呈淡红棕色。**斜片呈卵圆形，**长 2.5 ~ 5cm，**宽 2 ~ 3cm。**切面类白色或浅红棕色，可见放射状纹理，周边较厚，**微翘起或略弯曲。**体轻，质硬脆，易折断，折断时，有粉尘飞出。气微，**味甘。**

【说明】（1）文献报道白蔹伪品有好几种，但是在我们北方不常用白蔹，也没见过伪品。其实白蔹饮片有很明显的特征：①外皮红褐色易分层脱落。②饮片切面边缘厚，向内卷曲。③切面中部高起（顺片是一条棱，圆片是一个点）④味甜。掌握这 4 点，跟其他伪品都能区分开。

（2）白蔹片轻脆易掰断，验收中见过掺增重粉的劣质白蔹，质地坚硬，指甲刮不下粉，掰断时很费劲（如图 2）。

（3）白蔹由于不常用，又有甜味，很容易招虫子。应注意防蛀。

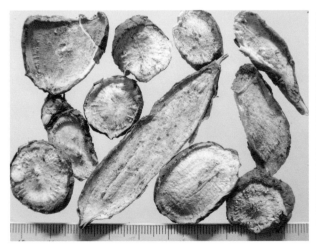

图 1 白蔹（横切片、纵切片）

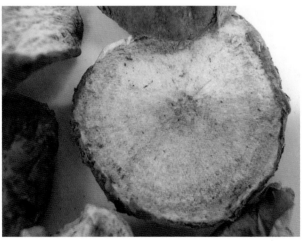

图 2 劣白蔹（掺增重粉）

5 画

183

148 / 白鲜皮 /

【药典摘要】

本品为芸香科植物白鲜 *Dictamnus dasycarpus* Turcz. 的干燥根皮。春、秋二季采挖根部，除去泥沙和粗皮，剥取根皮，干燥。炮制：除去杂质，洗净，稍润，切厚片，干燥。

性状：本品呈卷筒状，长 5 ~ 15cm，直径 1 ~ 2cm，厚 0.2 ~ 0.5cm。外表面灰白色或淡灰黄色，具细纵皱纹和细根痕，**常有突起的颗粒状小点**；内表面类白色，有细纵纹。质脆，折断时有粉尘飞扬，**断面不平坦，略呈层片状**，剥去外层，**迎光可见闪烁的小亮点**。有羊膻气，味微苦。

饮片：本品呈不规则的厚片。外表皮灰白色或淡灰黄色，具细纵皱纹及细根痕，常有突起的颗粒状小点；内表面类白色，有细纵纹。**切面类白色，略呈层片状。有羊膻气，味微苦。**

【说明】白鲜皮有伪有劣，但都没有羊膻气。凭这一特征可辨真伪优劣。

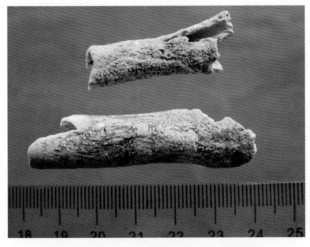

图 1 白鲜皮个（表面颗粒状小突起）

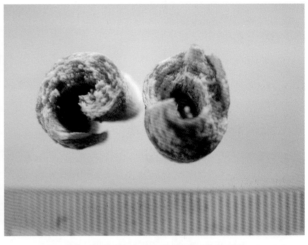

图 2 白鲜皮断面略呈层片状

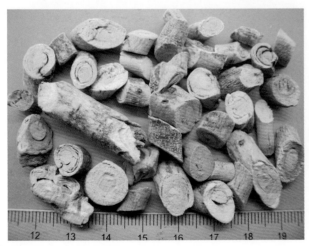

图 3 劣白鲜皮（没去木心）

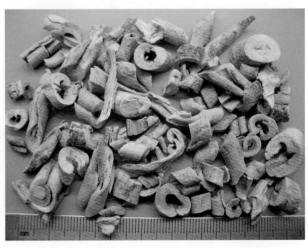

图 4 劣白鲜皮（双氧水处理过，无羊膻气）

149/白薇

【药典摘要】

本品为萝藦科植物白薇 *Cynanchum atratum* Bge. 或蔓生白薇 *Cynanchum versicolor* Bge. 的干燥**根和根茎**。春、秋二季采挖，洗净，干燥。炮制：除去杂质，洗净，润透，切段，干燥。

性状：本品根茎粗短，有结节，多弯曲。上面有圆形的茎痕，下面及两侧簇生多数细长的根，根长 10 ~ 25cm，**直径 0.1 ~ 0.2cm**。**表面棕黄色**。质脆，易折断，断面**皮部黄白色，木部黄色**。气微，**味微苦**。

【说明】（1）药典规定白薇药用部位是"根和根茎"，这符合药业传统习惯。可现在的药行人大多没传授也不看药典，不要根茎只要根。这样既浪费资源，增加鉴别难度又人为推高了白薇价格，实不可取。

（2）从文献查到白薇伪品 11 种：白前、徐长卿、毛大丁草、宝铎草、竹灵消、小白薇、娃儿藤、合掌草、雪里蟠桃、潮风草、群虎草，大多数我们没见过。根据文献有限资料，整理出白薇根的鉴别要点如下。①标准的圆柱形，细浅纵纹须用放大镜才能看到（万寿竹、宝铎草有明显纵皱纹、娃儿藤、雪里蟠桃稍皱缩）。②直径 1 ~ 2mm（白前根、合掌草根直径不足 1mm，潮风草形似白薇而根细瘦繁密、娃儿藤的根圆柱形或须状）。③表面棕黄色（娃儿藤根黄白色或淡黄色，群虎草根黄白色或灰白色，毛大丁草根灰棕色）。④气微（徐长卿、娃儿藤有香气，合掌草有羊膻气，竹灵消微臭）。⑤味微苦（白前微甘，徐长卿苦而麻舌，毛大丁草味涩，宝铎草淡而黏，竹灵消淡略辛辣，娃儿藤辛辣麻舌，雪里蟠桃微辛）。

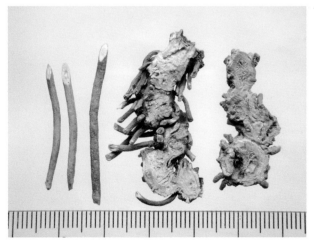

图 1 白薇的根与根茎

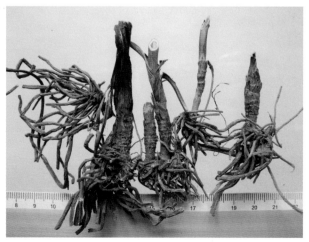

图 2 假白薇（品种不明）

5 画

185

150 / 瓜子金 /

本品为远志科植物瓜子金 *Polygala japonica* Houtt. 的干燥**全草**。春末花开时采挖，除去泥沙，晒干。炮制：除去杂质，洗净，稍润质软，切段，干燥。

性状：本品根**呈圆柱形，稍弯曲**，直径可达 4mm；表面黄褐色，有纵皱纹；质硬，断面黄白色。**茎少分枝，长 10 ~ 30cm，淡棕色，被细柔毛。**叶互生，展平后呈卵形或卵状披针形，**1 ~ 3cm**，宽 0.5 ~ 1cm；侧脉明显，先端短尖，**基部圆形或楔形，全缘，**灰绿色；**叶柄短，有柔毛。**总状花序腋生，最上的花序低于茎的顶端；花蝶形。**蒴果圆而扁，直径约 5mm，边缘具膜质宽翅，无毛，**萼片宿存。种子扁卵形，褐色，密被柔毛。气微，味微辛、苦。

> 【说明】瓜子金极少用，就来过一次货还是没有花果的个子货。其茎叶特点符合药典标准，就认定为正品收了。

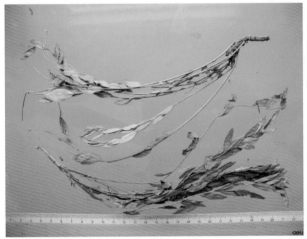
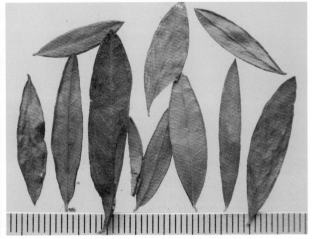

图 1 瓜子金（能见到根、茎、叶，无花、果）

图 2 瓜子金叶多完整

151 / 瓜蒌 /

本品为葫芦科植物栝楼 *Trichmanthes kiriloxvii* Maxim. 或双边栝楼 *Trichosanthes rosthornii* Harms 的干燥成熟果实。秋季果实成熟时，连果梗剪下，置通风处阴干。炮制：压扁，切丝或切块。

饮片性状：本品呈不规则的丝或块状，**表面橙红色或橙黄色，皱缩或较光滑；内表面黄白色，有红黄色丝络，果瓤橙黄色，黏稠，与多数种子黏结成团。**具焦糖气，**味微酸、甜。**

【说明】（1）我国栝楼属植物有40种以上，全国几乎都产，有家种也有野生。各种瓜蒌的果实大同小异，压扁切片后很难鉴别。只要性状符合药典就收货。注意折断看瓜蒌子的性状和瓤是否黏稠拉丝，鼻嗅要有焦糖气，舔一下应该是微酸而甜。

（2）图2、3的瓜蒌是因种子不符合药典瓜蒌子规定，较小又没有双边，故认为是伪品。图4的货种子空心，种子之间不是黏稠味甜的瓤，专家讲是将不成熟的种子加上黏合物，灌装到瓜蒌皮里，再压扁切片。故拒收。

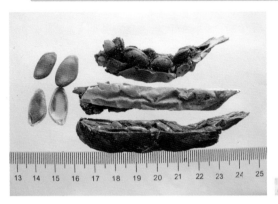

图 1 瓜蒌

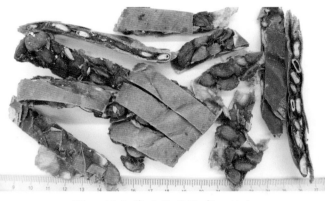

图 2 假瓜蒌（种子没有双边）

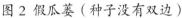

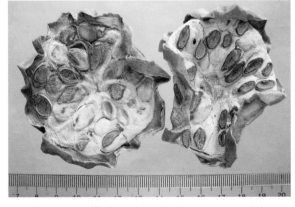

图 3 假瓜蒌横切片（种子小，无双边）

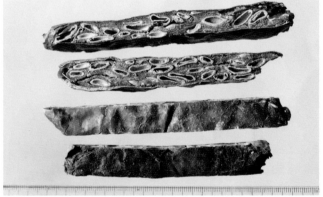

图 4 人工伪制瓜蒌

152 瓜蒌子

【药典摘要】

本品为葫芦科植物栝楼 *Trichosanlhes kirilovuii* Maxim 或双边栝楼 *Trichosanlhes rosthornii* Harms 的干燥成熟种子。秋季采摘成熟果实，剖开，取出种子，洗净，晒干。炮制：除去杂质和干瘪的种子，洗净，晒干，用时捣碎。

性状：［瓜蒌］呈扁平椭圆形，**长 12 ～ 15mm，宽 6 ～ 10mm，厚约 3.5mm。表面浅棕色至棕褐色，平滑，沿边缘有 1 圈沟纹。顶端较尖，有种脐，基部钝圆或较狭。种皮坚硬；内种皮膜质，灰绿色，子叶 2，黄白色，富油性。气微，味淡。**

［双边瓜蒌］较大而扁，**长 15 ～ 19mm，宽 8 ～ 10mm，厚约 2.5mm。表面棕褐色，沟纹明显而环边较宽。顶端平截。**

5 画

/炒瓜蒌子/

【药典摘要】

本品为瓜蒌子的炮制加工品。制法：取瓜蒌子，照炒法，用文火炒至微鼓起，取出，放凉。

性状：本品呈扁平椭圆形，长12～15mm，宽6～10mm，厚度约3.5mm。**表面浅褐色至棕褐色，平滑，偶有焦斑**，沿边缘有1圈沟纹，顶端较尖，有种脐，基部钝圆或较狭。种皮坚硬；内种皮膜质，灰绿色，子叶2，黄白色，富油性。**气略焦香**，味淡。

【说明】文献记载：瓜蒌子类同品有22种，都是栝楼属的种子，有时一批货里就不止一种。验收原则是：大多数（形状、大小、颜色、纹理）符合药典标准就收。看来药典只规定两种正品，与市场实际冲突较大。

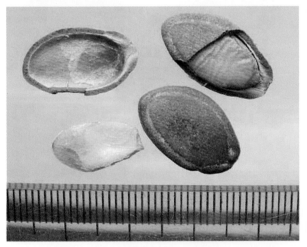

图1 瓜蒌子

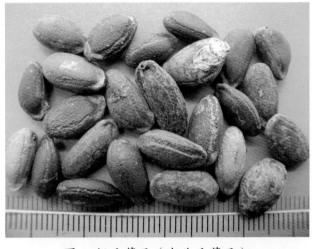

图2 假瓜蒌子（湖北瓜蒌子）

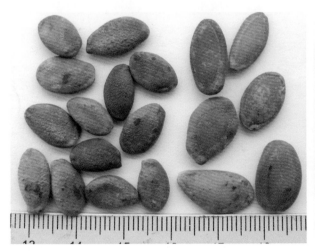

图3 左起：假瓜蒌子（小、无双边），瓜蒌子

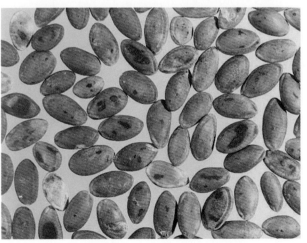

图4 炒瓜蒌子（其中掺有非正品）

153 / 瓜蒌皮 /

【药典摘要】

本品为葫芦科植物栝楼 *Trichosanthes kirilowii* Maxim. 或双边栝楼 *Trichosanthes rosthornii* Harms 的干燥**成熟果皮**。秋季采摘成熟果实，剖开，除去果瓤及种子，阴干。炮制：洗净，稍晾，**切丝**，晒干。

性状：本品常切成2至数瓣，边缘向内卷曲，长6~12cm。**外表面橙红色或橙黄色，皱缩，有的有残存果梗；内表面黄白色。**质较脆，易折断。**具焦糖气，味淡、微酸。**

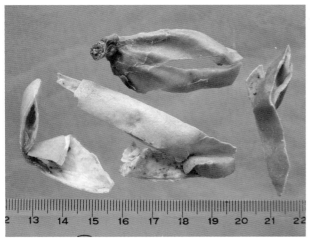

图1 瓜蒌皮饮片

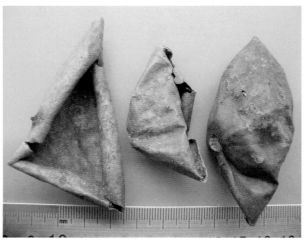

图2 劣瓜蒌皮（内外表面色深，与药典标准不符）

【说明】（1）瓜蒌皮原植物有19种以上，但来货都是切好的丝，无法准确鉴别，凡符合药典记述的就可以收。

（2）我们曾退一批带果梗的瓜蒌皮，供货方说是药典允许的，一查药典果然有"有的有残存果梗"一句，那就不退了。还有次尝到瓜蒌皮里面有些咸，供货方说是用盐水淘洗所致，不知是否。但瓜蒌皮太脏的就不要了。

（3）文献记载：湖北瓜蒌果皮较小，瓤绿，皮薄，味苦。毒性较大，服后常有不良反应。我们没遇见过，不敢说永远碰不到，记在这里给大家提个醒。

154 / 冬瓜皮 /

【药典摘要】

本品为葫芦科植物冬瓜 *Benincasa hispida*（Thunb.）Cogn. 的干燥外层果皮。食用冬瓜时，洗净，削取外层果皮，晒干。炮制：除去杂质，洗净，切块或宽丝，干燥。

性状：本品为不规则的碎片，常向内卷曲，大小不一。**外表面灰绿色或黄白色**，被有白霜，有的较光滑不被白霜；内表面较粗糙，有的可见筋脉状维管束。体轻，质脆。**气微，味淡。**

【说明】冬瓜皮外表面有绿有白，但内表面应是白的（如图1）。若是浅棕色的（如图2）属陈货，不收。另外表面有白霜的要注意分辨是不是霉点。

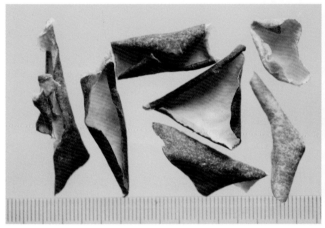

图 1 冬瓜皮

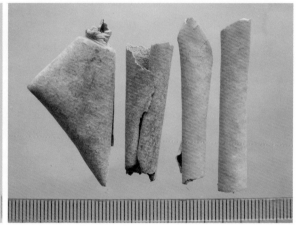

图 2 冬瓜皮（陈货）

155 / 冬虫夏草 /

【药典摘要】

本品为麦角菌科真菌冬虫夏草菌 *Cordyceps sinensis*（BerK.）Sacc. 寄生在蝙蝠蛾科昆虫幼虫上的子座和幼虫尸体的干燥复合体。**夏初子座出土、孢子未发散时挖取，晒至六七成干，除去似纤维状的附着物及杂质，晒干或低温干燥。**

性状：由虫体与从虫头部长出的真菌子座相连而成。虫体似蚕，长 3～5cm，直径 0.3～0.8cm；**表面深黄色至黄棕色**，有环纹 20～30 个，近头部的环纹较细；**头部红棕色；足8对，中部4对较明显；**质脆，易折断，断面略平坦，淡黄白色。**子座细长圆柱形，**长 4～7cm，**直径约0.3cm；**表面深棕色至棕褐色，有细纵皱纹，上部稍膨大；**质柔韧，**断面类白色。**气微腥，**味微苦。

【说明】（1）冬虫夏草价格最高时每千克达数十万元，历来是造假药的大热门。虫草假劣"品种"主要有4类：用有环节的植物根茎冒充（如图5）；用矿物类物质模压冒充；在真虫草里掺入杂质（如插铁丝、竹签等，如图14）；用其他虫草冒充（如图7～13）；用塑胶伪造（如图17、18）。前两种早已被识破，现已少见，目前假货主要是后3种的。本文附图是我们见过且留有照片的几种假虫草，性状都与正品不同。下面是我们的鉴别经验，供大家参考。

1）看头：正品冬虫夏草的头部红棕色，大部分包埋在子座（草）里，只能从侧面看到1/3（如图5），腹面观子座下并列几个红棕色的突起（如图2上）。用放大镜细看头与子座连接处，再用镊子等工具剥离"泥头"（虫与草结合处的黑色泥土，也属杂质），摇动子座，看是不是安上去的。假虫草头是黑色、灰色，都不是红棕色（如图8、9、11、12、13）。人工培育虫草特别干净，也没有泥头（如图19）。

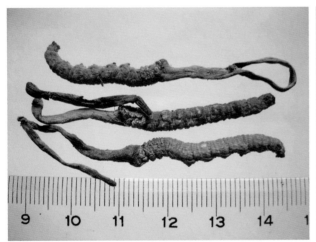

图1 冬虫夏草

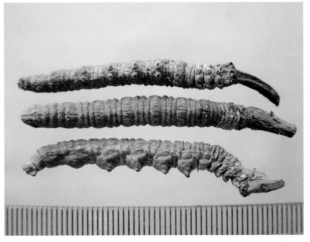

图2 冬虫夏草上起：腹面、背面、侧面

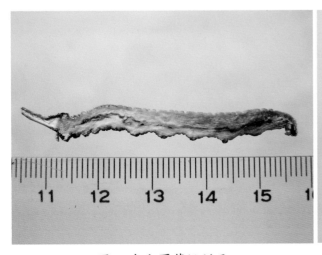

图3 冬虫夏草纵剖面

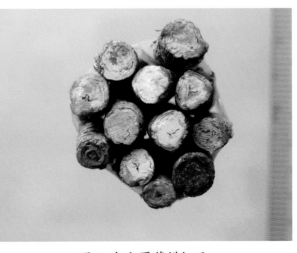

图4 冬虫夏草横切面

5 画

191

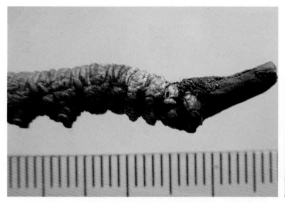

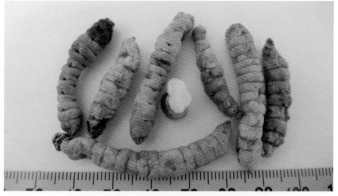

图 5 冬虫夏草泥头　　　　　　　　图 6 假冬虫夏草（植物根茎）

2）看草（子座）：草长 4 ~ 7cm（如图 1），个别的有两根草。有的伪品子座长超过 7cm（如图 11），有的上部不膨大甚至是断头（如图 12）。人工培育的虫草子座明显细（如图 19）。

3）看身：正品冬虫夏草的虫体深黄色至黄棕色，不是这个颜色的就是假虫草。曾发现有染色的虫草，黄棕色不均匀、不自然，甚至有颜色脱落。用棉签蘸酒精或汽油一擦掉色，而正品的颜色擦不掉。还要用放大镜仔细观察表面，是否有折断粘接的痕迹，提防中间插棍（如图 14）。

4）看足：腹面有 8 对足，前 3 对足小，在红棕色头部后面连续排列。中间 4 对足大，侧面观尤其突出，每对足之间有 3 个窄环节。最后 1 对足很小，在虫体末节。假虫草的足往往多于 8 对，或足的大小相近，中间 4 对不突出（如图 7 ~ 2）。

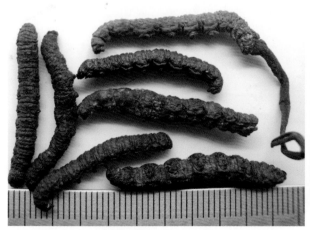

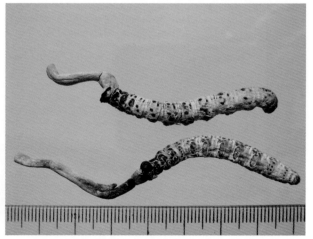

图 7 假冬虫夏草（除最上一个是真的，其他都无子座）　　图 8 假冬虫夏草（黑头，虫、草颜色都不对）

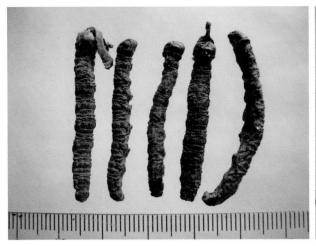

图 9 假冬虫夏草（黑头）

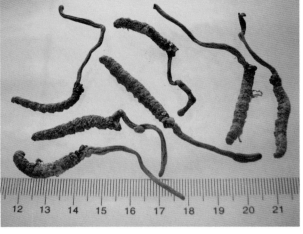

图 10 假冬虫夏草（足多）

5）磁铁吸：在虫体里插铁丝的能被吸住。

（2）文献记载：我国已发现100多种虫草，均为真菌与虫体外壳共存的生物体，多数有药用价值。但是药典只记载了一种虫草——冬虫夏草，其他虫草有些在各地方中药材标准里已经收载，有些暂时戴着"假药"帽子。

（3）所有的药书（包括药典）都说冬虫夏草表面"有环纹20～30个"，我们觉得实物并非如此：从头部开始数前3对足每对占1个环节，之后是3个窄环节，1个宽环节，这样的3窄1宽重复7次，最末尾还有2～3环节。总环节数应该是32或33个。

（4）冬虫夏草横断面有明显的深色纹，这一点药典和各种中药鉴定学教材上都没提，只提到"断面类白色"。《新编中药志》有冬虫夏草断面显微图，但也没体现纹理。只有广东省药品检验所《中药材鉴别彩照集》提到断面"中央有明显暗棕色U形纹"，且有图为证。但我们看到的断面不仅有U形的纹，

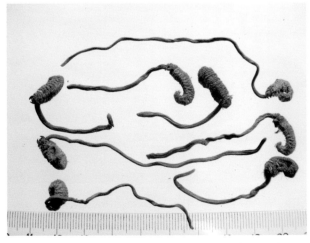

图 11 假冬虫夏草（虫体不对，子座过长）

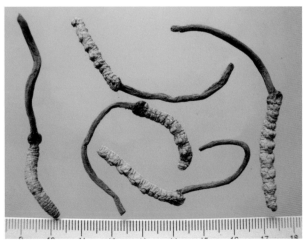

图 12 假冬虫夏草（黑头，子座断头）

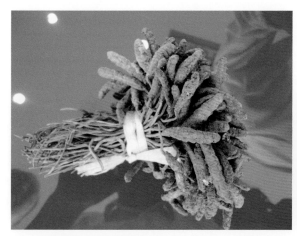

图 13 假冬虫夏草（虫、草都不对）

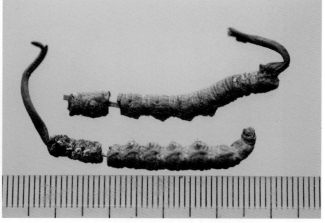

图 14 劣冬虫夏草（虫里插棍）

还有Y形的、W形的、O形的、S形的、L形的……（如图3、4）。我们认为，虫草断面的纹理是内脏压扁后形成的，在不同的部位形状、宽窄、粗细甚至位置也不同，在横断面上也就呈现不同的纹理。人工培育虫草断面纹理不呈黑色，纵剖面的纹理也不明显，时有时无（如图20）。

（5）北虫草（蛹草）是人工培育的虫草子实体（如图16），不能当真正的冬虫夏草用。它有食品标准但没有药品标准。

（6）冬虫夏草有提取过的残渣，条细、色深、质硬捏不动。

（7）近年有人工培育的冬虫夏草，看上去较干净，子座（草）细，断面纹理不明显（如图19、20）。

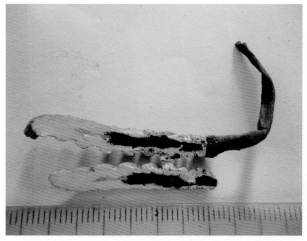

图 15 劣冬虫夏草（内部掺假）

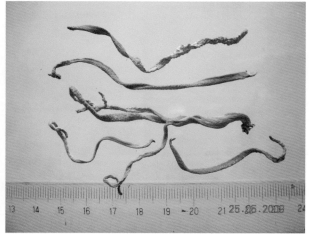

图 16 北虫草（蛹草、虫草花）

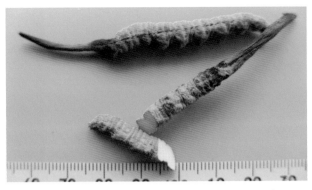

图 17 假冬虫夏草（塑胶模压，侧面有
模压纵线，断面黄色无纹）

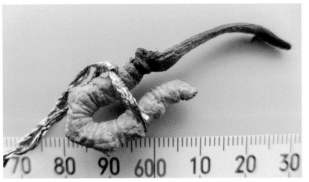

图 18 塑胶冬虫夏草的柔韧度

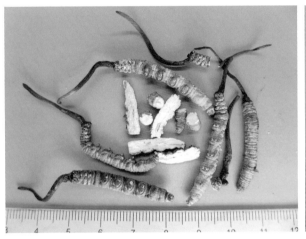

图 19 人工培育的冬虫夏草

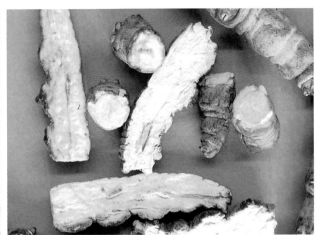

图 20 人工培育冬虫夏草的断面

156／冬凌草／

【药典摘要】

本品为唇形科植物碎米桠 *Rabdosia rubescens*（Hemsl.）Hara 的**干燥地上部分**。夏、秋二季**茎叶茂盛时采割**，晒干。炮制：除去杂质，切段，干燥。

性状：本品**茎基部近圆形**，上部方柱形，长 30～70cm。**表面红紫色，有柔毛**；质硬而脆，断面淡黄色。**叶对生，有柄**；叶片皱缩或破碎，完整者展平后呈**卵形或卵形菱状**，长 2～6cm，宽 1.5～3cm；先端锐尖或渐尖，**基部宽楔形，急缩下延成假翅，边缘具粗锯齿**；上表面棕绿色，下表面淡绿色，**沿叶脉被疏柔毛**。有时带花，聚伞状圆锥花序顶生，花小，**花萼筒状钟形，5 裂齿**，花冠二唇形。**气微香，味苦、甘**。

【说明】（1）冬凌草饮片乍看很乱（如图1），摊开细看特点还是明显的。①茎：细茎方形有四棱和细短毛，对生分枝，中心有白色髓。粗茎近圆形。②叶：找长在茎上的叶，看叶柄较长，叶基楔形下延成假翅；取较大的叶碎片，看背面突起叶脉上有毛；还可取些叶碎片用水泡开，看叶尖和叶缘的粗锯齿，齿尖有一稍硬的小点。③花：饮片往往能找到5齿裂的宿萼，宿萼脉纹凸起。花一般不见。④气味：不香，味先苦后微甜。

（2）冬凌草是香茶菜属植物，这个属在我国有几十种（溪黄草也是香茶菜属），主要从叶、花区别。来货是切碎的饮片，器官不全，可能是几个种混掺的，药品检验所老检验员都说很难鉴别到种。

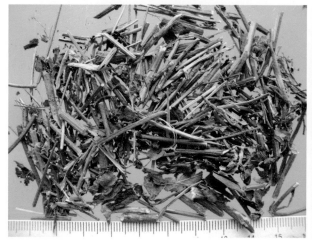

图 1 冬凌草商品

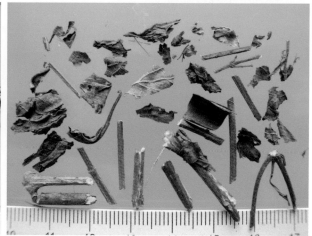

图 2 冬凌草摊开看

157/冬葵果/

【药典摘要】

本品系蒙古族习用药材。为锦葵科植物冬葵 *Malva erticillata* L. 的干燥成熟**果实**。夏、秋二季果实成熟时采收，**除去杂质，阴干**。

性状：本品呈扁球状盘形，直径 4～7mm。外被膜质宿萼，宿萼钟状，黄绿色或黄棕色，有的微带紫色，先端 5 齿裂，裂片内卷，其外有条状披针形的小苞片 3 片。果梗细短。**果实由分果瓣 10～12 枚组成**，在圆锥形中轴周围排成 1 轮，**分果类扁圆形，直径 1.4～2.5mm**。表面黄白色或黄棕色，具隆起的环向细脉纹。种子**肾形，棕黄色或黑褐色**。气微，味**涩**。

【说明】（1）我们见过的冬葵果商品多是分果瓣，特征明显，10～12枚分果瓣可组成一个果实。

（2）冬葵果在一些单位作"冬葵子"用，我们认为"冬葵子"应该是苘麻子。理由是①冬葵"果"和冬葵"子"在名称上就不同；②全国大部地区所用的冬葵子都是苘麻子，只有内蒙古、四川等地使用冬葵果；③国家药典1977年版、1985年版收载苘麻子时都用"苘麻子（冬葵子）"作正名。

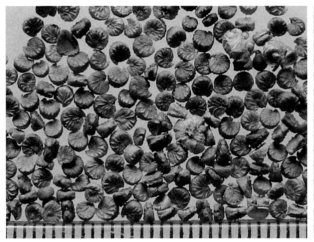

图1 冬葵子商品

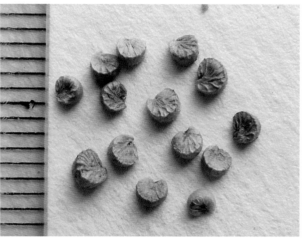

图2 冬葵子放大

158 玄明粉

【药典摘要】

本品为芒硝经风化干燥制得。主含硫酸钠（Na_2SO_4）。

性状：本品为**白色粉末**。气微，**味咸。有引湿性。**

【说明】玄明粉放水中迅速溶化，水应透明，味咸，无不溶物。

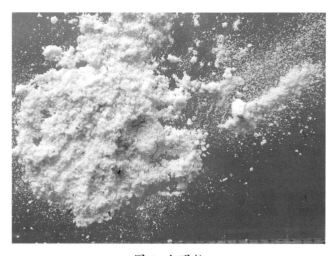

图1 玄明粉

5画

197

【药典摘要】

本品为玄参科植物玄参 *Scrophularia ningpoensis* Hemsl. 的干燥根。**冬季**茎叶枯萎时采挖，除去根茎、幼芽、须根及泥沙，晒或烘至半干，堆放 3～6 天，反复数次至干燥。炮制：**除去残留根茎和杂质，洗净，润透，切薄片，干燥；或微泡，稍晾，切薄片，干燥。**

饮片性状：本品呈类圆形或椭圆形的薄片。**外表皮灰黄色或灰褐色。切面黑色，**微有光泽，有的**具裂隙。气特异似焦糖，味甘、微苦。**

【说明】（1）玄，就是黑。玄参刚出土时里面是白的，经过反复发汗才变黑。由于发汗的次数、时间及切制干燥的方法不同，每批饮片的黑色深浅有差异，传统认为越黑的越好。

（2）玄参饮片与生地饮片常有人分不清，其实很简单：玄参外皮发黄，生地没有发黄的外皮。

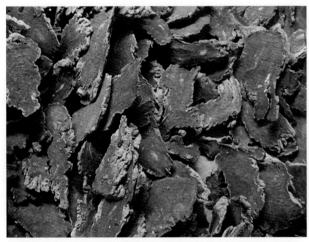

图 1 玄参片

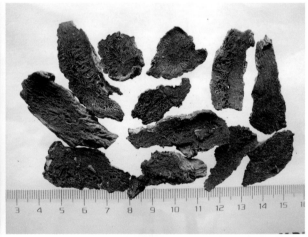

图 2 具裂隙的玄参片

【药典摘要】

本品为桔梗科植物半边莲 *Lobelia chinensis* Lour. 的干燥**全草**。夏季采收，除去泥沙，洗净，晒干。炮制：除去杂质，洗净，切段，干燥。

性状：本品常缠结成团。**根茎极短，直径 1～2mm，表面淡棕黄色，平滑或有细纵纹**。根细小、黄色，侧生纤细须根。**茎细长**，有分枝，灰绿色，节明显，有的可见附生的细根。**叶互生，无柄**，叶片多皱缩，绿褐色，**展平后叶片呈狭披针形，长 1～2.5cm，宽 0.2～0.5cm，边缘具疏而浅的齿或全缘**。花梗细长，花小，单生于叶腋，花冠基部筒状，上部 5 裂，偏向一边，浅紫红色，花冠筒内有白色茸毛。**气微特异，味微甘而辛。**

饮片：本品呈不规则的段。根及根茎细小，表面淡棕黄色或黄色。茎细，灰绿色，节明显。叶无柄，叶片多皱缩，绿褐色，狭披针形，边缘具疏而浅的齿或全缘。气味特异，味微甘而辛。

【说明】（1）半边莲细小常卷曲成团，来货常是个子货。水湿后摊玻璃板上看：①茎粗不超过 1mm，光滑无毛，不空心。根稍粗，但无叶有须根痕。②叶无柄，互生，叶片细长，多全缘或略显小齿。③药典说"味微甘而辛"，我们实际尝到的是淡而微咸。干燥饮片中没见过花。

（2）半边莲越绿越好。棕色的是陈货，尽量让供货商换货。要注意其中的泥土、杂草不要超标。

（3）有人常分不清半边莲和鹅不食草，浸湿摊开看很好认：鹅不食草叶都有明显锯齿。不浸湿也好认，捏一点叶子搓碎吸到鼻孔里，鹅不食草 5 秒钟之后鼻孔里面会发热，甚至打喷嚏。半边莲没这样的反应。

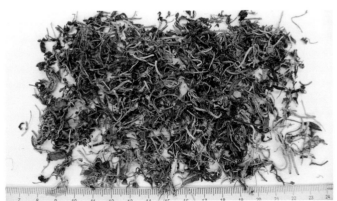

图 1 半边莲饮片

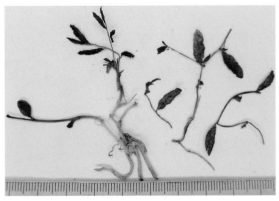

图 2 半边莲浸湿展开

5 画

161 / 半枝莲 /

【药典摘要】

本品为唇形科植物半枝莲 *Scutellaria barbata* D. Don 的干燥全草。夏、秋二季茎叶茂盛时采挖，洗净，晒干。炮制：除去杂质，洗净，切段，干燥。

饮片性状：本品呈不规则的段。**茎方柱形，中空，**表面暗紫色或棕绿色。叶对生，多破碎，上表面暗绿色，下表面灰绿色。**花萼下唇裂片钝或较圆；**花冠唇形，棕黄色或浅蓝紫色，被毛。果实扁球形，浅棕色。气微，味微苦。

【说明】半枝莲的特点是：①细小的方形茎（直径1～2mm），无毛，中空较大（也是方形）。②宿萼有两种：一种像小铲子，一种像小帽子（警察帽）。③没有香气。方形茎直径与之相近的是香薷，但香薷有细毛，中实不空，有香气，很容易区别。

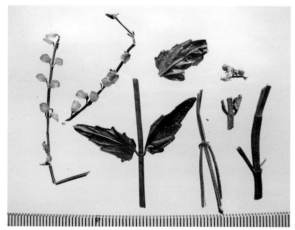

图1 半枝莲饮片

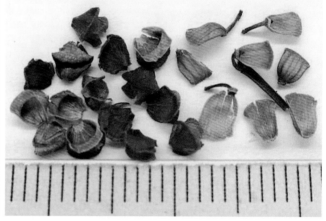

图2 半枝莲宿萼放大（左起：小帽状、小铲状）

162 / 半夏 /

【药典摘要】

为天南星科植物半夏 *Pinellia ternata*（Thunb.）Breit. 的干燥块茎。夏、秋二季采挖，洗净，除去外皮和须根，晒干。炮制：［生半夏］用时捣碎。

性状：本品呈类球形，有的稍偏斜，直径1～1.5cm。表面白色或浅黄色，顶端有凹陷的茎痕，周围密布麻点状根痕；下面钝圆，较光滑。质坚实，断面洁白，富粉性。气微，味辛辣、麻舌而刺喉。

【说明】（1）药典描述的半夏是野生的，目前野生货很少，多是栽培货，性状发生了一些变异。图1上面3个小的是野生半夏，圆球形，直径1cm左右。下面3个大的是家种的，阳光肥水充足导致个体增大。

（2）图2也是家种半夏，与正品不同的是扁球形，往往茎痕偏一侧不在中间。目前野生货少，只好用这种。医生反映疗效也行。我国有半夏属植物5种以上，在各地都作半夏入药。

（3）图3是掌叶半夏，特点是扁球形，边缘生有小瘤子（子块茎）。有些地方标准称虎掌或虎掌南星收载。药商常挑出小个还未长瘤的或把瘤削掉作生半夏出售（如图4），或作炮制半夏的原料。这种资源丰富价格低廉，对药商吸引力很强。但它不是药典正品，还是不能收。有文献称栽培半夏的块茎长大后也会生出

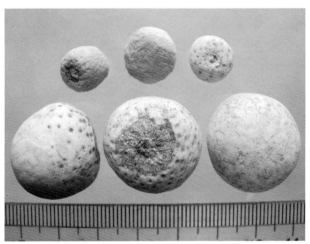

图1 半夏（上：野生；下：大田栽培）

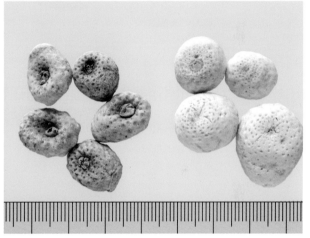

图2 山西家种半夏（左：无硫；右：熏硫）

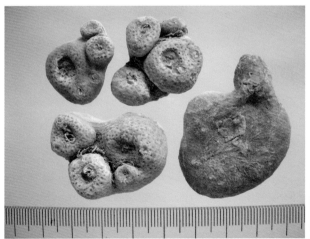

图3 掌叶半夏个（虎掌）

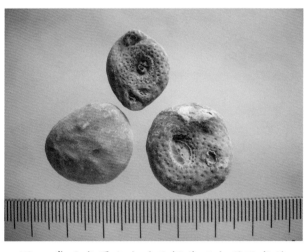

图4 掌叶半夏小个（子根茎不太明显或被削掉）

子块茎，不知是否确实。太原有一名医常用生半夏，我们发现他用的就是掌叶半夏，该医盛赞疗效之好。

（4）小南星和半夏有时大小相似（如图5），但小南星扁，茎痕凹窝大，约占上部直径的一半。而半夏圆（直径和高度差不多），茎痕小，约占上部直径的1/3。

（5）半夏来货常见多种混合（如图6），基层尤多。验收仔细看，不对就退。

（6）半夏来货大多是炮制品，统称制半夏。若处方开"制半夏"付哪种都合理，或按当地习惯调剂。

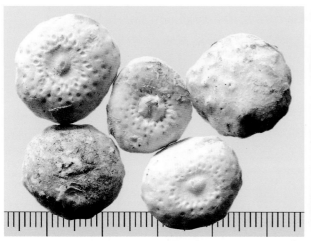

图5 假半夏（小南星）

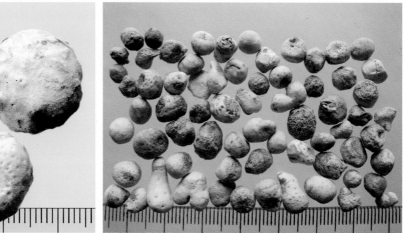

图6 几种半夏混杂的来货

/法半夏/

【药典摘要】

本品为半夏的炮制加工品。

制法：取半夏，大小分开，用水浸泡至内无干心，取出；另取甘草适量，加水煎煮二次，合并煎液，倒入用适量水制成的石灰液中，拌匀，加入上述已浸透的半夏，浸泡，每日搅拌1～2次，并保持浸液pH值12以上，至剖面**黄色均匀**，口尝微有麻舌感时，取出，洗净，阴干或烘干，即得。

【说明】（1）法半夏来货个多片少，要注意里外黄色要均匀（如图1～3），不可强烈麻舌。

（2）法半夏曾发现用小个掌叶半夏和小天南星加工的（如图4、5）。

性状：本品呈类球形或破碎成不规则颗粒状。表面淡黄白色、黄色或棕黄色。质较松脆或硬脆，断面黄色或淡黄色，颗粒者质稍硬脆。气微，味淡略甘、微有麻舌感。

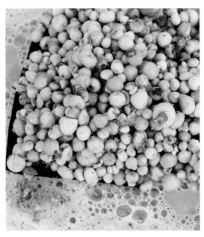

图 1 法半夏加工

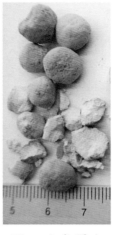

图 2 法半夏个
及断面

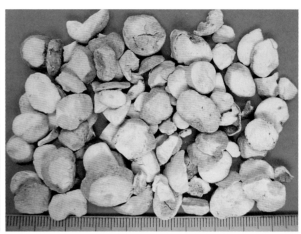

图 3 法半夏加工

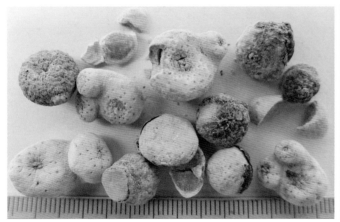

图 4 假法半夏个（掌叶半夏加工）

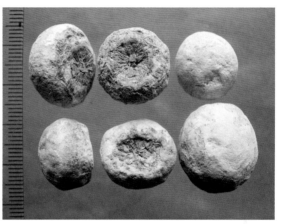

图 5 假法半夏（小南星加工）

/姜半夏/

【药典摘要】

本品为半夏的炮制加工品。

制法：取净半夏，大小分开，**用水浸泡至内无干心**，取出；另取**生姜切片煎汤，加白矾与半夏共煮透**，取出，晾干，或晾至半干，干燥；或切薄片，干燥。

性状：本品**呈片状、不规则颗粒状**或类球形。表面棕色至棕褐色。质硬脆，**断面淡黄棕色，常具角质样光泽**。气微，味淡、微有麻舌感，嚼之略粘牙。

【说明】姜半夏来货以切片者居多（图2掺了虎掌片），切面颜色有深有浅。颜色浅的与清半夏类似，二者加工方法只在于加不加姜，但姜半夏又闻不到姜味，不容易区分，只能尝味不要太麻舌。

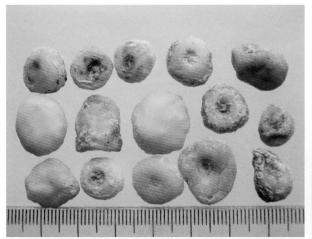

图1 姜半夏个（家种品加工，疑有虎
掌个）

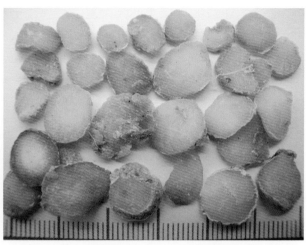

图2 姜半夏片（掺了虎掌片）

/清半夏/

【药典摘要】

本品为半夏的炮制加工品。

制法：取净半夏，大小分开，用8%白矾溶液浸泡至内无干心，口尝微有麻舌感，取出，洗净，切厚片，干燥。

性状：本品呈椭圆形、类圆形或不规则的片。**切面淡灰色至灰白色，可见灰白色点状或短线状维管束迹，**有的残留栓皮处下方显淡紫红色斑纹。质脆，易折断，**断面略呈角质样。气微，味微涩、微有麻舌感。**

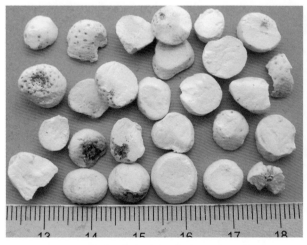

图1 清半夏片（按药典法炮制）

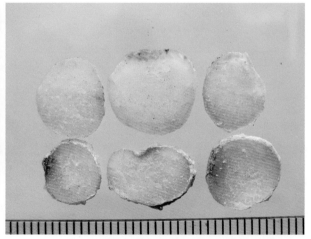

图2 清半夏片（加热切片）

【说明】图1的清半夏是用野生半夏按药典法（矾水浸透切厚片）制成的，但现在还未广泛使用。各地习用的仍是矾水泡后蒸（煮）的清半夏，大部分切成薄片（如图2），也有的不切（如图3，其中混有小南星），调剂时现捣。还有的用水半夏矾水泡蒸煮切片的（如图4），应属伪品。后来要货方退货较多，加工者又把水半夏剪掉尖头再炮制（如图5）混入清半夏，或切片（如图6）重出江湖。提醒大家以后应该用药典法炮制的清半夏。

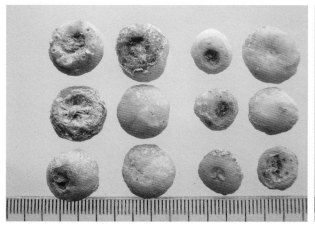

图3 真假清半夏个（加热炮制，掺了小南星）

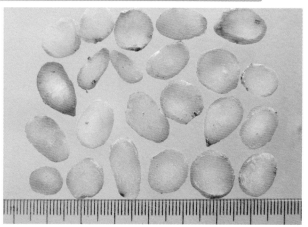

图4 假清半夏片（水半夏加热切片）

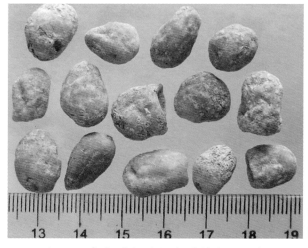

图5 假清半夏个（水半夏剪尖加热）

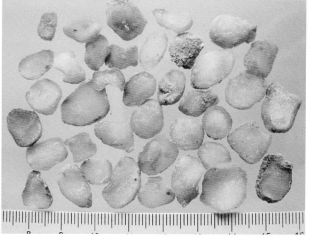

图6 假清半夏片（水半夏剪尖加热切片）

163 / 母丁香 /

【药典摘要】

本品为桃金娘科植物丁香 *Eugenia caryophyllata* Thunk. 的干燥**近成熟果实**。果将熟时采摘，晒干。炮制：除去杂质，用时捣碎。

性状：本品**呈卵圆形或长椭圆形，长1.5～3cm，直径0.5～1cm**。表面黄棕色或褐棕色，有细皱纹；**顶端有四个宿存萼片向内弯曲成钩状**；基部有果梗痕；果皮与种仁可剥离，种仁由两片子叶合抱而成，棕色或暗棕色，显油性，中央具一明显的纵沟；内有胚，呈细杆状。质较硬，难折断。**气香，味麻辣。**

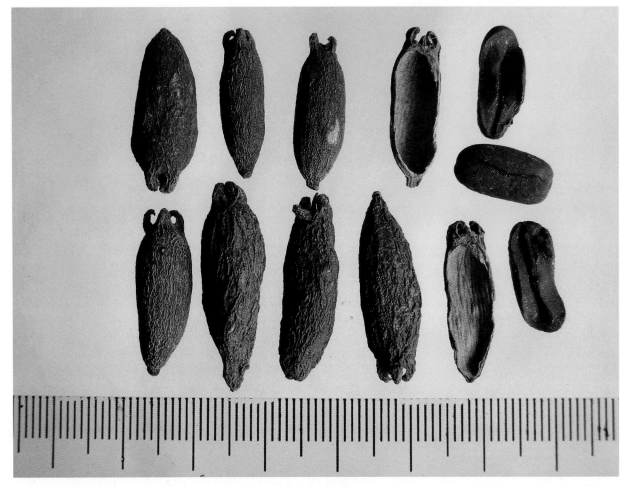

图 1 母丁香

164 / 丝瓜络 /

【药典摘要】

本品为葫芦科植物丝瓜 *Luffa cylindrica*（L.）Roem. 的干燥成熟果实的维管束。夏、秋二季果实成熟、果皮变黄、内部干枯时采摘，除去外皮和果肉，洗净，晒干，除去种子。炮制：除去残留种子及外皮，切段。

性状：本品**丝状维管束交织而成，**多呈长棱形或长圆筒形，略弯曲，长 30 ~ 70cm，直径 7 ~ 10cm。**表面黄白色。体轻，质韧，有弹性，不能折断。**横切面可见子房 3 室，呈空洞状。**气微，味淡。**

【说明】（1）丝瓜络要横切的（如图1），不要不规则的碎片（如图2），因为它可能是做鞋垫、洗碗巾等物品的边角料，经过漂白处理，有异味，坚硬扎手。

（2）棱角丝瓜络为葫芦科植物棱角丝瓜（广东丝瓜）*Luffa acutangula*（Linnaeus）Roxburgh 的干燥成熟果实的维管束。不是药典正品，但《广西中药材标准（1990年版）》（正名"丝瓜络"）和《湖南省中药材标准（2009年版）》（正名"广东丝瓜"）收载。本品全体具10条明显的纵向突出的棱线，味苦。北方不常用。

（3）药典讲丝瓜络"横切面子房3室"也就是3个洞，但来货中有4个洞的，也味淡。查阅手头书籍，都没提到。只好不收。同道识广者，企望告知。

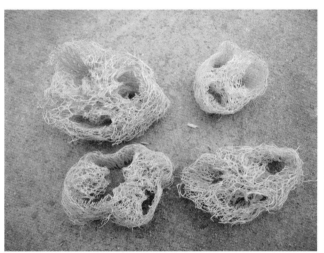

图1 丝瓜络横切片

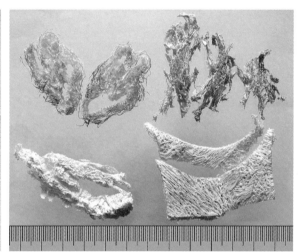

图2 上排左起：丝瓜络、棱角丝瓜络
下排左起：漂白加增重粉、漂白边角料

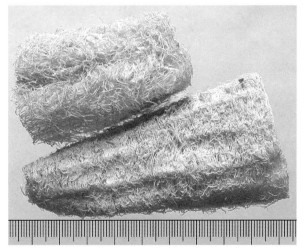

图3 上：丝瓜络；下：棱角丝瓜络

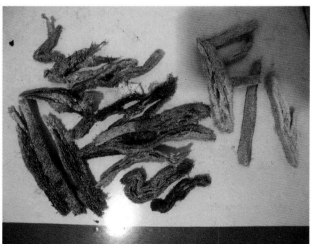

图4 左起：劣丝瓜络（发黑）、丝瓜络

165 / 老鹳草 /

【药典摘要】

本品为牻牛儿苗科植物牻牛儿苗 *Erodium stephanianum* Willd.、老鹳草 *Geranium wilfordii* Maxim. 或野老鹳草 *Geranium carolinianum* L. 的干燥地上部分，前者习称"长嘴老鹳草"，后两者习称"短嘴老鹳草"，夏、秋二季果实近成熟时采割，捆成把，晒干。炮制：除去残根及杂质，略洗，切段，干燥。

饮片性状：本品呈不规则的段。茎表面灰绿色或带紫色，节膨大。切面黄白色，有时中空。叶对生，卷曲皱缩，灰褐色，具细长叶柄。**果实长圆形或球形，宿存花柱形似鹳喙。**气微，味淡。

【说明】长嘴老鹳草看"弹簧"（宿存花柱螺旋状卷曲），短嘴老鹳草看"眉眼"（宿存花柱弯曲似眉，有的连着黑色种子似眼球），见图3、4。

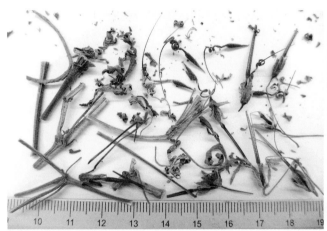

图1 长嘴老鹳草饮片

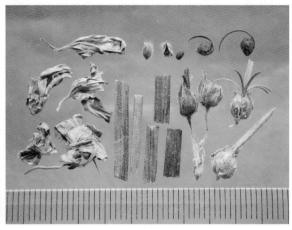

图2 短嘴老鹳草饮片

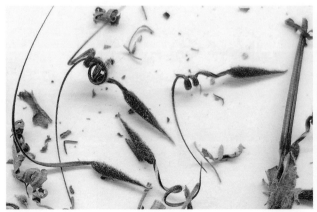

图3 长嘴老鹳草看"弹簧"

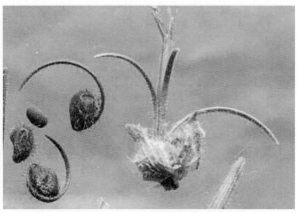

图4 短嘴老鹳草看"眉眼"

166 / 地龙 /

【药典摘要】

本品为钜蚓科动物参环毛蚓 *Pheretima aspergillum*（E. Perrier）、通俗环毛蚓 *Pheretima vulgaris* Chen、威廉环毛蚓 *Pheretima guillelmi*（Michaelsen）或栉盲环毛蚓 *Pheretima pectinifera* Michaelsen 的干燥体。前一种习称"广地龙"，后三种习称"沪地龙"。广地龙春季至秋季捕捉，沪地龙夏季捕捉，及时剖开腹部，除去内脏和泥沙，洗净，晒干或低温干燥。炮制：除去杂质，洗净，切段，干燥。

性状：〔广地龙〕呈长条状薄片，弯曲，边缘略卷，**长 15 ～ 20cm，宽 1 ～ 2cm。**全体具环节，背部棕褐色至紫灰色，腹部浅黄棕色；第 14 ～ 16 环节为生殖带，习称"白颈"，较光亮。体前端稍尖，尾端钝圆，刚毛圈粗糙而硬，色稍浅。雄生殖孔在第 18 环节腹侧刚毛圈小孔突上，外缘有数环绕的浅皮褶，内侧刚毛圈隆起，前面两边有横排（一排或二排）小乳突，每边 10 ～ 20 个不等。受精囊孔 2 对，位于 7/8 至 8/9 环节间一椭圆形突起上，约占节周 5/11。体轻，略呈革质，不易折断。气腥，味微咸。

〔沪地龙〕**长 8 ～ 15cm，宽 0.5 ～ 1.5cm。**全体具环节，背部棕褐色至黄褐色，腹部浅黄棕色；第 14 ～ 16 环节为生殖带，较光亮。第 18 环节有一对雄生殖孔。通俗环毛蚓的雄交配腔能全部翻出，呈花菜状或阴茎状；威廉环毛蚓的雄交配腔孔呈纵向裂缝状；栉盲环毛蚓的雄生殖孔内侧有 1 或多个小乳突。受精囊孔 3 对，在 6/7 至 8/9 环节间。

【说明】（1）地龙饮片主要问题是灰分超标（药典规定灰分不得过 6%）。因为不剖开的头尾留的太长（2 ～ 4 cm），其中充满泥土（如图 4）。市场上也有不带头尾的和全部剖开的地龙，但要贵几十元。经过市场整治，这种带土的蚯蚓现已少见。

（2）文献报道我国作中药使用的地龙原动物有 14 种以上，但药典仅规定了 4 种原动物。这些蚯蚓区别不大，尤其是剖开切碎后更难分别。图 3 是一种小型蚯蚓，在宁夏某地作为地龙大量养殖，不知是否进入市场。

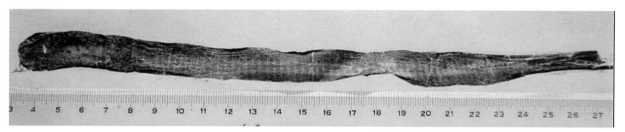

图 1 广地龙

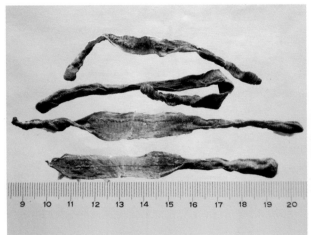

图 2 沪地龙

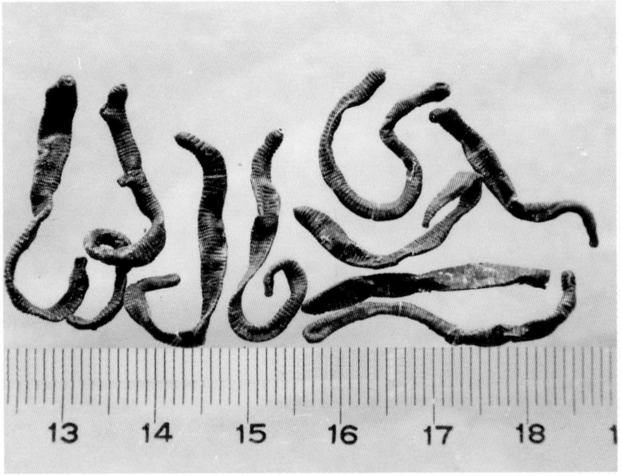

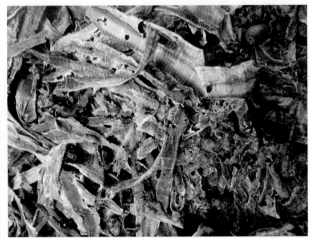

图 3 小地龙（宁夏养殖）

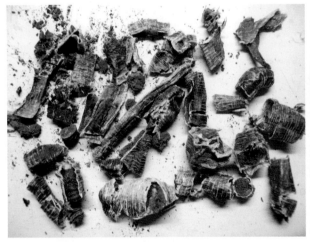

图 4 劣地龙饮片（泥土太多）

图 5 劣地龙（生虫）

167 / 地枫皮

【药典摘要】

本品为木兰科植物地枫皮 *Illicium difengpi* K.I.B.et K.I.M. 的干燥树皮。春、秋二季剥取，晒干或低温干燥。炮制：除去杂质，洗净，打碎，干燥。

性状：本品呈卷筒状或槽状，长 5～15cm，直径 1～4cm，厚 0.2～0.3cm。外表面灰棕色至深棕色，有的可见灰白色地衣斑，**粗皮易剥离或脱落，脱落处棕红色。内表面棕色或棕红色，具明显的细纵皱纹。**质松脆，易折断，断面颗粒状。**气微香，味微涩。**

【说明】（1）地枫皮内表面的"细纵皱纹"实际上是由多数断续的短小突起棱线组成；地枫皮有调料样香气，越香越好，不香的不收。口尝微涩不苦，有苦味不收。

（2）经常有人问：地枫皮是不是追地风？这个问题很难一句话说清。《中华本草》（载药8980种）载地枫皮别名叫"追地枫"又叫"钻地风"，就是山西习用的"追地风"。但《中华本草》另有一种"钻地风"，别名也叫"追地枫"，是虎耳草科植物的根及茎藤，山西不用此种。现在中医开"追地风"，药店划价机只能打出"地枫皮"，常惹来顾客质疑。建议中医专家：以后若用"追地风"时处方最好开"地枫皮"。

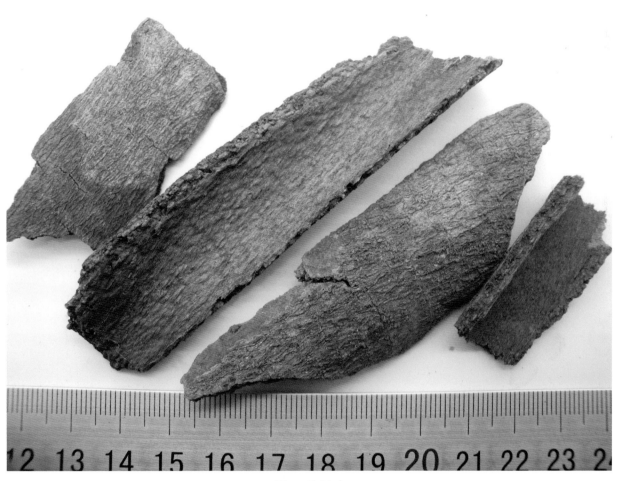

图1 地枫皮

【药典摘要】

本品为藜科植物地肤 Kochia scoparia（L）Schrad. 的干燥成熟果实。秋季果实成熟时采收植株，晒干，打下果实，除去杂质。

性状：本品**呈扁球状五角星形，直径 1～3mm**。外被宿存花被，**表面灰绿色或浅棕色，周围具膜质小翅 5 枚，背面中心有微突起的点状果梗痕及放射状脉纹 5～10 条**；剥离花被，可见膜质果皮，半透明。**种子扁卵形，长约 1mm，黑色**。气微，味微苦。

【说明】（1）地肤子个小价廉，人多以为没伪品，其实来货中往往掺杂其他果实，常见的有碱蓬子、藜子。鉴别点：①碱蓬子乍看也像五角星形，但五条棱线突起像饺子边，没有膜状小翅。种子类圆形，棕褐色（如图1）。②藜子（《江苏省中药材标准（1989 年版）》称"藜子（苏地肤子）"）较小，呈扁球状五角形，无翅。种子半圆球形，黑色，边缘有棱（如图1）。

（2）地肤子除上述伪品，还经常掺有枝叶、沙土等杂质，超过 3% 为劣药，不收。

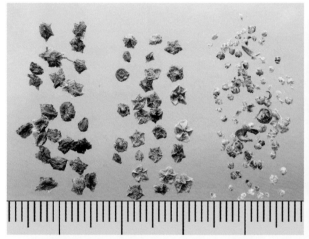

图 1 左起：地肤子、碱蓬子、藜子

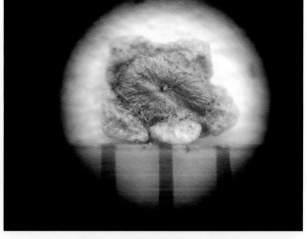

图 2 地肤子上面放大

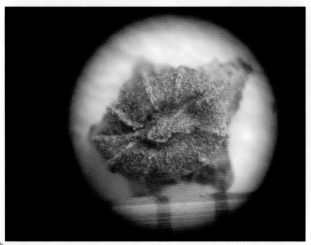

图 3 地肤子下面放大

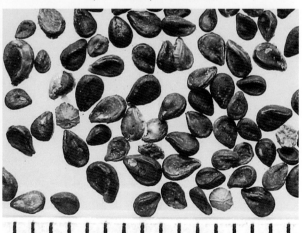

图 4 地肤子种子放大

169 / 地骨皮 /

【药典摘要】

本品为茄科植物枸杞 *Lycium chinense* Mill. 或宁夏枸杞 *Lycium barbarum* L.的干燥根皮。春初或秋后采挖根部，洗净，剥取根皮，晒干。炮制：除去杂质及残余木心，洗净，晒干或低温干燥。

性状：本品呈筒状或槽状，长 3 ～ 10cm，宽 0.5 ～ 1.5cm，**厚 0.1 ～ 0.3cm**。外表面灰黄色至棕黄色，粗糙，有不规则纵裂纹，易成鳞片状剥落。**内表面黄白色至灰黄色，**较平坦，有细纵纹。体轻，质脆，易折断，断面不平坦，外层黄棕色，内层灰白色。气微，**味微甘而后苦。**

【说明】（1）地骨皮伪品不少，都是其他植物的根皮或茎皮，如黑果枸杞皮、黄素馨皮（茎皮）、鹅绒藤皮、杠柳皮（香加皮）、大青皮、川桐皮、宁夏枸杞茎皮等。外形、颜色都与正品相似，记住一句口诀"糟皮白里甜不香"，就能排除大部分伪品。①糟皮：地骨皮的外皮松软而厚（糟皮），占地骨皮厚度的一半左右（如图1），用一个指甲稍用点力就能掐断。如果糟皮太薄里层硬皮占大部分，单指甲掐不断，可怀疑是伪品。②白里：地骨皮内表面灰白色（陈货有发黄的，折断看还可见白里。如图1），如不白，非假即劣。③甜：舌尖舔地骨皮内层白色部分立即感到特殊的甜味（甜菜味），嚼几秒钟后觉苦。如无特殊甜味的是伪品。④不香：地骨皮没有特殊香气，可与有香气的伪品如香加皮区分。

（2）宁夏枸杞的茎皮与地骨皮来源于同一种植物，但茎皮外表深灰色，有弯曲的纵纹，偶见皮孔，内表面也白，细密纵纹多。这是我们目前观察到茎皮不同于根皮的特点，请大家指正。

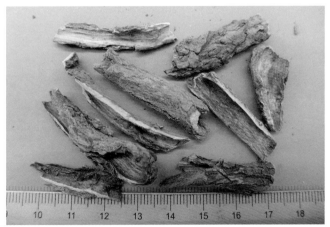

图 1 地骨皮商品（削去内表面灰黄色可见白里，味甘苦）

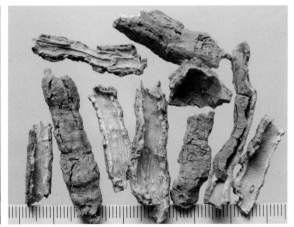

图 2 假地骨皮 1（质硬，无糟皮，味淡，有沙粒感。鹅绒藤）

6 画

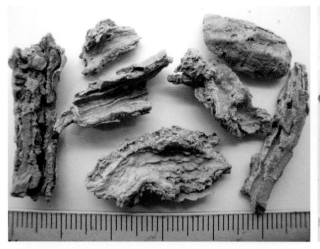

图 3 假地骨皮 2（坚硬，单指甲掐不断，不甜）

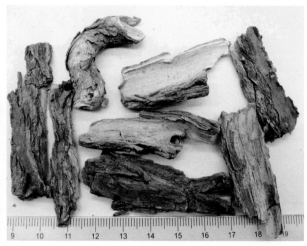

图 4 假地骨皮 3（枸杞地上茎皮，还掺木心）

170/地黄/

【药典摘要】

本品为玄参科植物地黄 *Rehmannia glutinosa* Libosch. 的新鲜或干燥块根。秋季采挖，除去芦头、须根及泥沙，鲜用；或将地黄缓缓烘焙至约八成干。前者习称"鲜地黄"，后者习称"生地黄"。炮制：除去杂质，洗净，闷润，切厚片，干燥。

性状：［鲜地黄］呈纺锤形或条状，长 8 ~ 24cm，直径 2 ~ 9cm。**外皮薄，表面浅红黄色，**具弯曲的纵皱纹、芽痕、横长皮孔样突起及不规则疤痕。肉质，易断，**断面皮部淡黄白色，可见橘红色油点，木部黄白色，导管呈放射状排列。**气微，**味微甜、微苦。**

［生地黄］多呈不规则的团块状或长圆形，中间膨大，两端稍细，有的细小，长条状，稍扁而扭曲，长 6 ~ 12cm，直径 2 ~ 6cm。表面棕黑色或棕灰色，极皱缩，**具不规则的**

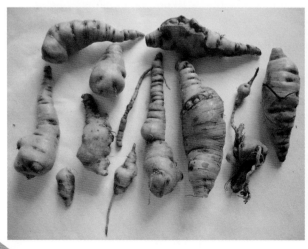

图 1 鲜地黄个

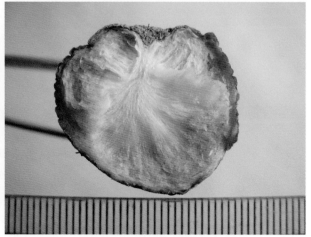

图 2 鲜地黄横断面

横曲纹。体重，质较软而韧，不易折断，**断面棕黑色或乌黑色，有光泽，具黏性。气微，味微甜。**

　　饮片：本品呈类圆形或不规则的厚片。**外表皮棕黑色或棕灰色，极皱缩，具不规则的横曲纹。切面棕黑色或乌黑色，有光泽，具黏性。气微，味微甜。**

【说明】（1）烘焙到位的生地黄切面是棕黑色或乌黑色，但实际来货大多数是烘焙不到位，仅切面外缘发黑，中间黑色中夹有棕紫色，再次点的中间淡粉红色（如图3、4），多少年都是这样。如果中间还是暗黄色或黄色。那就是烘得太不到位，不能收了（如图7、8）。

　　（2）生地黄饮片、生地黄炭都要掰开看断面，如果外黑里黄，是鲜地黄切成片再染黑的劣品，不收。

　　（3）生地黄很像熟地黄，但熟地黄里外一样黑，生地黄外皮多为棕灰色，比切面浅。如果外皮也加工成黑色（如图3、4），就只能凭气味区别了。生地黄闻着有一股特殊的生鲜气（熟地黄没有。语言难以形容，要自己实践体会），口尝甜中微苦，和熟地黄的甜而微酸明显不同。熟悉生地黄的气味，与玄参、制黄精也就好区别了。

　　（4）北方地区基本不用鲜地黄。山西是地黄主产区，易见鲜品（如图1、2），图片对理解生地断面颜色的变化或有帮助。

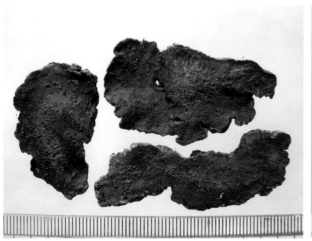

图3　生地黄片

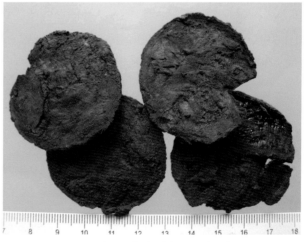

图4　生地黄片（机器压制）

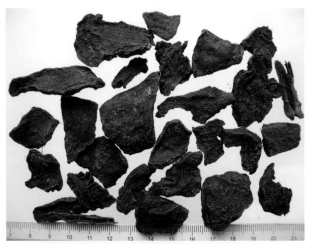

图 5 假生地片（红薯片染色）、劣生地黄（烘制不到位）

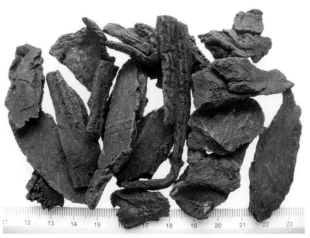

图 6 假生地黄片（其他植物根染色冒充，质硬，不甜）

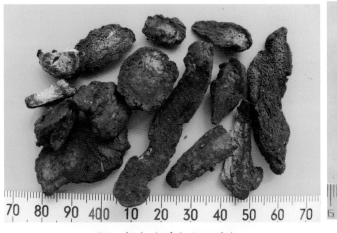

图 7 劣生地黄（没烘透）

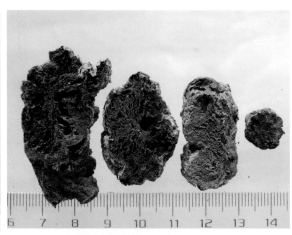

图 8 劣生地黄片（多裂隙，黄色断面没烘透）

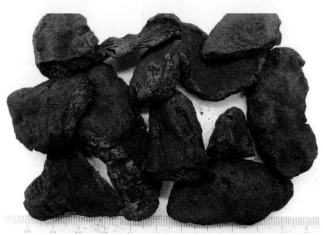

图 9 生地黄炭（不存性，煅过了）

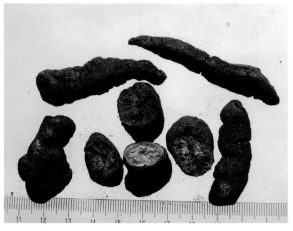

图 10 生地黄炭（黄色断面的没制到位）

熟地黄

【药典摘要】

本品为生地黄的炮制加工品。

制法：①取生地黄，照酒炖法炖至酒吸尽，取出，晾晒至外皮黏液稍干时，切厚片或块，干燥，即得。②取生地黄，照蒸法蒸至黑润，取出，晒至约八成干时，切厚片或块，干燥，即得。

性状：本品为不规则的块片、碎块，大小、厚薄不一。**表面乌黑色，有光泽，黏性大。质柔软而带韧性，不易折断，断面乌黑色，有光泽。气微，味甜。**

【说明】（1）熟地黄传统是用生地黄个子蒸制，标准是里外都一样黑，味甜微酸。近年多用生地黄饮片蒸制，蒸透了也可以。但是将生地黄饮片用蒸熟地黄锅里的黑水浸泡，或用焦糖素等色素将生地黄片染黑后干燥当熟地黄卖，就是作假了。这种假货仅外表黑，里面仍是生地黄的颜色（红紫、淡粉红或黄），闻、尝是生地黄的味。

（2）熟地黄干燥时放地上晒，易混入沙土等杂质：超过3%为劣药，不收。图1的熟地黄是用烘干机烘干的，口尝不碜牙，质优价高。好熟地黄软韧性黏，若坚硬如石者不收。

（3）药典未记载熟地黄炭，但中医师经常开处方会用到，我们也要预备。体轻易折断，未煅炭是里外相同，成炭后也是里外都黑，不会有"存性"的情况。

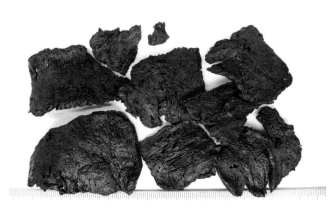

图 1 熟地黄

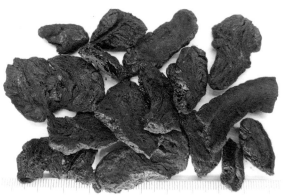

图 2 熟地炭

171 /地榆/

【药典摘要】

本为蔷薇科植物地榆 *Sanguisorba officinalis* L. 或长叶地榆 *Sanguisorba officinalis* L. var. *longifolia*（Bert.）Yu et Li 的干燥根。后者习称"绵地榆"。春季将发芽时或秋季植株枯萎后采挖，除去须根，洗净，干燥，或趁鲜切片，干燥。炮制：［地榆］除去杂质；未切片者，洗净，除去残茎，润透，切厚片，干燥。［地榆炭］取净地榆片，照炒炭法炒至表面焦黑色、内部棕褐色。

> 【说明】（1）味苦涩是地榆的特征，验收时一定要尝一下。地榆和赤芍很像，掰开舔断面 2 秒钟，地榆涩或苦，赤芍先甜后苦涩。
> （2）现在的地榆炭都没存性，里外一样黑，应该改进。

饮片性状：［地榆］本品呈不规则的类圆形片或斜切片。外表皮灰褐色至深褐色。切面较平坦，粉红色、淡黄色或黄棕色，木部略呈放射状排列；或皮部有多数黄棕色棉状纤维。气微，**味微苦涩。**

［地榆炭］本品形如地榆片，表面焦黑色，内部棕褐色。具焦香气，**味微苦涩。**

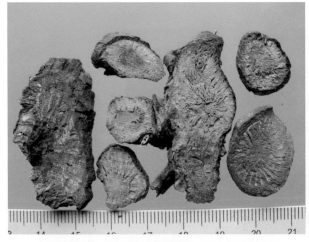

图 1 地榆片

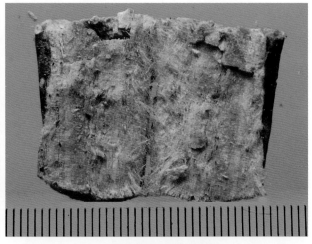

图 2 绵地榆纵剖面

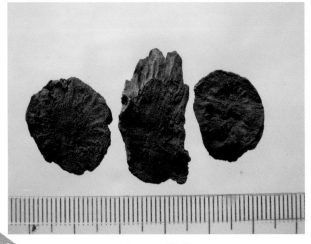

图 3 地榆炭

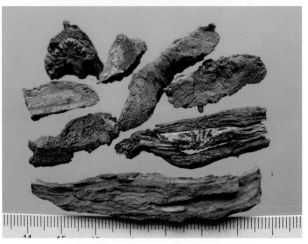

图 4 劣地榆（提取残渣，松泡，味弱）

172 / 地锦草 /

【药典摘要】

本品为大戟科植物地锦 *Euphorbia humifusa* Willd. 或斑地锦 *Euphorbia maculata* L. 的干燥全草。夏、秋二季采收,除去杂质,晒干。炮制:除去杂质,喷淋清水,稍润,切段,干燥。

性状:[地锦]常皱缩卷曲,根细小。**茎细,呈叉状分枝,表面带紫红色,光滑无毛或疏生白色细柔毛;质脆,易折断,断面黄白色,中空。单叶对生**,具淡红色短柄或几无柄;叶片多皱缩或已脱落,展平后呈**长椭圆形,长5~10mm,宽4~6mm**;绿色或带紫红色,通常无毛或疏生细柔毛;先端钝圆,基部偏斜,边缘具小锯齿或呈微波状。杯状聚伞花序腋生,细小。**蒴果三棱状球形,表面光滑。种子细小,卵形,褐色**。气微,味微涩。

[斑地锦]**叶上表面具红斑。蒴果被稀疏白色短柔毛**。

【说明】地锦草是常见野草,伏地而生,来货中叶和果实小,但多完整(如图2),可作为鉴定依据。

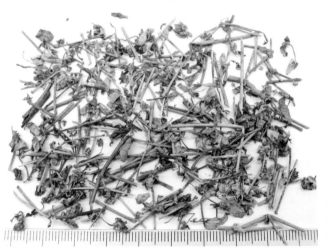

图 1 地锦草饮片

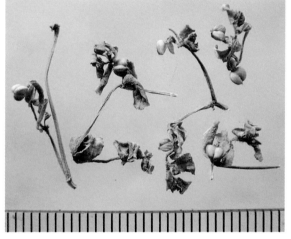

图 2 地锦草饮片放大

173 / 芒硝 /

【药典摘要】

本品为硫酸盐类矿物芒硝族芒硝,经加工精制而成的结晶体。主含含水硫酸钠($Na_2SO_4 \cdot 10H_2O$)。

性状:本品为棱柱状、长方形或不规则块状及粒状,无色透明或类白色半透明。质脆,易碎,断面呈玻璃样光泽。气微,味咸。

6 画

219

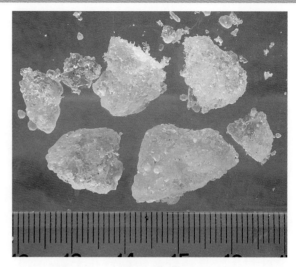

【说明】验收注意：①芒硝要尝味，越咸越好，不咸的不收。②看有无非白色的杂质，防止灰分招标。③验收或调剂后的包装要立即密封，防止芒硝风化成玄明粉。

图1 芒硝

174 / 亚麻子 /

【药典摘要】

本品为亚麻科植物亚麻 *Linum usitatissimum* L. 的干燥成熟种子。秋季果实成熟时采收植株，晒干，打下种子，除去杂质，再晒干。

炮制：除去杂质，生用捣碎或炒研。

性状：本品呈扁平卵圆形，一端钝圆，另端尖而略偏斜，长 4～6mm，宽 2～3mm。

【说明】亚麻子山西叫"胡麻仁"，形、色特点与别的药有显著区别，要看饱满与否，太瘪的不收。

表面红棕色或灰褐色，平滑有光泽， 种脐位于尖端的凹入处；种脊浅棕色，位于一侧，边绿。种皮薄，胚乳棕色，薄膜状；子叶2，黄白色，富油性。气微，嚼之有豆腥味。

鉴别：取本品少量，**加温水浸泡后，表皮黏液层膨胀而成一透明黏液膜，包围整个种子。**

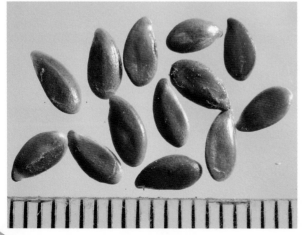

图1 亚麻子

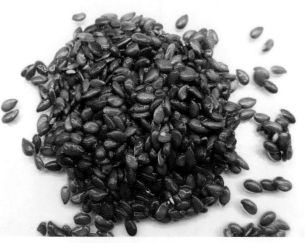

图2 亚麻子水浸后产生黏性

175 / 西瓜霜 /

【药典摘要】

本品为葫芦科植物西瓜 *Citrullus lanatus* （Thunb.） Matsumu. et Nakai 的成熟新鲜果实与皮硝经加工制成。

性状：本品为类白色至黄白色的结晶性粉末。气微、味咸。

> 【说明】西瓜霜中医极少用。下面照片中的是我们自己做的，符合药典性状。

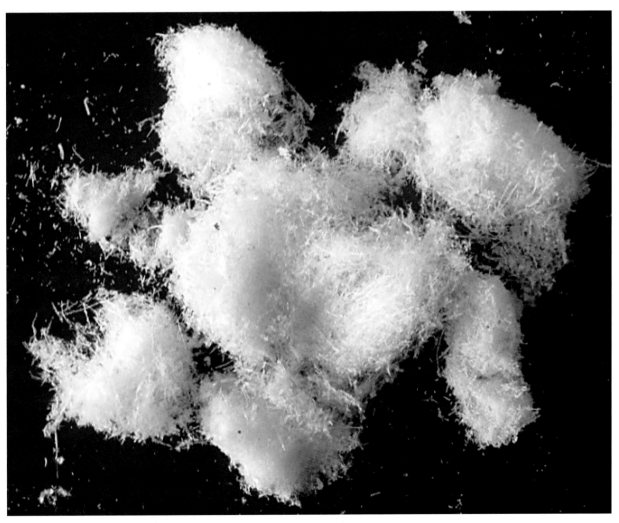

图 1 西瓜霜

176/西红花/

【药典摘要】

本品为鸢尾科植物番红花 *Crocus sativus* L. 的干燥柱头。

性状：本品呈线形，三分枝，长约3cm。暗红色，上部较宽而略扁平，顶端边缘显不整齐的齿状，内侧有一短裂隙，下端有时残留一小段黄色花柱。体轻，质松软，**无油润光泽**，干燥后质脆易断。气特异，微有刺激性，味微苦。

鉴别：①取本品浸水中，可见橙黄色成直线下降，并逐渐扩散，水被染成黄色，无沉淀。柱头呈喇叭状，有短缝；在短时间内，用针拨之不破碎。②取本品少量，置白瓷板上，加硫酸1滴，酸液显蓝色经紫色缓缓变红褐色或棕色。

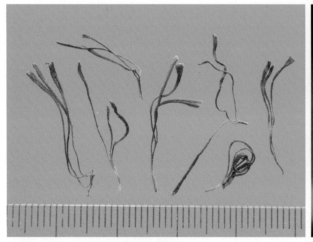

图 1 西红花（带花柱）

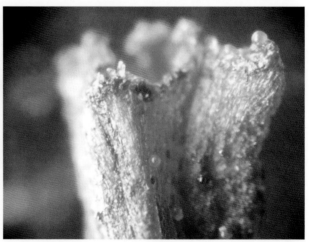

图 2 西红花顶端（放大）

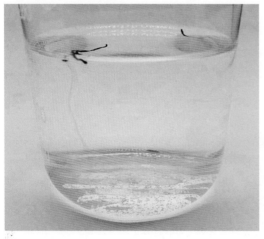

图 3 西红花水浸黄线下降

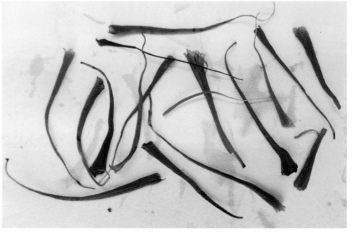

图 4 西红花水浸后

【说明】（1）西红花假货较多，验收首先闻香气：正品香气很浓很好闻，我见过的伪品都没有香气。再按药典用高倍放大镜仔细看形状，（如图5~7、9、11），伪品粗端都不是齿状，无短裂缝（如图3），中间没有纵直线纹（药典没说而实物有。见图4、12）。西红花里有许多大小均匀的黄色小圆球，那是花粉粒，属正常情况（如图2）。

（2）水试：多数染色的西红花可将水染成红色或无色（如图8）。假西红花5也有黄色素溶出（如图11、12）极似正品，但浸后品颜色紫红，粗端平齐，无纵直脉纹，与正品仍为不同红色（如图4、12）。

（3）0.4g西红花泡的水也是红色，稀释后变黄（如图14）。

（4）最好做一下药典的"鉴定（2）"，这个试验既快又准。

（5）西红花以前曾分干湿两种，所谓"湿红花"是加油使之柔韧完整，干红花是没加油的。药典讲"无油润光泽，干燥后质脆易断"，就是说只要干红花不要湿红花。实际上来货中仍有湿货，应注意区别。

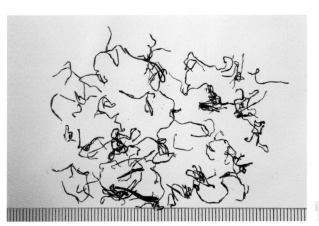

图5 假西红花1（玉米须染色）

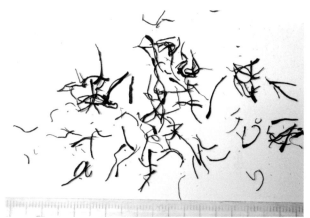

图6 假西红花2（花瓣剪裁染色）

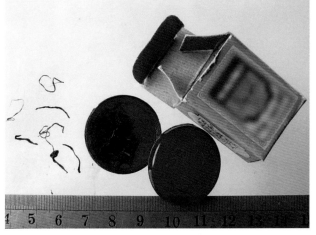

图7 假西红花3（顾客从国外带回）

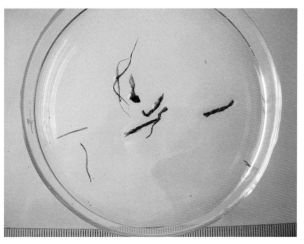

图8 假西红花3（水浸淡红无黄色）

6画

223

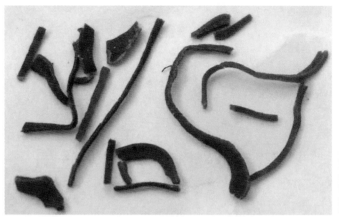

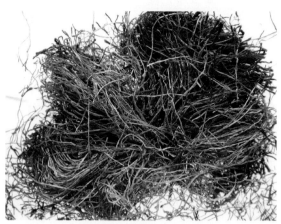

图 9 假西红花 4　　　　　　　　图 10 劣西红花（带黄色花柱太多）

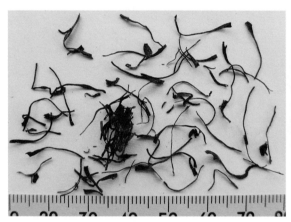

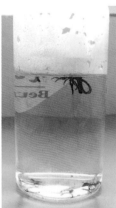

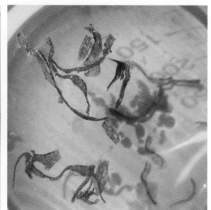

图 11 假西红花 5（纸类加工）左起：干品、浸水（也有黄色素下沉）、完全泡开

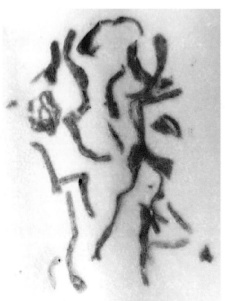

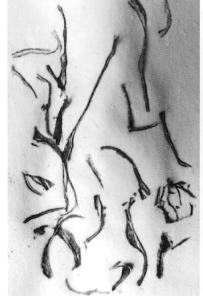

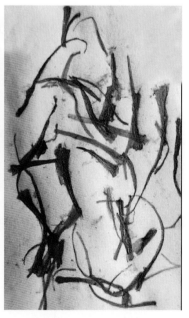

图 12 西红花水浸后左：假西红花 5（纸）刚浸完；中：假西红花 5（纸）浸后晾干；
右：正品西红花浸后晾干

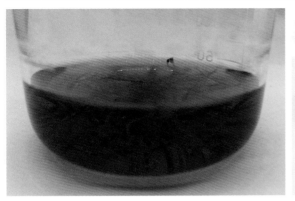

图 13 西红花 0.4g 将水染成红色

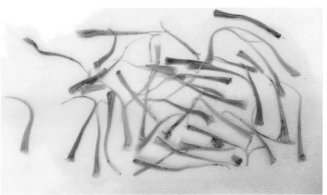

图 14 左图红色水浸液稀释变黄色

177 / 西青果 /

【药典摘要】

本品为使君子科植物诃子 *Terminalia chebula* Retz. 的干燥幼果。

性状：本品呈长卵形，略扁，长 1.5 ~ 3cm，直径 0.5 ~ 1.2cm。表面黑褐色，具有明显的纵皱纹，一端较大，另一端略小，钝尖，下部有果梗痕。质坚硬。断面褐色，有胶质样光泽，果核不明显，常有空心，小者黑褐色，无空心。气微，味苦涩，微甘。

【说明】（1）来货中偶见"异形西青果"，两端小中间大（如图 2），与药典描述的"一端较大，另一端略小"不同，断面也是一个孔，味也和西青果差不多。请专家鉴定，也只能说也是诃子属的（*Terminalia*），但定不了种。我国产 8 种诃子属植物，产地相同。不知药品检验所认不认这样的西青果，还是不收比较保险。

（2）山西历来把西青果当"青果"用，现在药典上另有青果（橄榄科果实），若再把西青果当青果卖，就是"他种药品冒充此种药品"的假药了。青果两头尖，断面有 3 个孔。

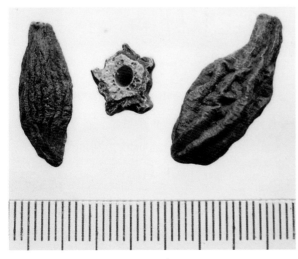

图 1 西青果

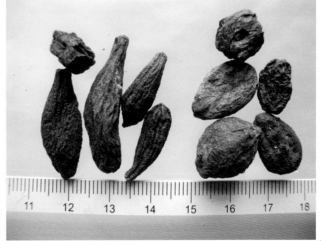

图 2 左起：西青果、异形西青果

178 / 西河柳 /

【药典摘要】

本品为柽柳科植物柽柳 *Tamarix chinensis* Lour. 的干燥**细嫩枝叶**。夏季花未开时采收，阴干。炮制：**除去老枝**及杂质，洗净，稍润，切段，干燥。

性状：本品茎枝呈细圆柱形，**直径0.5～1.5mm。表面灰绿色，有多数互生的鳞片状小叶。质脆，易折断。稍粗的枝表面红褐色，叶片常脱落而残留突起的叶基，断面黄白色，中心有髓**，气微，味淡。

【说明】西河柳又叫观音柳、赤柽柳，中医现已很少用，无伪品。但商品中常掺有粗枝（直径超过1.5cm，表面无叶痕）或是陈货（细枝发黄），属劣药，不收。

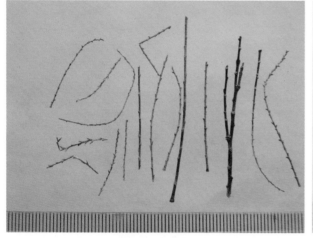

图 1 西河柳

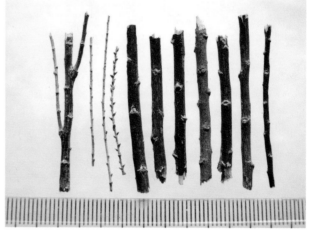

图 2 劣西河柳（含 1.5mm 以上的粗枝）

179 / 西洋参 /

【药典摘要】

本品为五加科植物西洋参的干燥根。均系栽培品，秋季采挖，洗净，晒干或低温干燥。炮制：去芦，润透，切薄片，干燥或用时捣碎。

性状：本品呈纺锤形、圆柱形或圆锥形，长 3～12cm，直径 0.8～2cm。表面浅黄褐色或黄白色，可见横向环纹和线形皮孔状突起，并有细密浅纵皱纹和须根痕。主根中下部有一至数条侧根，多已折断。有的上端有根茎（芦头），环节明显，茎痕（芦碗）圆形或半圆形，具不定根（芋）或已折断。体重，质坚实，不易折断，断面平坦，浅黄白色，略显粉性，皮部可见黄棕色点状树脂道，形成层环纹棕黄色，木部略呈放射状纹理。气微而特异，味微苦、甘。

饮片：本品呈长圆形或类圆形薄片。外表皮浅黄褐色。切面淡黄白至黄白色，形成层环棕黄色，皮部有黄棕色点状树脂道，近形成层环处较多而明显，木部略呈放射状纹理。气微而特异，味微苦、甘。

【说明】（1）西洋参来货有个有片，个子货规格等级繁多，有野生、家种、国产、进口、软枝、硬枝、长枝、短枝等。性状相似，不易辨认。①进口野生品带芦头（与身近等长），密布芦碗。身多呈纺锤形，密布横皱纹。下端分支少，角度大，如人劈叉状（如图2）。②进口家种品习称种洋参，多为软枝。一般都是主根，除去了芦头、芋、支根及须根（如图1），也有的小个保留。支根（如图7）颜色较国产货深。③国产洋参都是家种品的主根，不留芦头。分软枝、硬枝，软枝较贵。"软枝"低温干燥。表面粗糙，多纵皱，有许多横向突起的长皮孔疤痕（如图1、3）；断面皮部树脂道小点色浅，不太明显（如图8）。"硬枝"表面纵纹浅，显得较平滑，长枝的横向环纹多而浅；硬枝一般不切片。还有半软半硬的加工法，温度介于软枝、硬枝之间，

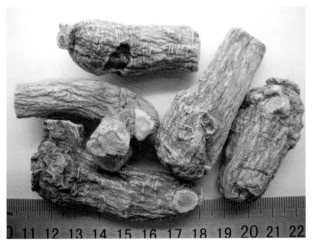

图 1 西洋参个（进口软枝）

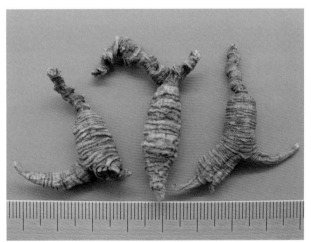

图 2 西洋参个（进口野生）

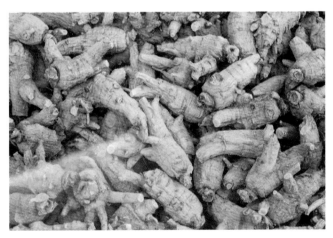

图 3 西洋参个（国产软枝）

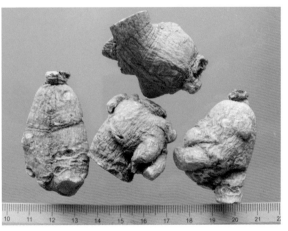

图 4 西洋参个（国产硬枝，短枝）

切片断面树脂道小点色深（如图9）。

（2）图10的伪品横纹不自然，分叉处细看是剪开的。

（3）前20多年人参降价，所以用国产人参伪造西洋参。近年国产西洋参产量大价格下跌而人参价格上扬，这种假药数量大减但未绝迹。其中饮片更多于个子（目前西洋参仍稍贵），可从有无裂隙和尝味区别，详见本书人参条。

（4）图6的西洋参支根可看表面（横纹明显）、断面（致密无裂隙）、尝味（先苦后甜，苦重甜轻）来辨认。其实每个西洋参个都有切掉支根的断面，都可用上述方法与人参区别开。

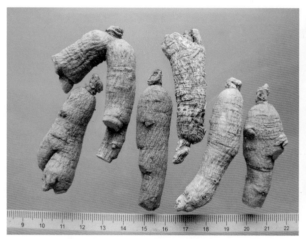

图5 西洋参个（国产硬枝，长枝）

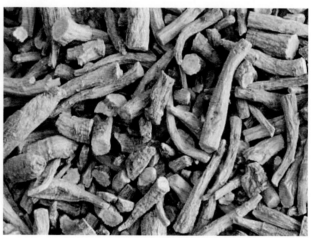

图6 西洋参支根

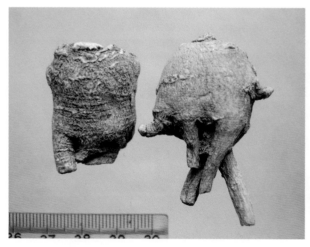

图7 西洋参个（美国进口）

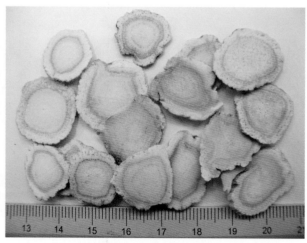

图8 西洋参片（软枝）

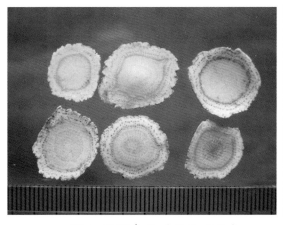
图 9 西洋参片（半软半硬）

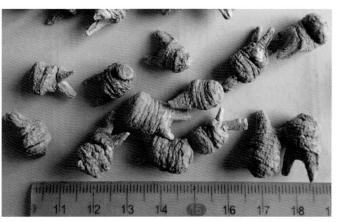
图 10 假进口西洋参（国产人参加工）

180/百合/

【药典摘要】

本品为百合科植物卷丹 *Lilium lancifolium* Thunb.、百合 *Lilium brownii* F. E. Brown var. *viridulum* Baker 或细叶百合 *Lilium pumilum* DC. 的干燥肉质鳞叶。秋季采挖，洗净，剥取鳞叶，**置沸水中略烫，**干燥。炮制：［百合］除去杂质。［蜜百合］取净百合，照蜜炙法炒至不粘手。

性状：本品呈长椭圆形，**长 2 ~ 5cm，宽 1 ~ 2cm，中部厚 1.3 ~ 4mm。表面黄白色至淡棕黄色，有的微带紫色，**有数条纵直平行的白色维管束。顶端稍尖，基部较宽，边缘薄，微波状，略向内弯曲。质硬而脆，断面较平坦，角质样。气微，**味微苦。**

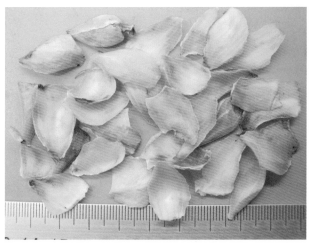
图 1 百合（无硫）

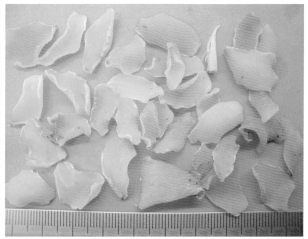
图 2 百合（熏硫）

6 画

229

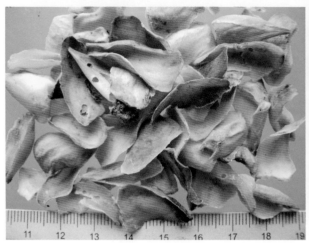

图3 劣百合（陈货、虫蛀）

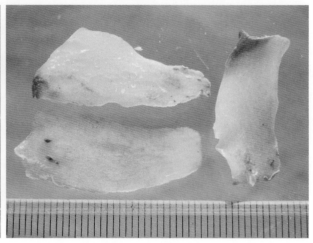

图4 菜百合（淡而微甘，无苦味）

181 / 百部 /

【药典摘要】

本品为百部科植物直立百部 Stemona sessilifolia （Miq.） Miq.、蔓生百部 Stemona japonica （Bl.） Miq. 或对叶百部 Stemona tuberose Lour. 的干燥块根。春、秋二季采挖，除去须根，洗净，**置沸水中略烫或蒸至无白心**，取出，晒干。炮制：［百部］除去杂质，洗净，润透，切厚片，干燥。［蜜百部］取百部片，照蜜炙法炒至不粘手。

性状：［直立百部］呈纺锤形，上端较细长，皱缩弯曲，长5～12cm，直径0.5～1cm。表面黄白色或淡棕黄色，有不规则深纵沟，间或有横皱纹。质脆，易折断，断面平坦，角质样，淡黄棕色或黄白色，皮部较宽，中柱扁缩。气微，味甘、苦。

［蔓生百部］两端稍狭细，表面多不规则皱褶和横皱纹。

［对叶百部］呈长纺锤形或长条形，长8～24cm，直径0.8～2cm。表面浅黄棕色至灰棕色，具浅纵皱纹或不规则纵槽。

【说明】（1）目前来货都是对叶百部的根，习称大百部（如图1、2）。特点是：①外皮有深纵沟，切面外缘起伏较大。②中柱外缘有较硬的白圈，圈内白色或空心。③味初嚼略甜或不甜，苦味明显。

（2）直立百部的根和蔓生百部的根统称"小百部"，目前市场上极少见。

质坚实，断面黄白色至暗棕色，**中柱较大，髓部类白色。**

饮片：〔百部〕**本品呈不规则厚片或不规则条形斜片；表面灰白色、棕黄色，有深纵皱纹；切面灰白色、淡黄棕色或黄白色，角质样；皮部较厚，中柱扁缩。质韧软。气微、味甘、苦。**

〔蜜百部〕本品形同百部片，表面棕黄色或褐棕色，略带焦斑，稍有黏性。味甜。

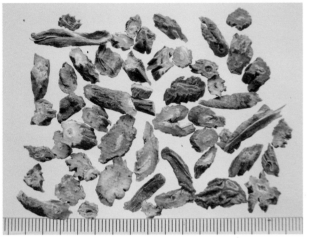

图 1 大百部横切片

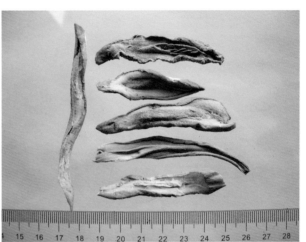

图 2 大百部斜切片

182 / 当归 /

【药典摘要】

本品为伞形科植物当归 *Angelica sinensis* （Oliv.） Diels 的干燥根。秋末采挖，除去须根和泥沙，待水分稍蒸发后，**捆成小把，上棚，用烟火慢慢熏干。**炮制：〔当归〕除去杂质，洗净，润透，切薄片，晒干或低温干燥。〔酒当归〕取净当归片，照酒炙法炒干。

性状：本品呈类圆形、椭圆形或不规则薄片。外表皮浅棕色至棕褐色。**切面浅棕黄色或黄白色**，平坦，**有裂隙，中间有浅棕色的形成层环**，并有多数棕色的油点，**香气浓郁，味甘、辛、微苦。**

〔酒当归〕本品形如当归片。切面深黄色或浅棕黄色，略有焦斑。香气浓郁，并略有酒香气。

【说明】（1）当归与伪品欧当归的区别如下。①主根长短：当归现在多是纵切片，长不超过10cm，最短只有2cm。而欧当归主根最短在10cm以上。②气味：当归香气特殊，欧当归也有香气但与当归不同。这个无法用语言形容，只有闻过才知道。若没有经验就尝味，当归入口甜，嚼两秒钟后微苦味出，再嚼几秒辣味明显，稍后微麻舌，甜～微苦～辛～微麻舌伴随着当归特有香气，几种味混杂在一起。嚼烂吐出或咽下时，嘴里只剩微麻舌微苦味与当归香气。两三分钟后微麻舌感消失，当归香气可保持10分钟之久。欧当归初嚼也有甜味，约10秒钟后被苦辣取代，稍后辣胜于苦，如吃辣椒般刺舌，伴随着强烈麻舌感可达十几分钟，几乎无人不为之"动容"：皱眉眯眼咧嘴作难受状，而尝当归多数人表情正常。这是欧当归与当归最大区别。

（2）当归熏硫者多，口尝有酸味，越往后越酸。不做测试都知道超标了（当归二氧化硫残留量不得超150mg/kg）。

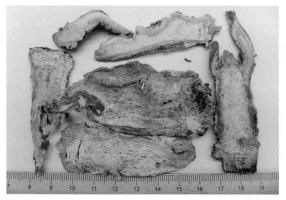

图1 当归头片（归头+归身）

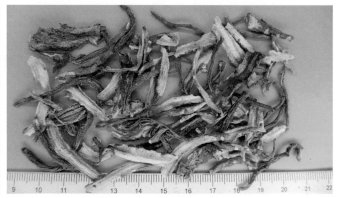

图2 归尾片

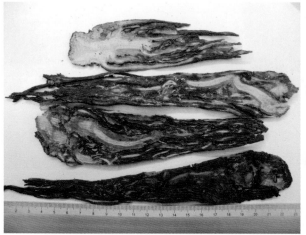

图3 全当归刨片

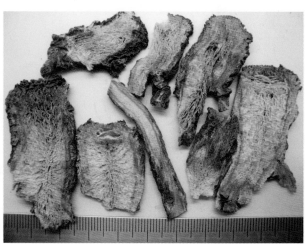

图4 劣当归（柴性大、干枯无油）

183 / 虫白蜡 /

【药典摘要】

本品为介壳虫科昆虫白蜡虫 *Ericerus pela* （Chavannes） Guerin 的雄虫群栖于木犀科植物白蜡树 *Fraxinus chinensis* Roxb.、女贞 *Ligustrum lucidum* Ait. 或女贞属他种植物枝干上分泌的蜡，经精制而成。

性状：本品呈块状，**白色或类白色**。表面平滑，或稍有皱纹，具光泽。体轻，质硬而稍脆，搓捻则粉碎。断面呈条状或颗粒状。气微，味淡。

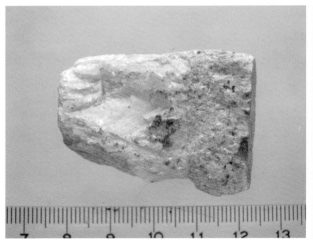

图 1 虫白蜡 1

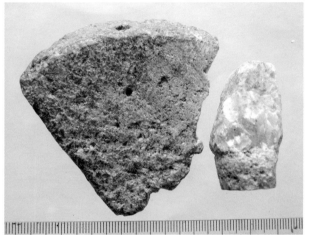

图 2 虫白蜡 2

184 / 肉苁蓉 /

【药典摘要】

本品为列当科植物肉苁蓉 *Cistanche deserticola* Y. C. Ma 或管花肉苁蓉 *Cistanche tubulosa*（Schenk）Wight 的干燥带鳞叶的肉质茎。春季苗刚出土时或秋季冻土之前采挖，**除去茎尖**。切段，晒干。炮制：［肉苁蓉片］除去杂质，洗净，润透，切厚片，干燥。［酒苁蓉］取净肉苁蓉片，照酒炖或酒蒸法炖或蒸至酒吸尽。

性状：［肉苁蓉片］本品呈不规则形的厚片。表面棕褐色或灰棕色。有的可见肉质鳞叶。切面**有淡棕色或棕黄色点状维管束，排列成波状环纹。气微，味甜、微苦。**

［管花肉苁蓉片］**切面散生点状维管束。**

［酒苁蓉］本品形如肉苁蓉片。**表面黑棕色，切面点状维管束，排列成波状环纹。质柔润。略有酒香气，味甜，微苦。**

［酒管花苁蓉］切面散生点状维管束。

6 画

【说明】（1）锁阳比肉苁蓉价格低很多，维管束散在，但细看锁阳的维管束都是三角形（如图3～5），与管花肉苁蓉（如图2、5）不同。

（2）盐生肉苁蓉价格比肉苁蓉低几倍，在基层常冒充肉苁蓉。本品直径0.5～2cm，味咸苦（如图6），可与肉苁蓉区别。

（3）以前肉苁蓉有咸大芸，但现行药典规定"味甜、微苦"，已不允许用盐水腌制。现常见用药典明确要求除去的肉苁蓉茎尖（如图6），甚至花茎当肉苁蓉卖，都应属于假药。

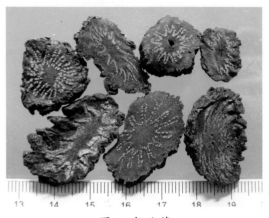

图1 肉苁蓉

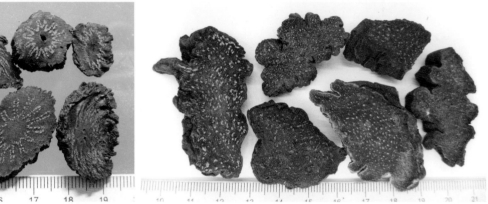

图2 管花肉苁蓉

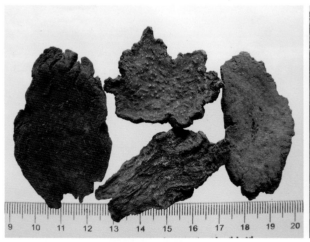

图3 假肉苁蓉（锁阳染色）

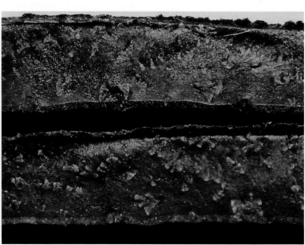

图4 锁阳维管束放大

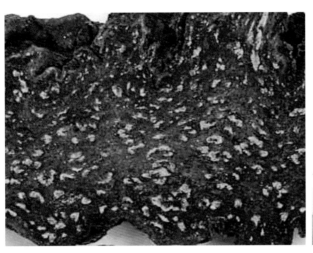

图 5 管花肉苁蓉维管束放大

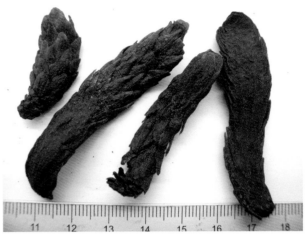

图 6 假肉苁蓉（盐生肉苁蓉，味咸）

185 / 肉豆蔻 /

【药典摘要】

本品为肉豆蔻科植物肉豆蔻 *Myristica fragrans* Houtt. 的干燥种仁。炮制：〔肉豆蔻〕除去杂质，洗净，干燥。〔麸煨肉豆蔻〕取净肉豆蔻，加入麸皮，麸煨温度150～160℃，约15分钟，至麸皮呈焦黄色，肉豆蔻呈棕褐色，表面有裂隙时取出，筛去麸皮，放凉。用时捣碎。

性状：本品呈卵圆形或椭圆形，长 2～3cm，直径 1.5～2.5cm。表面灰棕色或灰黄色，**有时外被白粉（石灰粉末）。全体有浅色纵行沟纹和不规则网状沟纹。种脐位于宽端，呈浅色圆形突起，合点呈暗凹陷。种脊呈纵沟状，连接两端。质坚，断面显棕黄色相杂的大理石花纹，宽端可见干燥皱缩的胚，富油性。气香浓烈，味辛。**

〔麸煨肉豆蔻〕本品形如肉豆蔻，表面为棕褐色，有裂隙。气香，味辛。

【说明】（1）肉豆蔻验收主要看形状和气味。有一种长型肉豆蔻，直径不到2cm，气味近似肉豆蔻（如图2右）。常做调味料，有时也混入药材。我们为了保险，也不收。至于香气淡薄或无香气的（如图3、4），更不收了。

（2）肉豆蔻断面大理石样花纹与槟榔相似，但肉豆蔻有香气，槟榔不香。

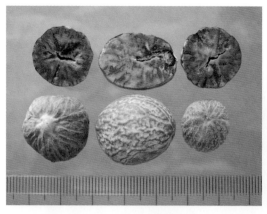

图 1 肉豆蔻个

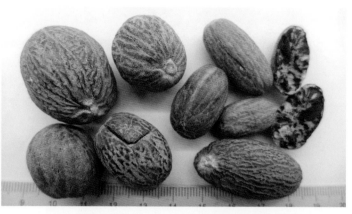

图 2 左起：肉豆蔻、长肉豆蔻

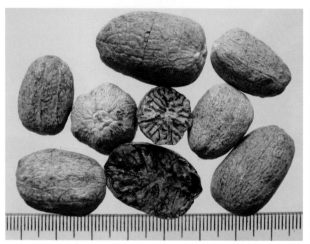

图 3 假肉豆蔻（有棱角，气味淡薄）

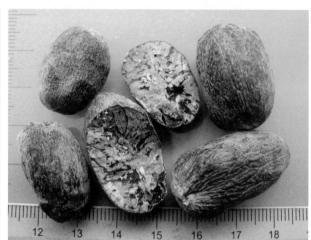

图 4 假肉豆蔻（基本无香气）

186 / 肉桂 /

【药典摘要】

　　本品为樟科植物肉桂 *Cinnamomum cassia* Presl 的干燥树皮。多于秋季剥取，阴干。炮制：除去杂质及粗皮。用时捣碎。

　　性状：本品呈槽状或卷筒状，长 30 ～ 40cm，宽或直径 3 ～ 10cm，**厚 0.2 ～ 0.8cm。**外表面灰棕色，稍粗糙，有不规则的细皱纹和横向突起的皮孔，有的可见灰白色的斑纹；**内表面红棕色**，略平坦，有细纵纹，**划之显油痕**。质硬而脆，易折断，断面不平坦，外层棕色而较粗糙，内层红棕色而油润，**两层间有 1 条黄棕色的线纹。气香浓烈，味甜、辣。**

【说明】（1）验肉桂要掰开闻（怕在表面喷肉桂油）：香气越浓烈越好。尝：味越甜辣越好。嚼1秒钟就觉得像糖一样甜，再嚼两三秒就像辣椒一样辣，继续嚼就是甜辣混合，从始到终除了甜辣不能有别的味。嚼一会才有微甜微辣的不收。

（2）肉桂全身树皮都入药，树干皮厚，树枝片薄，薄厚不能决定好次，主要还看气味浓淡。

（3）有的枝皮刮掉外层粗皮，这叫"桂心"（如图3）。我们觉得没有粗皮的保护挥发油会减少更快，不一定有必要刮掉粗皮。

（4）肉桂又叫桂皮，但在北方一些地方肉桂和桂皮竟然不是同一种东西：桂皮是不香不甜不辣的有樟脑气味的树皮，是肉桂的同科植物，是肉桂的伪品（如图4）。这种错误的习惯沿袭已久，在一些老中医头脑中根深蒂固，应该纠正。

（5）官桂就是薄的肉桂，在主产地广西至今还是这样认识的。但在北方一些地方却认为官桂是上文所说的北方"桂皮"。也是错误的习惯。

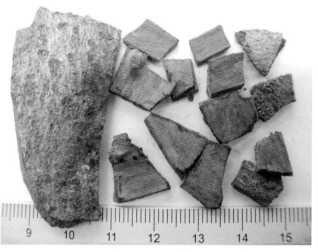

图 1 肉桂（树皮）外表面、内表面

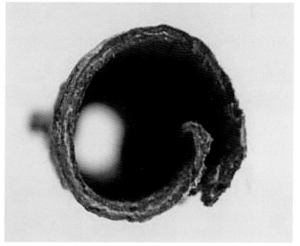

图 2 肉桂（枝皮）横切面（看黄棕色线纹）

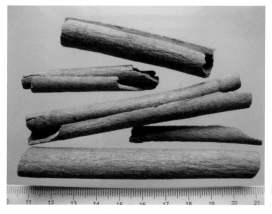

图 3 桂心

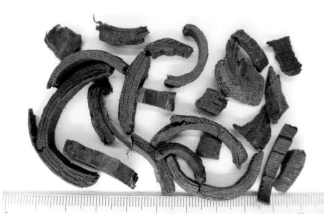

图 4 假肉桂（不香不甜不辣，有樟脑气味）

6 画

237

187 / 朱砂 /

【药典摘要】

本品为硫化物类矿物辰砂族辰砂，主含硫化汞（HgS）。采挖后，选取纯净者，用磁铁吸净含铁的杂质，再用水淘去杂石和泥沙。炮制：［朱砂粉］取朱砂，用磁铁吸取铁屑，或照水飞法水飞，晒干或40℃以下干燥。

性状：本品为粒状或块状集合体，呈颗粒状或块片状。鲜红色或暗红色，条痕红色至褐红色，具光泽。体重，质脆，片状者易破碎，粉末状者有闪烁的光泽。气微，味淡。

鉴别：①取本品粉末，用盐酸湿润后，在光洁的铜片上摩擦，铜片表面显银白色光泽，加热烘烤后，银白色即消失。②取本品粉末2g，加盐酸和硝酸（3：1）的混合溶液2ml使溶解，蒸干，加水2ml使溶解，滤过，溶液显汞盐与硫酸盐的鉴别反应。

饮片：［朱砂粉］本品为朱红色极细粉末，体轻，以手指撮之无粒状物，以磁铁吸之，无铁末。气微，味淡。

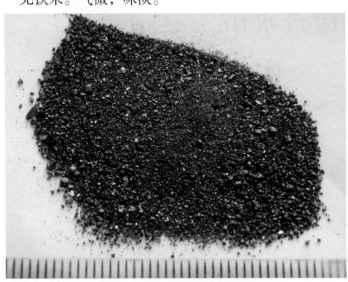

图1 天然朱砂（朱宝砂）

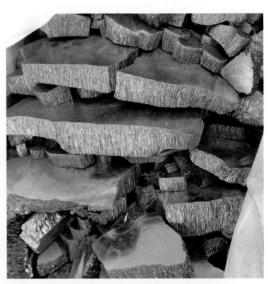

图2 人工朱砂

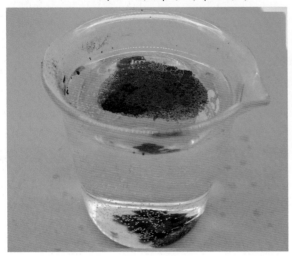

图3 朱砂水试1（部分浮于水面，不正常）

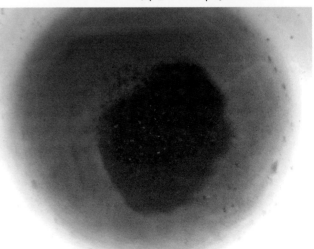

图4 朱砂水试2（将水染红，不正常）

【说明】（1）药典上的"朱砂"是天然朱砂，来货都是粉末。放水中①全部沉水：朱砂比水的密度大8倍多，绝不能漂在水面上（如图3）；②不染水：朱砂不溶于水，若将水染红肯定不是朱砂（如图4）；③不扎手：朱砂无论多大都由多个平面合成，各平面相交处是棱线，若有尖锐刺手处有假。我遇见一回，是细小铁渣染色，用水冲掉红色原形毕露。可惜当时没拍照，后来再没见到过。

（2）人工朱砂是用硫黄和水银密闭加热制成的，表面有容器的光滑，断面有密集的纵棱（习称马牙柱），颜色不是朱红色而是紫红色。许多药商将其粉碎称天然朱砂，以提高售价。天然朱砂量少难得，目前所谓朱砂大多是人工朱砂。二者虽都是硫化汞，但人工朱砂中常有游离汞，对人有害。故鉴别水飞朱砂时，要将其摊在黑色背景下用放大镜仔细看，游离汞呈发亮的小圆球。

188 / 竹节参 /

【药典摘要】本品为五加科植物竹节参 *Panax japonicus* C.A.Mey. 的干燥根茎。秋季采挖，除去主根和外皮，干燥。

性状：本品略呈圆柱形，稍弯曲，**有的具肉质侧根**。长5～22cm，**直径0.8～2.5cm**。表面黄色或黄褐色，**粗糙，有致密的纵皱纹及根痕**。节明显，**节间长0.8～2cm，每节有1凹陷的茎痕**。质硬，断面黄白色至淡黄棕色，**黄色点状维管束排列成环**。气微，**味苦、后微甜**。

【说明】竹节参属冷背药，偶尔来次货全是个子，须按药典一句句对照鉴定。

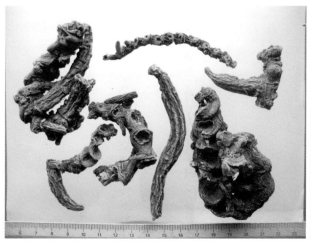

图1 竹节参

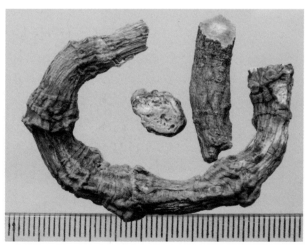

图2 假竹节参（节上无凹陷茎痕）

189 / 竹茹 /

【药典摘要】

本品为禾本科植物青秆竹 *Bambusa tuldoides* Muniro 、大头典竹 *Sinocalamus beecheyanus* （Munro） McClure var. *pubescens* P. F. Li 或淡竹 *Phyllostachys nigra* （Lodd.） Munro var. *henonis* （Mitf.） Stapf ex Rendle 的茎秆的干燥中间层。全年均可采制，取**新鲜茎，除去外皮，将稍带绿色的中间层刮成丝条，或削成薄片**，捆扎成束，阴干。前者称"散竹茹"，后者称"齐竹茹"。

炮制：[竹茹]除去杂质，切段或揉成小团。[姜竹茹]取净竹茹，照姜汁炙法炒至黄色。

性状：本品为卷曲成团的不规则丝条或呈长条形薄片状。**宽窄厚薄不等，浅绿色、黄绿色或黄白色。**纤维性，体轻松，质柔韧，有弹性。气微，味淡。

[姜竹茹]本品形如竹茹，表面黄色。微有姜香气。

【说明】我们当地的中医医生多喜用薄而带绿，微有竹子清香气的散竹茹（如图1），认为比厚而黄的挽卷的（如图4）好。各地可根据医生的意见选用不同的规格。

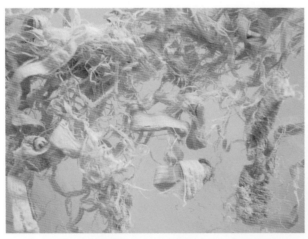

图 1 散竹茹

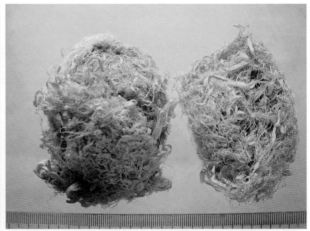

图 2 竹茹团

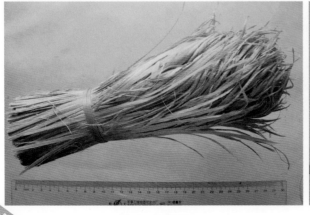

图 1 齐竹茹

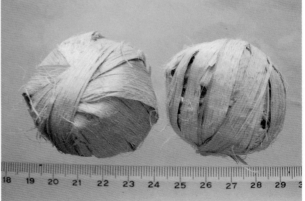

图 2 竹茹球

190/延胡索（元胡）/

【药典摘要】

本品为罂粟科植物延胡索 *Corydalis yanhusuo* W.T.Wang 的干燥块茎。夏初茎叶枯萎时采挖，除去须根，洗净，**置沸水中煮至恰无白心时，取出，晒干**。炮制：［延胡索］除去杂质，洗净，干燥，切厚片或用时捣碎。［醋延胡索］取净延胡索，照醋炙法炒干，或照醋煮法煮至醋吸尽，切厚片或用时捣碎。

性状：本品呈不规则的扁球形，**直径 0.5 ~ 1.5cm**。表面黄色或黄褐色，有不规则网状皱纹。顶端有略凹陷的茎痕，底部常有疙瘩状突起。质硬而脆，断面黄色，角质样，有蜡样光泽。气微，味苦。

饮片：［延胡索］本品呈不规则的圆形厚片。外表皮黄色或黄褐色，有不规则细皱纹。切面黄色，角质样，具蜡样光泽。气微，味苦。

［醋延胡索］本品形如延胡索或片，表面和切面黄褐色，质较硬。微具醋香气。

【说明】（1）延胡索来货个、片、粒都有（如图 1 ~ 4）。我们遇到过假延胡索个子是山药珠芽（又叫零余子、山药蛋）经蒸煮染色制成，特点是：表面有许多略突起的小圆圈状根痕，水浸液黄色，断面多为黑褐色，没有黄色蜡样光泽，味淡，不苦，紫外灯下显蓝色荧光（如图 5 ~ 7、10）。

（2）延胡索提取残渣：形如延胡索碎块，色较深，表面和断面呈黑褐色，质较硬，无光泽。味微苦（如图 8、9）。

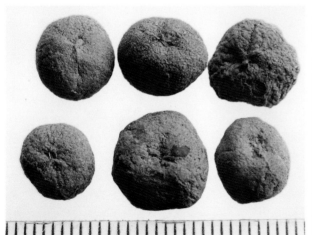

图 1 延胡索个子

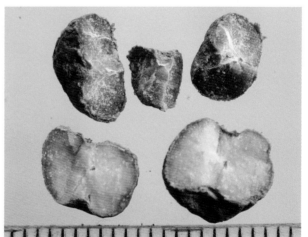

图 2 延胡索断面（黄色，角质，蜡样光泽）

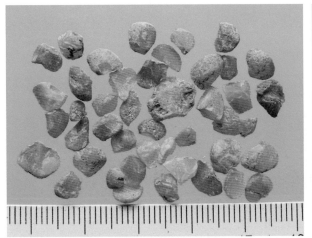

图 3 延胡索粒（味苦）

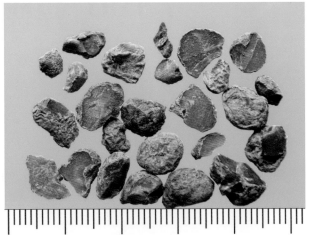

图 4 醋延胡索（味苦）

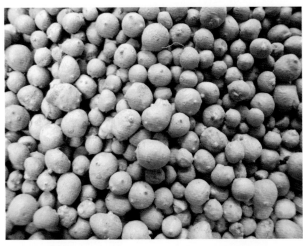

图 5 山药蛋（鲜，未加工，可见小圆圈根痕）

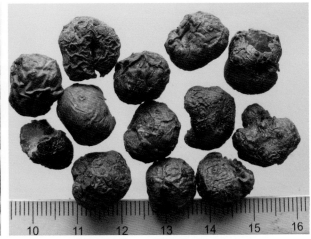

图 6 假延胡索（山药蛋加工，仔细看还有小圆圈）

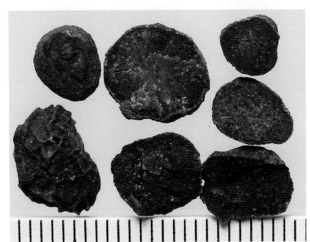

图 7 山药蛋伪制品断面（非黄色或无光泽，不苦）

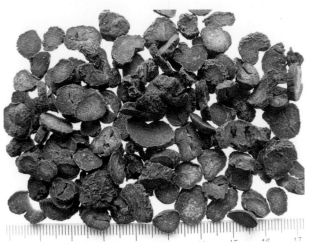

图 8 劣延胡索片（怀疑提取过，色黑，不苦）

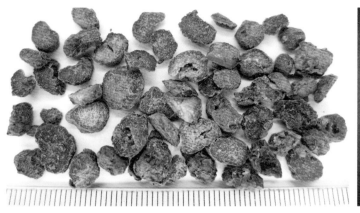

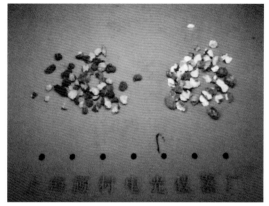

图9 劣延胡索片（黄色，不苦）　　　　图10 延胡索荧光左起：假、真

191 / 华山参 /

【药典摘要】

本品为茄科植物漏斗泡囊草 *Physochlaina infundibularis* Kuang 的干燥根。春季采挖，除去须根，洗净，晒干。

性状：本品呈长圆锥形或圆柱形，略弯曲，有的有分枝，长 10 ~ 20cm。**直径 1 ~ 2.5cm。**表面棕褐色，有黄白色横长皮孔样突起、须根痕及纵皱纹，上部有环纹。顶端常有 1 至数个根茎，其上有茎痕和疣状突起。质硬，**断面类白色或黄白色，皮部狭窄，木部宽广，可见细密的放射状纹理。**具烟草气，味微苦，稍麻舌。

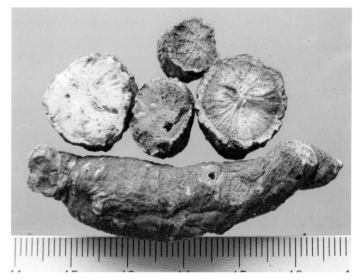

图1 华山参个、片

192 / 自然铜 /

【药典摘要】

本品为硫化物类矿物黄铁矿族黄铁矿，主含二硫化铁（FeS_2）。采挖后，除去杂石。炮制：［自然铜］除去杂质，洗净，干燥。用时捣碎。［煅自然铜］取净自然铜，照煅淬法**煅至暗红，醋淬至表面呈黑褐色，光泽消失并酥松**。

【说明】自然铜没有伪品，断面有亮光（如图1），砸成粉末（条痕）绿黑色或棕红色（如图2）是其特点。

性状：本品**晶形多为立方体，集合体呈致密块状**。表面亮淡黄色，有金属光泽；有的黄棕色或棕褐色，无金属光泽。具条纹，**条痕绿黑色或棕红色**。体重，质坚硬或稍脆。易砸碎，断面黄白色，有金属光泽；或**断面棕褐色，可见银白色亮星**。

鉴别：取本品粉末1g，加稀盐酸4ml，振摇，滤过，滤液显铁盐的鉴别反应。

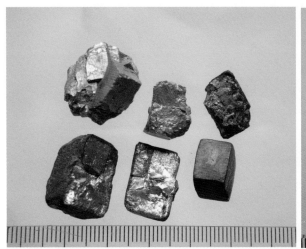

图1 自然铜

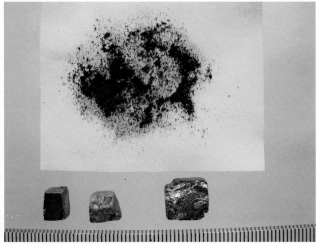

图2 自然铜及其条痕色

193 / 伊贝母 /

【药典摘要】

本品为百合科植物新疆贝母 *Fritillaria walujewii* Regel 或伊犁贝母 *Fritillaria pallidiflora* Schrenk 的干燥鳞茎。5～7月间采挖，除去泥沙，晒干，再去须根和外皮。

性状：［新疆贝母］呈扁球形，高0.5～1.5cm。表面类白色，光滑。外层鳞叶2瓣，月牙形，肥厚，大小相近而紧靠。顶端平展而开裂，基部圆钝，内有较大的鳞片和残茎、心芽各1枚。质硬而脆，断面白色，富粉性。气微，味微苦。

［伊犁贝母］呈圆锥形，较大。表面稍粗糙，淡黄白色。外层鳞叶两瓣，心脏形，肥大，一片较大或近等大，抱合。顶端稍尖，少有开裂，基部微凹陷。

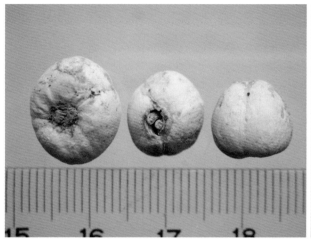

图 1 伊贝母（新疆贝母）

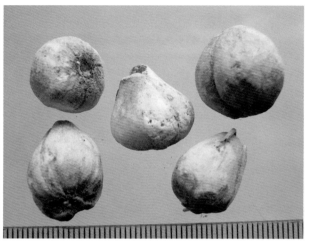

图 2 伊贝母（伊犁贝母）

194 / 血余炭 /

【药典摘要】

本品为人发制成的炭化物。取头发，除去杂质，碱水洗去油垢，清水漂净，晒干，焖煅成炭，放凉。

性状：本品呈不规则块状，**乌黑光亮，有多数细孔。体轻，质脆。**用火烧之有焦发气，味苦。

【说明】图 1 的血余炭可用拇指和示指捏下来一点，易捻碎而不伤手。图 2、3 的捏不下来，砸碎捻把手硌得生疼，虽然火烧也有焦发气，但质不脆，还是拒收了。

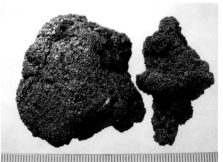

图 1 血余炭

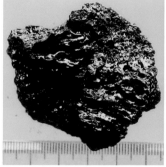

图 2 劣血余炭（质硬，细孔少）

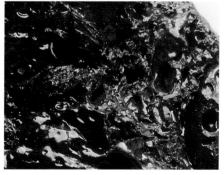

图 3 左图局部放大

6 画

245

195 / 血竭 /

【药典摘要】

本品由棕榈科植物麒麟竭 *Daemonorops draco* Bl. 果实渗出的树脂经加工制成。

性状：本品略呈类圆四方形或方砖形，表面暗红，有光泽，附有因摩擦而成的红粉。质硬而脆，破碎面红色，研粉为砖红色。气微，味淡。在水中不溶，在热水中软化。

鉴别：取本品粉末，置白纸上，用火隔纸即融化，但无扩散的油迹，对光照视呈鲜艳的红色。以火燃烧则产生呛鼻的烟气。

【说明】（1）血竭都是国外进口，主产于印度尼西亚、马来西亚、伊朗等地。血竭商品分原装血竭和加工血竭，目前来货都是加工血竭（如图1、2），将原装血竭掺入辅料（过去是松香，后改达玛树脂，现在多用原白树脂）加工炼制而成。目前伪品甚多，必须靠理化鉴别。传统经验的"表面黑似铁，研粉红似血，嗅之呛鼻，烧之粘纸无油迹"等方法已过时，这些特点伪品均可造出。而基层销售单位无理化鉴别条件，送检也不合算，再加上血竭也不是常用药，干脆就不收血竭。有些医生还要用，我们就推荐改用龙血竭。

（2）龙血竭的药用标准是《新药转正中药标准第22册》，标准编号：WS3-082（Z-016）-99（Z）。标准摘要：本品为百合科植物剑叶龙血树 *Dranaenaco*

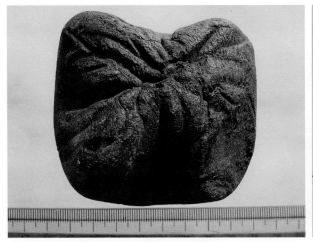

图 1 加工血竭（上、侧面，表面黑色附有红粉）

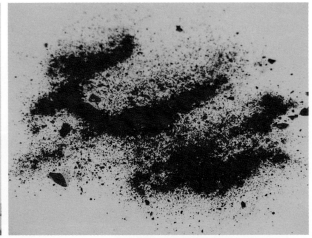

图 2 血竭粉末

chinchinensis（Lour.）S.C.Chen 的含脂木材经提取得到的树脂。性状：本品为不规则块片，红棕色至黑棕色，有光泽，有的附有少量红棕色的粉末。质脆，有空隙，气特异，微有清香，味淡微涩。嚼之有炭粒感并微粘齿。本品在甲醇、乙醇或稀碱液中溶解，在水、乙醚和稀酸溶液中不溶。功效与血竭相同，都是活血定痛，化瘀止血。

　　龙血竭是我国出产的，资源丰富，厂家可控，比进口血竭靠谱。要注意的是进销存的凭据（包括门店斗谱、划价机等）都要写明"龙血竭"。若写成"血竭"就成了假药了。

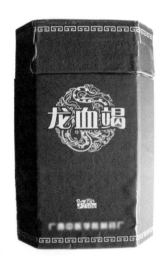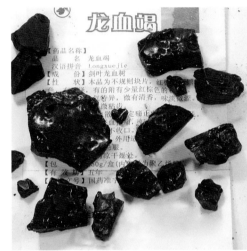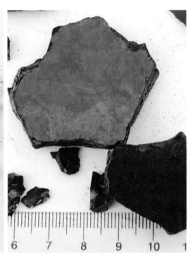

图3 左起：龙血竭包装、龙血竭商品性状及说明书、龙血竭两面图

196 / 全蝎 /

【药典摘要】

　　本品为钳蝎科动物东亚钳蝎 *Buthus martensii* Karsch 的干燥体。春末至秋初捕捉，除去泥沙，置沸水或沸盐水中，煮至全身僵硬，捞出，置通风处，阴干。

　　性状：本品头胸部与前腹部呈扁平长椭圆形，后腹部呈尾状，皱缩弯曲，**完整者体长约6cm。**头胸部呈绿褐色，前面有1对短小的螯肢和1对较长大的钳状脚须，形似蟹螯，背面覆有梯形背甲，腹面有足4对，均为7节，末端各具2爪钩；前腹部由7节组成，第7节色深，背甲上有5条隆脊线。背面绿褐色，后腹部棕黄色，6节，节上均有纵沟，末节有锐钩状毒刺，**毒刺下方无距。**气微腥，味咸。

【说明】（1）全蝎现在都是盐水煮过的，有利于保持全形和安全储存。但过分加盐就是掺杂质了。还有在蝎子腹内掺杂泥浆、水泥等杂质的。有些人购买成年活蝎再饲养，叫"育肥"。当喂得肚圆时煮死，以增加重量。蝎子应该以前胸贴后背，肚子里没东西（白色蝎卵除外），外表无盐霜为佳，检验全蝎时要注意这个问题。

（2）全蝎大个的多作食用，药材里的比较小，多不够6cm长，为防止缺货，无奈也得收。

（3）有人询问：有些蝎子腹面有8个白点，以前没见过。经过查询，认为是蝎子的呼吸器官"书肺"。不是质量问题，可以药用。

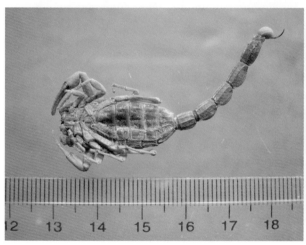

图 1 全蝎腹面

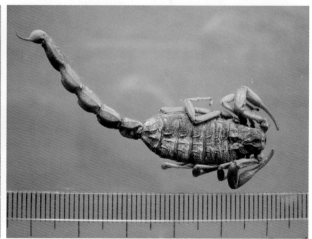

图 2 全蝎背面

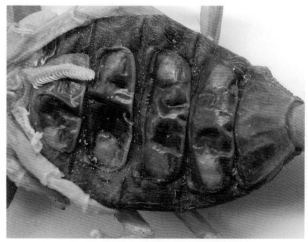

图 3 全蝎腹部的白点（书肺）

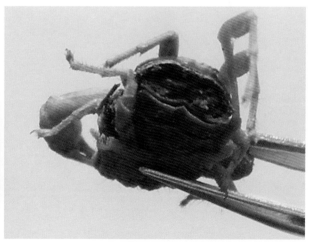

图 4 全蝎肚子的内容物

197 /合欢皮/

【药典摘要】

本品为豆科植物合欢 *Albizia julibrissin* Durazz. 的干燥树皮。夏、秋二季剥取，晒干。炮制：除去杂质，洗净，润透，切丝或块，干燥。

饮片性状：本品呈弯曲的丝或块片状。**外表面灰棕色至灰褐色，稍有纵皱纹，密生明显的椭圆形横向皮孔，棕色或棕红色。内表面淡黄棕色或黄白色，平滑，具细密纵纹。**切面呈纤维性片状，淡黄棕色或黄白色。气微香，**味淡、微涩、稍刺舌，而后喉头有不适感。**

【说明】（1）合欢皮表面皮孔密集，几乎每条饮片都能看到。内表面黄白色，虽有纵纹但手摸光滑，再咬点嚼嚼淡而无味，就可断定是正品了。

（2）小经验：将合欢皮饮片的切面用湿布擦一下（或沾一下水），马上颜色外浅内深。这也是其他皮类药材没见过的特征，我们试过无数次，确认可作为简易的鉴别要点。

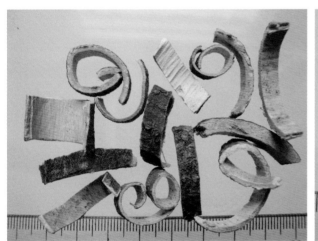

图 1 合欢皮（外表面皮孔、内表面纵纹）

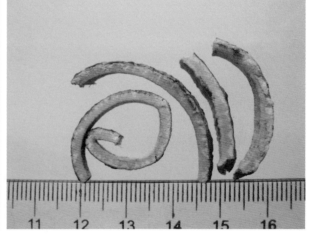

图 2 合欢皮切面蘸水（内侧色变深，外缘类锯齿状）

198 /合欢花/

【药典摘要】

本品为豆科植物合欢 *Albizia julibrissin* Durazz. 的干燥花序或花蕾。夏季花开放时择晴天采收或花蕾形成时采收，及时晒干。前者习称"合欢花"，后者习称"合欢米"。

性状：［合欢花］头状花序，皱缩成团；总花梗长 3 ~ 4cm，有时与花序脱离，黄绿色，有纵纹，被稀疏茸毛。花全体密被茸毛，细长而弯曲，长 0.7 ~ 1cm，淡黄色或黄褐色，无花梗或几无花梗。花萼筒状，先端有 5 小齿；花冠筒长约为萼筒的 2 倍，先端 5 裂，裂片披针形；雄蕊多数，花丝细长，黄棕色至黄褐色，下部合生，上部分离，伸出花冠筒外。气微香，味淡。

［合欢米］呈棒槌状，长 2 ~ 6mm，膨大部分直径约 2mm，淡黄色至黄褐色，全体被茸毛，花梗极短或无。花萼筒状，先端有 5 小齿；花冠未开放；雄蕊多数，细长并弯曲，基部连合，包于花冠内。气微香，味淡。

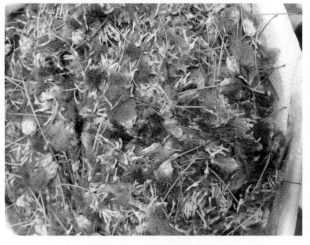

图 1 合欢花（新货）

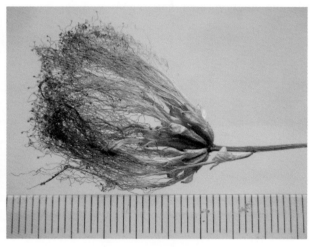

图 2 合欢花放大

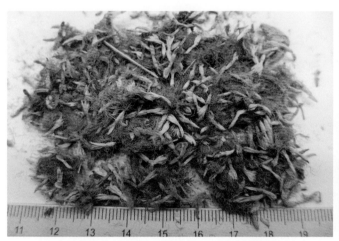

图 3 合欢花商品

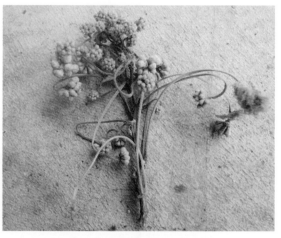

图 4 合欢米（带总花梗）

【说明】（1）合欢花目前没有假的，验收主要看杂质多少。杂质有土、头发，甚至有瓜子皮等，超过 2% 不收。至于那长长的总花梗，药典在性状里提到就应算药用部分，不算杂质。

（2）图 5、6 是卫矛科植物南蛇藤的果实，在山西曾称"合欢花"入药多年，现已纠正。但常有老中医要"以前那种黄皮合欢花"，现在改名叫"北合欢"（《卫生部中药成方制剂标准第十册》《吉林省中药材标准（1977 版）》）或"南蛇藤"（《卫生部中药成方制剂标准第一册》《湖南省中药材标准（2009 版）》）。

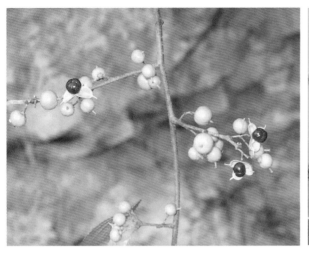

图 5 北合欢植物

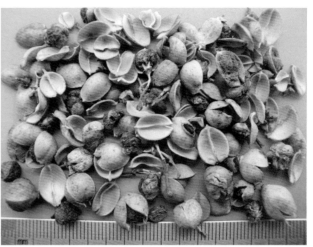

图 6 北合欢药材

199/决明子/

【药典摘要】

本品为豆科植物决明 *Cassia obtusifolia* L. 或小决明 *Cassia tora* L. 的干燥成熟种子。秋季采收成熟果实，晒干，打下种子，除去杂质。炮制：〔决明子〕除去杂质。洗净，干燥。用时捣碎。〔炒决明子〕取净决明子，照清炒法炒至微鼓起、有香气。用时捣碎。

性状：〔决明〕略呈**菱方形或短圆柱形，两端平行倾斜，长3～7mm，宽2～4mm。表面绿棕色或暗棕色，平滑有光泽。一**端较平坦，另端斜尖，背腹面各有1条突起的棱线，棱线两侧各有1条斜向对称而色较浅的线形凹纹。质坚硬，不易破碎。种皮薄，子叶2，黄色，呈"S"形折曲并重叠。气微，味微苦。

〔小决明〕呈短圆柱形，较小，长3～5mm，宽2～3mm。表面棱线两侧各有1片宽广的浅黄棕色带。

〔炒决明子〕本品形如决明子，**微鼓起，表面绿褐色或暗棕色，偶见焦斑。**微有香气。

【说明】（1）决明子药材要测黄曲霉毒素，而饮片（包括炒决明子）却无此要求。所以为安全计，建议商品只要炒决明子，不要生品，以免抽查时提心吊胆的。而且炒货也便于调剂捣碎。

（2）近年决明子的形状变化较大，像图2呈三角形的就是一种。据说有国外出产的，我们见到这些异形的决明子也难做取舍，不缺货时就退了。

（3）验收时要摊薄查看，有杂质或虫蛀、瘪瘦未成熟者超过3%的（如图3），拒收。

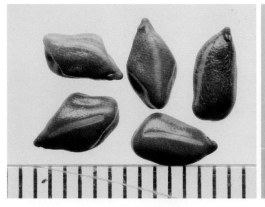

图 1 决明种子

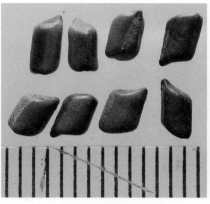

图 2 小决明种子

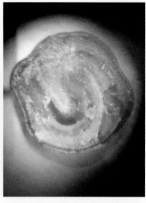

图 3 决明子的子叶放大

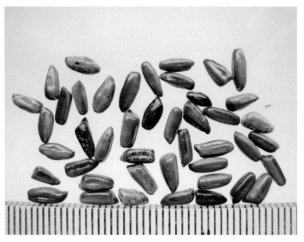

图 4 决明子商品（有异形的）

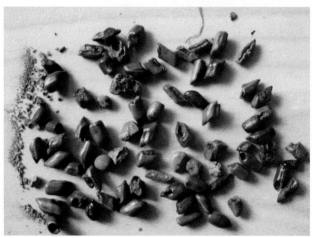

图 5 决明子中的杂质和生虫、瘪瘦者

200 / 冰片（合成龙脑）/

性状：本品为无色透明或白色半透明的**片状松脆结晶；气清香，味辛、凉；**具挥发性，点燃发生浓烟，并有带光的火焰。

本品在乙醇、三氯甲烷或乙醚中易溶，在水中几乎不溶。

鉴别：①取本品 10mg，加乙醇数滴使溶解，加新制的 1% 香草醛硫酸溶液 1～2 滴，即显紫色。②取本品 3g，加硝酸 10ml，即产生红棕色的气体，待气体产生停止后，加水 20ml，振摇，滤过，滤渣用水洗净后，有樟脑臭。

【说明】冰片真伪优劣必须做理化鉴定，我们做不了，所以必须从正规厂家进货。

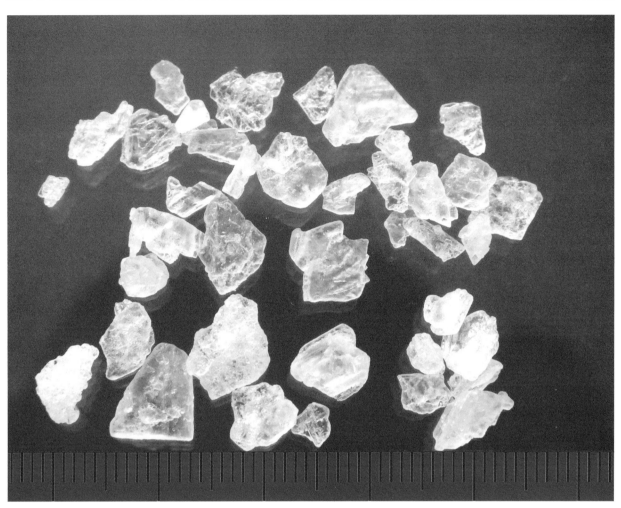

图 1 冰片

201 / 关黄柏 /

【药典摘要】

本品为芸香科植物黄檗 *Phellodendron amurense* Rupr. 的干燥树皮。剥取树皮，除去粗皮，晒干。炮制：［关黄柏］除去杂质，喷淋清水，润透，切丝，干燥。［盐关黄柏］取关黄柏丝，照盐水炙法炒干。［关黄柏炭］取关黄柏丝，照炒炭法炒至表面焦黑色。

性状：［关黄柏］本品呈丝状。外表面黄绿色或淡棕黄色，较平坦。内表面黄色或黄棕色。切面鲜黄色或黄绿色，有的呈片状分层。气微，味极苦。

［盐关黄柏］本品形如关黄柏丝，深黄色，偶有焦斑。略具咸味。

［关黄柏炭］本品形如关黄柏丝，表面焦黑色，断面焦褐色。质轻而脆。味微苦、涩。

【说明】（1）与黄柏（川黄柏）的区别：①外皮：关黄柏外皮厚（如图1），入药前都要刮去，但刮不净总会残留一些灰白色的皮（如图3左），很软，指甲轻掐可见爪痕。而黄柏外皮薄，常不刮去，刮皮者也不难找出残留的灰褐色薄皮。②内表面：关黄柏黄色或黄棕色；黄柏暗黄色或淡棕色。③切面：关黄柏鲜黄色或黄绿色，细密的横纹明显（如图3右）；黄柏是深黄色，横纹不太明显而细密纵纹明显（饮片是长条形，所以我把顺长的叫纵纹，与纵纹垂直的叫横纹）。总之，关黄柏比黄柏颜色浅，外皮比黄柏厚，横纹比黄柏明显。

（2）黄柏类与其他树皮染色的区别：味极苦，热水浸泡数分钟手摸有滑腻感。

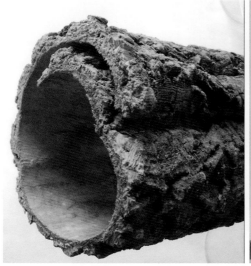

图1 关黄柏（未去皮）

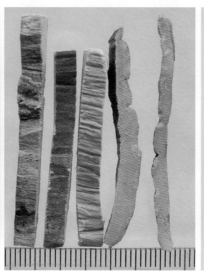

图2 关黄柏饮片

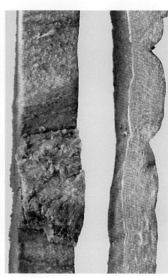

图3 关黄柏残皮切面放大

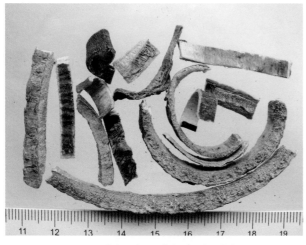

图4 黄柏（川黄柏）未刮皮

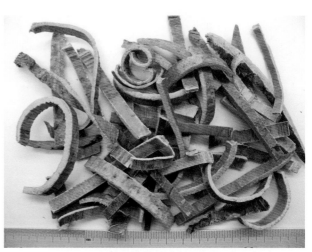

图5 黄柏刮去外皮

202 / 灯心草 /

【药典摘要】

本品为灯心草科植物灯心草 *Juncus effusus* L. 的干燥茎髓。夏末至秋季割取茎，晒干，取出茎髓，理直，扎成小把。炮制：[灯心草]除去杂质，剪段。[灯心炭]取净灯心草，照煅炭法制炭。

性状：本品呈细圆柱形，长达90cm，直径0.1～0.3cm。表面白色或淡黄白色，有细纵纹。体轻，质软，略有弹性，易拉断，断面白色。气微，味淡。

饮片：[灯心炭]本品呈细圆柱形的段。表面黑色。体轻，质松脆，易碎。气微，味微涩。

【说明】灯心草未见过伪品，但有劣品。①陈货（见过但没拍照片）：淡棕色，嗅之有陈旧气。②将抽去茎髓的茎皮（杂质）捆在灯心里。③用线绳（杂质）捆扎灯心。都拒收。

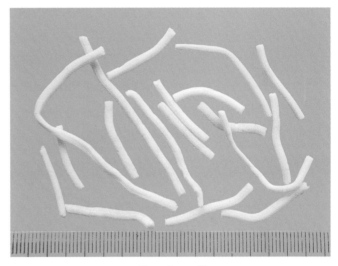

图 1 灯心草

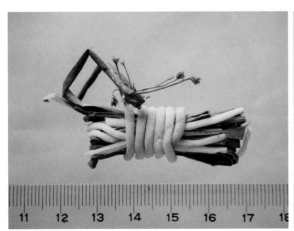

图 2 劣灯心草（杂质太多）

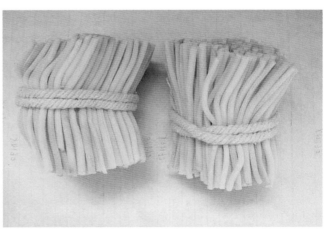

图 3 劣灯心草（线绳是杂质）

203 /灯盏细辛（灯盏花）/

【药典摘要】

本品为菊科植物短葶飞蓬 *Erigeron breviscapus* （Vant.）Hand.-Mazz. 的干燥全草。夏、秋二季采挖，除去杂质，晒干。

性状：本品长 15 ~ 25cm，**根茎长 1 ~ 3cm，直径 0.2 ~ 0.5cm；表面凹凸不平，着生多数圆柱形细根，直径约 0.1 cm，淡褐色至黄褐色。茎圆柱形，长 14 ~ 22cm，直径 0.1 ~ 0.2cm；黄绿色至淡棕色，具细纵棱线，被白色短柔毛；质脆，断面黄白色，有髓或中空。**基生叶皱缩、破碎、完整者展平后呈倒卵状披针形、匙形、阔披针形或阔倒卵形，长 1.5 ~ 9cm，宽 0.5 ~ 1.3cm；黄绿色，先端钝圆，有短尖，基部渐狭，全缘；茎生叶互生，披针形，基部抱茎。**头状花序顶生。瘦果扁倒卵形。气微香，味微苦。**

【说明】灯盏细辛是用全草入药，中医极少用。根细（1mm），茎细多空心，花只剩花序盘，苞片向下（如图1）。笔者见过两次，暂未发现假的。

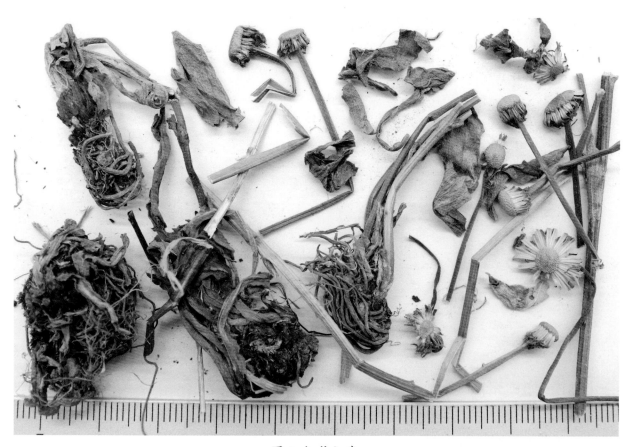

图 1 灯盏细辛

204 /防己/

本品为防己科植物粉防己 *Stephania tetrandra* S. Moore 的干燥根。秋季采挖，洗净，除去粗皮，晒至半干，切段，个大者再纵切，干燥。炮制：除去杂质，稍浸，洗净，润透，切厚片，干燥。

饮片性状：本品呈类圆形或半圆形的厚片。外表皮淡灰黄色。切面灰白色，粉性，有稀疏的放射状纹理。气微，味苦。

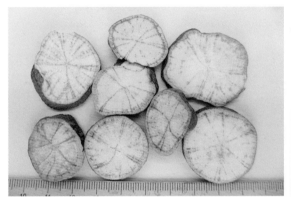

图 1 防己

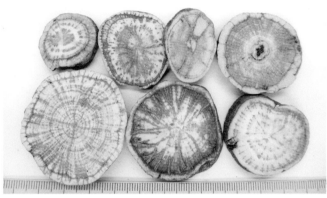

图 2 假防己 1（品种不明）

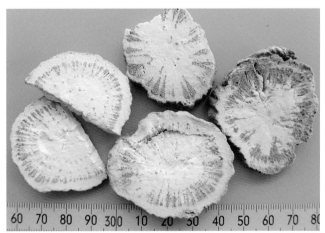

图 3 假防己 2（品种不明）

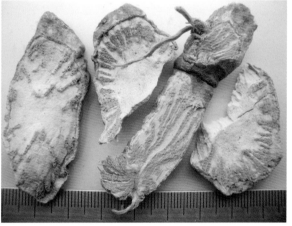

图 4 假防己 3（疑为瘤枝微花藤）

【说明】（1）防己伪品众多，可分为粉质、木质两大类，仅凭商品性状难以鉴定到种，不过没关系，实际工作中只要判断是否正品就够了。至于伪品是什么让专门的学者去研究，我们只管来货收还是不收。

（2）我们只要掌握了防己的主要特征，假防己很容易鉴别。①粉性：防己饮片

6 画

257

类白色，易掰断，富粉性，指甲可刮下白色粉末。这一点可与无粉性、柴性（纤维性）强、掰着费劲、刮不下白色粉末的木质假防己（如图5～10）区分。②切面纹理：防己有稀疏的、断续的、不规则放射状纹理（如图1）。所谓"不规则"是指放射状纹理的距离有远有近，有长有短，每条纹的断续也是长短不一。这是防己最独特之处，我们见过的各种防己伪品都不是这样的纹理。如图2的伪品每条放射纹都是连续的，每条纹距离相等，而且还有多层环圈；图3、4虽有粉性，但纹理都是密集、连续、规则的。③味苦：正品伪品都是苦的，但还是要尝尝，有没有酸味（熏硫的）、微苦或不苦（提取过的）等情况。

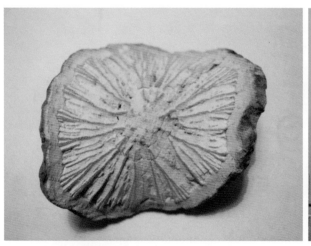

图5 假防己4（广防己）

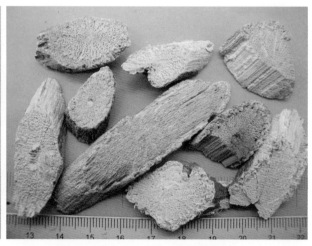

图6 假防己5（品种不明）

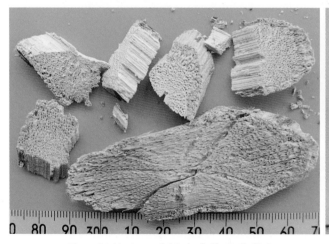

图7 假防己6（疑为瘤枝马兜铃）

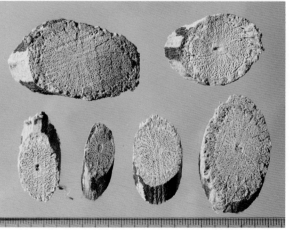

图8 假防己7（品种不明）

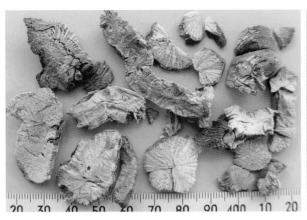

图 9 假防己 8（木防己）

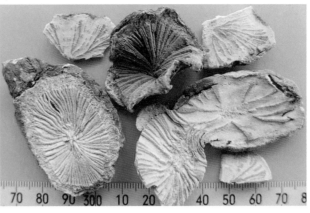

图 10 假防己 9（疑为穆坪马兜铃）

205 /防风/

【药典摘要】

本品为伞形科植物防风 *Saposhnikovia divaricata*（Turcz.）Schischk. 的干燥根。春、秋二季采挖未抽花茎植株的根，除去须根和泥沙，晒干。炮制：除去杂质，洗净，润透，切厚片，干燥。

饮片性状：本品为圆形或椭圆形的厚片。外表皮灰棕色或棕褐色，有纵皱纹、有的可见横长皮孔样突起、密集的环纹或残存的毛状叶基。切面**皮部棕黄色至棕色，有裂隙，木部黄色，具放射状纹理。气特异，味微甘。**

【说明】（1）正品防风（如图 1）近年少见，价格暴涨，伪品较多。验收主要看断面、验气味。皮部不红（浅棕）不是真防风，皮部发红但无裂隙的也不符合药典，都不应收（如图 2～6）。

（2）味淡、味辛凉、味苦的都不是正品（如图 7、8）。

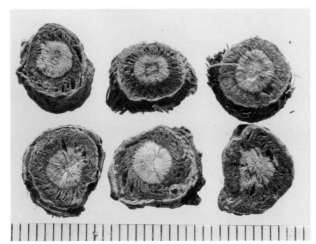

图 1 防风（野生正品标本）

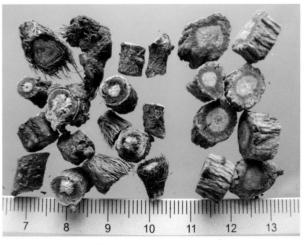

图 2 防风商品左起：野生（微甘）、家种（劣，皮部无裂隙）

6 画

259

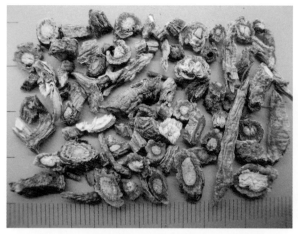

图3 假防风（疑为华山前胡，皮部棕、褐色，无裂隙）

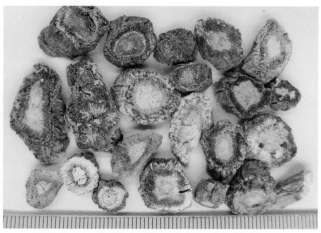

图4 假防风（疑为迷果芹根，皮部不红有油点，无裂隙）

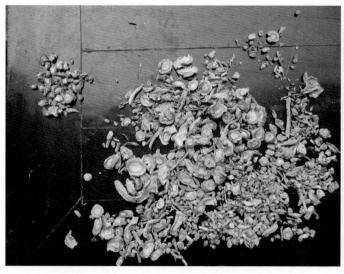

图5 左起：防风中挑出的欧当归片、防风

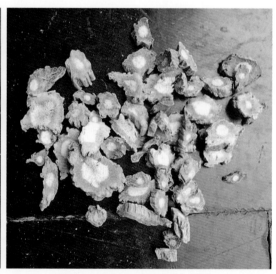

图6 左图欧当归细根放大

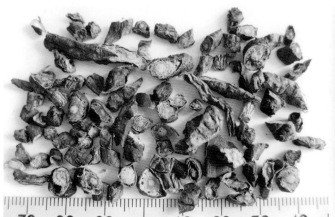

图7 假防风（疑为田葛缕子根？）

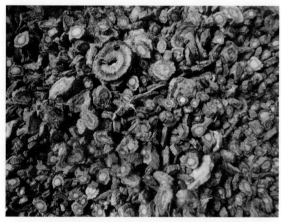

图8 假防风（伞形科植物根外皮染黑色）

206 / 红大戟 /

【药典摘要】

本品为茜草科植物红大戟 *Knoxia valerianoides* Thorel et Pitard 的干燥块根。秋、冬二季采挖，除去须根，洗净，置沸水中略烫，干燥。炮制：除去杂质，洗净，润透，切厚片，干燥。

【说明】红大戟有毒，多数药店不经营。偶尔来货都是个子，注意它的形状、外皮和断面的颜色、气味。注意本品有一定毒性，不能多尝，尝后漱口。

性状：本品略呈纺锤形，偶有分枝，稍弯曲，长 3 ~ 10cm，直径 0.6 ~ 1.2cm。**表面红褐色或红棕色，**粗糙，有扭曲的纵皱纹。上端常有细小的茎痕。质坚实，**断面皮部红褐色，木部棕黄色。气微，味甘、微辛。**

鉴别：取本品粉末 1g，置试管中，加水 10ml，煮沸 10 分钟，滤过，滤液加氢氧化钠试液 1 滴，显樱红色，再滴加盐酸酸化后，变为橙黄色。

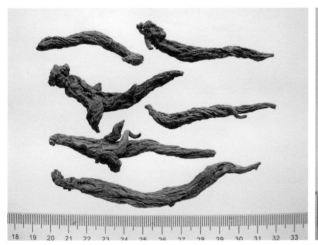

图 1 红大戟个

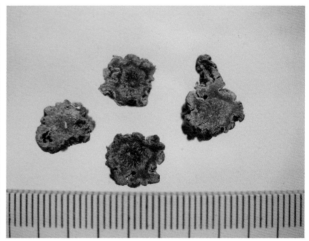

图 2 红大戟饮片

207 / 红花 /

【药典摘要】

本品为菊科植物红花 *Carthamus tinctorius* L. 的干燥花。夏季花由黄变红时采摘，阴干或晒干。

性状：本品为不带子房的管状花，长 1 ~ 2cm。**表面红黄色或红色。**花冠筒细长，先端 5 裂，裂片呈狭条形，长 5 ~ 8mm；**雄蕊 5，花药聚合成筒状，黄白色；柱头长圆柱形，**顶端微分叉。质柔软。气微香，味微苦。

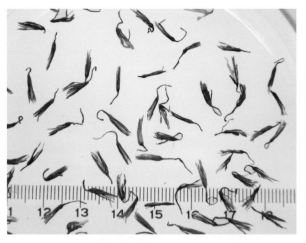

图 1 红花

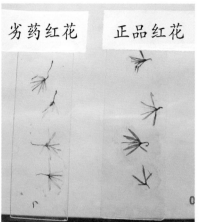

图 2 正劣（染色）红花

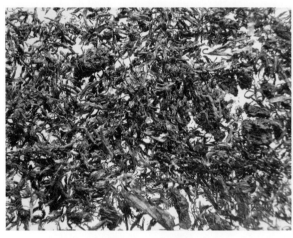

图 3 劣红花（提取残渣染色）

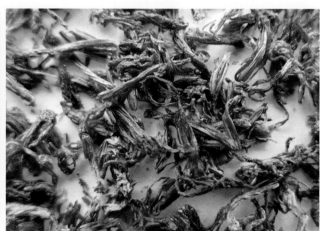

图 4 劣红花（增重）

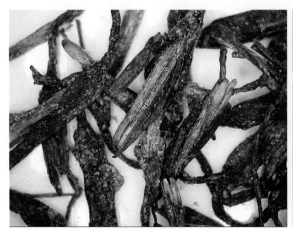

图 5 增重红花（放大）

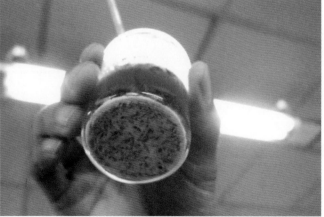

图 6 增重红花水溶液加氯化钡出现白色沉淀

【说明】（1）红花要小心增重的、染色的。①增重的看分量：假如 1kg 红花只是很少的一袋就要怀疑有增重，再用高倍放大镜看见白色结晶（如图 5），可以肯定是增重的，不收。②提取后的黄色残渣再染红：全是不自然的红色，没有黄色的雄蕊（如图 3），水浸液红色而不是黄色（如图 2）。加入氯化钡试液产生白色沉淀（如图 6）。

（2）业内流传真红花有脚臭气，我采收过红花，是微香的不难闻，假如特别臭反倒不正常。

208 / 红芪 /

【药典摘要】

本品为豆科植物多序岩黄芪 *Hedysarum polybotrys* Hand.-Mazz. 的干燥根。春、秋二季采挖，除去须根和根头，晒干。炮制：除去杂质，大小分开，洗净，润透，切厚片，干燥。

饮片性状：本品呈类圆形或椭圆形的厚片。外表皮红棕色或黄棕色。切面皮部黄白色，形成层环浅棕色，木质部淡黄棕色，呈放射状纹理，形成层环浅棕色。气微，味微甜，嚼之有豆腥味。

【说明】红芪和黄芪性状类似，只是外皮和形成层环的颜色不一样。

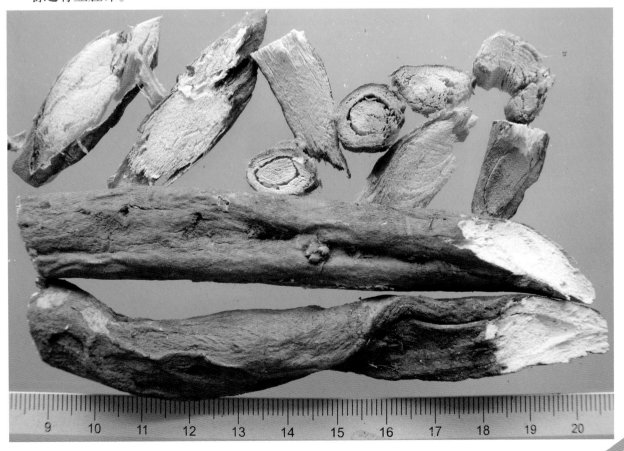

图 1 红芪（个、片）

209 / 红豆蔻 /

【药典摘要】

本品为姜科植物大高良姜 *Alpinia galangal* Willd. 的干燥成熟果实。秋季果实变红时采收，除去杂质，阴干。

性状：本品呈**长球形，中部略细**，长 0.7 ~ 1.2cm，直径 0.5 ~ 0.7cm。**表面红棕色或暗红色，略皱缩，顶端有黄白色管状宿萼**，基部有果梗痕。果皮薄，易破碎。**种子6，扁圆形或三角状多面形，黑棕色或红棕色，外被黄白色膜质假种皮**，胚乳灰白色。**气香，味辛辣。**

【说明】（1）云南红豆蔻为姜科植物节鞭山姜 *Alpinia conchigera* Griff. 的干燥成熟果实，性状极似红豆蔻。区别：果实中部不呈"葫芦腰"，种子3 ~ 5粒（如图2）。功效与红豆蔻相同。

（2）来货有时见到全部没有"小白帽"（黄白色宿萼），表面淡红色或发黄，种子没有浓烈的香气，咬破不辣舌的，属劣药，不收。

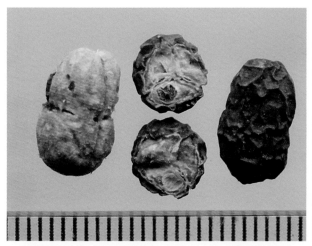

图1 左起：红豆蔻种子团、果实横断面、果实

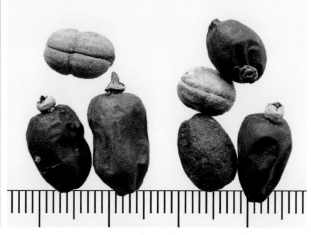

图2 左起：红豆蔻果实及种子团、云南红豆蔻果实及种子团

210 / 红参 /

【药典摘要】

本品为五加科植物人参 *Panax ginseng* C. A. Mey. 的栽培品经蒸制后的干燥根和根茎。秋季采挖，洗净，蒸制后，干燥。炮制：润透，切薄片，干燥，用时粉碎或捣碎。

性状：主根呈纺锤形、圆柱形或扁方柱形，长3 ~ 10cm，直径1 ~ 2cm。表面半透明，红棕色，偶有不透明的暗黄褐色斑块，具纵沟、皱纹及细根痕；上部有时具断续的不明显环纹；下部有 2 ～ 3 条扭曲交叉的支根，并带弯曲的须根或仅具须根残迹。根茎（芦头）长 1 ～ 2cm，上有数个凹窝状茎痕（芦碗），有的带有 1 ～ 2 条完整或折断的不定根（芋）。质硬而脆，断面平坦，角质样。气微香而特异，味甘、微苦。

饮片性状：本品呈类圆形或椭圆形薄片。外表皮红棕色，半透明。切面平坦，角质样。质硬而脆。气微香而特异，味甘、微苦。

【说明】（1）红参（个、片、须）掺糖很常见，含糖高达 30% 以上。一般外观看不出（有的含糖片颜色较浅）。含糖红参软韧可弯曲，有的甚至折到 180° 都不断。舔外皮 1 秒钟，嘴里是明显的糖味。咬一点嚼烂觉甜味特重，苦味轻。无糖红参舔 1 秒钟嘴里是苦味，嚼烂觉甜苦并重。红参蒸制并不放糖，甜味是来自本身的，同时有一种人参特有的土腥味。

（2）笔者曾遇到过红参嚼之无味（如图 5、9）和纯苦不甜的（如图 10），都不符合药典，都拒收了。

（3）高丽参（朝鲜韩国进口）都是红参，苦重甜轻。有的是国产仿冒高丽参，

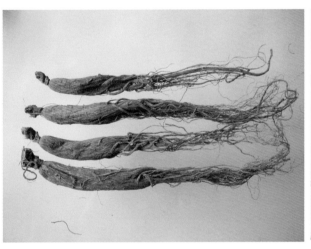

图 1 红参（全须）

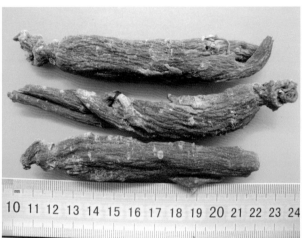

图 2 红参（下须——去掉芋、腿、须）

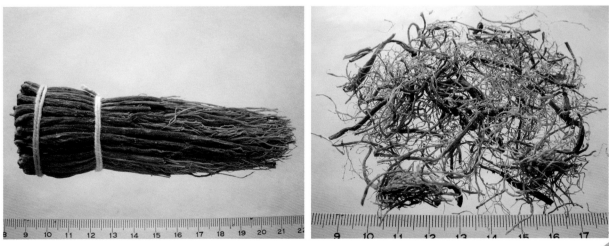

图 3 红参须（直须）

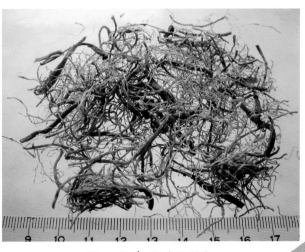

图 4 红参须（混须）

6 画

265

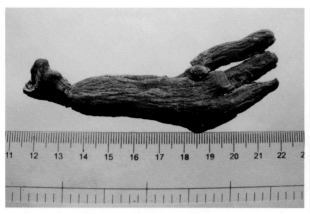

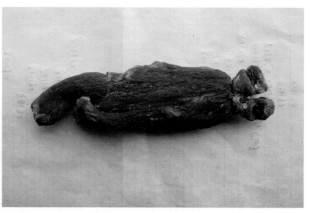

图 5 劣红参个（无味）　　　　　　　图 6 劣红参个（含糖，软韧，甜味重）

掺没掺糖还要尝。

（4）过去曾有用其他植物根蒸制变红充红参的，近年俱已不见。说不定哪天再出江湖，简介鉴别法：伪品个子（如商陆、野豇豆等）都没有芦碗，尝味都没人参的土腥气。

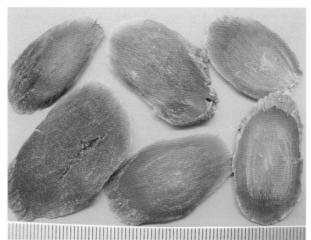

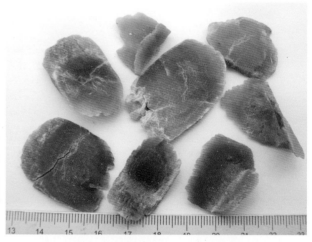

图 7 红参片（无糖，硬脆，舔 1 秒钟嘴里是苦味）　　　图 8 劣红参片（含糖，软韧，舔 1 秒钟嘴里是甜味）

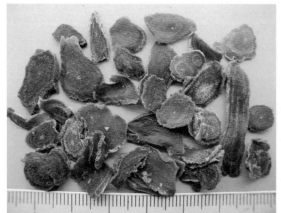

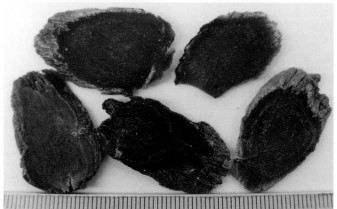

图 9 劣红参片（提取过，基本无味）　　　图 10 劣红参片（味纯苦，一点甜味没有，也不对）

211 /红景天/

【药典摘要】

本品为景天科植物大花红景天 *Rhodiola crenulata* （Hook. f. et Thoms.）H. Ohba 的干燥根和根茎。秋季花茎凋枯后采挖，除去粗皮，洗净，晒干。

性状：本品根茎呈圆柱形，粗短，略弯曲，少数有分枝，长 5～20cm，直径 2.9～4.5cm。表面棕色或褐色，粗糙有褶皱，剥开外表皮有一层膜质黄色表皮且具粉红色花纹；宿存部分老花茎，花茎基部被三角形或卵形膜质鳞片；节间不规则，**断面粉红色至紫红色，有一环纹，质轻，疏松。**主根呈圆柱形，粗短，长约 20cm，上部直径约 1.5cm，侧根长 10～30cm；**断面橙红色或紫红色，有时具裂隙。气芳香，味微苦涩、后甜。**

显微鉴别：根横切面木栓层 5～8 列细胞，栓内层细胞椭圆形、类圆形。中柱占极大部分，有多数维管束排列成 2～4 轮环，外轮维管束较大，为外韧型；内侧 2～3 轮维管束渐小，为周木型。

［根茎横切面］老根茎有 2～3 条木栓层带，嫩根茎无木栓层带。木栓层为数列细胞，栓内层不明显。皮层窄。中柱维管束为大型的周韧型维管束，放射状环列；维管束中内侧和外侧的维管组织发达呈对列状，中间为薄壁组织，韧皮部和木质部近等长，被次生射线分隔成细长条形，形成层明显。髓部宽广，由薄壁细胞组成，散生周韧型的髓维管束。薄壁细胞含有棕色分泌物。

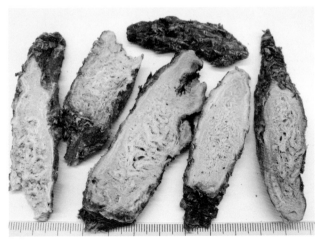
图 1 红景天商品 1

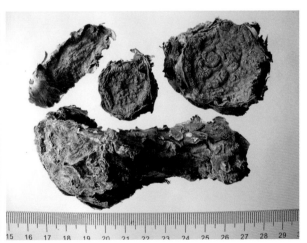
图 2 红景天商品 2

【说明】（1）红景天商品有段有片，有横切、纵切、斜切不等，粗细不一，共同特点是：皮棕褐，断面红，纹理乱，质轻松，气芳香，苦涩甜。尤其是气味一定要浓，曾退过一批气味淡薄的（如图2），怀疑提取过。

（2）我国有红景天属植物73种，多种在不同地方药用。药典只规定大花红景天一种正品，与其他种如何鉴别，缺乏经验和资料。以往只要符合药典性状的就收下了，望同道高明者赐教。

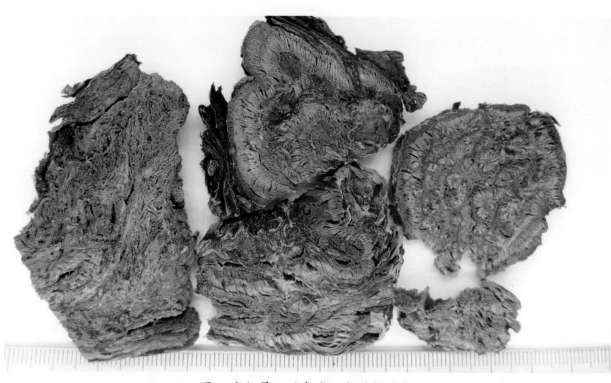

图3 劣红景天（色浅，气味较淡）

212 / 麦冬 /

【药典摘要】

本品为百合科植物麦冬 *Ophiopogon japonicus*（L. f）Ker-Gawl. 的干燥块根。夏季采挖，洗净，反复暴晒、堆置，至七八成干，**除去须根**，干燥。炮制：除去杂质，洗净，润透，轧扁，干燥。

性状：本品呈纺锤形，两端略尖，**长 1.5 ~ 3cm，**直径 0.3 ~ 0.6cm。**表面黄白色或灰黄色，**有细纵纹。**质柔韧，**断面黄白色，半透明，中柱细小。气微香，味甘、微苦。

饮片：本品形如麦冬，或为轧扁的纺锤形块片。表面淡黄色或灰黄色，有细纵纹。质柔韧，断面黄白色，半透明，中柱细小。气微香，味甘、微苦。

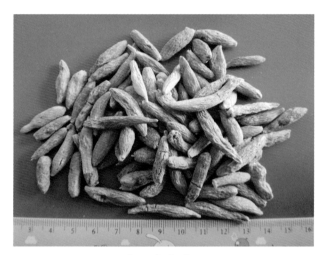

图 1 麦冬商品

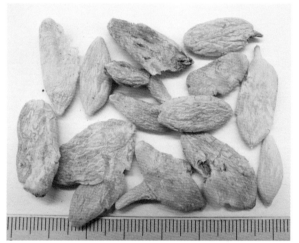

图 2 麦冬饮片（轧扁）

【说明】（1）麦冬又叫"寸冬"，长不超过 1 寸（如图 1、2），超过 1 寸的可能是短葶山麦冬（如图 3）。麦冬与山麦冬的区别见本书"山麦冬"条。

（2）麦冬的气味见药典，图 4 右侧的棕色至褐色，有败油气，是走了油的劣品，拒收。

（3）麦冬质柔韧，指甲能切割，弯曲至 45° 不全断。图 5 的货质硬，指甲切不动，用力一掰脆断，用 40 倍以上放大镜看有细小白色颗粒，判断是增重的，退货。当然太软的也不行，药典规定水分不能超过 18%，超过了容易变质，要不就是水分蒸发后损失分量。

（4）麦冬中的须根属杂质，超过 3% 为劣品，也拒收。

（5）山麦冬主要是与麦冬性状相似，可用下面两点区别。①掰：轻轻折断，山麦冬断面平齐，麦冬的木心明显，不易折断或断面不平。②尝：山麦冬甜而不苦，麦冬甜中有苦味。③如上述两点仍区别不了，用显微鉴别法。

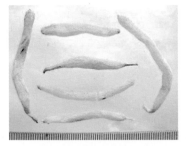

图 3 山麦冬

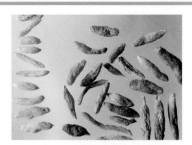

图 4 左起：麦冬、
走油变质的麦冬

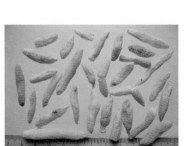

图 5 麦冬增重（质硬，放大
镜下见白色细小颗粒）

213 / 麦芽 /

【药典摘要】

本品为禾本科植物大麦 *Hordeum vulgare* L. 的成熟果实经发芽干燥的炮制加工品。将麦粒用水浸泡后，保持适宜温、湿度，待幼芽长至约 5mm 时，晒干或低温干燥。炮制：［麦芽］除去杂质。［炒麦芽］取净麦芽，照清炒法炒至棕黄色，放凉，筛去灰屑。［焦麦芽］取净麦芽，照清炒法炒至焦褐色，放凉，筛去灰屑。

性状：本品呈梭形，长 8 ~ 12mm，直径 3 ~ 4mm。表面淡黄色，背面为外稃包围，具 5 脉；腹面为内稃包围。除去内外稃后，腹面有 1 条纵沟；**基部胚根处生出幼芽和须根，幼芽长披针状条形，长约 5mm。须根数条，纤细而弯曲。**质硬，断面内色，粉性。**气微，味微甘。**

检查：本品出芽率不得少于 85%。

［炒麦芽］本品形如麦芽，**表面棕黄色，偶有焦斑。有香气，**味微苦。

［焦麦芽］本品形如麦芽，**表面焦褐色，有焦斑。有焦香气，**味微苦。

【说明】（1）麦芽要求 85% 以上的发芽率，但干燥后幼芽萎缩多碎成粉，只能凭须根看是否发芽（如图 1）。炒麦芽、焦麦芽经过炒和过筛，连须根也看不到，外观上和大麦较难区分，因此，市场上就有人用大麦直接掺入麦芽中，省下发芽的工费和损耗，尤其在冬天更是多见。其实二者外观上有细微区别：麦芽的须根比较牢固，易碎断却不会全掉。就是掉了，也会在底端留下痕迹。而大麦底端或凹或平，总是干净利索（如图 1）。大家不要因为便宜就忽视了它。

（2）焦麦芽应该存性，表面焦褐色里面焦黄色。现在的货常常炒制太过，搓碎见里外一样黑（如图 2），不合格，拒收。

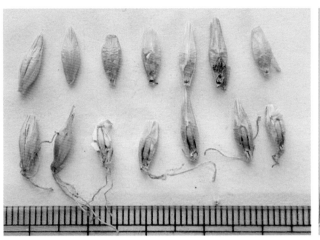

图 1 麦芽（放大）

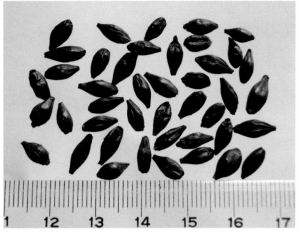

图 2 焦麦芽（火候有点过，有的纯黑）

214／远志

【药典摘要】

本品为远志科植物远志 *Polygala tenuifolia* Willd. 或卵叶远志 *Polygala sibirica* L. 的干燥根。春、秋二季采挖，除去须根和泥沙，晒干。炮制：［远志］除去杂质，略洗，润透，切段，干燥。［制远志］取甘草，加适量水煎汤，去渣，加入净远志，用文火煮至汤吸尽，取出，干燥。

性状：［远志］本品呈圆柱形的段。**外表皮灰黄色至灰棕色，有横皱纹。切面棕黄色，中空。气微，味苦、微辛，嚼之有刺喉感。**

［制远志］本品形如远志段，表面黄棕色。**味微甜。**

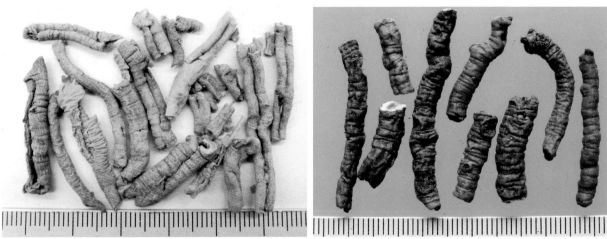

图 1 远志商品

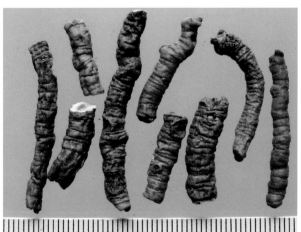

图 2 制远志商品

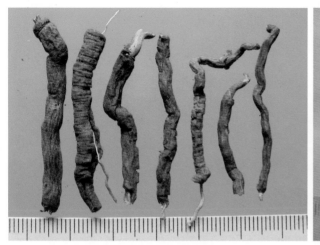

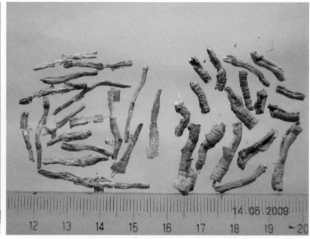

图 3 没去心的远志　　　　　　　　图 4 掺了麦冬须根的远志（已分开，料子无横皱纹）

【说明】（1）验收远志一定要尝，苦、微辛，有刺激感的才能收。远志的"刺舌感"不是疼，而是一种不舒适的轻度刺激感，只可意会难以言传。刺激感强说明皂苷含量高，质量好。曾有一批货尝之味较淡没有刺激感，怀疑是提取过的，退货了。

（2）远志过去分远志筒（趁鲜去心，见图1、2）、远志肉和远志棍（细而带木心）。如今商品多是家种的远志筒，肉和棍已很少见，但在一些基层单位还有。远志棍里往往掺料子，我们见过一种远志料子是带心的麦冬须根（如图4），要小心。最好不要带心的。药典饮片注明"中空"，就是说的远志筒。

（3）药典规定前后矛盾，远志的采收、炮制都没说去心，但饮片性状却有"中空"。我们卖的是饮片，必须按饮片性状要求，没去心的应该拒收。否则药品监管部门会判罚，已经有过这种前车之鉴。

215 / 赤小豆 /

【药典摘要】

本品为豆科植物赤小豆 *Vigna umbellate* Ohwi et Ohashi 或赤豆 *Vigna angularis* Ohwi et Ohashi 的干燥成熟种子。秋季果实成熟而未开裂时拔取全株，晒干，打下种子，除去杂质，再晒干。

性状：［赤小豆］**呈长圆形而稍扁**，长 5 ~ 8 mm，**直径 3 ~ 5mm。表面紫红色，无光泽或微有光泽；一侧有线形突起的种脐，偏向一端**，白色，约为全长 2/3，中间凹陷**成纵沟**；另侧有 1 条不明显的棱脊。质硬，不易破碎。子叶 2，乳白色。气微，味微甘。

［赤豆］**呈短圆柱形，两端较平截或钝圆，直径 4 ~ 6mm。表面暗棕红色，有光泽，种脐不突起。**

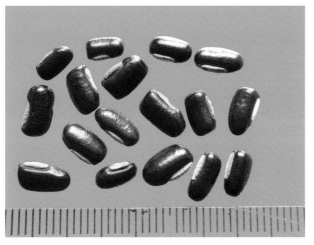

图 1 赤小豆

【说明】（1）赤小豆与赤豆形状有别，作用相同。因各地习用品种不同，根据地方习惯收货。本品易虫蛀，验收时要打开包装仔细检查。

（2）某些地方把有毒的相思子（如图 3）也称"赤小豆"，曾有中毒死亡的案例。虽不多见，但关乎人命，特在此提醒一下。

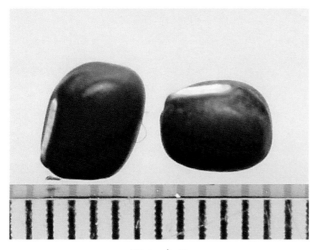

图 2 赤豆

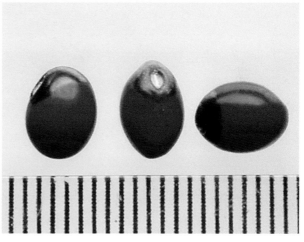

图 3 相思子

216 / 赤石脂 /

【药典摘要】

本品为硅酸盐类矿物多水高岭石族多水高岭石，主含四水硅酸铝 [$Al_4(Si_4O_{10})(OH)_8 \cdot 4H_2O$]。采挖后，除去杂石。炮制：[赤石脂] 除去杂质，打碎或研细粉。[煅赤石脂] 取赤石脂细粉，用醋调匀，搓条，切段，干燥，照明煅法煅至红透。用时捣碎。

性状：本品为块状集合体，呈不规则的块状。粉红色、红色至紫红色，或有红白相间的花纹。质软，易碎，断面有的具蜡样光泽。吸水性强。具黏土气，味淡，嚼之无沙粒感。

【说明】《本草纲目》载：赤石脂"色绛滑如脂"，赤石脂的性状除了药典规定外，还应有手摸（捻）滑腻的特点，图 1～4 都是这样的。而图 5、6 的来货不仅颜色不对，摸着也不滑腻。

7 画

273

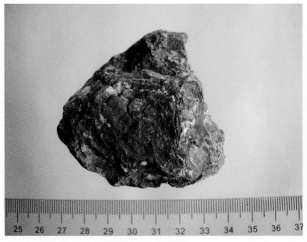

图 1 赤石脂 1

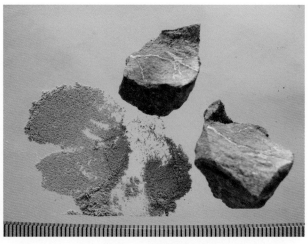

图 2 赤石脂 2

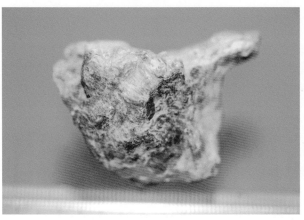

图 3 赤石脂 3

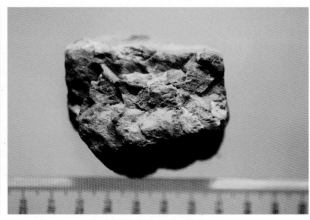

图 4 赤石脂 4

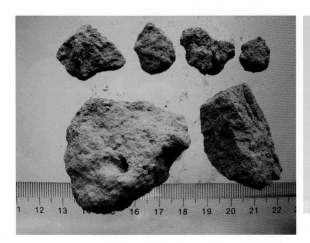

图 5 假赤石脂 1

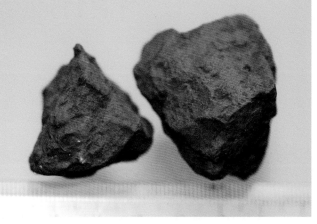

图 6 假赤石脂 2

【药典摘要】

本品为毛茛科植物芍药 *Paeonia lactiflora* Pall. 或川赤芍 *Paeonia veitchii* Lynch 的干燥根。春、秋二季采挖，除去根茎、须根及泥沙，晒干。炮制：除去杂质，分开大小，洗净，润透，切厚片，干燥。

饮片性状：本品为类圆形切片。**外表皮棕褐色。切面粉白色或粉红色，皮部窄，木部放射状纹理明显，有的有裂隙。**

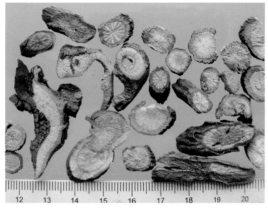

图 1　赤芍　　　　　　　　　　图 2　赤芍空心片（野生）

【说明】（1）北方的赤芍多是野生芍药（如图 1），生长期长，中间易发黑枯朽甚至空心（如图 2），不符合药典规定，拒收。

（2）赤芍采收后不煮不去皮（白芍要煮要去皮），断面有连续的放射状纹理。图 3 显然不是赤芍。

（3）赤芍口尝首先感到一丝甜味，一两秒钟后消失，感到微苦，再嚼就出来涩味。口尝同时感觉到特异香气（有点像丹皮）。这个说法与药典不太相同，请大家自己试试嚼烂咽下去，仔细体会看是不是。图 4 提取过的就没有赤芍味。

（4）20 世纪老药工讲"白芍要赤，赤芍要白"：是说赤芍断面白色为佳。现在不少人却认为赤芍就要断面发红，不要白色的货。一些饮片厂就把白茬的赤芍个发汗闷润使其变赤，以适应市场需要。化验证明，白色的比赤色的芍药苷含量高，应该是优质赤芍。

（5）目前赤芍比白芍价高，药商常将黑白芍作赤芍（或掺入赤芍）卖，几乎成了潜规则。黑白芍是家种白芍细一点的根不煮不去皮，只是比较发白，外皮紧贴，木部几无裂隙（如图 5、6）。但发汗闷润变赤，掺上 10%～20% 很难分辨。某药品检验所曾做过化验，黑白芍的芍药苷含量高出药典规定一倍，应该也能用，只是多掏钱了，黑白芍比白芍还要便宜。

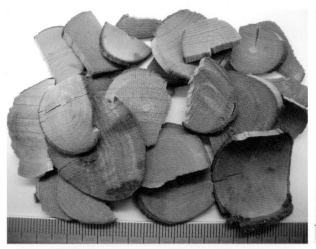

图 3 假赤芍（品种不明）

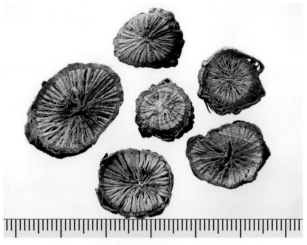

图 4 赤芍提取残渣（色深，干枯，裂隙多。气微，味淡）

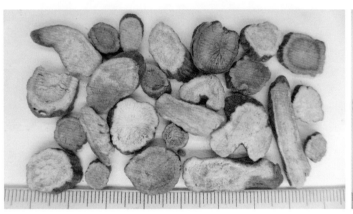

图 5 黑白芍

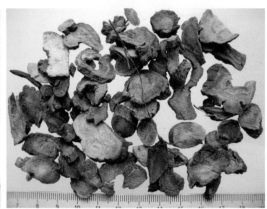

图 6 炒赤芍（多数是黑白芍）

218 / 花椒 /

【药典摘要】

本品为芸香科植物青椒 Zanthoxylum schinifolium Sieb.et Zucc. 或花椒 Zanthoxylum bungeanum Maxim. 的干燥成熟果皮。秋季采收成熟果实，晒干，除去种子和杂质。炮制：［花椒］除去椒目、果柄等杂质。［炒花椒］取净花椒，照清炒法炒至有香气。

性状：［青椒］多为 **2 ~ 3 个上部离生的小蓇葖果**，集生于小果梗上，蓇葖果球形，沿腹缝线开裂，**直径 3 ~ 4mm。外表面灰绿色或暗绿色，散有多数油点和细密的网状隆起皱纹；**内表面类白色，光滑。内果皮常由基部与外果皮分离。残存种子呈卵形，长 3 ~ 4mm，直径 2 ~ 3mm，表面黑色，有光泽。气香，**味微甜而辛。**

［花椒］蓇葖果多单生，直径 4 ~ 5mm。外表面紫红色或棕红色，散有多数疣状突起的油点，直径 0.5 ~ 1mm，对光观察半透明；内表面淡黄色。香气浓，味麻辣而持久。

【说明】（1）验收花椒要嗅、尝，有将当调料用过的花椒二次入药的。舌舔有咸味，花椒气味淡薄的不收。

（2）椒目（花椒籽）和花椒柄超过3%为劣药，不收。

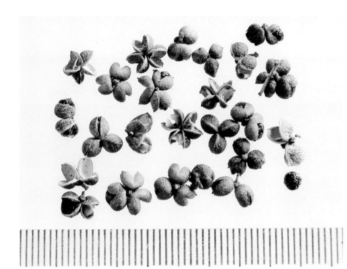

图 1 青椒

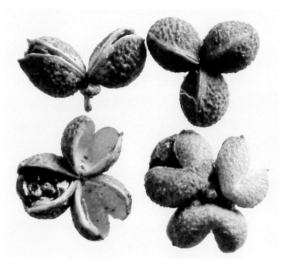

图 2 青椒放大

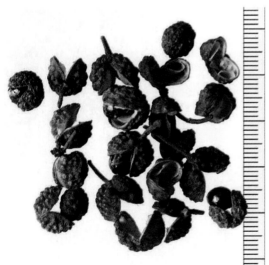

图 3 花椒

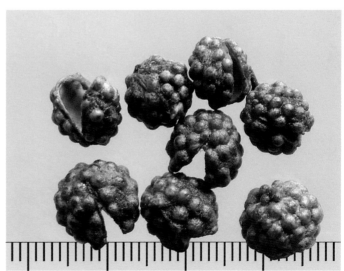

图 4 花椒放大

【药典摘要】

本品为变质岩类岩石蛇纹大理岩。主含碳酸钙（CaCO₃）。采挖后，除去杂石和泥沙。炮制：〔花蕊石〕洗净，干燥，砸成碎块。〔煅花蕊石〕取净花蕊石，照明煅法煅至红透。

性状：本品为粒状和致密块状的集合体，呈不规则的块状，**具棱角而不锋利。白色或浅灰白色，其中夹有点状或条状的蛇纹石，呈浅绿色或淡黄色，习称"彩晕"，对光观察有闪星状光泽。**体重，质硬，不易破碎。气微，味淡。

鉴别：①取本品粗粉1g，加稀盐酸10ml，即泡沸，发生二氧化碳气体，导入氢氧化钠试液中，即生成白色沉淀。②取本品细粉0.2g，置锥形瓶中，加稀盐酸5ml，取上层澄清液1滴，置载玻片上，加硫酸溶液（1→4）1滴，静置片刻，显微镜下可以观察到针状结晶。③取本品粉末0.2g，加稀盐酸5ml，低价氢氧化钠试液，即生成白色沉淀。分离，沉淀分两份，一份中加过量的氢氧化钠试液，沉淀不溶解，另一份中加碘试液，沉淀变为红棕色。

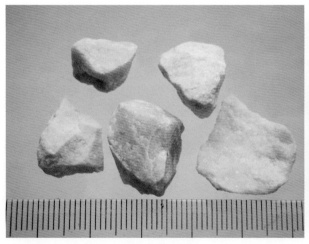

图 1 花蕊石

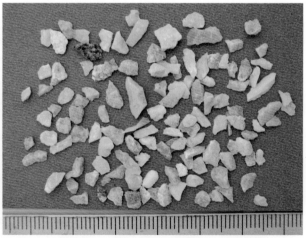

图 2 花蕊石小粒

220 / 芥子 /

【药典摘要】

本品为十字花科植物白芥 *Sinapis alba* L. 或芥 *Brassica juncea* （L.）Czern. etCoss. 的干燥成熟种子。前者习称"白芥子"，后者习称"黄芥子"。夏末秋初果实成熟时采割植株，晒干，打下种子，除去杂质。炮制：［芥子］除去杂质，用时捣碎。［炒芥子］取净芥子，照清炒法炒至淡黄色至深黄色（炒白芥子）或深黄色至棕褐色（炒黄芥子），有香辣气。用时捣碎。

性状：［白芥子］呈球形，**直径 1.5 ~ 2.5mm。表面灰白色至淡黄色，具细微的网纹，有明显的点状种脐。种皮薄而脆，破开后内有白色折叠的子叶，有油性。气微，味辛辣。**

［黄芥子］较小，**直径 1 ~ 2mm。表面黄色至棕黄色，少数呈暗红棕色。研碎后加水浸湿，则产生辛烈的特异臭气。**

［炒芥子］本品形如芥子，表面淡黄色至深黄色（炒白芥子）或深黄色至棕褐色（炒黄芥子），偶有焦斑。有香辣气。

【说明】芥子表面微细网纹须用放大镜看（如图2、3），没有网纹的不算正品。

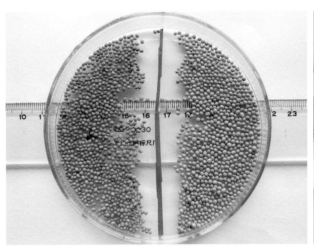

图 1 左起：黄芥子、白芥子

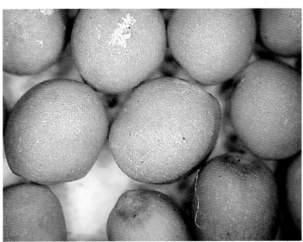

图 2 白芥子放大

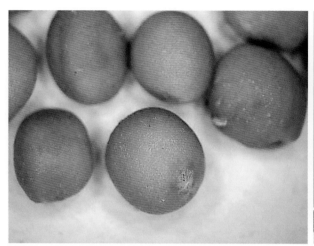

图 3 黄芥子放大

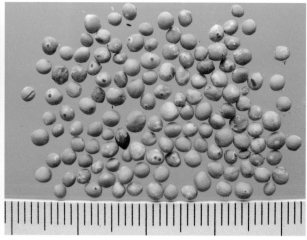

图 4 炒芥子

221 / 苍术 /

【药典摘要】

本品为菊科植物茅苍术 *Atractylodes lancea*（Thunb.）DC . 或北苍术 *Atractylodes chinensis*（DC.）Koidz. 的干燥根茎。春、秋二季采挖，除去泥沙，晒干，撞去须根。炮制：［苍术］除去杂质，洗净，润透，切厚片，干燥。［麸炒苍术］取苍术片，照麸炒法炒至表面深黄色。

饮片性状：［苍术］本品呈不规则类圆形或条形厚片。外表皮灰棕色至黄棕色，有皱纹，有时可见根痕。切面黄白色或灰白色，散有**多数橙黄色或棕红色油室，有的可析出白色细针状结晶。气香特异，味微甘、辛、苦。**

［麸炒苍术］本品形如苍术片，表面深黄色，散有多数棕褐色油室。有焦香气。

【说明】（1）茅苍术断面暴露在空气中一段时间，可析出白霜（如图2），国内市场现已少见。

（2）苍术断面棕红色油室习称"朱砂点"，越红越好。关苍术是黄点或无点，"生晒术"也是苍术属，黄点密集，片大，微有香气，有时冒充白术。提取后的苍术看不到朱砂点，没有香气（如图4、5）。

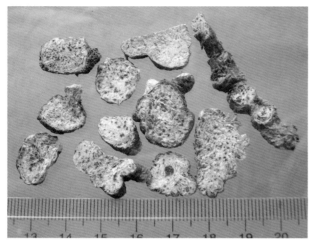

图 1 苍术

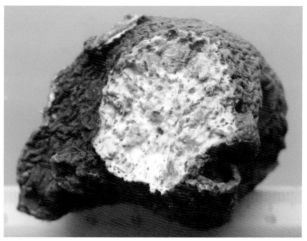

图 2 茅苍术断面白霜（放大）

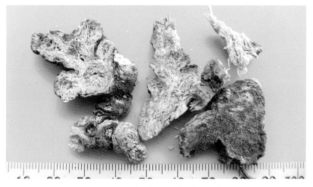

图 3 假苍术（关苍术）

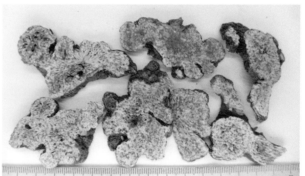

图 4 假苍术（皖南白术、生晒术）

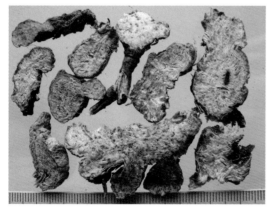

图 5 劣苍术（提取残渣，朱砂点淡
无香气）

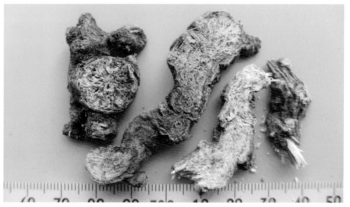

图 6 劣苍术（提取加增重粉，不香，
有白色结晶）

7 画

281

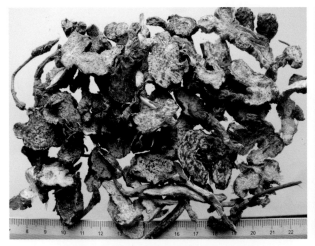

图 7 苍术中掺杂质

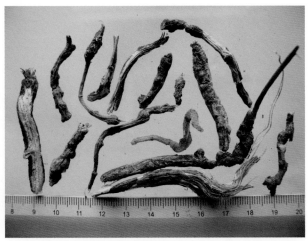

图 8 左图中挑出的杂质（地上部分）

222 / 苍耳子 /

【药典摘要】

本品为菊科植物苍耳 *Xanthium sibiricum* Patr. 的干燥成熟带总苞的果实。秋季果实成熟时采收。干燥，除去梗、叶等杂质。炮制：［苍耳子］除去杂质。［炒苍耳子］取净苍耳子，照清炒法炒至黄褐色，去刺，筛净。

饮片性状：本品呈纺锤形或卵圆形，**长 1～1.3cm，直径 0.4～0.7cm**。表面黄棕色或黄绿色，全体有钩刺，顶端有 **2枚较粗的刺，分离或相连**，基部有果梗痕。质硬而韧，横切面中央有纵隔膜，2室，各有 1枚瘦果。瘦果略呈纺锤形，一面较平坦，顶端具 1突起的花柱基，果皮薄，灰黑色，具纵纹。种皮膜质，浅灰色，子叶 2，有油性。气微，味微苦。

［炒苍耳子］本品形如苍耳子，表面黄褐色，有刺痕。微有香气。

【说明】（1）苍耳子生品按药典是可以带刺的，实际来货都已去刺（如图1）。炒苍耳子表面黄褐色，但不少都是烘干的（如图2），我们认为也能达到去小毒的目的。苍耳子顶端的刺（喙）多是 2枚，破开后瘦果 2枚。有的只有 1刺，里面的瘦果也是 1枚（本来是 2枚，其中 1枚没发育）。

（2）以前有用蒙古苍耳子（东北苍耳子）入药，与正品同科属而价低廉。特点是：个大（长 18～20mm，直径 8～13mm），刺长 2～5mm（正品约 1.5mm），近来检查严格，已不多见。

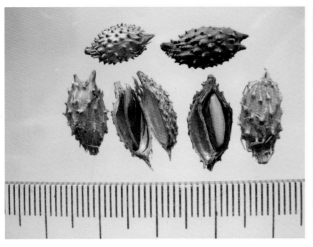

图 1 苍耳子（有纵剖面）

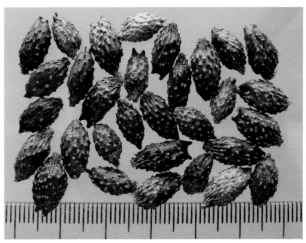

图 2 炒苍耳子

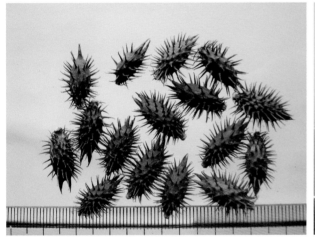

图 3 东北苍耳子（未去刺）

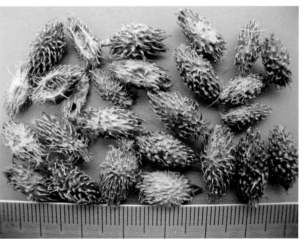

图 4 东北苍耳子（刺已压倒）

223 / 芡实 /

【药典摘要】

本品为睡莲科植物芡 *Euryale ferox* Salisb. 的干燥成熟种仁。秋末冬初采收成熟果实，除去果皮，取出种子，洗净，再除去硬壳（外种皮），晒干。炮制：［芡实］除去杂质。［麸炒芡实］取净芡实，照麸炒法炒至微黄色。

性状：本品呈类球形，多为破粒，完整者直径 5～8mm。**表面有棕红色或红褐色内种皮，一端黄白色，约占全体 1/3，有凹点状的种脐痕，**除去内种皮显白色。质较硬，断面白色，粉性。气微，味淡。

［麸炒芡实］本品形如芡实，表面黄色或微黄色。味淡、微酸。

【说明】芡实涨价时，各种料子（如图 5～8）都可能掺进来。买芡实不要太碎的，对开的不容易掺假。

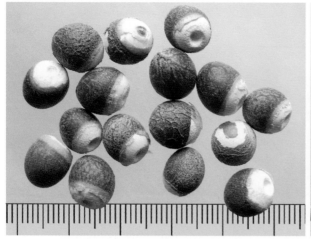

图 1 芡实

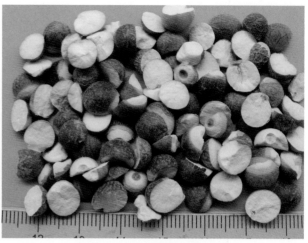

图 2 芡实瓣（对开）

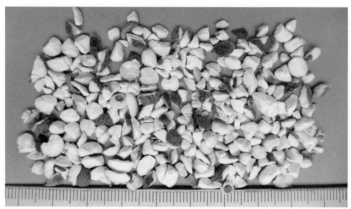

图 3 芡实碎粒（易掺料子）

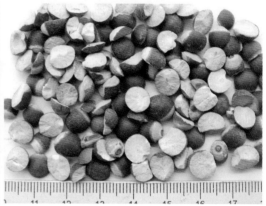

图 4 麸炒芡实

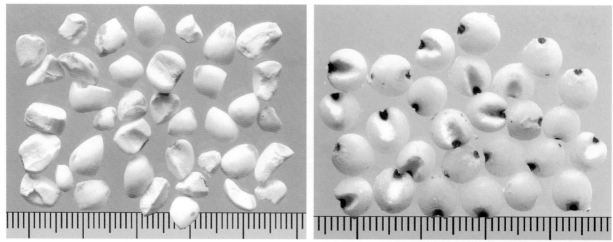

图 5 芡实料子（草珠子）

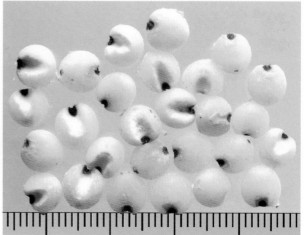

图 6 芡实料子（白高粱米）

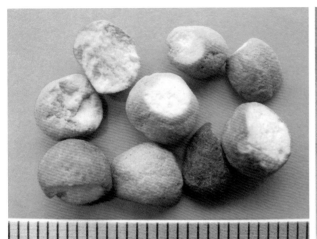

图 7 假芡实（面粉伪造）

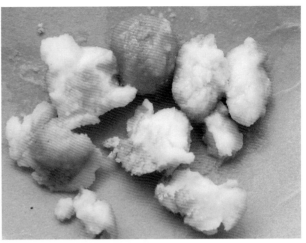

图 8 面粉做的芡实遇水糊化

224 / 芦荟 /

【药典摘要】

本品为百合科植物库拉索芦荟 *Aloe barbadensis* Miller、好望角芦荟 *Aloe ferox* Miller 或其他同属近缘植物叶的汁液浓缩干燥物。习称"老芦荟"。

性状：［库拉索芦荟］呈不规则块状，常破裂为多角形，大小不一。表面呈暗红褐色或深褐色，无光泽。体轻，质硬，不易破碎，断面粗糙或显麻纹。富吸湿性。**有特殊臭气，味极苦。**

［好望角芦荟］表面呈暗褐色，略显绿色，有光泽。体轻，质松，易碎，断面玻璃样而有层纹。

【说明】业内素有"臭芦荟""苦芦荟"之说，目前有的芦荟来货嗅之无气，尝之不苦。芦荟品种甚多，不苦的能否入药，也没个说法。反正不苦的不符合药典，应该拒收。

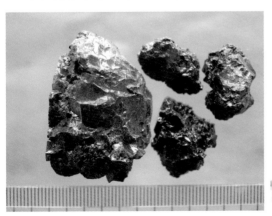

图 1 好望角芦荟

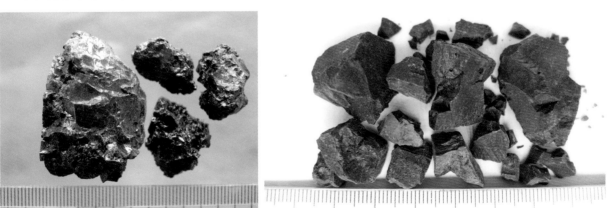

图 2 库拉索芦荟

【药典摘要】

　　本品为禾本科植物芦苇 *Phragmites communis* Trin. 的新鲜或干燥根茎。全年均可采挖，除去芽、须根及膜状叶，鲜用或晒干。炮制：[鲜芦根] 除去杂质，洗净，切段。[芦根] 除去杂质，洗净，切段，干燥。

　　性状：[鲜芦根] 本品呈圆柱形段。表面黄白色，有光泽，节呈环状。切面黄白色，中空，有小孔排列成环。气微，**味甘。**

　　[芦根] **本品呈扁圆柱形段，表面黄白色，节间有纵皱纹。切面中空，有小孔排列成环。**

【说明】（1）山西不用鲜芦根，上图都是干芦根。

　　（2）近年发现有的芦根饮片内面发黑，有的是节两面一黑一白，以前没见过这样的。什么原因？送货厂家也不能说明。按不符合药典"切断面黄白色"以劣药处理。

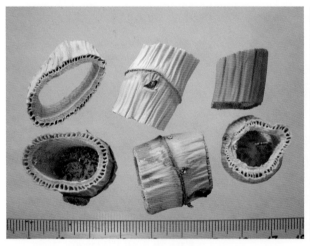 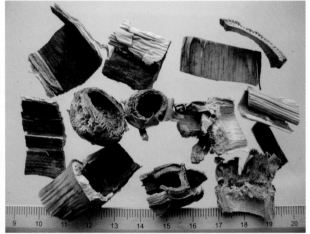

图 1 芦根　　　　　　　　　　图 2 劣芦根（内面黑色）

【药典摘要】

　　本品为豆科植物苏木 *Caesalpinia sappan* L. 的干燥心材。多于秋季采伐，除去白色边材，干燥。炮制：锯成长约 3cm 的段，再劈成片或碾成粗粉。

　　性状：本品呈长圆柱形或对剖半圆柱形，长 10～100cm，直径 3～12cm。表面黄红色至棕红色，具刀削痕，常见纵向裂缝。质坚硬。断面略具光泽，年轮明显，有的可见暗棕色、质松、带亮星的髓部。气微，味微涩。

【说明】苏木放水中马上溶出粉红色色素将水染成粉红色，再加两滴酸液（如醋），水变黄色，再加点碱液（如小苏打水），水又变回红色（如图2）。

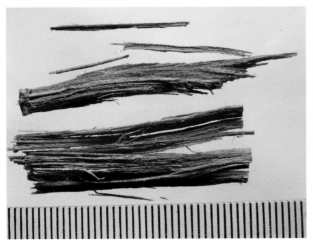

图 1 苏木

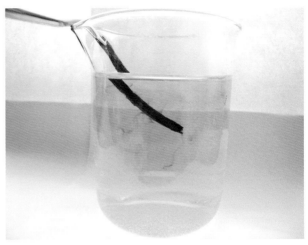

图 2 苏木水试

227 / 杜仲 /

【药典摘要】

本品为杜仲科植物杜仲*Eucommia ulmoides* Oliv.的干燥树皮。4～6月剥取，刮去粗皮，堆置"发汗"至内皮呈紫褐色，晒干。炮制：［杜仲］刮去残留粗皮，洗净，切块或丝，干燥。［盐杜仲］取杜仲块或丝，照盐炙法炒至断丝、表面焦黑色。

性状：［杜仲］本品呈小方块或丝状。外表面淡棕色或灰褐色，有明显的皱纹。内表面暗紫色，光滑。**断面有细密、银白色、富弹性的橡胶丝相连。**气微，味稍苦。

［盐杜仲］本品形如杜仲块或丝，表面黑褐色，内表面褐色，**折断时胶丝弹性较差。味微咸。**

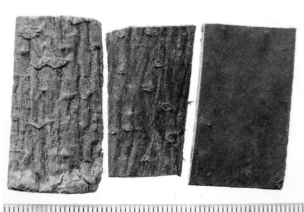

图 1 杜仲（外内表面）

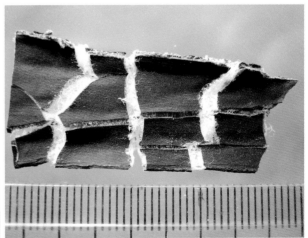

图 2 杜仲折断有胶丝相连

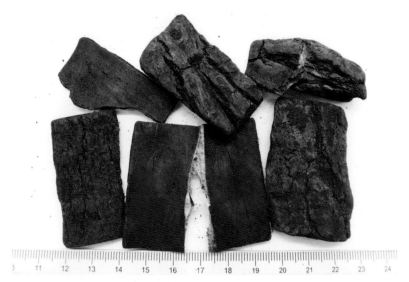

图 3 盐杜仲

228 / 杜仲叶 /

【药典摘要】

本品为杜仲科植物杜仲 *Eucommiau lmoides* Oliv. 的干燥叶。夏、秋二季枝叶茂盛时采收，晒干或低温烘干。

性状：本品多破碎，完整叶片展平后呈椭圆形或卵形，长 7 ~ 15cm，宽 3.5 ~ 7cm。**表面黄绿色或黄褐色，微有光泽，**先端渐尖，基部圆形或广楔形，边缘有锯齿，具短叶柄。**质脆，**搓之易碎，**折断面有少量银白色橡胶丝相连。**气微，味微苦。

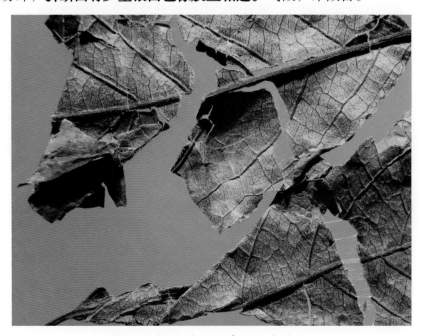

图 1 杜仲叶（折断有胶丝相连）

【药典摘要】

本品为姜科植物白豆蔻 *Amomum kravanh* Pierre ex Gagnep. 或爪哇白豆蔻 *Amomum compactum* Soland ex Maton 的干燥成熟果实。按产地不同分为"原豆蔻"和"印尼白蔻"。

性状：［原豆蔻］呈类球形，**直径 1.2 ~ 1.8cm，表面黄白色至淡黄棕色，**有 3 条较深的纵向槽纹，顶端有突起的柱基，基部有凹下的果柄痕，两端均具浅棕色茸毛。果皮体轻，质脆，易纵向裂开，内分 3 室，每室含种子约 10 粒；种子呈不规则多面体，背面略隆起，直径 3 ~ 4mm，表面暗棕色，有皱纹，并被有残留的假种皮。**气芳香，味辛凉略似樟脑。**

［印尼白蔻］**个略小。表面黄白色，有的微显紫棕色。果皮较薄，种子瘦瘪。气味较弱。**

【说明】豆蔻没假的，劣的常见。尤其是外面挺好里面发霉的，不容易发现。

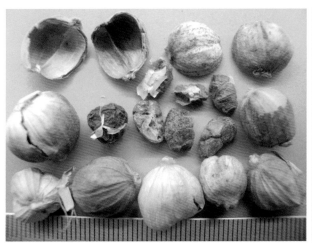

图 1 豆蔻（种子背面略隆起）

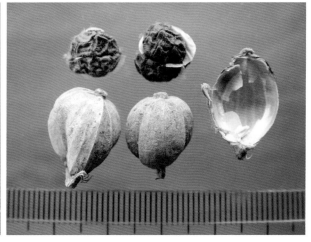

图 2 豆蔻（种子瘦瘪）

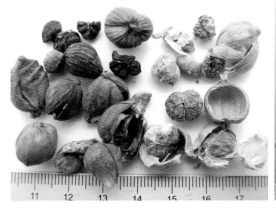

图 3 劣豆蔻（左：皮黑；右：种子发霉）

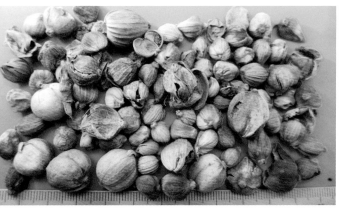

图 4 劣豆蔻（其中许多直径不到 1cm）

7 画

289

230 / 两头尖 /

【药典摘要】

本品为毛茛科植物多被银莲花 *Anemone raddeana* Regel 的干燥根茎。夏季采挖，除去须根，洗净，干燥。

性状：本品呈类长纺锤形，两端尖细，微弯曲，其中近一端处较膨大，长 1～3cm，直径 2～7mm。表面棕褐色至棕黑色，具微细纵皱纹，**膨大部位常有 1～3 个支根痕呈鱼鳍状突起，偶见不明显的 3～5 环节。**质硬而脆，易折断，断面略平坦，类白色或灰褐色，略角质样。**气微，味先淡后微苦而麻辣。**

【说明】两头尖来货都是个子，形状特殊，容易辨认。古书上说雄鼠屎也叫两头尖，有的老医生据此说我们的两头尖是假的。这是只知其一，两头尖有植物、动物两类。

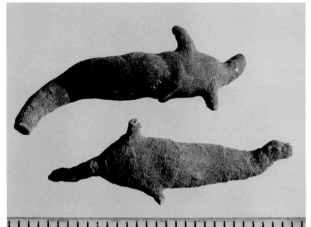

图 1 两头尖

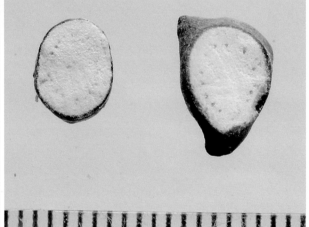

图 2 两头尖横切面

231 / 两面针 /

【药典摘要】

本品为芸香科植物两面针 *Zanthoxylum nitidum* (Roxb.) DC. 的干燥根。全年均可采挖，洗净，切片或段，晒干。

性状：本品为厚片或圆柱形短段，长 2～20cm，**厚 0.5～6（10）cm。表面淡棕黄色或淡黄色，有鲜黄色或黄褐色类圆形皮孔样斑痕。切面较光滑，皮部淡棕色，木部淡黄色，可见同心性环纹和密集的小孔。**质坚硬。气微香，**味辛辣麻舌而苦。**

【说明】两面针不常用，笔者只验收过几次，性状均符合药典记述（如图2），就收了。

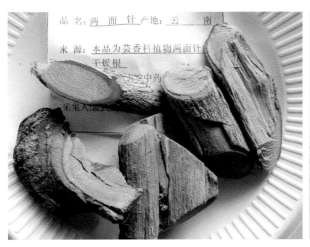

图 1 两面针

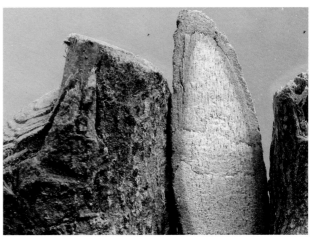

图 2 两面针局部放大

232 /连翘/

【药典摘要】

本品为木犀科植物连翘 *Forsythia suspensa* （Thunb.）Vahl 的干燥果实。秋季果实初熟尚带绿色时采收，除去杂质，蒸熟，晒干，习称"青翘"；果实熟透时采收，晒干，除去杂质，习称"老翘"。

性状：本品呈长卵形至卵形，稍扁，**长 1.5 ～ 2.5cm，直径 0.5 ～ 1.3cm。表面有不规则的纵皱纹和多数突起的小斑点，两面各有 1 条明显的纵沟。**顶端锐尖，**基部有小果梗或已脱落。青翘多不开裂，表面绿褐色，突起的灰白色小斑点较少；**质硬；种子多数，黄绿色，细长，一侧有翅。老翘自顶端开裂或裂成两瓣，表面黄棕色或红棕色，内表面多为浅黄棕色，平滑，具一纵隔；质脆；种子棕色，多已脱落。**气微香，味苦。**

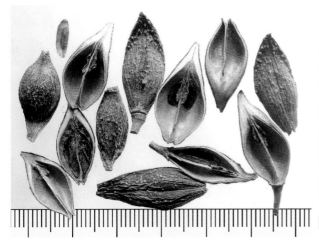

图 1 老翘

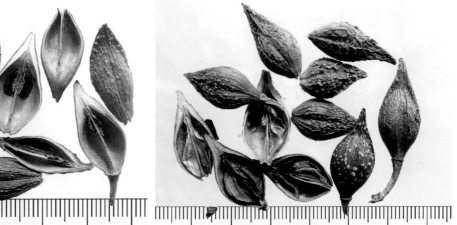

图 2 青翘

【说明】（1）青翘、老翘（又叫黄翘）统称连翘，我们认为青翘带种子质优价低，故优先选用。要青翘的问题是：容易掺抢青货（提前采收不成熟的小果，长1.5cm以下），带枝梗较多（如图5）。

（2）秦连翘木犀科植物秦连翘 *Forsythia giraldiana* Lingelsh 干燥成熟果实。较连翘个小，长0.5～1.8cm，直径0.3～1cm。外表面没有突起的白色小斑点。常掺在老翘或青翘中（如图3）。

（3）提取残渣：连翘提取后用稀双氧水处理加工，颜色变浅似老翘。质脆易碎，味淡（如图4）。

（4）紫丁香果实是木犀科植物紫丁香 *Siringa oblata* Lindl. 干燥成熟果实。曾冒充连翘，现在不多见了。较连翘瘦小，外表面没有纵沟和白色斑点。气微，味淡。

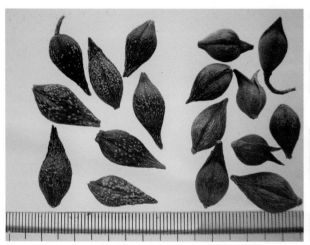

图3 左：青翘；右：秦连翘

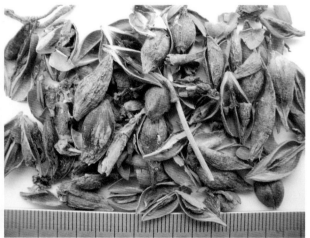

图4 劣连翘（提取残渣）

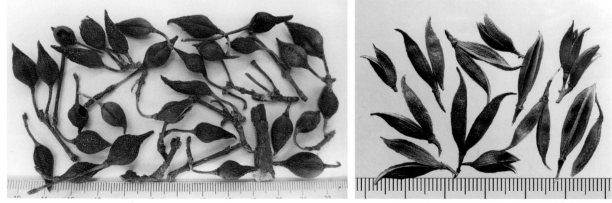

图5 劣青翘（掺抢青货，带枝梗多）

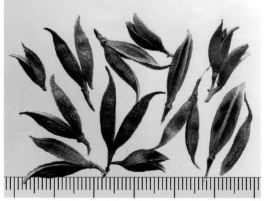

图6 假连翘（紫丁香果实）

233 / 吴茱萸 /

本品为芸香科植物吴茱萸 *Euodia rutaecarpa*（Juss.）Benth.、石虎 *Euodia rutaecarpa*（Juss.）Benth. var. *officinalis*（Dode）Huang 或疏毛吴茱萸 *Euodia rutaecarpa*（Juss.）Benth.var. *bodinieri*（Dode）Huang 的干燥近成熟果实。8～11月果实尚未开裂时，剪下果枝，晒干或低温干燥，**除去枝、叶、果梗等杂质**。炮制：[吴茱萸]除去杂质。[制吴茱萸]取甘草捣碎，加适量水，煎汤，去渣，加入净吴茱萸，闷润吸尽后，炒至微干，取出，干燥。

性状：本品呈球形或略呈五角状扁球形，**直径2～5mm。表面暗黄绿色至褐色，**粗糙，有**多数点状突起或凹下的油点。顶端有五角星状的裂隙，基部残留被有黄色茸毛的果梗。**质硬而脆，横切面可见子房5室，每室有淡黄色种子1粒。**气芳香浓郁，味辛辣而苦。**

[制吴茱萸]本品形如吴茱萸，表面棕褐色至暗褐色。

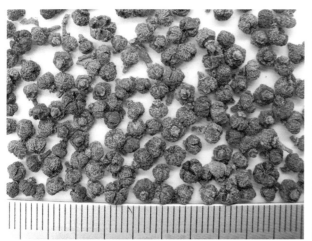 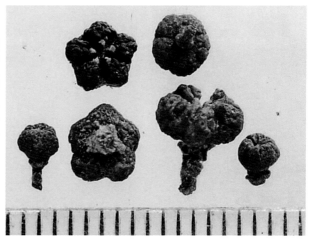

图 1 吴茱萸   图 2 吴茱萸放大（上：顶端、基部；下：小花侧面、中花基部、大花侧面、小花示顶端裂缝）

【说明】（1）吴茱萸商品分大花（直径6mm左右）、中花（直径4mm左右）、小花（直径3mm左右）分别定价。中花较贵，绿色较贵，秆少的较贵。

（2）吴茱萸全假的少见，掺杂的不少。最常见掺杂物是果梗、小枝（如图5），其他有掺椒目（如图6）、蚕沙（如图4）的，摊薄一看不难发现。提取过的残渣没有吴茱萸香气和苦辣味。所以验收吴茱萸不仅要看，而且要闻要尝。

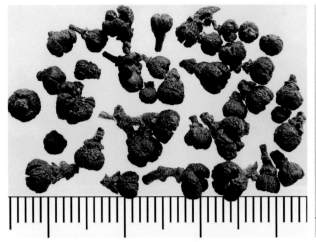

图 3 劣吴茱萸（提取残渣）

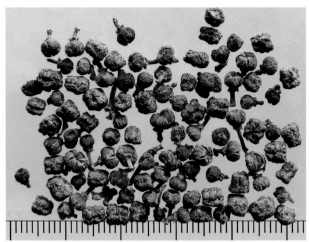

图 4 劣吴茱萸（掺蚕沙）

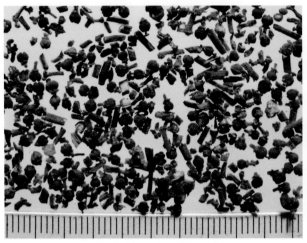

图 5 劣吴茱萸（掺枝梗）

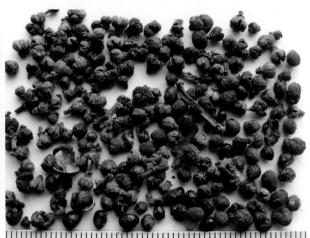

图 6 劣吴茱萸（掺椒目等杂质）

234 / 牡丹皮 /

【药典摘要】

本品为毛茛科植物牡丹 *Paeonia suffruticosa* Andr. 的干燥根皮。秋季采挖根部，除去细根和泥沙，剥取根皮，晒干或刮去粗皮，除去木心，晒干。**前者习称连丹皮，后者习称刮丹皮。**炮制：迅速洗净，润后切薄片，晒干。

饮片性状：本品呈圆形或卷曲形的薄片。连丹皮外表面灰褐色或黄褐色，栓皮脱落处粉红色；刮丹皮外表面红棕色或淡灰黄色。内表面有时可见发亮的结晶。切面淡粉红色，粉性。气芳香，味微苦而涩。

【说明】牡丹皮饮片常有带心者，木心超过 3% 为劣药。牡丹皮的香气越浓越好，不香的不要。连牡丹皮带外皮，香气较浓，带心者较少，且价格低廉，性价比高。

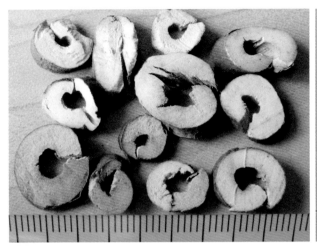

图 1 连丹皮

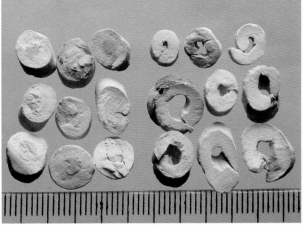

图 2 刮丹皮（左：没去心）

235 / 牡蛎 /

【药典摘要】

本品为牡蛎科动物长牡蛎 *Ostrea gigas* Thunberg、大连湾牡蛎 *Ostrea talienwhanensis* Crosse 或近江牡蛎 *Ostrea rivularis* Gould 的贝壳。全年均可捕捞，去肉，洗净，晒干。炮制：［牡蛎］洗净，干燥，碾碎。［煅牡蛎］取净牡蛎，照明煅法煅至酥脆。

性状：［长牡蛎］呈长片状，背腹缘几平行，长 10～50cm，高 4～15cm。右壳较小，鳞片坚厚，层状或层纹状排列。壳外面平坦或具数个凹陷，淡紫色、灰白色或黄褐色；内面瓷白色，壳顶二侧无小齿。左壳凹陷深，鳞片较右壳粗大，壳顶附着面小。质硬，断面层状，洁白。气微，味微咸。

［大连湾牡蛎］呈类三角形，背腹缘呈八字形。右壳外面淡黄色，具疏松的同心鳞片，鳞片起伏成波浪状，内面白色。左壳同心鳞片坚厚，自壳顶部放射肋数个，明显，内面凹下呈盒状，铰合面小。

［近江牡蛎］呈圆形、卵圆形或三角形等。右壳外面稍不平，有灰、紫、棕、黄等色，环生同心鳞片，幼体者鳞片薄而脆，多年生长后鳞片层层相叠，内面白色，边缘有的淡紫色。

【说明】牡蛎来货都是碎片（如图 2），看不出是哪种牡蛎加工的。特点是层纹细密，煅牡蛎质酥脆，一掰即断。

饮片：［牡蛎］本品为不规则的碎块。白色，质硬，断面层状。气微，味微咸。

［煅牡蛎］本品为不规则的碎块或粗粉。灰白色。质酥脆，断面层状。

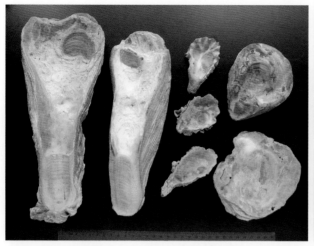

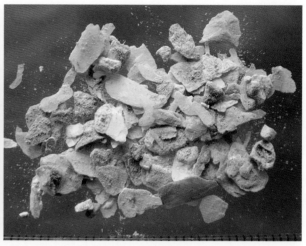

图 1 左起：长牡蛎、大连湾牡蛎、近
江牡蛎

图 2 牡蛎饮片

236 /何首乌/

【药典摘要】

本品为蓼科植物何首乌 *Polygonum multiflorum* Thunb. 的干燥块根。秋、冬二季叶枯萎时采挖，削去两端，洗净，个大的切成块，干燥。炮制：除去杂质，洗净，稍浸，润透，切厚片或块，干燥。

饮片性状：本品呈不规则的厚片或块。外表皮红棕色或红褐色，皱缩不平，有浅沟，并有横长皮孔样突起及细根痕。质坚实，不易折断，切面浅黄棕色或浅红棕色，显粉性；**横切面有的皮部可见云锦状花纹，中央木部较大，有的呈木心。气微，味微苦而甘涩。**

/制何首乌/

【药典摘要】

本品为何首乌的炮制加工品。

制法：取何首乌片或块，**照炖法用黑豆汁搅拌，**置非铁质的适宜容器内，炖至汁液吸尽；或照蒸法，清蒸或用黑豆汁搅拌后蒸，蒸至内外均呈棕褐色，或晒至半干，切片，干燥。

性状：本品呈不规则皱缩状的块片，厚约 1cm。表面黑褐色或棕褐色，凹凸不平。质坚硬，**断面角质样，棕褐色或黑色。气微，味微甘而苦涩。**

【说明】（1）何首乌最大特征是断面的"云锦样花纹"（如图1、2），过去曾遇到各种假何首乌，都没有这个特点。

（2）有些"制首乌"并没有炖（蒸），只是将首乌块的表面染黑（如图4），砸开断面仍是黄棕色，没有制首乌的"玻璃碴"（如图3），是劣药，不收。

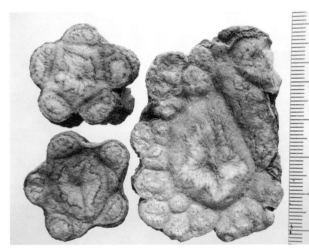

图1 何首乌（横切片）

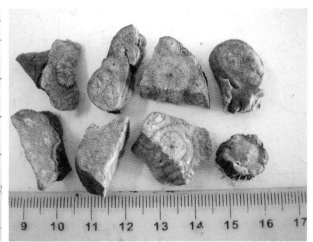

图2 何首乌（小块）

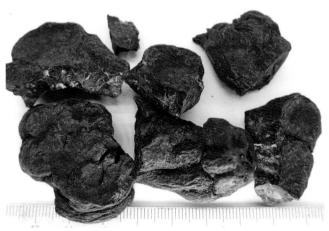

图3 制何首乌

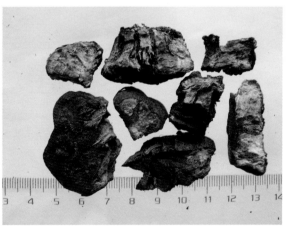

图4 劣制首乌（染色）

237 / 伸筋草 /

【药典摘要】

本品为石松科植物石松 *Lycopodium japonicum* Thunb. 的干燥全草。夏、秋二季茎叶茂盛时采收，除去杂质，晒干。炮制：除去杂质，洗净，切段，干燥。

饮片性状：呈不规则的段，茎呈圆柱形，略弯曲。**叶密生茎上，螺旋状排列，**皱缩弯曲，线形或针形，黄绿色至淡黄棕色，先端芒状，全缘。切面皮部浅黄色，木部类白色。气微，味淡。

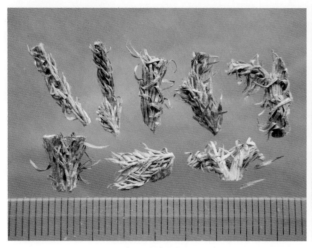 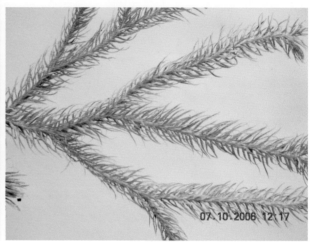

图 1 伸筋草　　　　　　　　　　　图 2 伸筋草水浸放大

238 / 皂角刺 /

【药典摘要】

本品为豆科植物皂荚 *Gleditsia sinensis* Lam. 的干燥棘刺。全年均可采收，干燥，或趁鲜切片，干燥。

性状：本品为主刺和 1～2 次分枝的棘刺。主刺长圆锥形，长 3～15cm 或更长，直径 0.3～1cm；**分枝刺长 1～6cm，**刺端锐尖。**表面紫棕色或棕褐色。**体轻，质坚硬，不易折断。切片厚 0.1～0.3cm，常带有尖细的刺端；**木部黄白色，髓部疏松，淡红棕色；**质脆，易折断。气微，味淡。

【说明】（1）皂角刺表面有绿、黄、棕、灰、褐等多种颜色，为了遵从药典，我们只要紫棕色或棕褐色的。

（2）除皂荚树外，其他植物也有带刺的，有时也混在皂角刺里。我们掌握几点：①不论粗细都要圆形的，凡是扁的拒收。②表面有细小疣点及浅纵纹的是正品，没有的或纵纹明显的不收。③髓部大（占直径多一半），淡红棕色的可收，髓部只占直径1/3或更小的不收。④只要斜切的，尖刺较多的，不要横切的。⑤小刺长不到1cm的要谨慎，不可太多（如图8）。

（3）皂角刺常见掺树枝斜切片，两端虽尖但粗细一致（正品饮片一头粗一头细）。

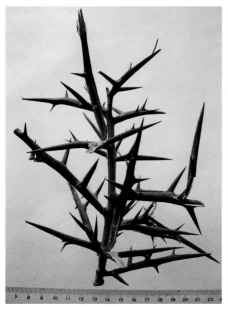

图1 皂角刺（个）

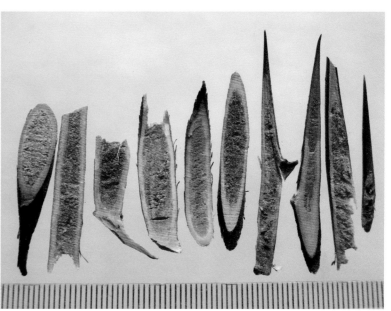

图2 皂角刺（饮片）

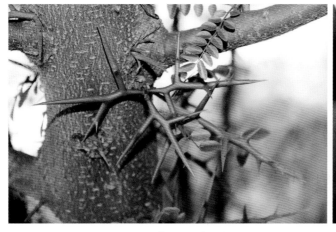

图3 绿色的皂角刺

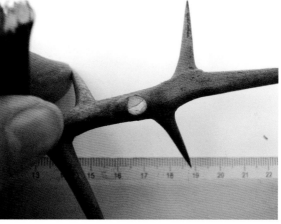

图4 皂角刺表面有疣点和浅细纵纹

7 画

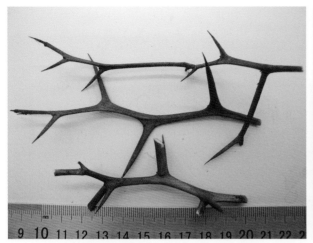

图 5 假皂角刺 1（扁枝，疑似芸香科植物的刺）

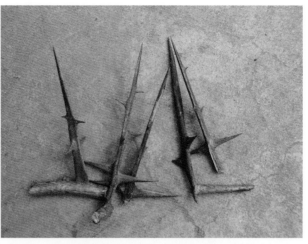

图 6 假皂角刺（扁刺，疑为日本皂角刺）

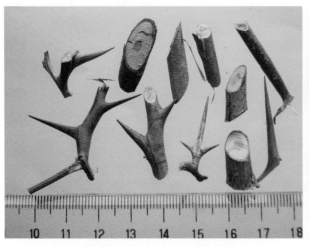

图 7 劣皂角刺（髓小的是树枝）

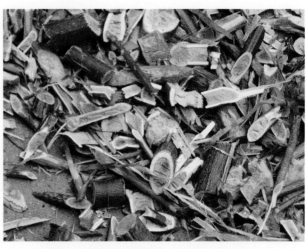

图 8 皂角刺横切片（真伪相掺不容易区分）

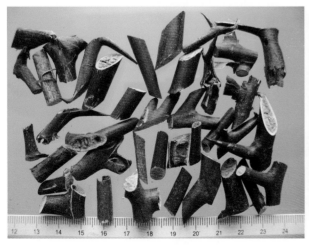

图 9 劣皂角刺（大部分是树枝）

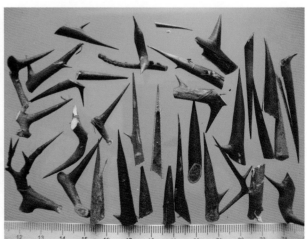

图 10 劣皂角刺（小刺不到 1cm）

239 / 皂矾（绿矾）/

【药典摘要】

本品为硫酸盐类矿物水绿矾的矿石。主含含水硫酸亚铁（$FeSO_4 \cdot 7H_2O$）采挖后，除去杂石。炮制：［皂矾］取原药材，除去杂质，打碎。［煅皂矾］取净皂矾，照明煅法煅至红透。

性状：本品为不规则碎块。**浅绿色或黄绿色，半透明**，具光泽，表面不平坦。质硬脆，断面具玻璃样光泽。**有铁锈气，**味先涩后微甜。

【说明】皂矾容易辨认：绿色，有铁锈气，易溶于水（置热水中立刻溶解，冷水中稍慢）。久置干燥空气中可风化，表面变白色粉末。

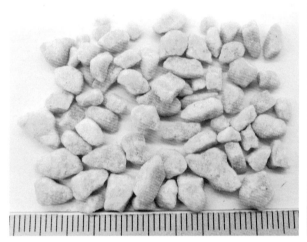

图 1 皂矾

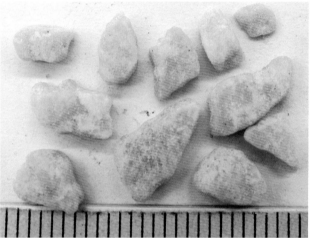

图 2 皂矾放大

240 / 佛手 /

【药典摘要】

本品为芸香科植物佛手 *Citrus medica* L. var. *sarcodactylis* Swingle 的干燥果实。秋季果实尚未变黄或变黄时采收，纵切成薄片，晒干或低温干燥。

性状：本品为类椭圆形或卵圆形的薄片，常皱缩或卷曲，长 6 ~ 10cm，宽 3 ~ 7cm，厚 0.2 ~ 0.4cm。**顶端稍宽，常有 3 ~ 5 个手指状的裂瓣，基部略窄，有的可见果梗痕。外皮黄绿色或橙黄色，有皱纹和油点。果肉浅黄白色，散有凹凸不平的线状或点状维管束。**质硬而脆，受潮后柔韧。**气香，味微甜后苦。**

【说明】（1）"川佛手"是果实未变黄时采收，价格低于变黄后采收的"广佛手"，二者同等药用，以香气浓者为佳。"佛手丝"是佛手片切成的（如图3），便于调剂。但考虑到容易掺假，我们不愿要丝。

（2）佛手价格曾一度达到每千克数百元，此时不仅川佛手和佛手丝多见，而且出现用佛手瓜（葫芦科的蔬菜）冒充佛手的现象（如图4）。切片粗端浅裂，不呈指状分枝。外表面无油点。无香气，味微甘。当价格回落到每千克几十元时，这种现象消失。以后佛手价格又涨恐怕又会出现。

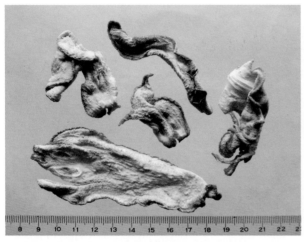

图 1　广佛手

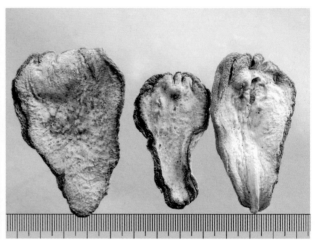

图 2　川佛手

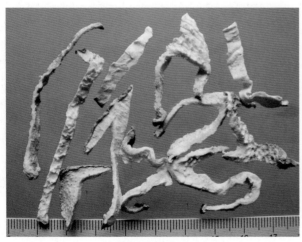

图 3　佛手丝

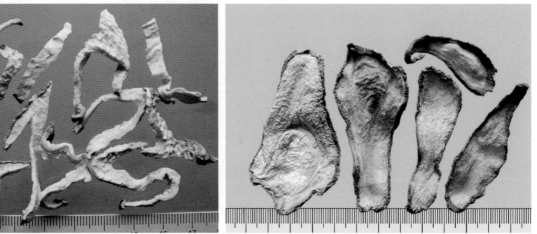

图 4　佛手瓜片

241 / 谷芽 /

【药典摘要】

本品为禾本科植物粟 *Setaria italica* （L.）Beauv. 的成熟果实经发芽干燥的炮制加工品。将粟谷用水浸泡后，保持适宜的温、湿度，待须根长至约 6mm 时，晒干或低温干燥。炮制：［谷芽］除去杂质。［炒谷芽］取净谷芽，照清炒法炒至深黄色。［焦谷芽］取净谷芽，照清炒法炒至焦褐色。

性状：本品呈**类圆球形，直径约 2mm，**顶端钝圆，基部略尖。外壳为革质的稃片，淡黄色，具点状皱纹，下端有初生的细须根，长约 3 ~ 6mm，剥去稃片，内含淡黄色或黄白色颖果（小米）1 粒。气微，味甘。

检查：出芽率不得少于 85%。

［炒谷芽］本品形如谷芽，表面深黄色。有香气，味微苦。

［焦谷芽］本品形如谷芽，表面焦褐色。有焦香气。

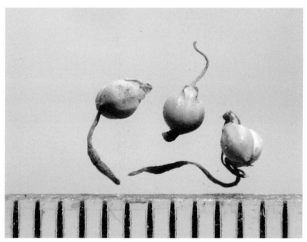 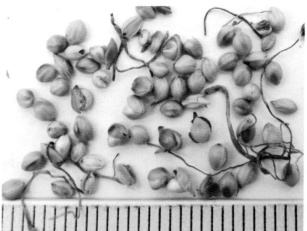

图 1 谷芽　　　　　　　　　　　图 2 炒谷芽

242 / 谷精草 /

【药典摘要】

本品为谷精草科植物谷精草 *Eriocaulon buergerianum* Koern. 的干燥带花茎的头状花序。秋季采收，将花序连同花茎拔出，晒干。

性状：本品头状花序呈**半球形，直径 4 ~ 5mm。**底部有苞片层层紧密排列，苞片淡黄绿色，有光泽，上部边缘密生白色短毛；花序顶部灰白色。揉碎花序，可见多数黑色花药和细小黄绿色未成熟的果实。花茎纤细，长短不一，直径不及 1mm，淡黄绿色。**有数条扭曲的棱线。**质柔软。气微，味淡。

【说明】（1）谷精草时有伪品，多系同属植物冒充。①谷精珠（华南谷精草的花序），载《四川省中药材标准（1987年增补本）》：头状花序大，顶端有一小凹坑（如图4左）。②头状花序短圆柱形（如图5）。③石竹科蚤缀属植物的地上部分（如图6、7）。

（2）谷精草劣品：①掺有未完全开放的小花序（如图8、9，直径3mm，下部三角状）。②带根全草（含根、叶等杂质）。

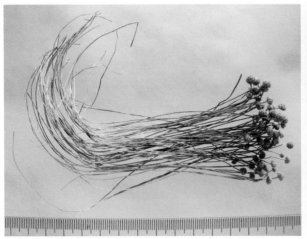

图1 谷精草

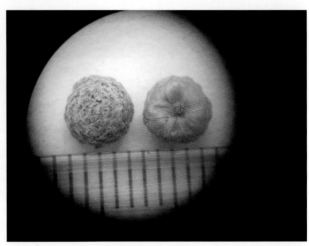

图2 谷精草花序放大

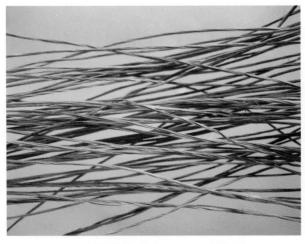

图3 谷精草花茎放大（扭曲棱线）

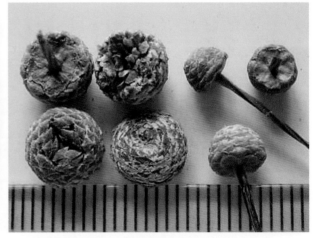

图4 左起：假谷精草（谷精珠）、谷精草（正品）

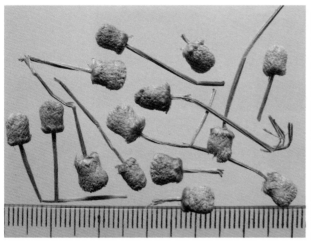

图 5 假谷精草（花序短圆柱形）

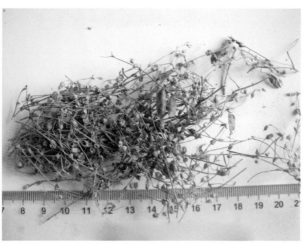

图 6 假谷精草（石竹科蚤缀，花椭圆形）

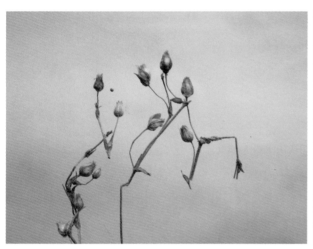

图 7 假谷精草（蚤缀花枝放大）

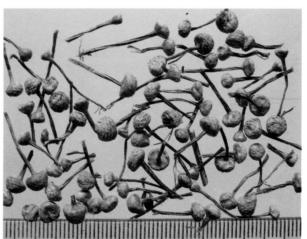

图 8 劣谷精草（掺有直径 3mm 的小花序）

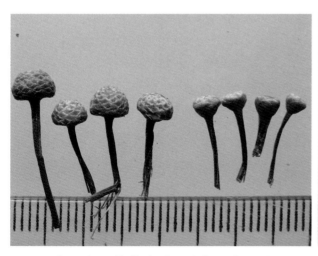

图 9 劣谷精草（图 8 放大，左：适时采收、右：提前采收）

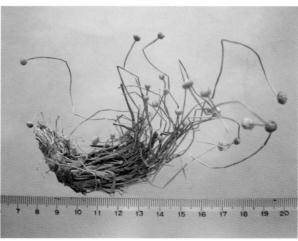

图 10 劣谷精草（带根、叶等杂质）

【药典摘要】

本品为龟科动物乌龟 Chinemys reevesii（Gray）的背甲及腹甲。全年均可捕捉，以秋、冬二季为多，捕捉后杀死，或用沸水烫死，剥取背甲和腹甲，除去残肉，晒干。炮制：［龟甲］置蒸锅内，沸水蒸45分钟，取出，放入热水中，立即用硬刷除净皮肉，洗净，晒干。［醋龟甲］取净龟甲，照烫法用砂子炒至表面淡黄色，取出，醋淬，干燥。用时捣碎。

性状：本品背甲及腹甲由甲桥相连，背甲稍长于腹甲，与腹甲常分离。背甲呈长椭圆形拱状，长 7.5 ~ 22cm，宽 6 ~ 18cm；外表面棕褐色或黑褐色，脊棱3条；颈盾1块，前窄后宽；椎盾5块，第1椎盾长大于宽或近相等，第2 ~ 4椎盾宽大于长；肋盾两侧对称，各4块；缘盾每侧11块；臀盾2块。腹甲呈板片状，近长方椭圆形，长 6.4 ~ 21cm，宽 5.5 ~ 17cm；外表面淡黄棕色至棕黑色，盾片12块，每块常具紫褐色放射状纹理，**腹盾、胸盾和股盾中缝均长，喉盾、肛盾次之，肱盾中缝最短**；内表面黄白色至灰白色，有的略带血迹或残肉，除净后可见骨板9块，呈锯齿状嵌接；前端钝圆或平截，后端具三角形缺刻，两侧残存呈翼状向斜上方弯曲的甲桥。质坚硬。微腥，味微咸。

饮片：［醋龟甲］本品呈不规则的块状。背甲盾片略呈拱状隆起，腹甲盾片呈平板状，大小不一。表面黄色或棕褐色，有的可见深棕褐色斑点，有不规则纹理。内表面棕黄色或棕褐色，边缘有的呈锯齿状。断面不平整，有的有蜂窝状小孔。质松脆。气微腥，味微咸，微有醋香气。

【说明】（1）龟的种类甚多，药典只规定乌龟入药。药材特点药典已说得很清楚，但来货都已打成碎片，性状很难鉴别是否为乌龟。

（2）醋龟甲的炮制目的是使药酥脆易碎，如果来货不能用手掰断说明炮制不到位，最好不收。

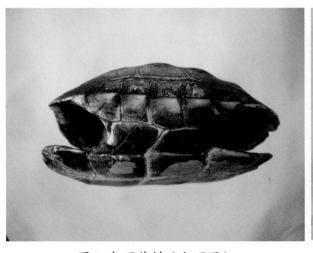

图 1 龟甲药材（上下甲）

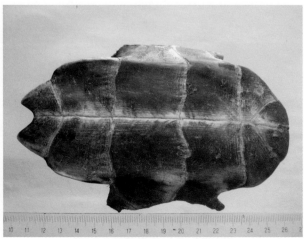

图 2 龟下甲（外表面）

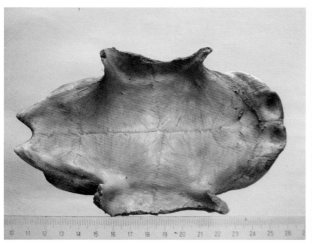

图 3 龟下甲（内表面）

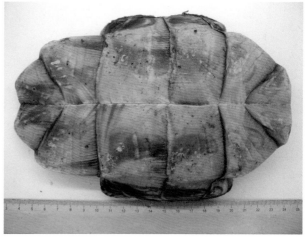

图 4 假龟甲（下甲，股盾中缝短于肛盾中缝）

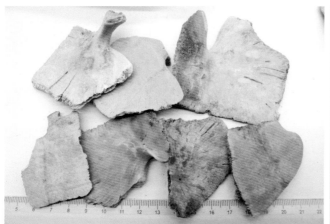

图 5 醋龟甲饮片

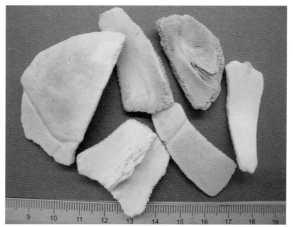

图 6 生龟甲

244 / 龟甲胶 /

【药典摘要】

本品为龟甲经水煎煮、浓缩制成的固体胶。

制法：将龟甲漂泡洗净，分次水煎，滤过，合并滤液（或加入白矾细粉少许），静置，滤取胶液，浓缩（可加适量的黄酒、冰糖及豆油）至稠膏状，冷凝，切块，晾干，即得。

性状：本品呈长方形或方形的扁块或丁状。深褐色。质硬而脆，断面光亮，对光照视时呈半透明状。气微腥，味淡。

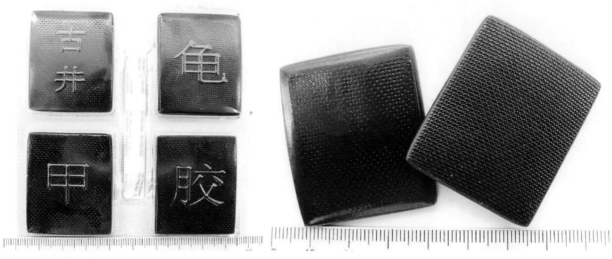

图 1 龟甲胶（带内包装）　　　　　图 2 龟甲胶放大

245 / 辛夷 /

【药典摘要】

本品为木兰科植物望春花 *Magnolia biondii* Pamp.、玉兰 *Magnolia denudate* Desr. 或武当玉兰 *Magnolia sprengeri* Pamp. 的干燥花蕾。冬末春初花未开放时采收，**除去枝梗**，阴干。

性状：〔望春花〕**呈长卵形，似毛笔头，长 1.2 ~ 2.5cm，直径 0.8 ~ 1.5cm。基部常具短梗，长约 5mm，梗上有类白色点状皮孔。苞片 2 ~ 3 层，每层 2 片，两层苞片间有小鳞芽，苞片外表面密被灰白色或灰绿色茸毛**，内表面类棕色，无毛。花被片 9，棕色，外轮花被片 3，条形，约为内两轮长的 1/4，呈萼片状，内两轮花被片 6，每轮 3，轮状排列。雄蕊和雌蕊多数，螺旋状排列。体轻，质脆。气芳香，味辛凉而稍苦。

〔玉兰〕**长 1.5 ~ 3cm，直径 1 ~ 1.5cm。基部枝梗较粗壮，皮孔浅棕色。**苞片外表面密被灰白色或灰绿色茸毛。花被片 9，内外轮同型。

〔武当玉兰〕**长 2 ~ 4cm，直径 1 ~ 2cm。基部枝梗粗壮，皮孔红棕色，**苞片外表面密被**淡黄色或淡黄绿色茸毛，有的最外层苞片茸毛已脱落而呈黑褐色。**花被片 10 ~ 12（15），内外轮无显著差异。

【说明】药典既说"除去枝梗"，又在性状里反复提到"枝梗"，现在市场上不带枝梗的价格高于带枝梗的。

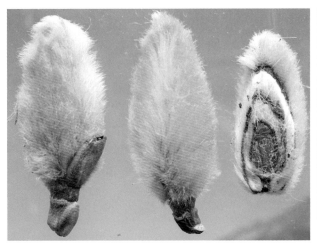

图 1 辛夷（带枝梗、去枝梗纵剖面）

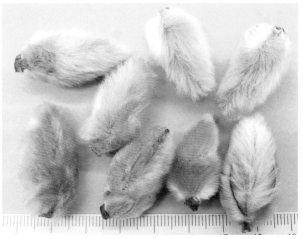

图 2 辛夷（不带花梗）

246 / 羌活 /

【药典摘要】

本品为伞形科植物羌活 *Notopterygium incisum* Ting ex H.T.Chang 或宽叶羌活 *Notopterygium franchetii* H.de Boiss. 的干燥根茎和根。春、秋二季采挖，除去须根及泥沙，晒干。炮制：除去杂质，洗净，润透，切厚片，干燥。

饮片性状：本品呈类圆形、不规则形横切或斜切片，**表皮棕褐色至黑褐色，切面外侧棕褐色，木部黄白色，有的可见放射状纹理。体轻，质脆。气香，味微苦而辛。**

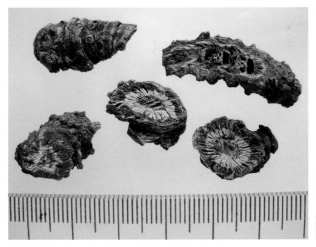

图 1 羌活（根茎）

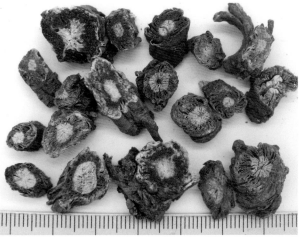

图 2 羌活（根）

【说明】（1）羌活最明显的特征是有特异香气（特异，就是与其他药不同，要有经验才能体察），即使粉末也能闻到，越香越好。其他伪劣品（如图3～6）都没有这种香气或有不同的气味。

（2）我们用的商品都是羌活根茎，切面从外到里分三层：皮部棕色，木部黄色，髓部棕色。三部分都密布放射状裂隙（如图1），抓一把饮片感觉质轻，单个饮片轻掰即断。羌活的根只有棕（皮部）、黄白（木部）两层，也都有裂隙（如图2）。冒充品（如图3、4）裂隙少，质地较羌活坚硬，不易碎。

（3）牛尾独活为伞形科植物短毛独活或牛尾独活的干燥根及根茎。《甘肃省中药材标准（2009年版）》收载，称"牛尾独活"。表面灰黄色至灰棕色，较羌活浅。断面皮部黄白色至淡棕色，多裂隙，木部淡黄色，形成层环棕色，无髓。气微香，味微甘、辛辣。是近年常掺羌活的料子。

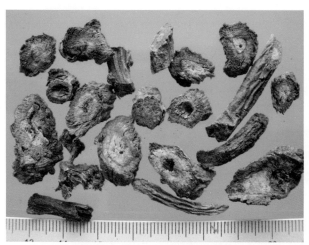

图3 假羌活（牛蒡根冒充）

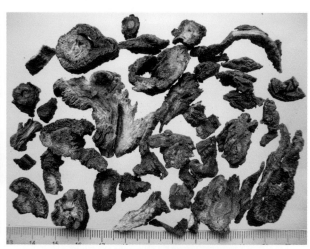

图4 假羌活（牛尾独活）

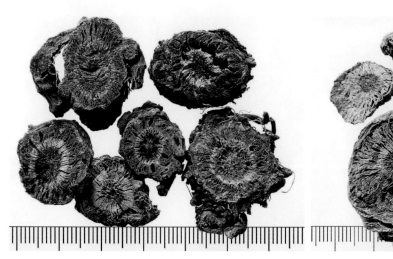

图5 劣羌活（提取残渣）

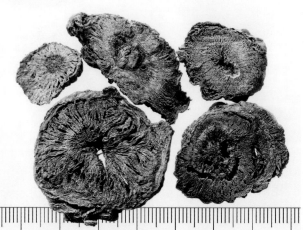

图6 劣羌活（加增重粉）

247 / 沙苑子 /

【药典摘要】

本品为豆科植物扁茎黄芪 *Astragalus complanatus* R.Br. 的干燥成熟种子。秋末冬初果实成熟尚未开裂时采割植株，晒干，打下种子，除去杂质，晒干。炮制：［沙苑子］除去杂质，洗净，干燥。［盐沙苑子］取净沙苑子，照盐水炙法炒干。

性状：本品**略呈肾形而稍扁，长 2 ~ 2.5mm，宽 1.5 ~ 2mm，厚约 1mm。表面光滑，褐绿色或灰褐色，边缘一侧微凹处具圆形种脐。**质坚硬，不易破碎。子叶 2，淡黄色，胚根弯曲，长约 1mm。气微，味淡，嚼之有豆腥味。

［盐沙苑子］本品形如沙苑子，表面鼓起，深褐绿色或深灰褐色。气微，味微咸，嚼之有豆腥味。

【说明】（1）沙苑子与其他种子最主要的区别是形状大小：略呈肾形而稍扁，长 2 ~ 2.5mm，宽 1.5 ~ 2mm，厚约 1mm。

（2）与沙苑子相似的种子甚多，以前经常混作沙苑子（如图 2），近年虽不多见，也请大家看看对比图以示提醒。

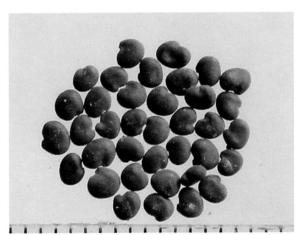

图 1 沙苑子（放大）

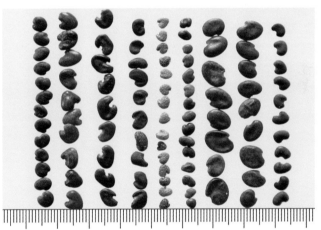

图 2 左起：沙苑子、猪屎豆、紫云英、蓝花棘豆、甜地丁子、直立黄芪子、蒙古黄芪子、膜荚黄芪子、华黄芪子

248 / 沙棘 /

【药典摘要】

本品系蒙古族、藏族习用药材。为胡颓子科植物沙棘 *Hippophae rhamnoides* L. 的干燥成熟果实。秋、冬二季果实成熟或冻硬时采收，除去杂质，干燥或蒸后干燥。

性状：本品呈类球形或扁球形，有的数个粘连，**单个直径 5 ~ 8mm。表面橙黄色或棕红色**，皱缩，顶端有残存花柱，基部具短小果梗或果梗痕。**果肉油润，质柔软。**种子斜卵形，长约 4mm，宽约 2mm；表面褐色，有光泽，中间有一纵沟；种皮较硬，种仁乳白色，有油性。气微，**味酸、涩。**

【说明】沙棘明显的酸味是它突出的特点。中医也有人用。

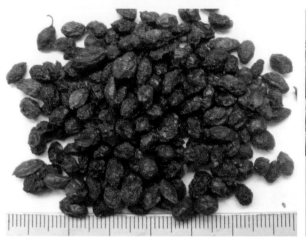

图 1 沙棘

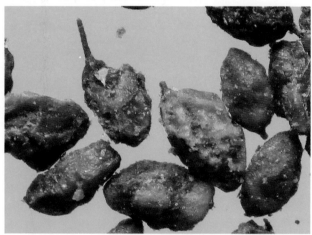

图 2 沙棘放大

249 / 沉香 /

【药典摘要】

本品为瑞香科植物白木香 *Aquilaria sinensis* （Lour.）Gilg **含有树脂的木材。**全年均可采收，**割取含树脂的木材，除去不含树脂的部分，**阴干。炮制：**除去枯废白木，**劈成小块。用时捣碎或研成细粉。

性状：本品呈不规则块、片状或盔帽状，有的为小碎块。表面凹凸不平，有刀痕，偶有孔洞，可见黑褐色树脂与黄白色木部相间的斑纹，孔洞及凹窝表面多呈朽木状。质较坚实，断面刺状。气芳香，味苦。

鉴别：本品横切面：射线宽 1 ~ 2 列细胞，充满**棕色树脂**。导管圆多角形，直径 42 ~ 128 μm，有的含**棕色树脂**。木纤维多角形，直径 20 ~ 45 μm，壁稍厚，木化。木间韧皮部扁长椭圆状或条带状，常与射线相交，细胞壁薄，非木化，内含**棕色树脂；**其间散有少数纤维，有的薄壁细胞含草酸钙柱晶。

【说明】（1）沉香是白木香树受到伤害（物理的、化学的、生物的）后产生的树脂类物质，自然产生的沉香很少，故价格高昂。近年人工生产的沉香渐多，价格也回落到每千克三四千元。但市场上仍有大量假沉香（如图 3 ~ 10），都是不含树脂的木材加工而成，价格虽只每千克几百元，但造假者已获暴利，购买的商家也觉得便宜。这种"双赢"是假沉香泛滥的主要原因。

（2）细读药典，沉香药用的是"含树脂"的木材，加工要"割取含树脂的木材，除去不含树脂的部分"，饮片要"除去枯废白木"，性状要有"黑褐色树脂与黄白色木部相间的斑纹"，显微鉴别又 3 次提及"棕色树脂"——可见药用部分是树脂不是木材。可树脂都被木材吸收了，不得已才用含树脂的木材。表面的刀痕、孔洞应是除去枯废白木时留下，而商品刀痕的低处与高处颜色相同，明显作假却少有人知。

（3）2015 版药典新规定了沉香的化学鉴别（微量升华、薄层色谱、特征图谱和含量测定），已经使一些药商不敢再提供假沉香了。今后沉香正品会更多，当然也更贵。

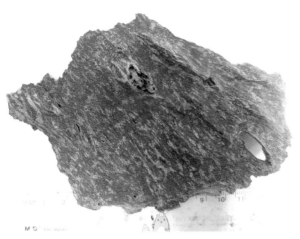

图 1 沉香（进口）

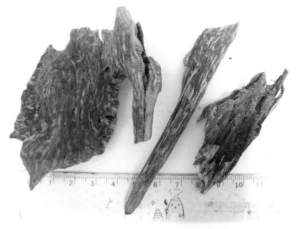

图 2 沉香（国产）

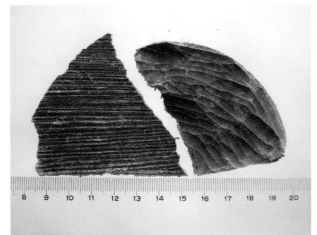

图 3 假沉香 1

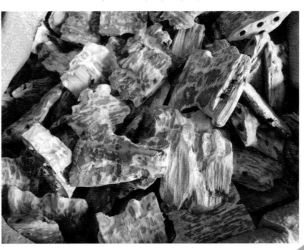

图 4 假沉香 2

7 画

313

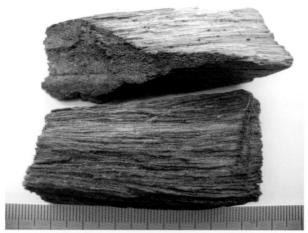

图 5 假沉香 3

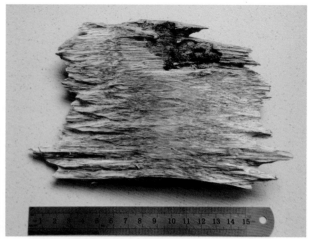

图 6 假沉香 4

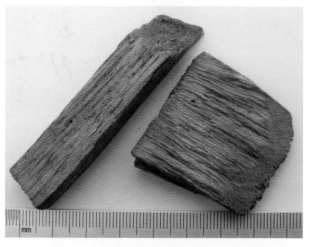

图 7 假沉香 5

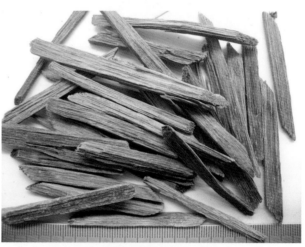

图 8 假沉香 6

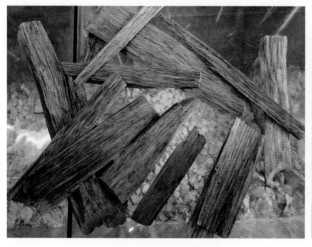

图 9 假沉香 7

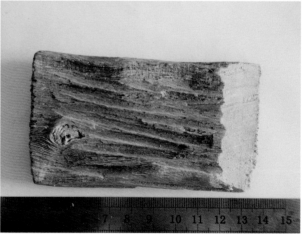

图 10 假沉香 8

250 / 没药 /

【药典摘要】

本品为橄榄科植物地丁树 *Commiphora myrrha* Engl. 或哈地丁树 *Commiphora molmol* Engl. 的干燥树脂。分为天然没药和胶质没药。炮制：［醋没药］取净没药，照醋炙法，炒至表面光亮。

性状：［天然没药］呈不规则颗粒性团块，大小不等，大者直径长达 6cm 以上。**表面黄棕色或红棕色，近半透明部分呈棕黑色，被有黄色粉尘。质坚脆，破碎面不整齐，无光泽。有特异香气，味苦而微辛。**

［胶质没药］呈不规则块状和颗粒，多黏结成大小不等的团块，大者直径长达 6cm 以上，表面棕黄色至棕褐色，不透明，质坚实或疏松，有特异香气，味苦而有黏性。

检查：杂质，天然没药不得过 10%，胶质没药不得过 15%。

［醋没药］本品呈不规则小块状或类圆形颗粒状，表面棕褐色或黑褐色，有光泽。具特异香气，略有醋香气，味苦而微辛。

【说明】（1）含沙土、树皮等杂质的没药（如图3、4）质次价廉，有些商家图便宜常进这种货。好没药对光照视起码边缘应透光（如图1、2），当然价格就高。

（2）没药与乳香的区分。①表面：没药表面黄棕色或红棕色，部分呈棕黑色，被有黄色粉尘。凸起处不圆甚至呈尖刺状。乳香表面黄白色，被有黄白色粉末。凸起处均为大小不等的半圆形。②捣碎与水共研：没药呈棕黄色乳状液，乳香呈类白色乳状液。

（3）没药为进口药，应向供货方索取口岸药检报告复印件。

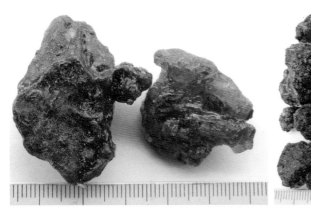

图 1 没药

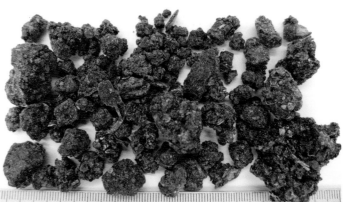

图 2 醋没药

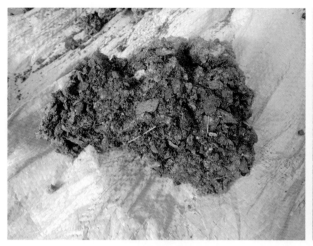

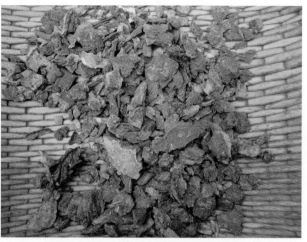

图 3　劣没药（含杂质）　　　　　　　图 4　没药中挑出的杂质（树皮）

251 /诃子/

【药典摘要】

本品为使君子科植物诃子 *Terminalia chebula* Retz. 或绒毛诃子 *Terminalia chebula* Retz. var.*tomentella* Kurt. 的干燥成熟果实。秋、冬二季果实成熟时采收，除去杂质，晒干。炮制：〔诃子〕除去杂质，洗净，干燥。用时捣碎。〔诃子肉〕取净诃子，稍浸，闷润，去核，干燥。

性状：本品为**长圆形或卵圆形，长 2 ~ 4cm，直径 2 ~ 2.5cm。表面黄棕色或暗棕色，略具光泽，有 5 ~ 6 条纵棱线和不规则的皱纹，**基部有圆形果梗痕。质坚实。**果肉厚 0.2 ~ 0.4cm，黄棕色或黄褐色。果核长 1.5 ~ 2.5cm。直径 1 ~ 1.5cm，**浅黄色，粗糙，坚硬。种子狭长纺锤形，长约 1cm，直径 0.2 ~ 0.4cm。种皮黄棕色，子叶 2，白色，相互重叠卷旋。**气微，味酸涩后甜。**

【说明】诃子性状特征见药典。银叶诃子为使君子科植物银叶诃子 *Terminalia argyrophylla* Pott.et Prain. 干燥成熟果实。本品梭形或纺锤形，较诃子细长，两端尖，基部尤狭尖。表面黄棕色或紫棕色，具不规则皱纹及 5 条纵棱线。果肉色较深，棕褐色或黄棕色。果核长椭圆形，表面具圆洞状或细圆点状凹窝及不规则棱线。种子长梭形或椭圆形。气微香。

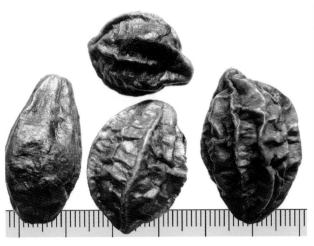

图 1 诃子

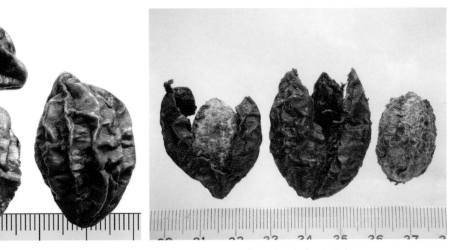

图 2 诃子肉及果核

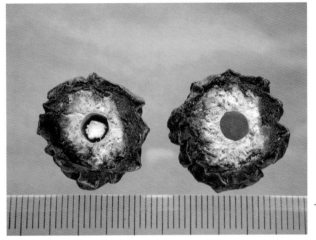

图 3 诃子横断面（果肉、果核及种子）

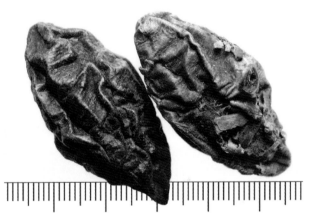

图 4 假诃子（银叶诃子）

252 / 补骨脂 /

【药典摘要】

本品为豆科植物补骨脂 *Psoralea corylifolia* L. 的干燥成熟果实。秋季果实成熟时采收果序，晒干，搓出果实，除去杂质。炮制：[补骨脂]除去杂质。[盐补骨脂]取净补骨脂，照盐炙法炒至微鼓起。

性状：本品呈肾形，略扁，长 3～5mm，宽 2～4mm，厚约 1.5mm。**表面黑色、黑褐色或灰褐色，具细微网状皱纹。顶端圆钝，有一小突起，**凹侧有果梗痕。质硬。果皮薄，与种子不易分离；种子 1 枚，子叶 2，黄白色，有油性。**气香，味辛、微苦。**

[盐补骨脂]本品形如补骨脂，表面黑色或黑褐色，微鼓起。**气微香，味微咸。**

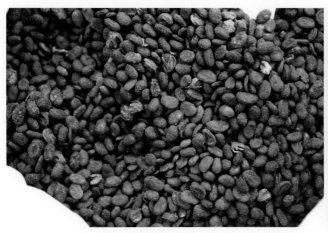

图 1 补骨脂

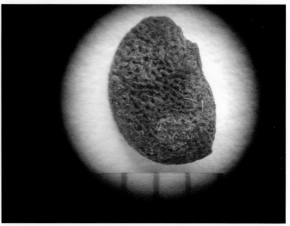

图 2 补骨脂表面放大

253 / 灵芝 /

【药典摘要】

本品为多孔菌科真菌赤芝 *Ganoderma lucidum*（Leyss. Ex Fr.）Karst. 或紫芝 *Ganoderma sinense* Zhao，Xu et Zhang 的干燥子实体。全年采收，除去杂质，**剪除附有朽木、泥沙或培养基质的下端菌柄**，阴干或在 40~50℃ 环境中烘干。

性状：［赤芝］外形呈伞状，**菌盖肾形、半圆形或近圆形，直径 10~18cm，厚 1~2cm。皮壳坚硬，黄褐色至红褐色，有光泽，具环状棱纹和辐射状皱纹，边缘薄而平截，常稍内卷。菌肉白色至淡棕色。菌柄圆柱形，侧生，少偏生，长 7~15cm，直径 1~3.5cm，红褐色至紫褐色，光亮。孢子细小，黄褐色。气微香，味苦涩。**

［紫芝］**皮壳紫黑色，有漆样光泽。菌肉锈褐色。菌柄长 17~23cm。**

［栽培品］**子实体较粗壮、肥厚，直径 12~22cm，厚 1.5~4cm。皮壳外常被有大量粉尘样的黄褐色孢子。**

【说明】灵芝都是带柄的个子货，形状特殊，容易识别。注意看菌盖下面密集的小孔。目前来货大多是灵芝饮片（如图 4），都不带柄。外表一面有密集的小孔（如图 5），另一面有漆样光泽。切面分两层：一层有细密沟纹，另一层无沟纹或孔（如图 6）。药典没有记载饮片，应该是个缺漏，需要补充。

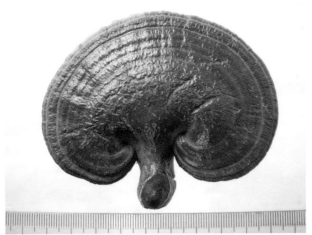

图 1 灵芝（赤芝上面）

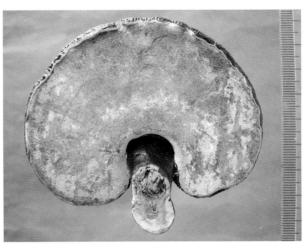

图 2 灵芝（赤芝下面）

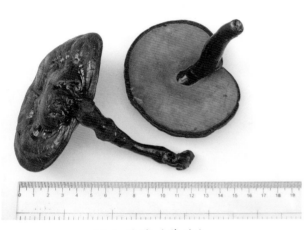

图 3 灵芝（紫芝）

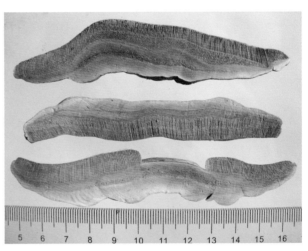

图 4 灵芝饮片

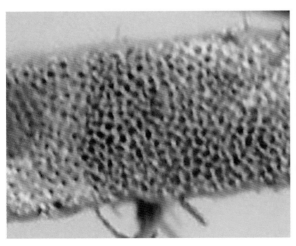

图 5 灵芝饮片底面小孔

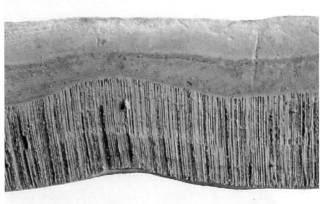

图 6 灵芝切面

【药典摘要】

本品为马科动物驴 *Equus asinus* L. 的干燥皮或鲜皮经煎煮、浓缩制成的固体胶。炮制：[阿胶] 捣成碎块。[阿胶珠] 取阿胶，烘软，切成 1cm 左右的丁，照烫法用蛤粉烫至成珠，内无溏心时，取出，筛去蛤粉，放凉。

制法：将驴皮浸泡去毛，切块洗净，分次水煎，滤过，合并滤液，浓缩（可分别加入适量的黄酒、冰糖及豆油）至稠膏状，冷凝，切块，晾干，即得。

性状：本品呈长方形块、方形块或丁状。棕色至黑褐色，有光泽。质硬而脆，断面光亮，碎片对光照视呈棕色半透明状，气微，味微甘。

[阿胶珠] 本品呈类球形，表面棕黄色或灰白色，附有白色粉末。体轻，质酥，易碎。断面中空或多孔状，淡黄色至棕色。气微，味微甜。

【说明】（1）阿胶单凭性状无法确定真伪优劣，必须要厂家检验报告。

（2）阿胶属于中成药，饮片厂不能生产阿胶，不能提供商品。

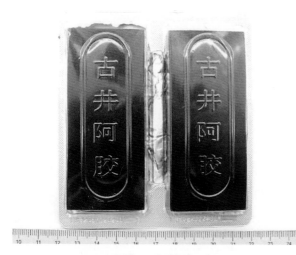

图 1 阿胶块

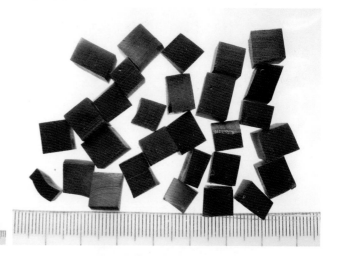

图 2 阿胶丁

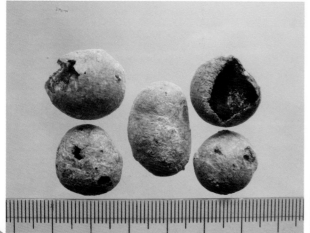

图 3 阿胶珠

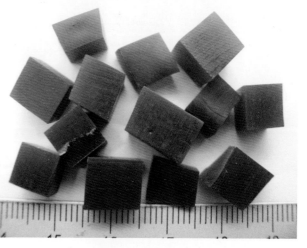

图 4 假阿胶（硬塑料伪制）

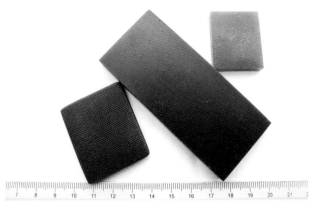

图 5 左起：龟甲胶、阿胶、鹿角胶

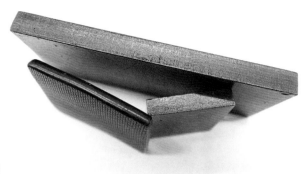

图 6 三胶厚度对比

255 阿魏

【药典摘要】

本品为伞形科植物新疆阿魏 *Ferula sinkiangensis* K. M. Shen 或阜康阿魏 *Ferula fukanensis* K. M. Shen 的树脂。春末夏初盛花期至初果期，分次由茎上部往下斜割，收集渗出的乳状树脂，阴干。

性状：本品呈不规则的块状和脂膏状。颜色深浅不一，表面蜡黄色至棕黄色。块状者体轻，质地似蜡，断面稍有孔隙；新鲜切面颜色较浅，放置后色渐深。脂膏状者黏稠，灰白色。**具强烈而持久的蒜样特异臭气，味辛辣，嚼之有灼烧感。**

【说明】阿魏性状、颜色不一，共同的特点是有蒜样特异臭气。没有特异臭气的不收。

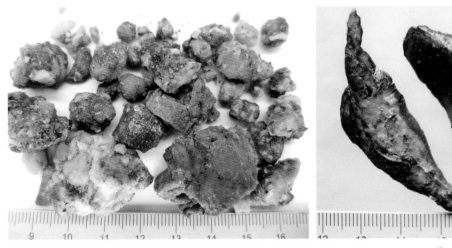

图 1 阿魏 1

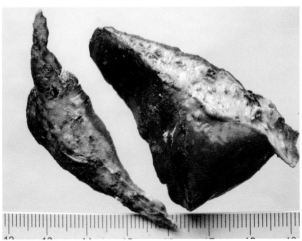

图 2 阿魏 2

7 画

321

【药典摘要】

本品为芸香科植物橘 *Citrus reticulata* Blanco 及其栽培变种的干燥成熟果皮。药材分为"陈皮"和"广陈皮"。采摘成熟果实，剥取果皮，晒干或低温干燥。炮制：除去杂质，喷淋水，润透，切丝，干燥。

性状：［陈皮］常剥成数瓣，基部相连，有的呈不规则的片状，**厚 1～4mm**。外表面橙红色或红棕色，有细皱纹和凹下的点状油室；内表面浅黄白色，粗糙，附黄白色或黄棕色筋络状维管束。质稍硬而脆。**气香，味辛、苦。**

［广陈皮］**常 3 瓣相连，形状整齐，**厚度均匀，**约 1mm。点状油室较大，对光照视，透明清晰。**质较柔软。

饮片：本品呈不规则的条状或丝状。外表面橙红色或红棕色，有细皱纹和凹下的点状油室。内表面浅黄白色，粗糙，附黄白色或黄棕色筋络状维管束，气香，味辛、苦。

注：栽培变种主要有茶枝柑（广陈皮）、大红袍、温州蜜柑、福橘。

【说明】（1）陈皮就是橘子皮，饮片多切丝，外红内白，清洁者为佳。

（2）广陈皮（茶枝柑果皮）主产广东新会县，是陈皮中的"贵族"（如图 2），储存十年的陈皮每克要卖到 2 元。在广东主要用做汤、茶料，处方调剂很少用，一般不切丝。

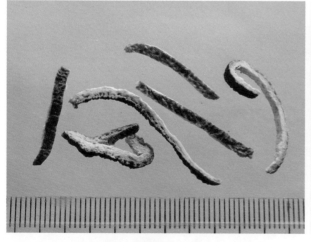

图 1 普通陈皮饮片

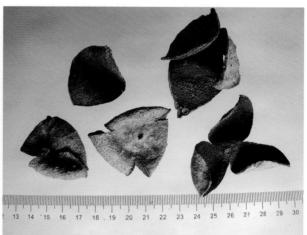

图 2 广陈皮

257 / 附子 /

【药典摘要】

本品为毛茛科植物乌头 *Aconitum carmichaelii* Debx. 的子根的加工品。6 月下旬至 8 月上旬采挖，除去母根、须根及泥沙，习称"泥附子"，加工成下列规格。①选择个大、均匀的泥附子，洗净，浸入胆巴的水溶液中过夜，再加食盐，继续浸泡，每日取出晾晒，并逐渐延长晾晒时间，直至附子表面出现大量结晶盐粒（盐霜）、体质变硬为止，习称"盐附子"。②取泥附子，按大小分别洗净，浸入胆巴的水溶液中数日，连同浸液煮至透心，捞出，水漂，纵切成厚约 0.5cm 的片，再用水浸漂，用调色液使附片染成浓茶色，取出，蒸至出现油面、光泽后，烘至半干，再晒干或继续烘干，习称"黑顺片"。③选择大小均匀的泥附子，洗净，浸入胆巴的水溶液中数日，连同浸液煮至透心，捞出，剥去外皮，纵切成厚约 0.3cm 的片，用水浸漂，取出，蒸透，晒干，习称"白附片"。

炮制：［附片］黑顺片、白附片直接入药。［淡附片］取盐附子，用清水浸漂，每日换水 2 ~ 3 次，至盐分漂尽，与甘草、黑豆加水共煮透心，至切开后口尝无麻舌感时，取出，除去甘草，黑豆，切薄片，晒干。［炮附片］取附片，照烫法用砂烫至鼓起并微变色。

性状：［盐附子］**呈圆锥形，长 4 ~ 7cm，直径 3 ~ 5cm。表面灰黑色，被盐霜，顶端有凹陷的芽痕，周围有瘤状突起的支根或支根痕。体重，横切面灰褐色，可见充满盐霜的小空隙和多角形形成层环纹，环纹内侧导管束排列不整齐。气微，味咸而麻，刺舌。**

［黑顺片］为纵切片，上宽下窄，长 1.7 ~ 5cm，宽 0.9 ~ 3cm，**厚 0.2 ~ 0.5cm。外皮黑褐色，切面暗黄色，油润具光泽，半透明状，**并有纵向导管束。质硬而脆，**断面角质样。气微，味淡。**

［白附片］**无外皮，黄白色，半透明，厚约 0.3cm。**

［淡附片］本品呈纵切片，上宽下窄，长 1.7 ~ 5cm，宽 0.9 ~ 3cm，厚 0.2 ~ 0.5cm。**外皮褐色。切面褐色，半透明，**有纵向导管束。质硬，断面角质样。气微，**味淡，口尝无麻舌感。**

［炮附片］**本品形如黑顺片或白附片，表面鼓起黄棕色，质松脆。气微，味淡。**

【说明】（1）附子饮片都是在产地加工为成品才入药市，而产地加工者除专业的附子加工企业，还有许多个体户，近年亳州等药市也有药商购回生附子自行加工。加工方法不一，质量很难保证。我们只能：①直接与产地企业联系进货；②从有销售毒麻饮片的饮片生产企业进货；③根据药典"外皮黑褐色，切面暗黄色，油润具光泽，半透明状，并有纵向导管束。质硬而脆，断面角质样。气微，味淡。"的规定验收（我们这里习用黑顺片）。其中尤以"味淡"为重点，每次必尝十多片，凡味苦、味咸（如图 11）、味辣及麻舌（如图 12）者一概不收。

（2）图 9 的附子市场常见，个小色黑不透明，表面好像涂了颜色，味多微苦。

不符合药典但价格低，不少企业愿要。

（3）图10是红薯片加工的假附子，常掺在附子中，形、纹、味都与正品不同，注意鉴别。

（4）加工用的"胆巴"就是卤水，是四川生产井盐渗滤出的液体，含氯化镁、氯化钠和一些金属离子。胆巴有毒，现在产地炮制附子有人反复浸胆，又漂洗不净，以增附子重量。这样有可能导致中毒，所以不能用咸味的附子。

（5）除药典记载的5种附子规格，产地还加工多种规格如熟片、刨片、黄附片、卦片等（如图5～8），按各地方中药材标准或炮制规范使用。

（6）有些中医习用微麻的附子，认为比淡味的效果好。我们尊重这些老中医的经验，也尝试过将麻舌附子与等量甘草（各30～60g）同煎2小时服用，亦未见中毒。但做验收工作的还是要遵守药典"味淡"的标准，因为药品监管部门只按药典检查不管中医经验。我们想这个矛盾应该引起药典委员会的注意，能否以后在标准里增加新的规格以满足扶阳派中医的需求。

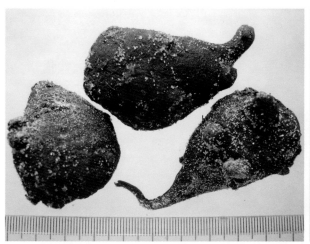

图 1　盐附子

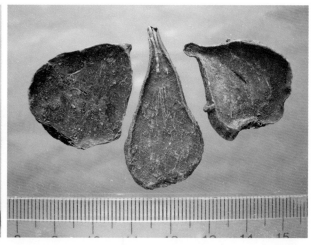

图 2　黑顺片

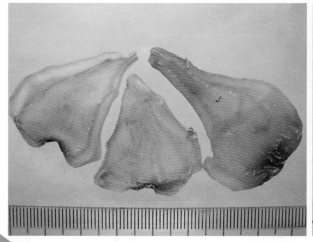

图 3　白附片

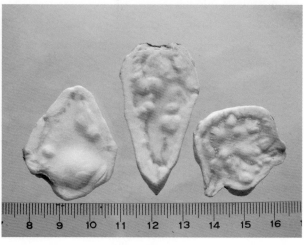

图 4　炮附片

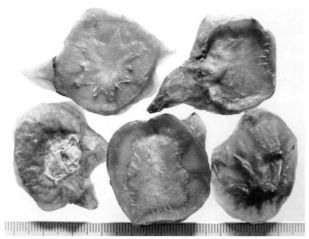

图 5 熟附片

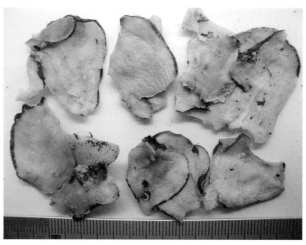

图 6 刨附片

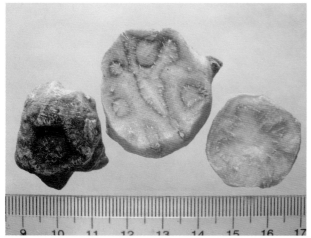

图 7 黄附块

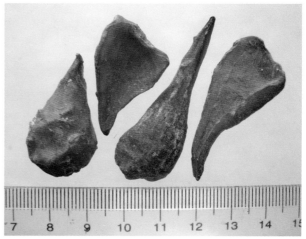

图 8 卦附片

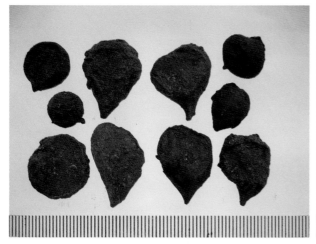

图 9 小个黑附子

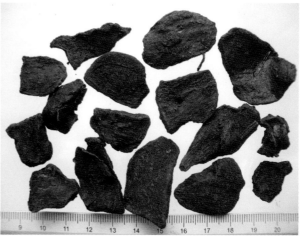

图 10 假附子（红薯片染色冒充）

7 画

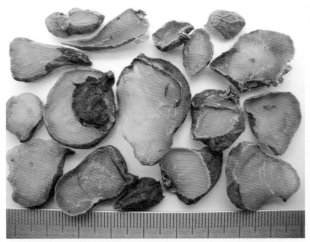

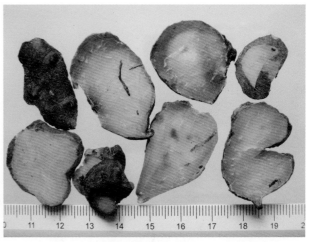

图 11 劣黑顺片（咸）　　　　　　　　图 12 劣黑顺片（麻）

258 / 忍冬藤 /

【药典摘要】

　　本品为忍冬科植物忍冬 *Lonicera japonica* Thunb. 的干燥茎枝。秋、冬二季采割，晒干。

炮制：除去杂质，洗净，闷润，切段，干燥。

　　饮片性状：本品呈不规则的段。表面棕红色（嫩枝），有的灰绿色，光滑或被茸毛；**外皮易脱落。切面黄白色，中空。**偶有残叶，暗绿色，略有茸毛。气微，老枝味微苦，嫩枝味淡。

　　【说明】忍冬藤的茎用手一捻，红色外皮就纵向脱落，中心是小空腔。直径超过 6mm 的为劣药，拒收。

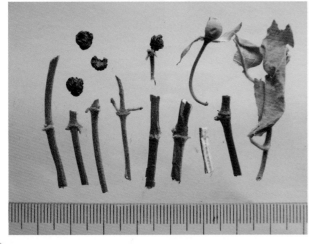

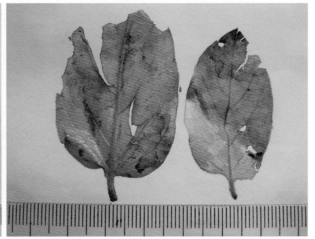

图 1 忍冬藤　　　　　　　　　　图 2 忍冬叶（水浸展开，有茸毛）

259 / 鸡内金 /

【药典摘要】

本品为雉科动物家鸡 *Callus gallus domesticus* Brisson 的干燥砂囊内壁。杀鸡后，取出鸡肫，立即剥下内壁，洗净，干燥。炮制：［鸡内金］洗净，干燥。［炒鸡内金］取净鸡内金，照**清炒**或**烫法**炒至鼓起。［醋鸡内金］取净鸡内金，照**清炒法**炒至鼓起，喷醋，取出，干燥。

性状：本品为不规则卷片，**厚约2mm。表面黄色、黄绿色或黄褐色，薄而半透明，具明显的条状皱纹。**质脆，易碎，断面角质样，有光泽。气微腥，味微苦。

［炒鸡内金］本品表面暗黄褐色或焦黄色，用放大镜观察，显颗粒状或微细泡状。轻折即断，断面有光泽。

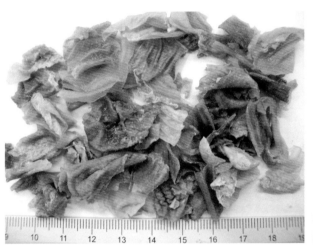

图1 鸡内金

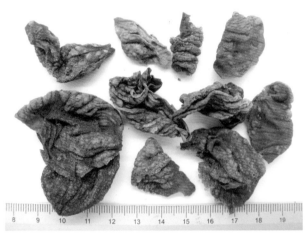

图2 炒鸡内金

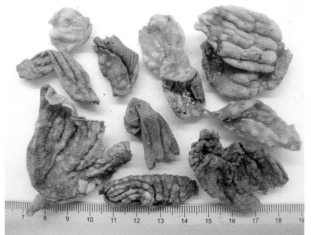

图3 鸡内金清炒后熏硫气味呛人

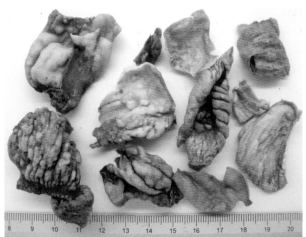

图4 盐水泡鸡内金晾干清炒有咸味

7画

327

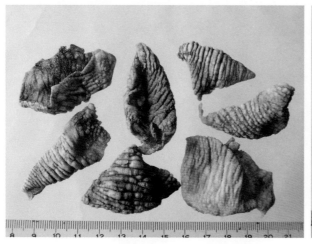

图5 砂烫鸡内金纹理明显卷缩，内部偶见细沙

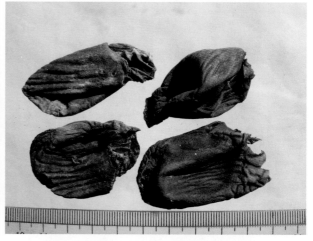

图6 假鸡内金（鸭、鹅砂囊内壁，壁厚，深绿色）

260 / 鸡血藤 /

【药典摘要】

本品为豆科植物密花豆 *Spatholobus suberectus* Dunn 的干燥藤茎。秋、冬二季采收，除去枝叶，切片，晒干。

性状：本品为椭圆形、长矩圆形或不规则的斜切片，厚0.3～1cm。栓皮灰棕色，有的可见灰白色斑，栓皮脱落处显红棕色。质坚硬。**切面木部红棕色或棕色，导管孔多数；韧皮部有树脂状分泌物呈红棕色至黑棕色，与木部相间排列呈数个同心性椭圆形环或偏心性半圆形环；髓部偏向一侧。**气微，味涩。

【说明】被叫作"鸡血藤"的原植物有十几种，药典只规定密花豆为正品，其他都是假药。虽然地方标准有记载，但都不能叫鸡血藤。正品鸡血藤（如图1、2）的特点是：切面有多层同心性或偏心性环，髓部偏向一侧。伪品有的没有多层环，有的虽有多层环但髓在中央，都不符合药典（如图3～6）。现在鸡血藤多有外国产的，与国产货暂时不能区别。

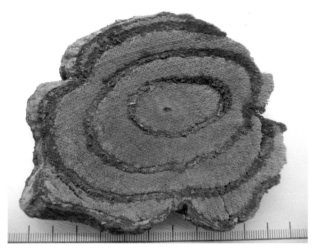

图 1 鸡血藤（多层同心性椭圆形环，髓偏向一侧）

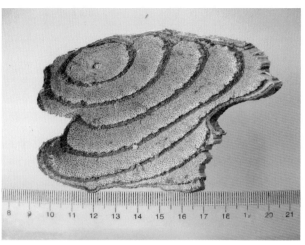

图 2 鸡血藤（多层偏心性半圆形环，髓偏向一侧）

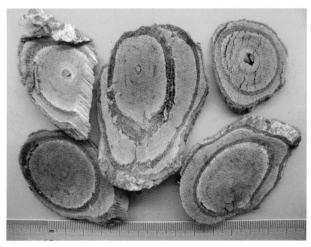

图 3 假鸡血藤 1（多层同心环纹，髓在中央）

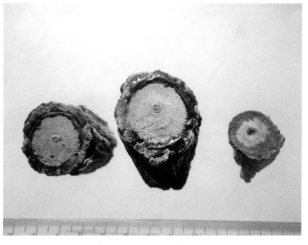

图 4 假鸡血藤 2（无多层环纹）

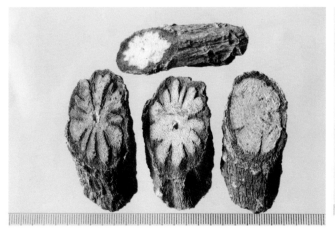

图 5 假鸡血藤 3（无多层环纹，木部花瓣状）

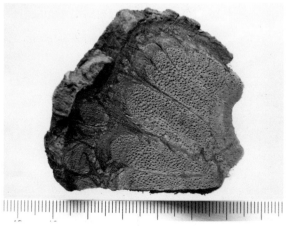

图 6 假鸡血藤 4（无多层环纹）

7 画

329

【药典摘要】

本品为豆科植物广州相思子 *Abrus cantoniensis* Hance 的干燥全株。全年均可采挖，除去泥沙，干燥。炮制：除去杂质和荚果，切段。

性状：本品根多呈圆锥形，上粗下细，有分枝，长短不一，直径 0.5 ~ 1.5cm；表面灰棕色，粗糙，有细纵纹，支根极细，有的断落或留有残基；质硬。**茎丛生**，长 50 ~ 100cm，**直径约 0.2cm；灰棕色至紫褐色，小枝纤细，疏被短柔毛**。羽状复叶互生、小叶 8 ~ 11 对，多脱落，**小叶矩圆形，长 0.8 ~ 1.2cm；先端平截，有小突尖，下表面被伏毛**。气微香，味微苦。

【说明】（1）鸡骨草验收注意茎叶上的毛，药典规定茎疏被短毛，叶背面有毛（如图 1、2）。若见到茎密被茸毛，叶两面都有毛（如图 3），这应该是毛鸡骨草，不是药典品，拒收。

（2）有的鸡骨草有枝无毛（如图 4），属于劣药，拒收。

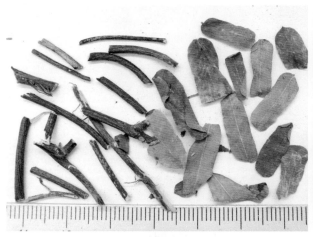

图 1 鸡骨草

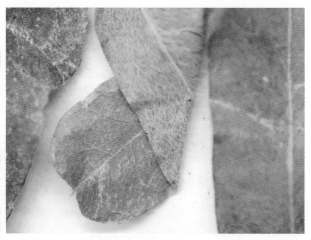

图 2 鸡骨草叶放大

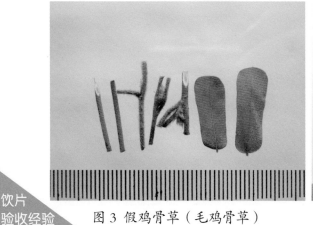

图 3 假鸡骨草（毛鸡骨草）

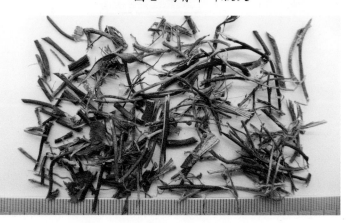

图 4 劣鸡骨草（无叶）

【药典摘要】

本品为苋科植物鸡冠花 *Celosia cristata* L. 的干燥花序。秋季花盛开时采收，晒干。炮制：［鸡冠花］除去杂质和残茎，切段。［鸡冠花炭］取净鸡冠花，照炒炭法炒至焦黑色。

性状：本品为穗状花序，多扁平而肥厚，呈鸡冠状、长 8 ~ 25cm，宽 5 ~ 20cm，上缘宽，**具皱褶，密生线状鳞片**，下端渐窄，**常残留扁平的茎。表面红色、紫红色或黄白色。**中部以下密生多数小花，每花宿存的苞片和花被片均呈膜质。果实盖裂，**种子扁圆肾形，黑色，有光泽。**体轻，质柔韧。气微，味淡。

饮片：本品为不规则的块段。扁平，有的呈鸡冠状。**表面红色、紫红色或黄白色。**可见黑色扁圆肾形的种子。气微，味淡。

［鸡冠花炭］本品形如鸡冠花。表面黑褐色，内部焦褐色。可见黑色种子。具焦香气，味苦。

【说明】鸡冠花有红、白二种，一搓就有黑亮的种子掉出。种子性状类似青葙子，但不是正圆形（如图 3、4），可以区别。

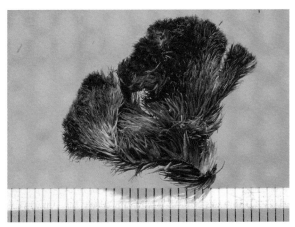

图 1 鸡冠花饮片（红）

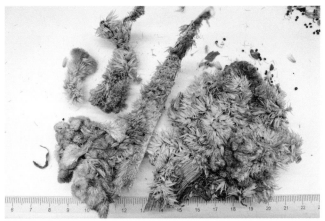

图 2 鸡冠花（白）

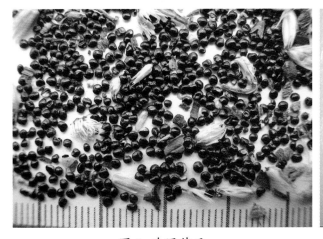

图 3 鸡冠花子

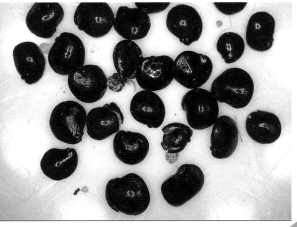

图 4 鸡冠花子放大

7 画

263 / 青风藤 /

【药典摘要】

本品为防己科植物青藤 *Sinomenium acutum* （Thunb.）Rehd. et Wils. 和毛青藤 *Sinomenium acutum* （Thnnb.）Rehd.et Wils. var. *cinereum* Rehd.et Wils. 的干燥藤茎。秋末冬初采割，扎把或切长段，晒干。炮制：除去杂质，略泡，润透，切厚片，干燥。

饮片性状：本品呈类圆形的厚片。**外表面绿褐色至棕褐色，有的灰褐色，有纵纹，有的可见皮孔。切面灰黄色至淡灰黄色，皮部窄，木部有明显的放射状纹理，其间具有多数小孔，髓部淡黄白色至棕黄色。气微，味苦。**

【说明】图 2 的伪品不时混入青风藤，除了放射状条纹外，还有几个环圈，与正品不同。

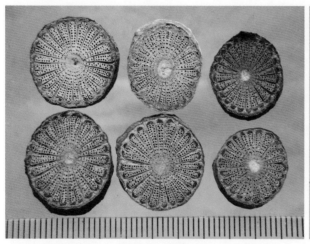 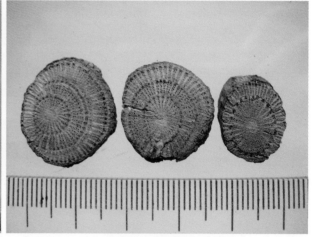

图 1 青风藤　　　　　　　　　　　图 2 假青风藤

264 / 青皮 /

【药典摘要】

本品为芸香科植物橘 *Citrus reticulata* Blanco 及其栽培变种的干燥幼果或未成熟果实的果皮。5~6 月收集自落的幼果，晒干，习称"个青皮"；7~8 月采收未成熟的果实，在果皮上纵剖成四瓣至基部，除尽瓤瓣，晒干，习称"四花青皮"。炮制：〔青皮〕除去杂质，洗净，闷润，切厚片或丝，晒干。〔醋青皮〕取青皮片或丝，照醋炙法炒至微黄色。

性状：〔四花青皮〕**果皮剖成 4 裂片，裂片长椭圆形，长 4~6cm，厚 0.1~0.2cm。外表面灰绿色或黑绿色，密生多数油室；内表面类白色或黄白色，粗糙，附黄白色或黄棕色小筋络。质稍硬，易折断，断面外缘有油室 1~2 列。气香，味苦、辛。**

［个青皮］呈类球形，直径 0.5 ～ 2cm。表面灰绿色或黑绿色，微粗糙，有细密凹下的油室，顶端有稍突起的柱基，基部有圆形果梗痕。质硬，断面果皮黄白色或淡黄棕色，厚 0.1 ～ 0.2cm，外缘有油室 1 ～ 2 列。瓤囊 8 ～ 10 瓣，淡棕色。**气清香，味酸、苦、辛。**

　　饮片：［青皮］本品呈类圆形厚片或不规则丝状。表面灰绿色或黑绿色，密生多数油室，切面黄白色或淡黄棕色，有时可见瓤囊 8 ～ 10 瓣，淡棕色。气香，味苦、辛。

　　［醋青皮］本品形如青皮片或丝，色泽加深，略有醋香气，味苦、辛。

【说明】青皮与枳实外形相似，区别见本书枳实条。

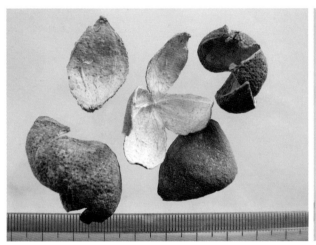

图 1 四花青皮

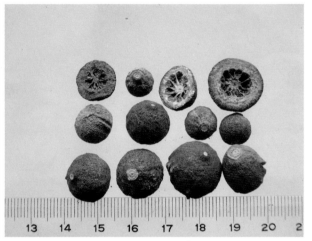

图 2 个青皮（有的切对开瓣）

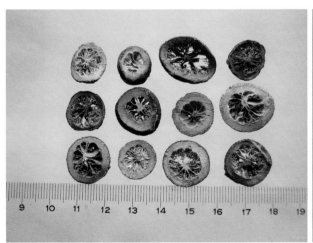

图 3 青皮片（瓤囊占多一半，与枳实不同）

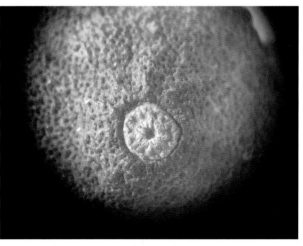

图 4 个青皮表面放大

8 画

333

265 / 青果 /

【药典摘要】

本品为橄榄科植物橄榄 *Canarium album* Raeusch. 的干燥成熟果实。秋季果实成熟时采收，干燥。

性状：本品呈纺锤形，两端钝尖，**长2.5～4cm，直径1～1.5。表面棕黄色或黑褐色，有不规则皱纹。**果肉灰棕色或棕褐色，质硬。果核梭形，暗红棕色，具纵棱；**内分3室，各有种子1粒。**气微，**果肉味涩，久嚼微甜。**

【说明】橄榄成熟鲜果黄绿色，阴干、晒干或烘干时间不一，故表面颜色也不同，棕黄色或黑褐色。有时还带蓝褐色，也是正常的。只要味符合药典就收。

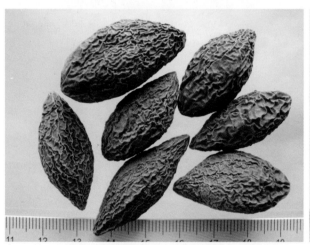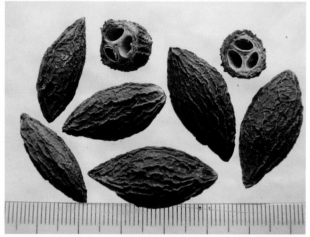

图1 青果（外皮棕黄色）　　　　图2 青果（外皮黑褐色）及横断面（3室）

266 / 青葙子 /

【药典摘要】

本品为苋科植物青葙 *Celosia argentea* L. 的干燥成熟种子。秋季果实成熟时采割植株或摘取果穗，晒干，收集种子，除去杂质。

性状：**本品呈扁圆形，少数呈圆肾形，直径1～1.5mm。表面黑色或红黑色，光亮，中间微隆起，侧边微凹处有种脐。种皮薄而脆。气微，味淡。**

【说明】青葙子小、圆、黑、亮，验收员多不细看。其实类似种子很多，常掺在其中，应摊薄用放大镜观察：青葙子（如图1、2）扁圆形，一侧微凹，在凹陷中有一个小凸起（种脐）。鸡冠花子（如图3、4）长圆略似橘子瓣，稍平的那面也有类似种脐，但凸起部分明显偏于一侧（青葙子种脐比较靠中间）。图5~7的伪品都属苋科，种子卵圆形，种脐在小头的侧边。图8～10的伪品属藜科，种脐不在边缘而在种子中央，或突出或凹陷。

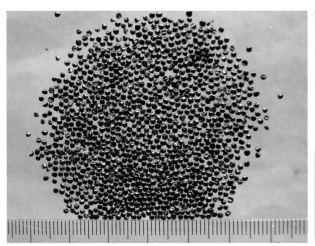

图1 青葙子

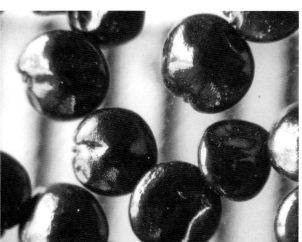

图2 青葙子放大

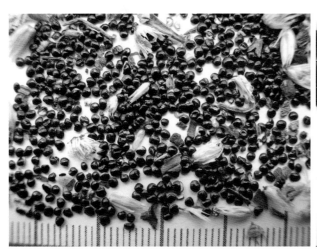

图3 假青葙子1（鸡冠花子）

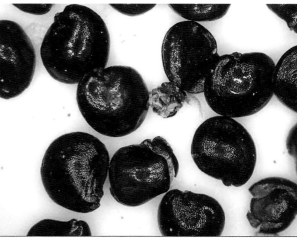

图4 鸡冠花子放大

8 画

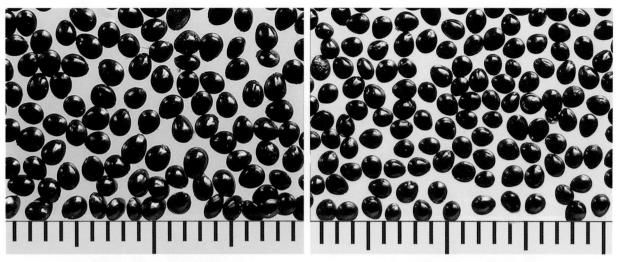

图 5 假青葙子 2 (反枝苋子) 　　　　　　图 6 假青葙子 3 (繁穗苋子)

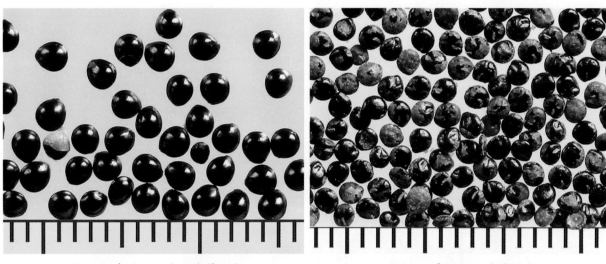

图 7 假青葙子 4 (腋花苋子) 　　　　　　图 8 假青葙子 5 (藜子)

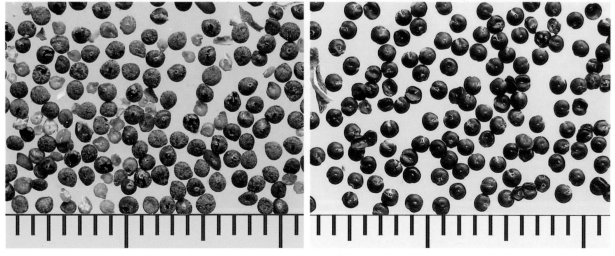

图 9 假青葙子 6 (刺藜子) 　　　　　　图 10 假青葙子 7 (菊叶香藜子)

饮片
验收经验

【药典摘要】

本品为菊科植物黄花蒿 *Artemisia annua* L. 的干燥地上部分。秋季花盛开时采割，除去老茎，阴干。

性状：本品茎呈圆柱形，上部多分枝，长 30 ~ 80cm，**直径 0.2 ~ 0.6cm**；表面黄绿色或棕黄色，具纵棱线；质略硬，易折断，断面中部有髓。叶互生，**暗绿色或棕绿色**，卷缩易碎，完整者展平后为三回羽状深裂，裂片和小裂片矩圆形或长椭圆形，**两面被短毛。气香特异**，味微苦。

【说明】（1）青蒿要有叶，叶越绿、香气越浓越好（如图 1）。有些商品有茎无叶或没有香气，都不应收。

（2）药典规定青蒿茎的直径不超过 0.6cm，图 1 右面的粗茎不符合药典标准，拒收。

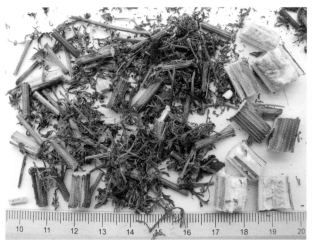
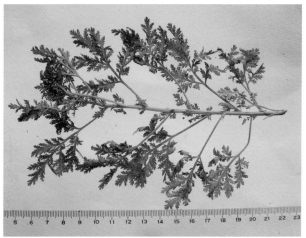

图 1 青蒿商品（右面的茎直径超标）　　　　图 2 青蒿细茎叶（鲜）

268 / 青礞石 /

【药典摘要】

本品为变质岩类黑云母片岩或绿泥石化云母碳酸盐片岩。采挖后，除去杂石和泥沙。

性状：［黑云母片岩］主为鳞片状或片状集合体。呈不规则扁块状或长斜块状，无明显棱角。**褐黑色或绿黑色，具玻璃样光泽。质软，易碎，断面呈较明显的层片状。碎粉主要为绿黑色鳞片（黑云母），有似星点样的闪光。气微，味淡。**

8 画

［绿泥石化云母碳酸盐片岩］为鳞片状或粒状集合体。呈**灰色或绿灰色，夹有银色或淡黄色鳞片**，具光泽，质松，易碎，粉末为灰绿色鳞片（绿泥石化云母片）和颗粒（主为碳酸盐），片状者具星点样闪光。遇稀盐酸产生气泡，加热后泡沸激烈。气微，味淡。

【说明】青礞石有褐黑色、绿黑色、灰色或绿灰色几种颜色，质软，可用指甲抠下鳞片状粉末。验收室应备有盐酸，以备鉴别青礞石。

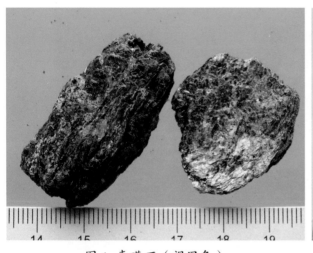

图 1 青礞石（褐黑色）

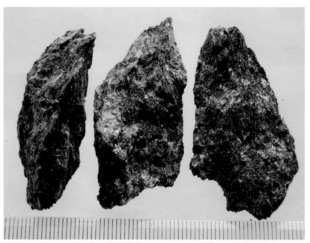

图 2 青礞石（绿黑色）

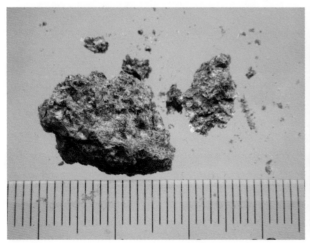

图 3 青礞石（灰色）

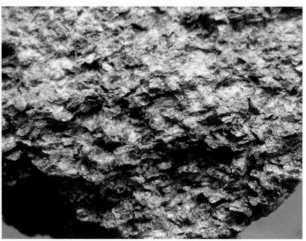

图 4 青礞石表面放大

【药典摘要】

本品为爵床科植物马蓝 *Baphicacanthus cusia*（Nees）Bremek.、蓼科植物蓼蓝 *Polygonum tinctorium* Ait. 或十字花科植物菘蓝 *Isatis indigotica* Fort. 的叶或茎叶经加工制得的干燥粉末、团块或颗粒。

性状：本品为**深蓝色的粉末，体轻，易飞扬；或呈不规则多孔性的团块、颗粒，用手搓捻即成细末。微有草腥气，味淡。**

鉴别：①取**本品少量，用微火灼烧，有紫红色的烟雾产生。**②取**本品少量，滴加硝酸，产生气泡并显棕红色或黄棕色。**

【说明】（1）青黛是专业药厂出品，都有正式药品包装（如图1、2），中药饮片厂不加工。青黛极细极轻（如图3），放水中浮于水面，不染水（如图4）。

（2）火试可将青黛撒在石棉网上，下用酒精灯燃烧，可见紫色烟雾。验收室应备有试管、硝酸，用于鉴别青黛。

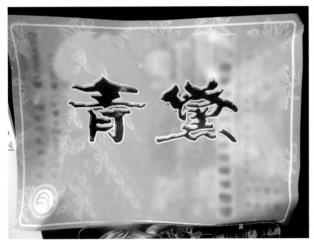

图 1 青黛包装 1

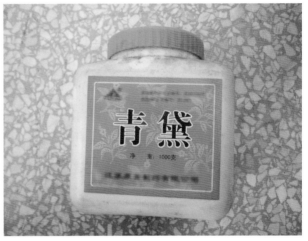

图 2 青黛包装 2

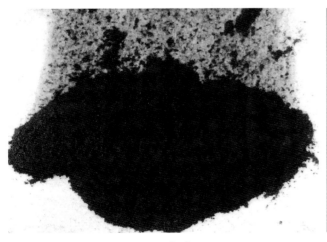

图 3 青黛

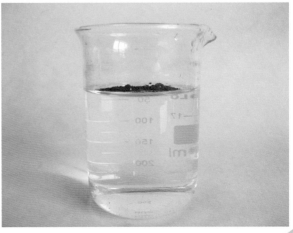

图 4 青黛水试

270 / 玫瑰花 /

【药典摘要】

本品为蔷薇科植物玫瑰 *Rosa rugose* Thunb. 的干燥花蕾。春末夏初花将开放时分批采摘，及时**低温干燥。**

性状：本品略呈半球形或不规则团状，直径 0.7 ~ 1.5cm。**残留花梗上被细柔毛，花托半球形，**与花萼基部合生；萼片 5，披针形，黄绿色或棕绿色，被有细柔毛；花瓣多皱缩，展平后宽卵形，呈覆瓦状排列，**紫红色，有的黄棕色；**雄蕊多数，黄褐色；花柱多数，柱头在花托口集成头状，略突出，短于雄蕊。体轻，质脆。**气芳香浓郁，**味微苦涩。

【说明】（1）玫瑰花的栽培品种很多，来货性状也大同小异（如图1），可按自己的使用习惯要货，保持本店商品的一致性。但都以色紫红、气浓香为佳。

（2）玫瑰花与月季花相似，可从花托区别：玫瑰花是半球形，月季花是椭圆形（如图2）。

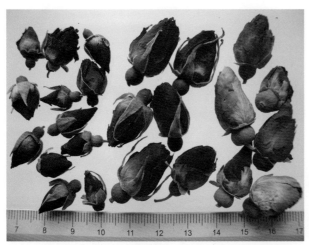 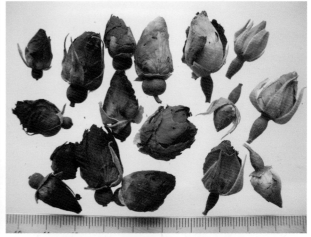

图 1 玫瑰花（三种）　　　　　　图 2 左：玫瑰花；右：月季花

271 / 苦地丁 /

【药典摘要】

本品为罂粟科植物紫堇 *Corydalis bungeana* Turcz. 的干燥全草。夏季花果期采收，除去杂质，晒干。炮制：除去杂质，洗净，切段，干燥。

饮片性状：本品呈不规则的段。**茎细，表面灰绿色，具5纵棱，**断面中空。叶多破碎，**暗绿色或灰绿色。**花少见，花冠唇形，有距，淡紫色。蒴果扁长椭圆形，呈荚果状。**种子扁心形，黑色，有光泽。**气微，味苦。

【说明】苦地丁饮片最突出的特征是种子心形，直径 1.5 ~ 2mm。黑亮，中央凸起。再尝一点茎或叶，都是极苦。由于花色淡紫，故在山西长期称"紫花地丁"药用。

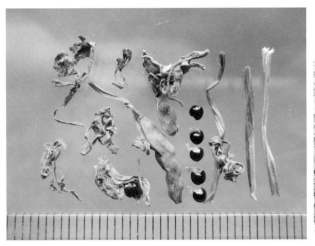

图 1 苦地丁饮片

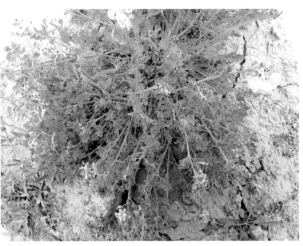

图 2 苦地丁原植物

272 / 苦杏仁 /

【药典摘要】

本品为蔷薇科植物山杏 *Prunus armeniacaL.var. ansu* Maxim.、西伯利亚杏 *Prunus sibirica* L.、东北杏 *Prunus mandshurica*（Maxim.）Koehne 或杏 *Prunus armeniaca* L. 的干燥成熟种子。夏季采收成熟果实，除去果肉和核壳，取出种子，晒干。炮制：[苦杏仁]**用时捣碎**。[燀苦杏仁]取净苦杏仁，照燀法去皮，用时捣碎。[炒苦杏仁]取燀苦杏仁，照清炒法炒至黄色。用时捣碎。

性状：本品呈**扁心形，长 1 ~ 1.9cm，宽 0.8 ~ 1.5cm，厚 0.5 ~ 0.8cm**。表面黄棕色至深棕色，一端尖，另端钝圆，肥厚，左右不对称，尖端一侧有短线形种脐，**圆端合点处向上具多数深棕色的脉纹**。种皮薄，子叶 2，乳白色，富油性。气微，味苦。

燀苦杏仁：本品呈扁心形。表面乳白色或黄白色，一端尖，另端钝圆，肥厚，左右不对称，富油性。有特异的香气，**味苦**。

炒苦杏仁：本品形如燀苦杏仁，表面黄色至棕黄色，微带焦斑。有香气，味苦。

【说明】药典规定，苦杏仁是带皮的，捣碎药用。我们愿意进带皮的，因为去了皮就失去了许多鉴别要点，不易与山桃仁区别。

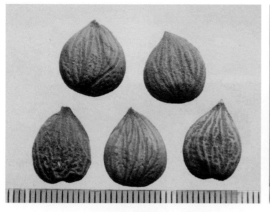

图 1 苦杏仁

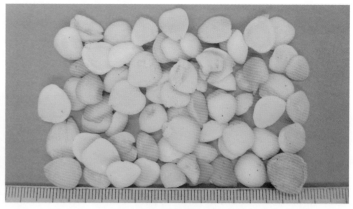

图 2 燀苦杏仁

273 / 苦参 /

【药典摘要】

本品为豆科植物苦参 *Sophora flavescens* Ait. 的干燥根。春、秋二季采挖，**除去根头和小支根**，洗净，干燥，或**趁鲜切片**，干燥。炮制：除去残留根头，大小分开，洗净，浸泡至约六成透时，润透，切厚片，干燥。

饮片性状：**本品呈类圆形或不规则形的厚片。外表皮灰棕色或棕黄色，有时可见横长皮孔样突起，外皮薄，常破裂反卷或脱落，脱落处显黄色或棕黄色，光滑。切面黄白色，纤维性，具放射状纹理和裂隙，有的可见同心性环纹。气微，味极苦。**

鉴别：取本品横切片，加氢氧化钠试液数滴，栓皮即呈橙红色，渐变为血红色，久置不消失。木质部不呈现颜色反应。

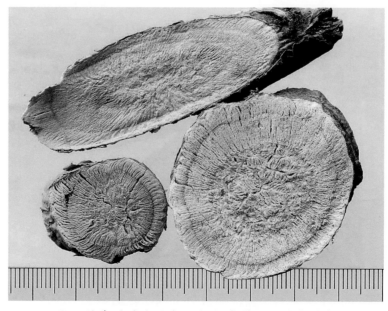

图 1 苦参（外皮反卷，断面多裂隙，味极苦）

274 / 苦楝皮 /

【药典摘要】

本品为楝科植物川楝 *Melia toosendan* Sieb.et Zucc. 或楝 *Melia azedarach* L. 的干燥树皮和根皮。春、秋二季剥取，晒干，或除去粗皮，晒干。炮制：除去杂质、粗皮，洗净，润透，切丝，干燥。

饮片性状：本品呈不规则的丝状。**外表面灰棕色或灰褐色，除去粗皮者呈淡黄色。内表面类白色或淡黄色。**切面纤维性，**略呈层片状，易剥离。**气微，味苦。

鉴别：**取本品一段，用手折叠揉搓，可分为多层薄片，层层黄白相间，每层薄片有极细的网纹。**

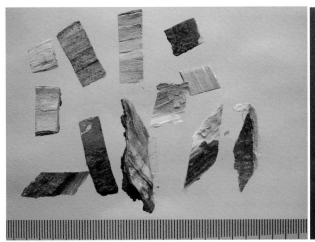 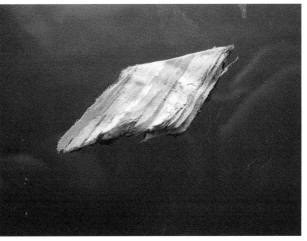

图 1 苦楝皮饮片　　　　　　　　　　　　图 2 苦楝皮放大

275 / 苘麻子 /

【药典摘要】

本品为锦葵科植物苘麻 *Abutilon theophrasti* Medic. 的干燥成熟种子。秋季采收成熟果实，晒干，打下种子，除去杂质。

性状：本品呈**三角状肾形，长 3.5 ~ 6mm，宽 2.5 ~ 4.5mm，厚 1 ~ 2mm。**表面灰黑色或暗褐色，**有白色稀疏茸毛，凹陷处有类椭圆状种脐，淡棕色，四周有放射状细纹。**种皮坚硬，子叶 2，重叠折曲，富油性。气微，味淡。

【说明】（1）笔者曾遇一批假苘麻子，请专家鉴定为磨盘草子。也是三角状，外皮黑，但个大，有棱角，凹陷处不呈淡棕色（如图 3、4）。

（2）《中国药典》1977、1985 年版记载"苘麻子（冬葵子）"，据此，医生开冬葵子时应付苘麻子。有人认为应付药典 2015 年版记载的"冬葵果"，我们不认为如此。

8 画

343

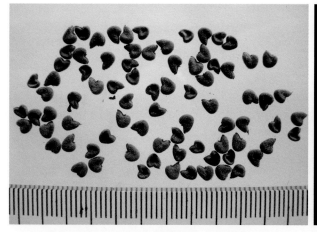

图 1 苘麻子

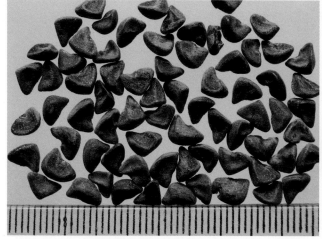

图 3 假苘麻子（磨盘草子）

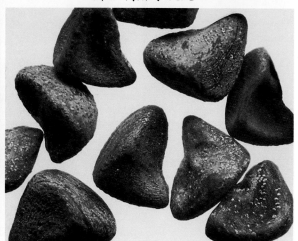

图 2 苘麻子放大

图 4 磨盘草子放大

276 / 枇杷叶 /

【药典摘要】

本品为蔷薇科植物枇杷 *Eriobotrya japonica*（Thunb.）Lindl. 的干燥叶。全年均可采收，晒至七八成干时，扎成小把，再晒干。炮制：［枇杷叶］除去茸毛，用水喷淋，切丝，干燥。［蜜枇杷叶］取枇杷叶丝，照蜜炙法炒至不粘手。

性状：本品呈长圆形或倒卵形，长 12 ~ 30cm，宽 4 ~ 9cm。先端尖，基部楔形，边缘有疏锯齿，近基部全缘。上表面灰绿色、黄棕色或红棕色，较光滑；下表面密被黄色茸毛，主脉于下表面显著突起，侧脉羽状；叶柄极短，被棕黄色茸毛。革质而脆，易折断。气微，味微苦。

饮片：［枇杷叶］本品呈丝条状。表面灰绿色、黄棕色或红棕色，较光滑。下表面可见茸毛，主脉突出，革质而脆。气微，味微苦。

［蜜枇杷叶］本品形如枇杷叶丝，表面黄棕色或红棕色，微显光泽，略带黏性。具蜜香气，味微甜。

【说明】（1）枇杷叶革质，边缘有疏锯齿，背面密被茸毛。笔者验收中曾遇一批伪品也有这些特点，细看伪品叶缘略反卷，无锯齿，背面茸毛的颜色、长短都与正品有别（如图2、4）。

（2）药典要求饮片除去茸毛，但来货都没去茸毛，都退货就没卖的。自己拿烧杯煮枇杷叶1小时，也没见到脱多少毛，故此收下。

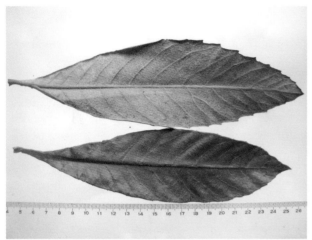

图 1　枇杷叶

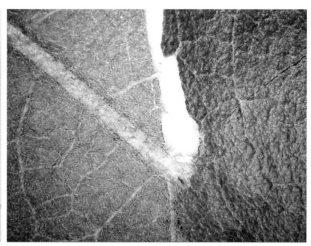

图 2　枇杷叶放大

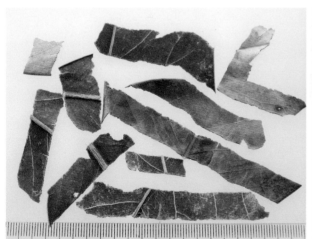

图 3　假枇杷叶

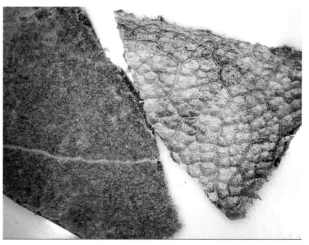

图 4　假枇杷叶放大

8 画

345

【药典摘要】

本品为十字花科植物菘蓝 *Isatis indigotica* Fort. 的干燥根，秋季采挖，除去泥沙，晒干。

炮制：除去杂质，洗净，润透，切厚片，干燥。

饮片性状：本品呈圆形的厚片。外表皮淡灰黄色至淡棕黄色，有纵皱纹。**切面皮部黄白色，木部黄色。**气微，**味微甜后苦涩。**

【说明】（1）验收板蓝根必须要尝，正品入口微甜，嚼几秒钟后苦味出来，再后略涩，整个过程都伴随着萝卜干气。如没有这样气味都不对，尤其是那种萝卜干味是必有的。

（2）药典规定板蓝根"皮部黄白色"，可是你全要白色皮部的不可能，来货的皮部总是有棕有白，而且从来如此（如图2、3）。至于皮部棕色的原因诸说不一，有认为棕色的是主根或上部，白色的是支根或下部细根。又有说与采收加工有关，主产地东北、内蒙古、甘肃秋季采收堆在地里冻一冬天，次年春再加工做货的皮部就容易变棕。我们没种过也没见过加工，不知哪种说法对。只是怕药检部门抽查到板蓝根时，因皮部棕色被认为不符合药典而判罚，所以尽量要白色多一点的（如图1）。

（3）图4左的劣板蓝根皮部木部都是灰棕色至棕褐色（与右侧皮部黄白色的混在一处），我们认为与药典差得太多了，不敢收。

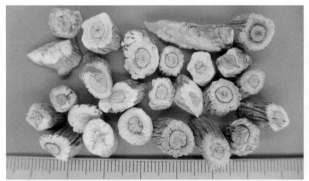

图1 板蓝根（皮部白色的多）

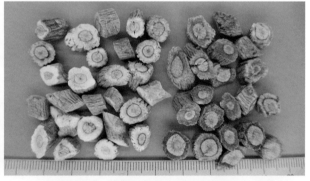

图2 板蓝根（皮部有白有棕）

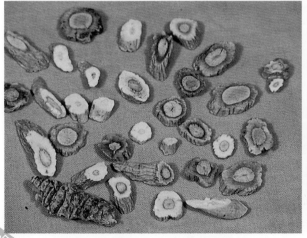

图3 板蓝根几十年前的标本

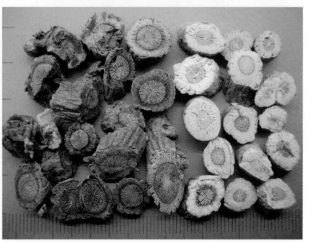

图4 左：劣板蓝根；右：板蓝根

278 / 松花粉 /

【药典摘要】

　　本品为松科植物马尾松 *Pinus massoniana* Lamb.、油松 *Pinus tabulieformis* Carr. 或同属数种植物的干燥花粉。春季花刚开时，采摘花穗，晒干，收集花粉，除去杂质。

　　性状：本品为**淡黄色的细粉。体轻，易飞扬，手捻有滑润感。气微，味淡。**

　　鉴别：粉末**淡黄色。花粉粒椭圆形，长 45 ~ 55 μm，直径 29 ~ 40 μm，表面光滑，两侧各有一膨大的气囊，气囊有明显的网状纹理，网眼多角形。**

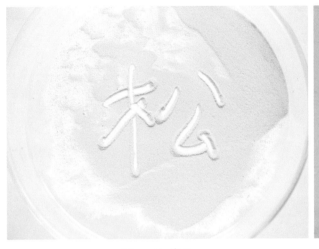

图 1 松花粉

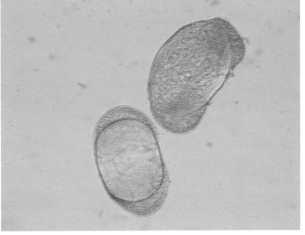

图 2 松花粉显微图

　　【说明】松花粉不能光靠性状鉴别，如果掺入其他花粉怎么辨认？必须做显微鉴别。

279 / 刺五加 /

【药典摘要】

　　本品为五加科植物刺五加 *Acanthopanax senticosus*（Rupr.et Maxim.）Harms 的干燥**根和根茎或茎。**春、秋二季采收，洗净，干燥。炮制：除去杂质，洗净，稍泡，润透，切厚片，干燥。

　　饮片性状：本品呈类圆形或不规则形的厚片**根和根茎外表皮灰褐色或黑褐色，粗糙，有细纵沟和皱纹，皮较薄，有的剥落，剥落处呈灰黄色；茎外表皮浅灰色或灰褐色，无刺，幼枝黄褐色，密生细刺。**切面黄白色，纤维性，茎的皮部薄，木部宽广，中心有髓。**根和根茎有特异香气，味微辛、稍苦、涩；茎气微，味微辛。**

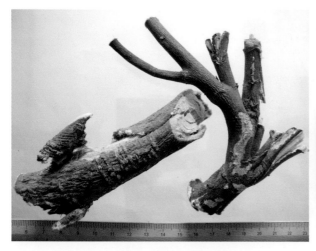

图 1 刺五加根

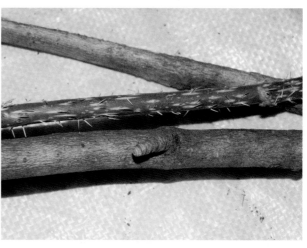

图 2 刺五加茎

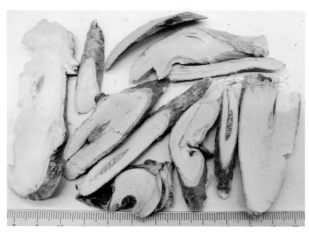

图 3 刺五加茎饮片

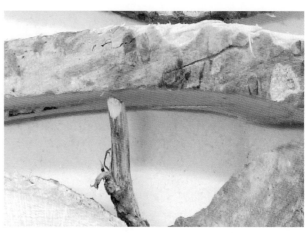

图 4 刺五加表面放大（示抠掉的皮和针刺痕）

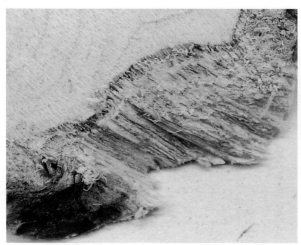

图 5 刺五加外皮脱落处放大（示棕白相间纤维）

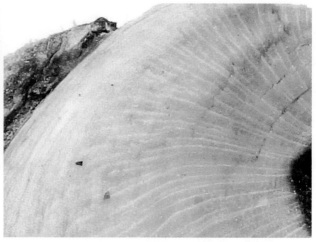

图 6 刺五加木部放大（示年轮和放射状纹理）

280 / 郁李仁 /

【药典摘要】

本品为蔷薇科植物欧李 *Prunus humilis* Bge.、郁李 *Prunus japonica* Thunb. 或长柄扁桃 *Prunus pedunculata* Maxim. 的干燥成熟种子。前二种习称"小李仁"，后一种习称"大李仁"。夏、秋二季采收成熟果实，除去果肉和核壳，取出种子，干燥。

性状：［小李仁］**呈卵形，长5～8mm，直径3～5mm，表面黄白色或浅棕色，**一端尖，另端钝圆。尖端一侧有线形种脐，**圆端中央有深色合点，自合点处向上具多条纵向维管束脉纹；**种皮薄，子叶2，乳白色，富油性。气微，味微苦。

［大李仁］**长6～10mm，直径5～7mm。表面黄棕色。**

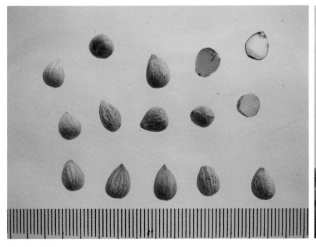

图1 小李仁

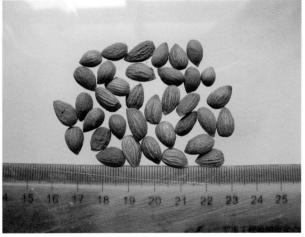

图2 大李仁

【说明】（1）捏住郁李仁的尖看粗的一头，正中间有1个小圈（合点）。这个圈是正圆形，而杏仁、桃仁的合点都是扁圆形的圈。

（2）郁李仁分大小两种，小的比大的贵，所以商家多要大李仁（如图2）。

8画

【药典摘要】

本品为姜科植物温郁金 *Curcuma wenyujin* Y. H. Chen et C.Ling、姜黄 *Curcuma longa* L.、广西莪术 *Curcuma kwangsiensis* S.G.Lee et C.F.Liang 或蓬莪术 *Curcuma phaeocaulis* Val. 的干燥块根。前两者分别习称"温郁金"和"黄丝郁金",其余按性状不同习称"桂郁金"或"绿丝郁金"。冬季茎叶枯萎后采挖,除去泥沙和细根,蒸或煮至透心,干燥。炮制:洗净,润透,切薄片,干燥。

性状:〔温郁金〕呈**长圆形或卵圆形,稍扁,有的微弯曲**,两端渐尖,长 3.5 ~ 7cm,直径 1.2 ~ 2.5cm。**表面灰褐色或灰棕色,具不规则的纵皱纹,纵纹隆起处色较浅。**质坚实,**断面灰棕色,角质样;内皮层环明显。气微香,味微苦。**

〔黄丝郁金〕呈纺锤形,有的一端细长,长 2.5 ~ 4.5cm,直径 1 ~ 1.5cm。**表面棕灰色或灰黄色,具细皱纹。断面橙黄色,外周棕黄色至棕红色。气芳香,味辛辣。**

〔桂郁金〕呈长圆锥形或长圆形,长 2 ~ 6.5cm,直径 1 ~ 1.8cm。**表面具疏浅纵纹或较粗糙网状皱纹。气微,味微辛、苦。**

〔绿丝郁金〕呈长椭圆形,较粗壮,长 15 ~ 3.5cm,直径 1 ~ 1.2cm。**气微,味淡。**

饮片:本品呈椭圆形或长条形薄片。外表皮灰黄色、灰褐色至灰棕色,具不规则的纵皱纹。**切面灰棕色、橙黄色至灰黑色。**角质样,内皮层环明显。

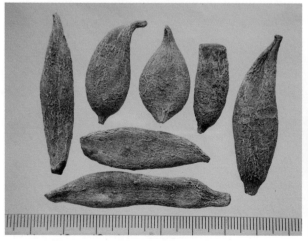

图 1 温郁金个

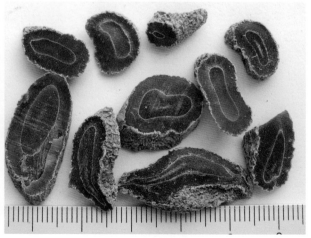

图 2 温郁金(横切片)

【说明】（1）黄丝郁金大多出口，国内市场少见。温郁金（黑郁金）外皮细皱紧贴，断面深棕至黑色，价较高。国内市场大部分是桂郁金，表面和断面都是浅棕色。最近来货大部分有空心（如图5）或中间凹陷，据说是产地趁鲜切片烘干造成的。我们认为它不符合药典"质坚实"的要求，但你不要就没卖的，只好收。

（2）麻皮郁金断面像温郁金但细长、表面纵皱成褶状，价格便宜。据说是国外出产不知是何品种，加强监管后现已少见。

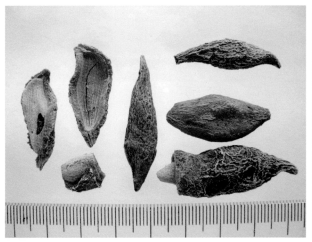

图 3 黄丝郁金

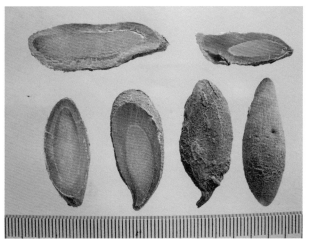

图 4 桂郁金

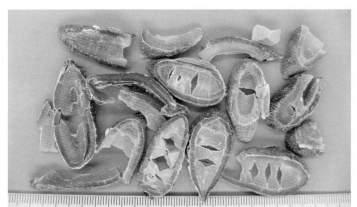

图 5 桂郁金（空心）

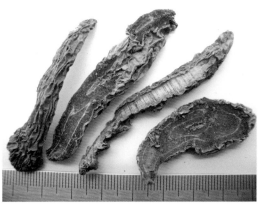

图 6 岁郁金（麻皮郁金）

282 / 虎杖 /

【药典摘要】

本品为蓼科植物虎杖 *Polygonum cuspidatum* Sieb.et Zucc. 的干燥根茎和根。春、秋二季采挖,除去须根,洗净,趁鲜切短段或厚片,晒干。

性状:本品多为圆柱形短段或不规则厚片,长 1 ~ 7cm,直径 0.5 ~ 2.5cm。外皮棕褐色,有纵皱纹和须根痕,切面皮部较薄,木部宽广,棕黄色,射线放射状,**皮部与木部较易分离。根茎髓中有隔或呈空洞状。**质坚硬。气微,**味微苦、涩。**

> 【说明】虎杖还有一个特点药典没说:皮部有许多纤维(如图2)。

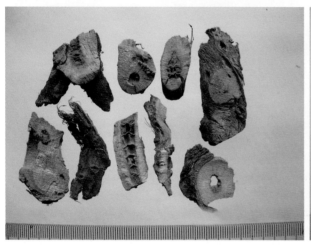
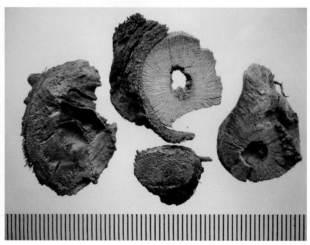

图 1 虎杖　　　　　　　　　　　　　图 2 虎杖皮部的纤维

283 / 昆布 /

【药典摘要】

本品为海带科植物海带 *Laminaria japonica* Aresch. 或翅藻科植物昆布 *Ecklonia kurome* Okam. 的干燥叶状体。夏、秋二季采捞,晒干。

性状:[海带]卷曲折叠成团状,或缠结成把。全体呈黑褐色或绿褐色,表面附有白霜。用水浸软则膨胀成**扁平长带状,**长 50 ~ 150cm,宽 10 ~ 40cm,中部较厚,边缘较薄而呈波状。类革质,残存柄部扁圆柱状。气腥,味咸。

[昆布]卷曲皱缩成不规则团状。全体呈黑色,较薄。用水浸软则膨胀呈扁平的叶状,长宽约为 16 ~ 26cm,厚约 1.6mm;**两侧呈羽状深裂,裂片呈长舌状,边缘有小齿或全缘。质柔滑。**

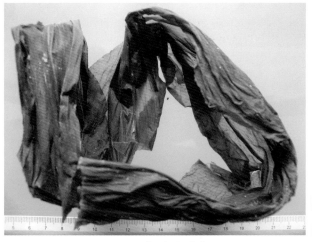

图 1 昆布（海带）

图 2 海带丝

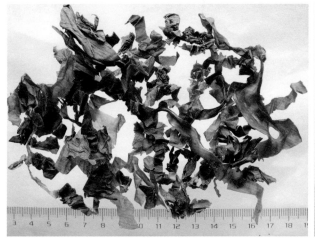

图 3 假昆布（石莼类，深棕色）

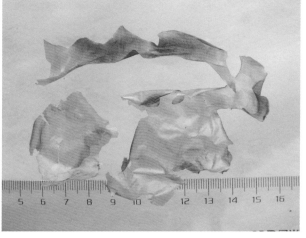

图 4 假昆布（石莼类，浅棕色透明）

284 / 明党参 /

【药典摘要】

本品为伞形科植物明党参 *Changium smyrnioides* Wolff 的干燥根。4 ～ 5 月采挖，除去须根，洗净，**置沸水中煮至无白心，取出，刮去外皮，漂洗，干燥。**炮制：洗净，润透，切厚片，干燥。

性状：本品呈细长圆柱形、长纺锤形或不规则条块，长 6 ～ 20cm，直径 0.5 ～ 2cm。表面黄白色或淡棕色，光滑或有纵沟纹和须根痕，有的具红棕色斑点。质硬而脆，断面角质样，皮部较薄，黄白色，有的易与木部剥离，木部类白色。气微，味淡。

饮片：本品呈圆形或类圆形厚片。外表皮黄白色，光滑或有纵沟纹。切面黄白色或淡棕色，半透明，角质样，木部类白色，有的与皮部分离。气微，味淡。

【说明】（1）明党参现在极少见，图1、2是标本室里的样品。

（2）川明参（载《四川省中药材标准（1987年版）》）经常被当作明党参，其实它与明党参是同科不同属的植物，《新编中药志》认为二者功效相同。这两种药都是淡棕色，角质样，主要区别点：①明党参断面皮部薄（约占直径1/5），易与木部分离，川明参皮部厚（约占直径1/2），有多数深色小点排列成数圈环纹，与木部结合紧密不易分离（如图4）。②明党参味淡，川明参味甜。

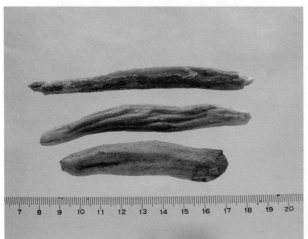

图1 明党参个

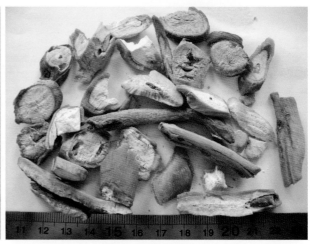

图2 明党参饮片

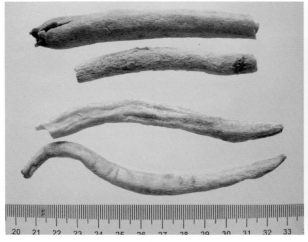

图3 假明党参（川明参）个

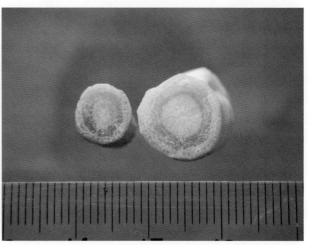

图4 川明参饮片

285 / 罗布麻叶 /

【药典摘要】

本品为夹竹桃科植物罗布麻 *Apocynum venetum* L. 的干燥叶。夏季采收，除去杂质，干燥。

性状：本品多皱缩卷曲，有的破碎，完整叶片展平后呈椭圆状披针形或卵圆状披针形，长 2～5cm，宽 0.5～2cm。淡绿色或灰绿色，先端钝，有小芒尖，基部钝圆或楔形，**边缘具细齿，常反卷，两面无毛，叶脉于下表面突起；叶柄细，长约 4mm。质脆。气微，味淡。**

【说明】罗布麻叶来货90% 多是破碎的叶片（如图1），图 2 是从中挑出完整的，可见主叶脉略发红。前些年来货遇到有叶厚不易碎的罗布麻叶，主叶脉发白。查询得知叫"罗布白麻"（如图3），与罗布麻功效相近但药典不记载，所以我们不能收。

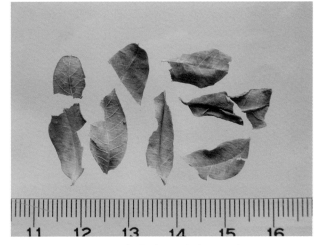

图 1 罗布麻商品（多破碎）

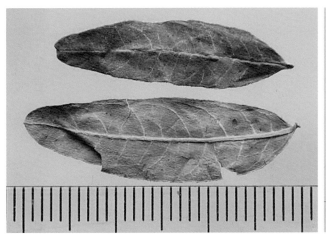

图 2 完整罗布麻叶放大

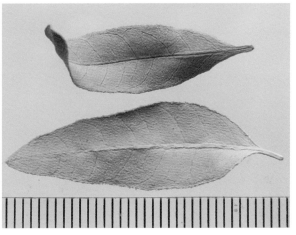

图 3 假罗布麻叶（罗布白麻）

【药典摘要】

本品为葫芦科植物罗汉果 *Siraitia grosvenorii* （Swingle） C. Jeffrey ex A. M. Lu et Z. Y. Zhang 的干燥果实。秋季果实由嫩绿色变深绿色时采收，晾数天后，低温干燥。

性状：本品呈卵形、椭圆形或球形，长 4.5 ~ 8.5cm，直 3.5 ~ 6cm。**表面褐色、黄褐色或绿褐色，有深色斑块和黄色柔毛**，有的具 6 ~ 11 条纵纹。顶端有花柱残痕，基部有果梗痕。**体轻，质脆，果皮薄，易破。果瓤（中、内果皮）海绵状，浅棕色。种子扁圆形，多数，长约 1.5cm，宽约 1.2cm；浅红色至棕红色，两面中间微凹陷，四周有放射状沟纹，边缘有槽。气微，味甜。**

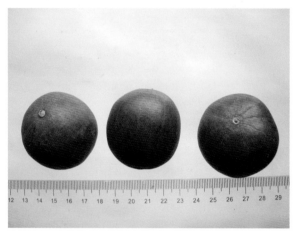

图 1 罗汉果（左：掰开；右：完整）

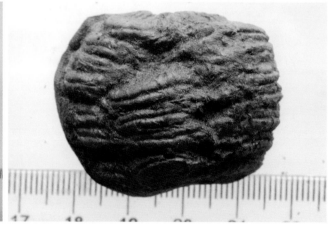

图 2 罗汉果果瓤

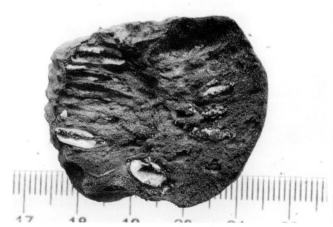

图 3 罗汉果果瓤断面

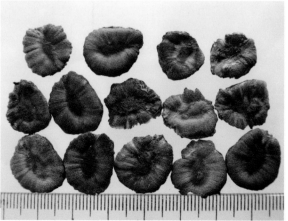

图 4 罗汉果种子

287 / 知母 /

【药典摘要】

本品为百合科植物知母 *Anemarrhena asphodeloides* Bge. 的干燥根茎。春、秋二季采挖，除去须根和泥沙，晒干，习称"毛知母"；或除去外皮，晒干。炮制：［知母］除去杂质，洗净，润透，切厚片，干燥，去毛屑。［盐知母］取知母片，照盐水炙法炒干。

饮片性状：［知母］本品呈不规则类圆形的厚片。外表皮黄棕色或棕色，**可见少量残存的黄棕色叶基纤维和凹陷或突起的点状根痕。**切面黄白色至黄色。气微，**味微甜、略苦，嚼之带黏性。**

［盐知母］本品形如知母片，色黄或微带焦斑。味微咸。

【说明】知母片表面有纤维、味微甜略苦，嚼之带黏性，是与其他药材不同的特征。

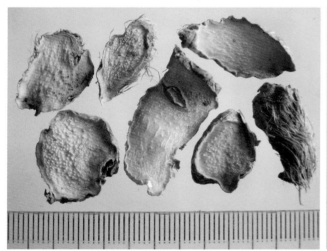

图 1 知母肉

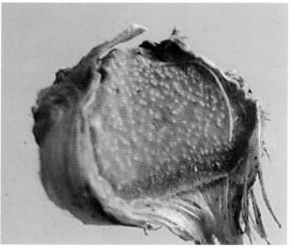

图 2 知母横切面放大（点状维管束散在）

288 / 垂盆草 /

【药典摘要】

本品为景天科植物垂盆草 *Sedum sarmentosum* Bunge 的干燥全草。夏、秋二季采收，除去杂质，干燥。炮制：除去杂质，切段。

性状：本品茎纤细，长可达 20cm 以上，部分节上可见纤细的不定根。**3 叶轮生，叶片倒披针形至矩圆形，**绿色，肉质，长 1.5 ～ 2.8cm，宽 0.3 ～ 0.7cm，先端近急尖，基部急狭，有距。气微，**味微苦。**

8 画

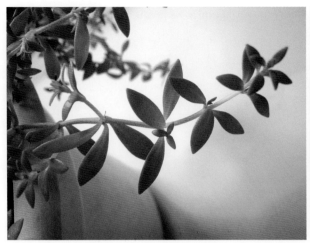
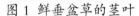

图1 鲜垂盆草的茎叶

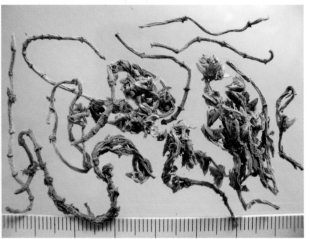

图2 垂盆草药材

289 委陵菜

【药典摘要】

本品为蔷薇科植物委陵菜 *Potentilla chinensis* Ser. 的干燥全草。春季未抽茎时采挖，除去泥沙，晒干。炮制：除去杂质，洗净，润透，切段，干燥。

饮片性状：本品为不规则的段。根表面暗棕色或暗紫红色，栓皮易成片状剥落。切面皮部薄，暗棕色，常与木质部分离，射线呈放射状排列。**叶边缘羽状深裂，下表面和叶柄均密被灰白色茸毛。气微，味涩、微苦。**

【说明】委陵菜的叶羽状深裂，这是与翻白草的主要区别，参见本书翻白草条。

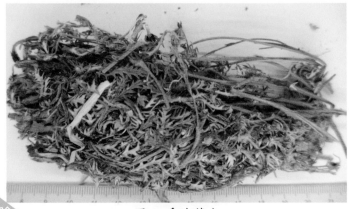

图1 委陵菜个

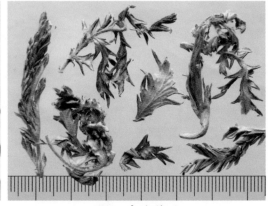

图2 委陵菜叶

【药典摘要】

本品为使君子科植物使君子 Quisqualis indica L. 的干燥成熟果实。秋季果皮变紫黑色时采收，除去杂质，干燥。炮制：［使君子］除去杂质。用时捣碎。［使君子仁］取净使君子，除去外壳。［炒使君子仁］取使君子仁，照清炒法炒至有香气。

性状：本品呈椭圆形或卵圆形，**具 5 条纵棱，偶有 4 ~ 9 棱，长 2.5 ~ 4cm，直径约 2cm。**表面黑褐色至紫黑色，平滑，微具光泽。顶端狭尖，基部钝圆，有明显圆形的果梗痕。质坚硬，**横切面多呈五角星形，**棱角处壳较厚，中间呈类圆形空腔。种子长椭圆形或纺锤形，长约 2cm，直径约 1cm；**表面棕褐色或黑褐色，有多数纵皱纹；种皮薄，易剥离；子叶 2，黄白色，有油性，断面有裂隙。气微香，味微甜。**

饮片：［使君子仁］本品呈长椭圆形或纺锤形，长约 2cm，直径约 1cm。表面棕褐色或黑褐色，有多数纵皱纹。种皮易剥离，子叶 2，黄白色，有油性，断面有裂隙。气微香，味微甜。

［炒使君子仁］本品形如使君子仁，表面黄白色，有多数纵皱纹；有时可见残留有棕褐色种皮。气香，味微甜。

【说明】使君子来货都是带壳的果实，有时外面正常，里面发霉，验收要砸开一些看里面。

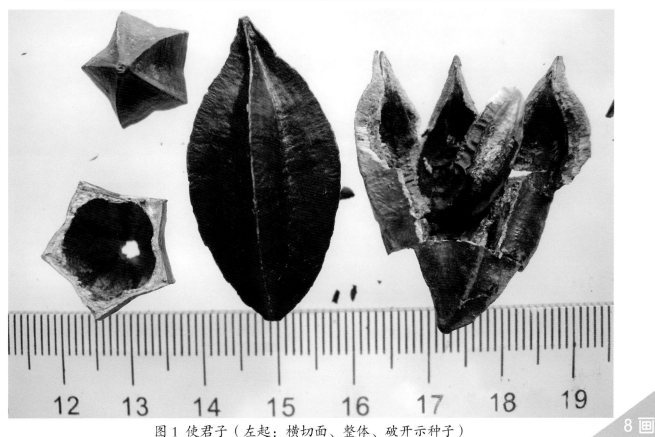

图 1 使君子（左起：横切面、整体、破开示种子）

8 画

【药典摘要】

本品为柏科植物侧柏 *Platycladus orientalis*（L.）Franco 的干燥枝梢和叶。多在夏、秋二季采收，阴干。炮制：［侧柏叶］**除去硬梗**及杂质。［侧柏炭］取净侧柏叶，照炒炭法炒至表面黑褐色，内部焦黄色。

性状：本品多分枝，小枝扁平。叶细小鳞片状，交互对生，贴伏于枝上，**深绿色或黄绿色**。质脆，易折断。**气清香，味苦涩、微辛。**

饮片：［侧柏炭］本品形如侧柏叶，表面黑褐色。质脆，易折断，断面焦黄色。气香，味微苦涩。

【说明】（1）侧柏叶里有时混杂棕色无香气的枯叶（如图3），超过6%即为劣药，不收。

（2）验收中曾见过一次假侧柏叶（如图4），小叶呈刺状，摸之刺手（正品平伏不刺手）。与正品混杂一处，不注意看不易发现。

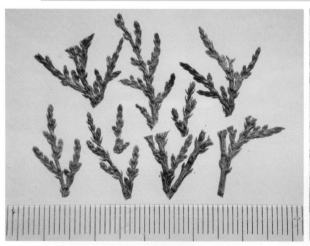

图 1 侧柏叶

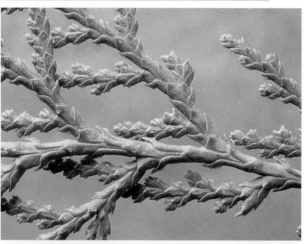

图 2 侧柏叶放大（细枝及鳞片状小叶）

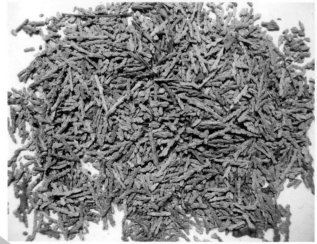

图 3 劣侧柏叶（混杂棕色枯叶）

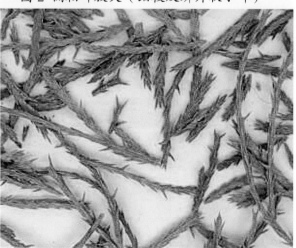

图 4 假侧柏叶（摸之刺手）

【药典摘要】

本品为菊科植物佩兰 *Eupatorium fortune* Turcz. 的干燥地上部分。夏、秋二季分两次采割，除去杂质，晒干。炮制：除去杂质，洗净，稍润，切段，干燥。

饮片性状：本品呈不规则的段。茎圆柱形，表面黄棕色或黄绿色，有的带紫色，有明显的节和纵棱线。切面髓部白色或中空。叶对生，叶片多皱缩、破碎，绿褐色。**气芳香，**味微苦。

【说明】佩兰的香气是特征，也是质量标志。越香越好，不香不收。

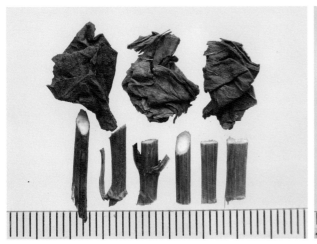

图 1 佩兰茎叶

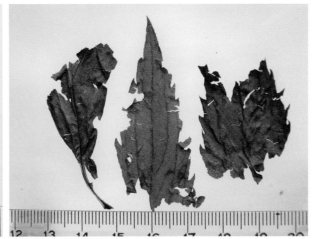

图 2 佩兰叶水浸展开

【药典摘要】

本品为防己科植物青牛胆 *Tinospora sagittata* （Oliv.）Gagnep. 或金果榄 *Tinospora capillipes* Gagnep. 的干燥块根。秋、冬二季采挖，除去须根，洗净，晒干。炮制：除去杂质，浸泡，润透，切厚片，干燥。

饮片性状：本品呈类圆形或不规则形的厚片。**外表皮棕黄色至暗褐色，皱缩，凹凸不平。切面淡黄白色，有时可见灰褐色排列稀疏的放射状纹理，有的具裂隙。气微，味苦。**

【说明】金果榄表面特点：极皱缩（如图1）；断面特点：极坚实，纹理断续、稀疏（如图2），有点像防己，但味极苦，比防己苦得多。

8 画

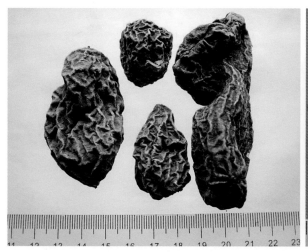

图 1 金果榄个

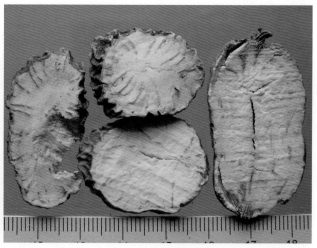

图 2 金果榄饮片

294 / 金荞麦 /

【药典摘要】

本品为蓼科植物金荞麦 *Fagopyrum dibotrys*（D.Don）Hara 的干燥根茎。冬季采挖，除去茎和须根，洗净，晒干。炮制：除去杂质，洗净，润透，切厚片，干燥。

性状：本品呈不规则团块或圆柱状，常有瘤状分枝，顶端有的有茎残基，长 3 ~ 15cm，直径 1 ~ 4cm。表面棕褐色，有横向环节和纵皱纹，密布点状皮孔，并有凹陷的圆形根痕和残存须根。质坚硬，不易折断，断面淡黄白色或淡棕红色，有放射状纹理，中央髓部色较深。气微，味微涩。

饮片：本品呈不规则的厚片。外表皮棕褐色，或有时脱落。**切面淡黄白色或淡棕红色**，有放射状纹理，**有的可见髓部，颜色较深**。气微，**味微涩**。

【说明】（1）金荞麦个、片的形状极不规则（如图 1、2），鉴别主要看颜色、质地。来货常见切面淡棕红色和类黄白色混杂。图 3 虽切面浅棕色，但掰断面黄白色，质坚硬，还可以收。偶见图 4 右边那样切面灰色、质疏松的炮制，我们怀疑是提取过的残渣，当劣药退货了。

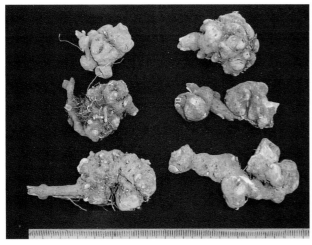

图 1 金荞麦个

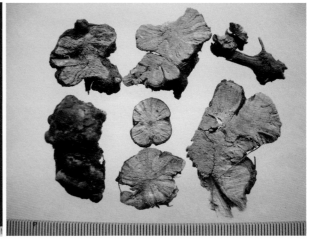

图 2 金荞麦片（切面淡棕红色）

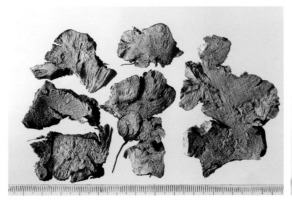

图 3 金荞麦片（切面浅棕色，掰断面黄白色）

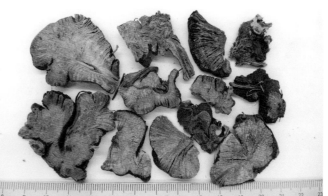

图 4 劣金荞麦（掺灰色疏松提取残渣）

295 / 金钱白花蛇 /

【药典摘要】

本品为眼镜蛇科动物银环蛇 *Bungarus multicinctus* Blyth 的幼蛇干燥体。夏、秋二季捕捉，剖开腹部，除去内脏，擦净血迹，用乙醇浸泡处理后，盘成圆形，用竹签固定，干燥。

性状：本品呈圆盘状，盘径 3 ~ 6 cm，蛇体直径 0.2 ~ 0.4cm，头盘在中间，尾细，常纳口内，口腔内上颌骨前端有毒沟牙 1 对，鼻间鳞 2 片，无颊鳞，上下唇鳞通常各为 7 片。背部黑色或灰黑色，**有白色环纹45 ~ 58个**，黑白相间，**白环纹在背部宽1 ~ 2行鳞片**，向腹面渐增宽，**黑环纹宽3 ~ 5行鳞片**，背正中明显突起一条脊棱，**脊鳞扩大呈六角形**，背鳞细密，通身 15 行，**尾下鳞单行**。气微腥，味微咸。

【说明】金钱白花蛇伪品甚多，造假手段五花八门。验收时主要掌握以下鉴别要点。

（1）脊鳞六角形：金钱白花蛇的背部中央突出一条棱线，压在这棱线上的叫脊鳞。正品每片脊鳞都是六角形（如图2），伪品脊鳞多不是六角形。金环蛇脊鳞是六角形，但背部是黄黑相间的环纹（正品是白黑相间），黄黑两环的宽度相近，可以区别。

（2）白环：金钱白花蛇背部由黑白相间的横环组成，黑环宽3～5鳞片，白环宽1～2鳞片（如图2）。从侧面看，白环上窄下宽呈喇叭形（如图3）。①伪品金环蛇是黑黄环相间，黄环宽5鳞左右，黑环宽7鳞左右（如图6）。②有的伪品蛇黑环窄黄环宽（如图7）。③伪品赤链蛇的白环特别多（如图8），可达100个左右（正品白环50个左右）黑环比白环稍宽。图9也是赤链蛇，部分白环被染黑，

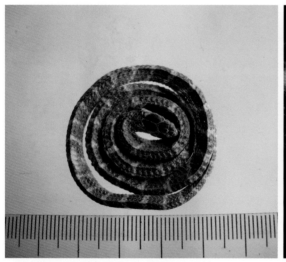

图1 金钱白花蛇（白环45～58个）

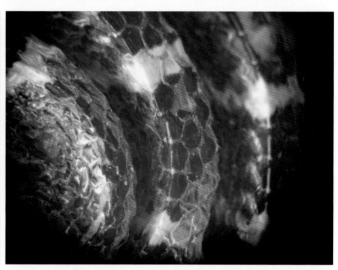

图2 白环占1～2鳞片，黑环占3～5鳞片，脊鳞六角形

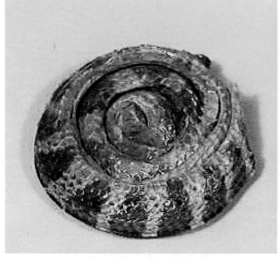

图3 金钱白花蛇腹面（白环腹面渐增宽）

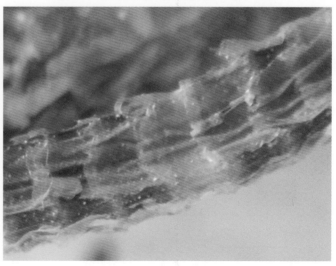

图4 尾下鳞放大（单行）

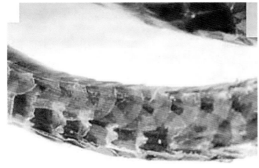

图 5 伪品（尾下鳞双行）

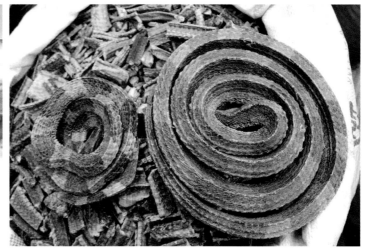

图 6 假金钱白花蛇 1（金环蛇，黄环宽 4～5 鳞片）

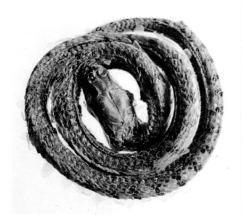

图 7 假金钱白花蛇 2（黑环窄）

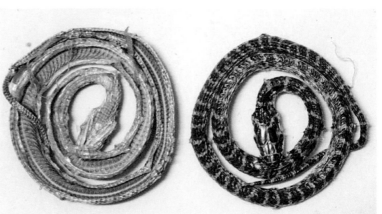

图 8 假金钱白花蛇 3（赤链蛇，白环密集，尾下鳞双行）

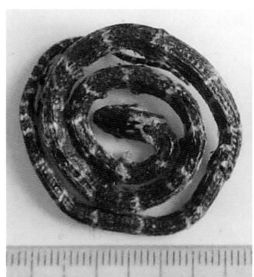

图 9 赤链蛇染色

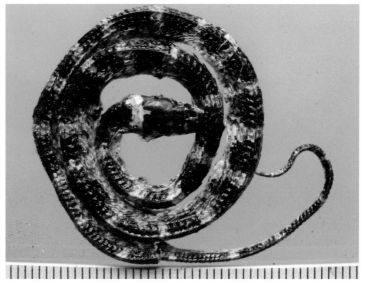

图 10 假金钱白花蛇 4（刷黑漆刮白环）

仔细看尾部还有没染的。④有的伪品全体刷黑漆，再刮出白环（如图10、11），头部黑漆明显，细看白环处没有鳞片。⑤有的伪品的白环是染上去的（如图12、13），有的白环是用褪色药水做出来的，据说还有的白环是用激光打上去的（如图14）。白环处虽有鳞片，但侧面看都不呈喇叭状，脊鳞和尾下鳞也和正品不同。⑥有种伪品是将有三角形白斑的蛇做出白环冒充（如图15、16）。⑦还有的将长大的银环蛇截两段，做成两条蛇。有头的一段没有尾，将断头塞进蛇盘，翻过来可看到。有尾的一段没有头，用带一截蛇体的其他黑色蛇头冒充，细看蛇头和蛇体的鳞片不同。拔出固定的竹签或铁丝，假蛇头就掉下来了（如图17、18）。这两种蛇的环都少，也是一个鉴别点。有的甚至头身是两种不同的假蛇（如图19）。

（3）尾下鳞单行：从腹面看，蛇的尾部最后有一段没有剖开的部分，这部分

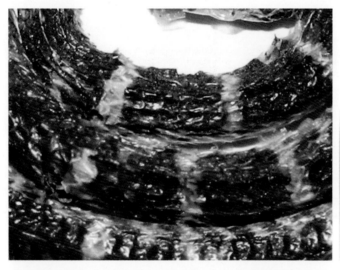

图11 假金钱白花蛇4放大（白环是刮的）

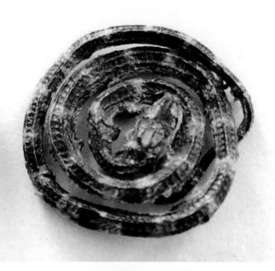

图12 假金钱白花蛇5（白环是染的）

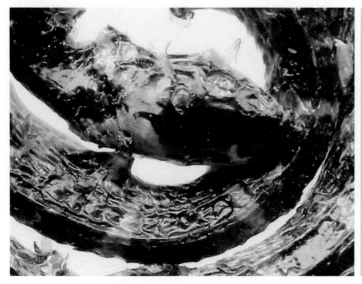

图13 假金钱白花蛇5放大（白环是染的）

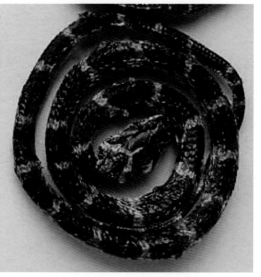

图14 假金钱白花蛇6（疑白环用激光印的）

的鳞片叫尾下鳞。正品是单行（如图4），伪品大多是双行（如图5，照片是乌梢蛇，白花蛇太小看不清）。金环蛇尾下鳞也是单行，但背部环少（不足30个），颜色、宽度也与正品不同，好鉴别。

　　口诀：白环一二下渐宽，脊鳞六角尾下单。

　　（4）劣金钱白花蛇：见霉点霉斑（如图22）虫蛀者拒收。

　　（5）小经验：鳞片形状看不清，擦上滑石粉再吹掉，鳞片的轮廓就清晰多了（如图2）。

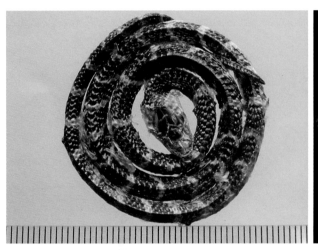

图15　假金钱白花蛇7（黑环中有白斑）

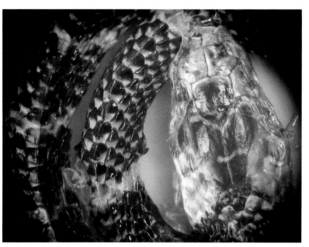

图16　假金钱白花蛇7（放大）

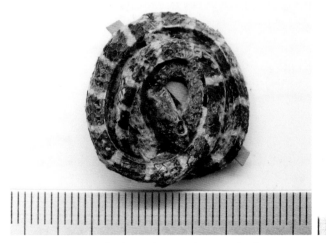

图17　假金钱白花蛇8（假头真身，不到30个环）

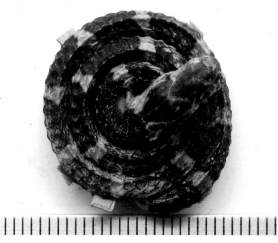

图18　假金钱白花蛇9（真头无尾，20个环左右）

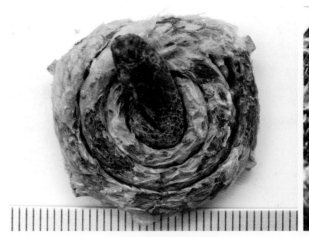

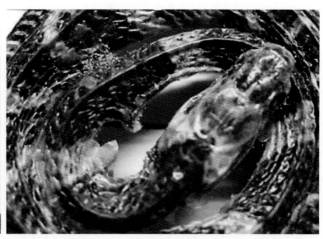

图 19 假金钱白花蛇 10（头和身是
两种蛇，都是假的）

图 20 劣金钱白花蛇（发霉）

296 / 金钱草 /

【药典摘要】

本品为报春花科植物过路黄 *Lysimachia christinae* Hance 的干燥全草。夏、秋二季
采收，除去杂质，晒干。炮制：除去杂质，抢水洗，切段，干燥。

性状：本品常缠结成团，**无毛或被疏柔毛**。茎扭曲，表面棕色或暗棕红色，有纵
纹，下部茎节上有时具须根，**断面实心**。叶对生，多皱缩，**展平后呈宽卵形或心形，
长 1 ~ 4cm，宽 1 ~ 5cm，基部微凹，全缘**；上表面灰绿色或棕褐色，下表面色较浅，
主脉明显突起，用水浸后，对光透视可见黑色或褐色条纹；**叶柄长 1 ~ 4cm**。有的带花，
花黄色，单生叶腋，具长梗。蒴果球形。气微，味淡。

【说明】金钱草特点：①茎、叶、叶柄无毛（如图 1 ~ 4）。②叶柄与叶
片一样长。③叶片主脉明显，侧脉不明显（如图 2、3），放大镜看水浸叶片
有黑（褐）色长短不一的条纹（如图 4）。伪品茎叶都有毛，叶柄比叶片短，
侧脉明显（如图 5、6）。

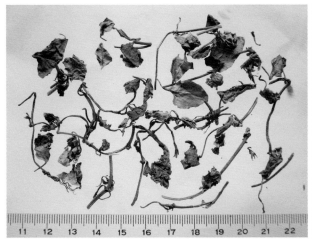

图 1 金钱草商品

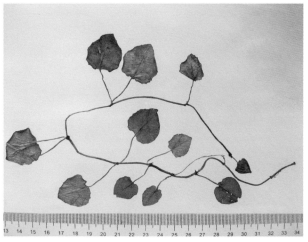

图 2 金钱草水浸展开

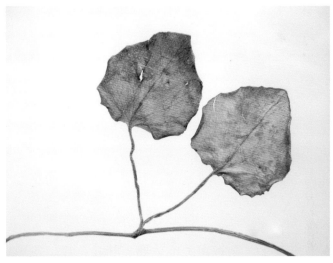

图 3 金钱草放大（茎叶无毛，侧脉
不明显）

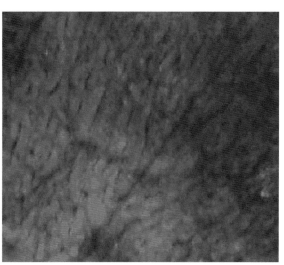

图 4 金钱草叶放大（黑褐色腺条）

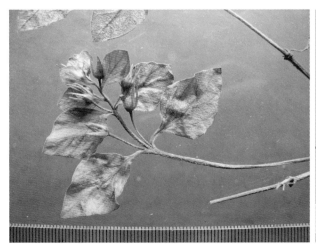

图 5 假金钱草 1

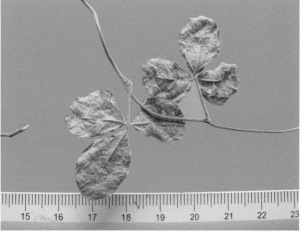

图 6 假金钱草 2

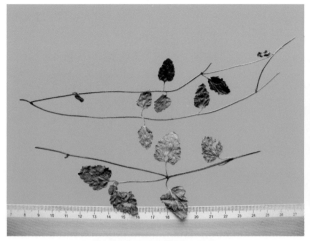

图 7 假金钱草 3

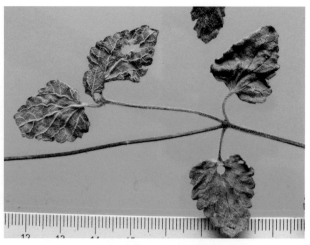

图 8 假金钱草 3 放大

297 / 金银花 /

【药典摘要】

本品为忍冬科植物忍冬 *Lonicera japonica* Thunb. 的干燥花蕾或带初开的花。夏初花开放前采收，干燥。

性状：本品呈棒状，上粗下细，略弯曲，长 2 ~ 3cm，上部直径约 3mm，下部直径约 1.5mm。**表面黄白色或绿白色（贮久色渐深）**，密被短柔毛。偶见叶状苞片。**花萼绿色**，先端 5 裂，裂片有毛，长约 2mm。开放者花冠筒状，先端二唇形；雄蕊 5，附于筒壁，黄色；雌蕊 1，子房无毛。**气清香，味淡、微苦。**

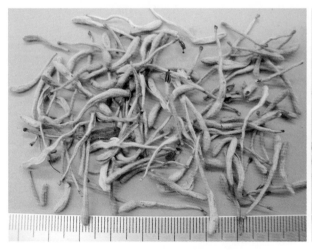

图 1 金银花（黄白色或绿白色）

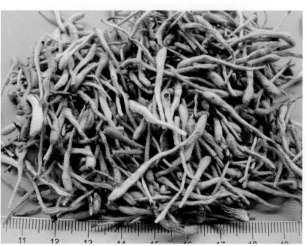

图 2 金银花（绿色）

【说明】（1）金银花有几种颜色（如图1～3），现今人们喜欢绿的，促使绿色金银花涨价，其实绿的多是没长大的小花蕾。黄白色近开花的花蕾价格低，但木犀草苷的含量比绿色的高，药厂喜用。所以，有时贵的不一定是最好的。

（2）前些年非典时金银花价格暴涨，出现了掺树枝、白矾等的劣药，现在虽然没有了，把当年照片看一看也有价值。一是防止今后劣药卷土重来，二是告诉大家一个宝贵经验：掺20%的杂质（如图5）往往不容易被发现。验收还是要摊薄细看。

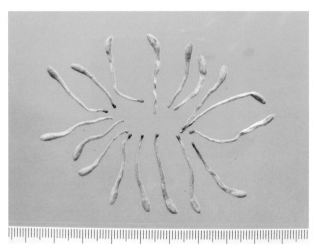

图3 金银花（浅黄色）

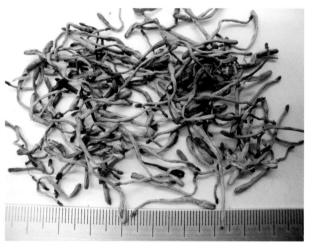

图4 劣金银花1（花萼及部分花蕾黑色）

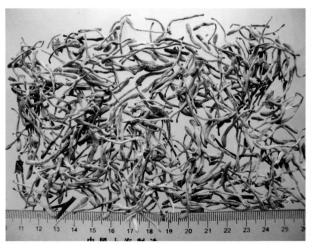

图5 劣金银花2（掺树枝）

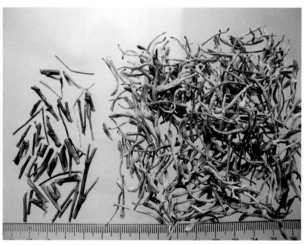

图6 劣金银花2（树枝和花分开）

8 画

371

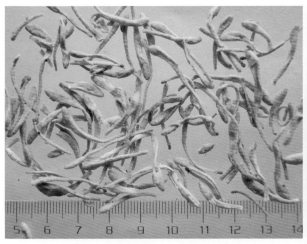

图 7 劣金银花 3（加白矾）

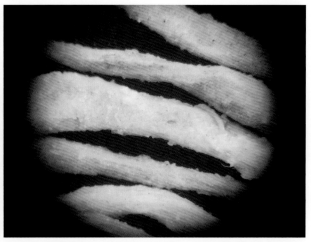

图 8 劣金银花 3 放大（不见毛）

298 / 金樱子 /

【药典摘要】

本品为蔷薇科植物金樱子 *Rosa laevigata* Michx. 的干燥成熟果实。10 ~ 11 月果实成熟变红时采收，干燥，除去毛刺。炮制：［金樱子肉］取净金樱子，略浸，润透，纵切两瓣，**除去毛、核**，干燥。

性状：［金樱子肉］本品呈倒卵形纵剖瓣。**表面红黄色或红棕色，有突起的棕色小点。**顶端有花萼残基，下部渐尖。花托壁厚 1 ~ 2mm，**内面淡黄色，残存淡黄色茸毛。**气微，**味甘、微涩。**

【说明】金樱子药材性状未提到去核，但炮制要求去毛、核，有核的应拒收。

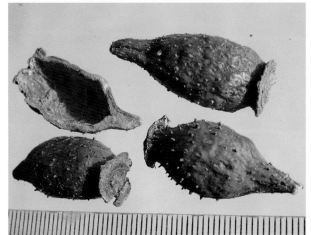

图 1 金樱子炮制品

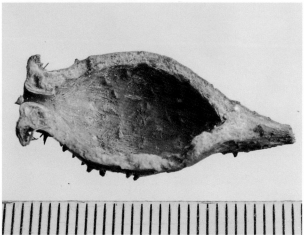

图 2 金樱子炮制品内面放大（去毛、核）

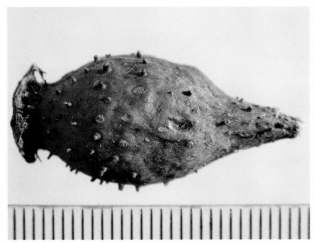

图 3 金樱子炮制品外面放大

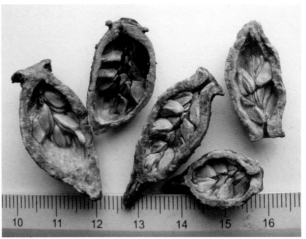

图 4 劣金樱子（未去毛、核）

299 / 金礞石 /

【药典摘要】

本品为变质岩类蛭石片岩或水黑云母片岩，采挖后，除去杂石和泥沙。炮制：［金礞石］除去杂石。［煅金礞石］取净金礞石，照明煅法煅至红透。

性状：本品为鳞片状集合体。呈不规则块状或碎片，碎片直径 0.1 ~ 0.8cm；块状者直径 2 ~ 10cm，厚 0.6 ~ 1.5cm，**无明显棱角。棕黄色或黄褐色，带有金黄色或银白色光泽。质脆，用手捻之，易碎成金黄色闪光小片。具滑腻感。气微，味淡。**

鉴别：取本品碎片少量，置铁片上加热，即层裂或散裂，膨胀 2 ~ 5 倍，有的鳞片变成弯曲的蛭虫状；色泽变浅，重量减轻，可浮于水面。

【说明】验收金礞石要用手捻成滑腻闪光小片，捻不动的不收。

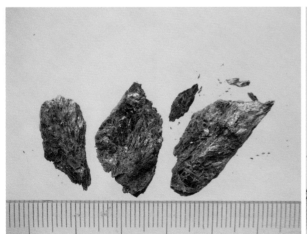

图 1 金礞石（块状）

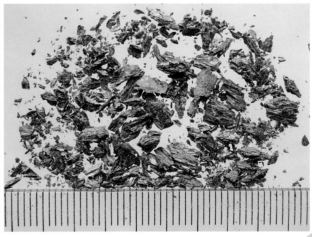

图 2 金礞石（碎片）

300 / 乳香 /

【药典摘要】

本品为橄榄科植物乳香树 *Boswellia carterii* Birdw. 及同属植物 *Boswellia bhaw-dajiana* Birdw. 树皮渗出的树脂。分为索马里乳香和埃塞俄比亚乳香，每种乳香又分为乳香珠和原乳香。炮制：[醋乳香]取净乳香，照醋炙法炒至表面光亮。

性状：本品呈长卵形滴乳状、类圆形颗粒或黏合成大小不等的不规则块状物。大者长达 2cm（乳香珠）或 5cm（原乳香）。**表面黄白色，半透明，被有黄白色粉末，久存则颜色加深。**质脆，遇热软化。**破碎面有玻璃样或蜡样光泽。具特异香气，味微苦。**

鉴别：本品燃烧时显油性，冒黑烟，有香气；**加水研磨成白色或黄白乳状液。**

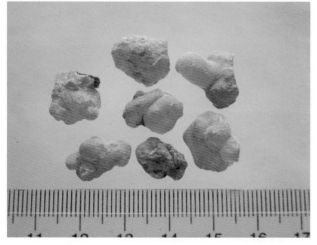

图 1 乳香珠

【说明】（1）乳香表面高低不平，所有高起的地方呈大大小小的半圆形（如图 1），摸之没有扎手感。这是乳香与其他树脂最明显的区别点，醋制品也能看到（如图 2）。药典的鉴别也是很有效的鉴别，我们验收时常用。

（2）乳香中经常黏附树皮、泥沙等杂质（如图 3），超过 10% 即为劣药。

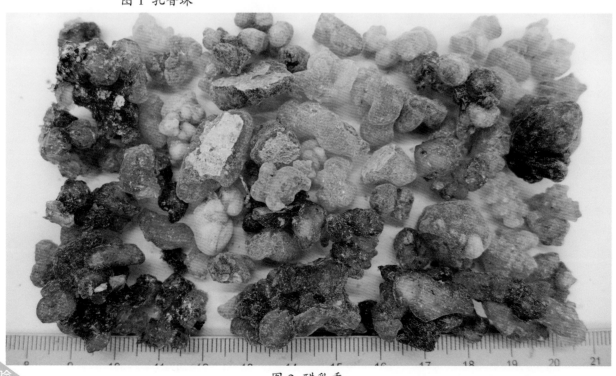

图 2 醋乳香

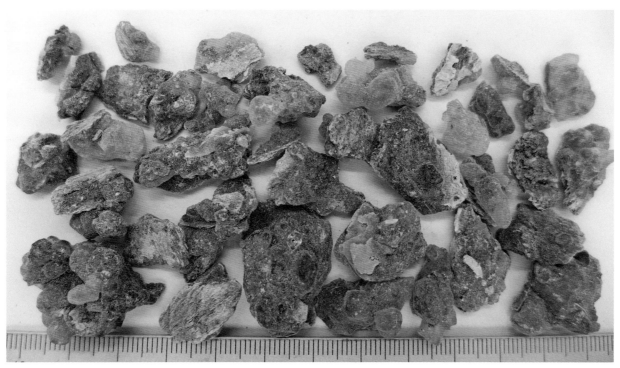
图 3 劣乳香（掺树皮）

301 /肿节风/

【药典摘要】

本品为金粟兰科植物草珊瑚 *Sarcandra glabra*（Thunb.）Nakai 的干燥全草。夏、秋二季采收，除去杂质，晒干。炮制：除去杂质，洗净，润透，切段，干燥。

饮片性状：本品呈不规则的段。根茎密生细根。**茎圆柱形，表面暗绿色至暗褐色，有明显细纵纹，散有纵向皮孔，节膨大。切面有髓或中空。叶多破碎，表面绿色、绿褐色至棕褐色或棕红色，光滑；边缘有粗锯齿，齿尖腺体黑褐色，近革质。气微香，味微辛。**

【说明】肿节风就是草珊瑚，不常用。我们验收过几批，都符合药典特征。

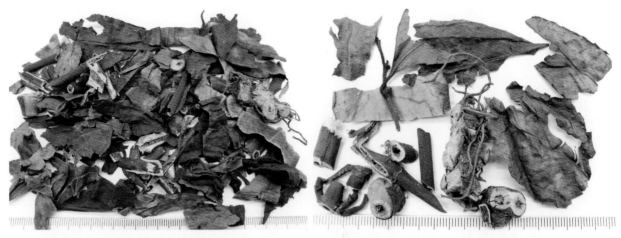

图1 肿节风饮片   图2 肿节风饮片摊开

302 / 鱼腥草 /

【药典摘要】

本品为三白草科植物蕺菜 *Houttuynia cordata* Thunb. 的新鲜全草或干燥地上部分。鲜品全年均可采割；干品夏季茎叶茂盛花穗多时采割，除去杂质，晒干。炮制：〔鲜鱼腥草〕除去杂质。〔干鱼腥草〕除去杂质，迅速洗净，切段，干燥。

性状：〔鲜鱼腥草〕茎呈圆柱形，长 20 ～ 45cm，直径 0.25 ～ 0.45cm，上部绿色或紫红色，下部白色，节明显，下部节上生有须根，无毛或被疏毛。叶互生，叶片心形，长 3 ～ 10cm，宽 3 ～ 11cm；先端渐尖，全缘；上表面绿色，密生腺点，下表面常紫红色；叶柄细长，基部与托叶合生成鞘状。穗状花序顶生。具鱼腥气，味涩。

〔干鱼腥草〕茎呈扁圆柱形，扭曲，**表面黄棕色，具纵棱数条；质脆，易折断。**叶片卷折皱缩，展平后呈心形，上表面暗黄绿色至暗棕色，下表面灰绿色或灰棕色。穗状花序黄棕色。

【说明】（1）鱼腥草鲜时鱼腥味浓，干后闻着也有味但不是鱼腥气。

（2）干鱼腥草的茎扁棱柱形，每个表面都有 2 ～ 3 条棱，断面基本呈扁三角形或呈箭头形。节处常有残存薄片（叶鞘）。

（3）干鱼腥草的叶有长柄，叶片虽然破碎，但在干燥情况下能用手展开。基部叶片心形，有多条叶脉从叶柄处放射状发出。叶中部碎片可见并行的几条叶脉，叶脉回环成封闭状，叶缘碎片全缘，最边缘处略反卷。

（4）干鱼腥草炮制中常见花（果）穗，不易碎，小果密集，是重要的鉴别要点。

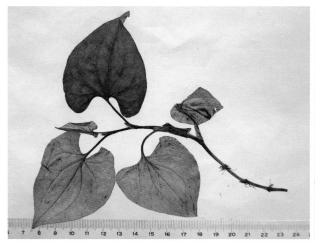

图 1 鲜鱼腥草

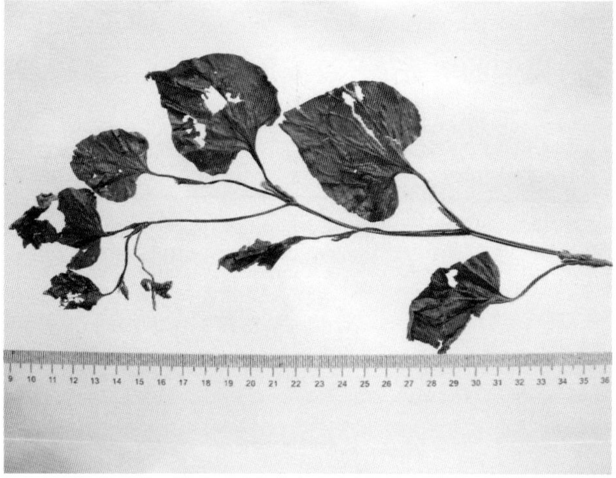

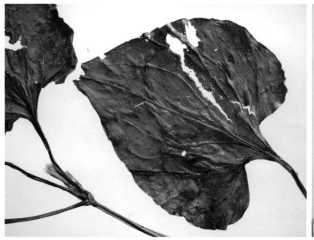

图 3 干鱼腥草叶展开

图 2 干鱼腥草

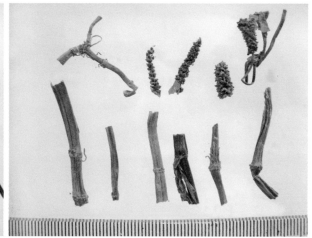

图 4 干鱼腥草叶及花穗（茎、叶、花）

303 / 狗脊 /

【药典摘要】

本品为蚌壳蕨科植物金毛狗脊 *Cibotium barometz*（L.）J.Sm. 的干燥根茎。秋、冬二季采挖，除去泥沙，干燥；或去硬根、叶柄及金黄色茸毛，切厚片，干燥，为"生狗脊片"；蒸后晒至六七成干，切厚片，干燥，为"熟狗脊片"。炮制：［狗脊］除去杂质；未切片者，洗净，润透，切厚片，干燥。［烫狗脊］取生狗脊片，照烫法用砂烫至鼓起，放凉后除去残存茸毛。

性状：本品呈不规则的长块状，长 10～30cm，直径 2～10cm。表面深棕色，**残留金黄色茸毛**；上面有数个红棕色的木质叶柄，下面残存黑色细根。质坚硬，不易折断。无臭，味淡、微涩。生狗脊片呈不规则长条形或圆形，长 5～20cm，直径

2 ~ 10cm，厚 1.5 ~ 5mm；切面浅棕色，较平滑，**近边缘 1 ~ 4mm 处有 1 条棕黄色隆起的木质部环纹或条纹**，边缘不整齐，偶有金黄色茸毛残留；质脆，易折断，有粉性。**熟狗脊片呈黑棕色，质坚硬。**

性状：〔烫狗脊〕本品形如狗脊片，表面略鼓起。棕褐色。气微，味淡、微涩。

【说明】狗脊鉴别要点：①切面凸起的环纹。②表面残留金色茸毛（如图 1）。烫狗脊也有这两个特征，只是质地酥脆，一掰就断（如图 2）。

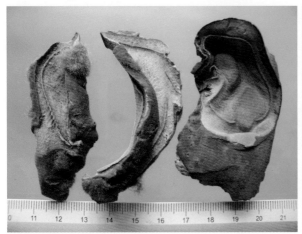 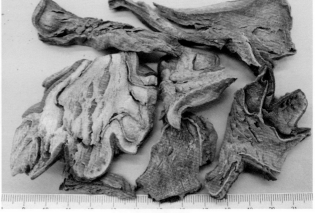

图 1 生狗脊片　　　　　　　　图 2 烫狗脊

304 / 卷柏 /

【药典摘要】

本品为卷柏科植物卷柏 *Selaginella tamariscina* （Beauv.）Spring 或垫状卷柏 *Selaginella pulvinata*（Hook. et Grev.）Maxim. 的干燥全草。全年均可采收，**除去须根和泥沙**，晒干。炮制：〔卷柏〕**除去残留须根及杂质**，洗净，切段，干燥。〔卷柏炭〕取净卷柏，照炒炭法炒至表面显焦黑色。

饮片性状：本品呈**蜷缩的段状**，枝扁而有分枝，**绿色或棕黄色，向内卷曲**，枝上密生鳞片状小叶。叶先端具长芒。**中叶（腹叶）两行，卵状矩圆形或卵状披针形，斜向或直向上排列，叶缘膜质，有不整齐的细锯齿或全缘**；背叶（侧叶）背面的膜质边缘常呈棕黑色。气微，味淡。

【说明】卷柏来货常是带须根的个子货，须根里泥土很多，肯定超过药典规定的 3%，不要收。应告知厂家要除去须根泥沙的枝叶（如图 1）。

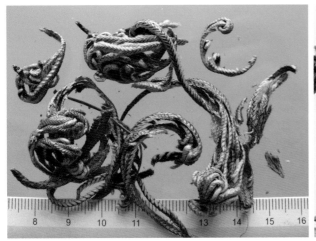

图 1 卷柏（除去须根杂质）

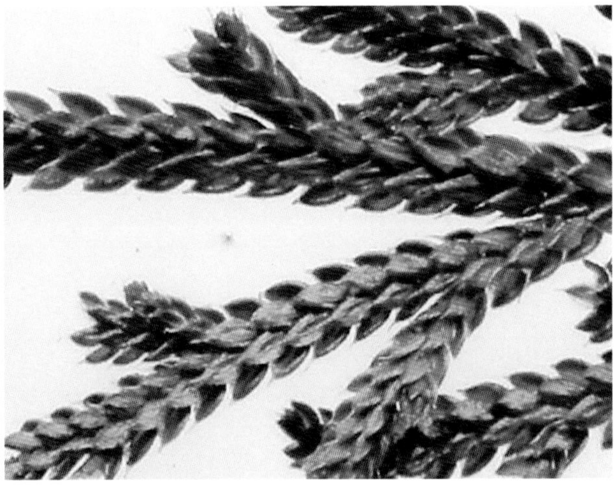

图 2 卷柏枝叶水浸放大

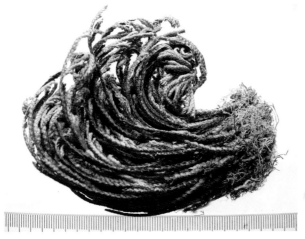

图 3 劣卷柏（带须根的个子）1

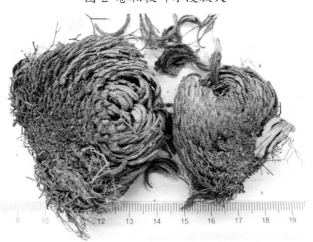

图 4 劣卷柏（带须根的个子）2

305 /炉甘石/

【药典摘要】

本品为碳酸盐类矿物方解石族菱锌矿，主含碳酸锌（$ZnCO_3$）。采挖后，洗净，晒干，除去杂石。炮制：［炉甘石］除去杂质，打碎。［煅炉甘石］取净炉甘石，照明煅法煅至红透，再照水飞法水飞，干燥。

性状：本品为块状集合体，呈不规则的块状。**灰白色或淡红色，表面粉性，无光泽，凹凸不平，多孔，似蜂窝状。体轻，易碎。气微，味微涩。**

鉴别：①取本品粗粉 1g，加稀盐酸 10ml，即泡沸，发生二氧化碳气体，导入氢氧化钠试液中，即生成白色沉淀。②取本品粗粉 1g，加稀盐酸 10ml 使溶解，滤过，滤液加亚铁氰化钾试液，即生成白色沉淀，或杂有微量的蓝色沉淀。

饮片：［煅炉甘石］本品呈白色、淡黄色或粉红色的粉末；体轻，质松软而细腻光滑。气微，味微涩。

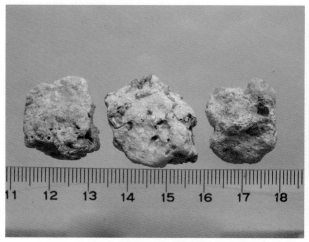

图 1 炉甘石

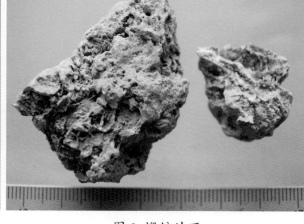

图 2 煅炉甘石

306 / 油松节 /

【药典摘要】

本品为松科植物油松 *Pinus tabulieformis* Carr. 或马尾松 *Pinus massoniana* Lamb. 的干燥**瘤状节或分枝节**。全年均可采收，锯取后阴干。

性状：本品呈扁圆节段状或不规则的块状，长短粗细不一，外表面黄棕色、灰棕色或红棕色，有时带有棕色至黑棕色油斑，或有残存的栓皮。质坚硬。横截面木部淡棕色，心材色稍深，可见**明显的年轮环纹，显油性；髓部小，淡黄棕色**。纵断面具纵直或扭曲纹理。**有松节油香气，味微苦、辛**。

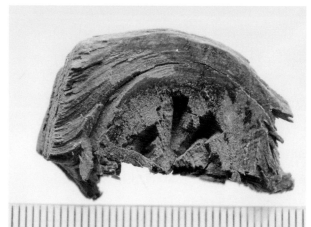

图 1 油松节（块状）

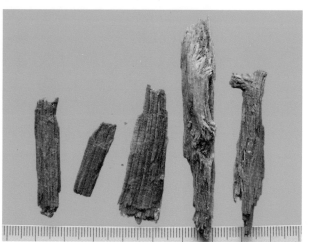

图 2 油松节（纵切）

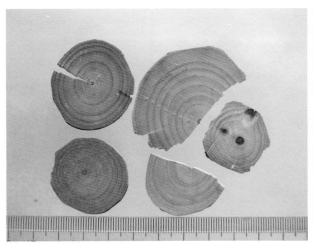

图 3 油松节片

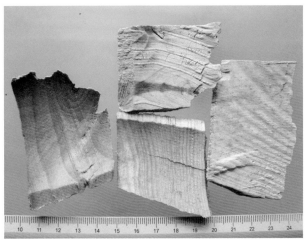

图 4 劣油松节（油少，气微）

307 / 泽兰 /

【药典摘要】

本品为唇形科植物毛叶地瓜儿苗 *Lycopus lucidus* Turcz. var. *hirtus* Regel 的干燥地上部分。夏、秋二季茎叶茂盛时采割，晒干。炮制：除去杂质，略洗，润透，切段，干燥。

饮片性状：本品呈不规则的段。茎方柱形，四面均有浅纵沟，表面黄绿色或带紫色，节处紫色明显，有白色茸毛。切面黄白色，中空。叶多破碎，展平后呈披针形或长圆形，边缘有锯齿。有时可见轮伞花序。气微，味淡。

【说明】图 1 可见泽兰原植物叶片特别多，又长又宽。所以泽兰饮片也是以叶为主，随处可见叶片的大锯齿。放大镜看叶两面有毛（如图 3）没有毛的应是伪品（如图 4），对光照有许多透亮的腺点。泽兰的茎空心占大部分，饮片经常见碎片（如图 2）。

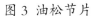

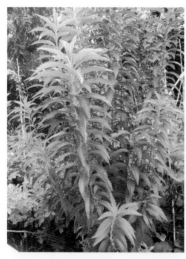

图 1 毛叶地瓜儿苗

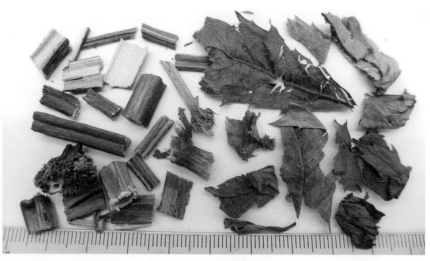

图 2 泽兰饮片

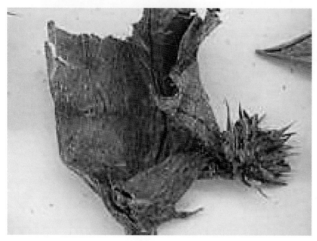

图 3 泽兰叶放大（示两面被短毛）

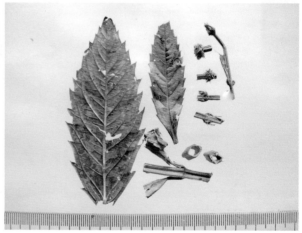

图 4 假泽兰（地瓜儿苗，叶无毛）

308 / 泽泻 /

【药典摘要】

本品为泽泻科植物泽泻 *Alisma orientale* （Sam.） Juzep. 的干燥块茎。冬季茎叶开始枯萎时采挖，洗净，干燥，除去须根和粗皮。炮制：［泽泻］除去杂质，稍浸，润透，切厚片，干燥。［盐泽泻］取泽泻片，照盐水炙法炒干。

饮片性状：本品呈圆形或椭圆形厚片。**外表皮淡黄色或淡黄棕色，可见细小突起的须根痕。切面黄白色至淡黄色，粉性，有多数细孔。**气微，味微苦。

［盐泽泻］本品形如泽泻片，**表面淡黄棕色或黄褐色，**偶见焦斑。味微咸。

【说明】（1）验收泽泻先看切面细孔（如图2），再用指甲轻划切面，很容易留下划痕。最后掰开，应不费劲。以前我们见过加增重粉的（如图3、4），没有细孔，质地坚硬，划、掰都费劲。现在已极少见了，但还是小心为好。

（2）泽泻切面常有一些长短不等或弯或直的条纹，水湿后更明显（如图3），这是叶迹维管束，是正常情况。

（3）正常泽泻闻着没什么气味，曾见有异味的炒泽泻（如图6），极易掰断，经了解是提取后再炒了。泽泻是许多成药的原料，提取得相当多。要防止残渣二次入药，验收泽泻真是个操心的事。

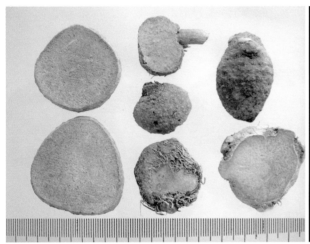

图1 泽泻

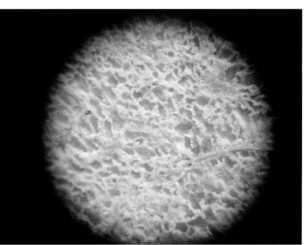

图2 泽泻切面放大（密布小孔）

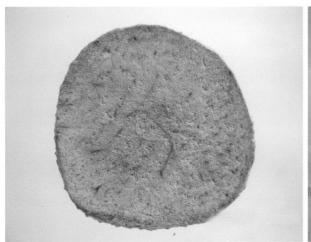

图3 泽泻（叶迹维管束）

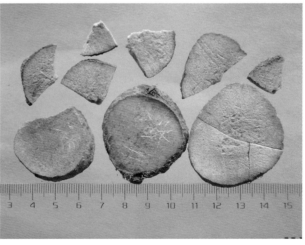

图4 劣泽泻1（加了增重粉，色浅，质地坚硬）

383

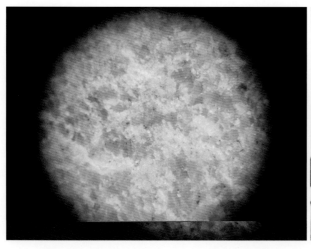

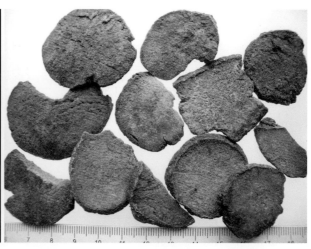

图4 泽泻1放大（小孔都被白色结晶填满）　　　图5 泽泻2（提取后又炒，有异味）

309 / 降香 /

【药典摘要】

本品为豆科植物降香檀 *Dalbergia odorifera* T.Chen 树干和根的干燥心材。全年均可采收，除去边材，阴干。炮制：除去杂质，劈成小块，碾成细粉或镑片。

性状：本品呈类圆柱形或不规则块状。**表面紫红色或红褐色，切面有致密的纹理。质硬，有油性。气微香，味微苦。**

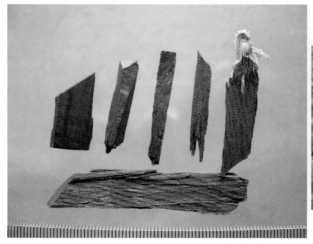

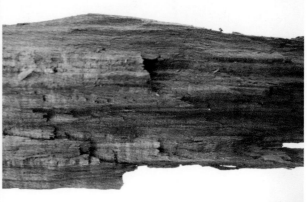

图1 降香（右边和下边的烧过，灰白色）　　　图2 降香放大

【说明】（1）好的降香红紫色中带有黑色条纹，剪出的平面在阳光下泛油亮光泽，火烧有油珠冒出（如图1、2）。

（2）药用降香都是做器具、工艺品的下脚料，属于红木类。目前市场上几乎没有100%的心材，顶多是70%～80%的心材卖到每千克400元。最便宜的边材占大部分，每千克十几元，价格相差甚多。降香的质量是中药里亟待解决的问题。

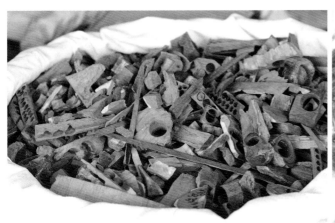

图3 降香（下脚料）

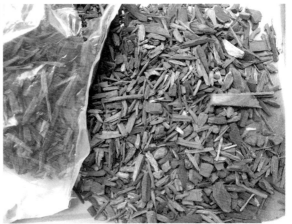

图4 劣降香（边材多）

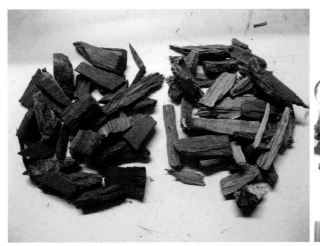

图5 劣降香（左：心材；右：边材）

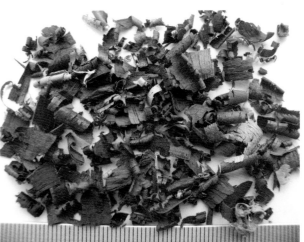

图6 劣降香（刨花）

310 / 细辛 /

【药典摘要】

本品为马兜铃科植物北细辛 *Asarum heterotropoides* Fr.Schmidt var. *mandshuricum*(Maxim.) Kitag. 、汉城细辛 *Asarum sieboldii* Miq. var. *seoulense* Nakai 或华细辛 *Asarum sieboldii* Miq. 的干燥根和根茎。前二种习称"辽细辛"。夏季果熟期或初秋采挖，除净地上部分和泥沙，阴干。炮制：除去杂质，喷淋清水，稍润，切段，阴干。

性状：本品呈不规则的段。根茎呈不规则圆形，外表皮灰棕色，有时可见环形的节。根细，表面灰黄色，平滑或具纵皱纹。切面黄白色或白色。气辛香，味辛辣、麻舌。

【说明】细辛的名字就是它的特征：根细（1～2mm）、气辛香味辛辣麻舌。根茎有分支和碗状茎痕。越香越麻舌的越好。

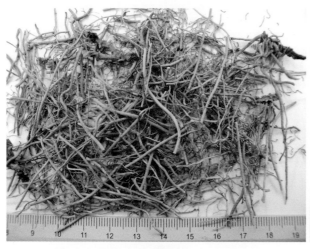

图 1 细辛

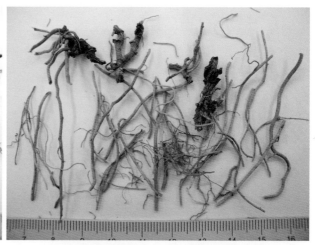

图 2 细辛（根茎及根）

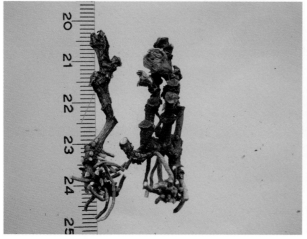

图 3 细辛根茎图

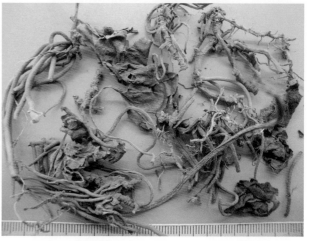

图 4 假细辛（疑为杜衡，根茎无分支及碗状茎痕，带叶）

311 / 珍珠 /

【药典摘要】

本品为珍珠贝科动物马氏珍珠贝 *Pteria martensii*（Dunker）、蚌科动物三角帆蚌 *Hyriopsis cumingii*（Lea）或褶纹冠蚌 *Cristaria plicata*（Leach）等双壳类动物受刺激形成的珍珠。自动物体内取出，洗净，干燥。炮制：［珍珠］洗净，晾干。［珍珠粉］取净珍珠，碾细，照水飞法制成最细粉。

性状：本品呈类球形、长圆形、卵圆形或棒形，**直径 1.5～8mm。表面类白色、浅粉红色、浅黄绿色或浅蓝色，半透明，光滑或微有凹凸，具特有的彩色光泽。质坚硬，破碎面显层纹。**气微，味淡。

鉴别：取本品，**置紫外光灯下观察，显浅蓝紫色或亮黄绿色荧光，通常环周部分较明亮。**

【说明】（1）药用珍珠多是形状不好或有破损不适合做装饰品的（如图1），过去也有做过装饰品打过孔的饰珠（如图2）。现在珍珠供过于求，伪品和饰珠都极少见了。

（2）珍珠伪品是在塑料圆核、充蜡玻璃圆核或贝壳磨成的圆核外，涂上仿珍珠光泽的涂料。鉴别方法：用两颗珍珠互相摩擦，感觉粗糙、沙涩，在耳边摩擦能听到轻微的沙沙声，稍用力可磨出珍珠粉的是真的珍珠。假珠互相摩擦时打滑，没有砂感，也不能磨出粉末。

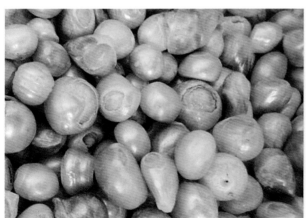

图1 珍珠（破损处有细密层纹）

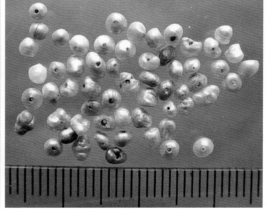

图2 珍珠（饰珠，做过装饰品的，现已少见）

【药典摘要】

本品为蚌科动物三角帆蚌 *Hyriopsis cumingii*（Lea）、褶纹冠蚌 *Cristaria plicata*（Leach）或珍珠贝科动物马氏珍珠贝 *Pteria martensii*（Dunker）的贝壳。去肉，洗净，干燥。炮制：［珍珠母］除去杂质，打碎。［煅珍珠母］取净珍珠母，照明煅法煅至酥脆。

性状：［三角帆蚌］略呈不等边四角形。壳面生长轮呈同心环状排列。后背缘向上突起，形成大的三角形帆状后翼。壳内面外套痕明显；前闭壳肌痕呈卵圆形，后闭壳肌痕略呈三角形。左右壳均具两枚拟主齿，左壳具两枚长条形侧齿，右壳具一枚长条形侧齿；具光泽。质坚硬。气微腥，味淡。

［褶纹冠蚌］呈不等边三角形。后背缘向上伸展成大型的冠。壳内面外套痕略明显，前闭壳肌痕大呈楔形，后闭壳肌痕呈不规则卵圆形，在后侧齿下方有与壳面相应的纵肋和凹沟。左、右壳均具一枚短而略粗后侧齿和一枚细弱的前侧齿，均无拟主齿。

［马氏珍珠贝］呈斜四方形，后耳大，前耳小，背缘平直，腹缘圆，生长线极细密，成片状。闭壳肌痕大，长圆形。具一凸起的长形主齿。

鉴别：①本品粉末类白色。不规则碎块，表面多不平整，呈明显的颗粒性，有的成层状结构，边缘多数为不规则锯齿状。棱柱形碎块少见，断面观呈棱柱状，断面大多平截，有明显的横向条纹，少数条纹不明显。②取本品粉末，加稀盐酸，即产生大量气泡，滤过，滤液显钙盐的鉴别反应。

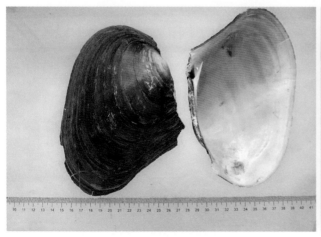

图 1 珍珠母

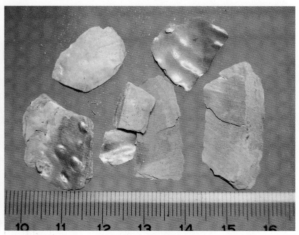

图 2 珍珠母饮片

【说明】珍珠母是珍珠养殖珠业的下脚料，价极低廉却仍有伪品。因能产珍珠的蚌有数十种，1977年药典曾记载了6种原动物，1985版以后的药典虽把原动物种类数量缩减成3种，但市场的惯性一直延续着。来货都是碎片或煅制品，看不到药典描述特征。至今还有用其他珍珠贝壳打碎后或掺入正品，不易区别。我们只是要层薄的（如图2），厚的贝壳砸碎不分层的（如图5、6）不收。

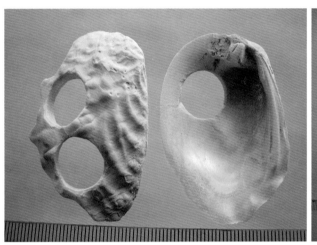

图3 假珍珠母1（制作纽扣的下脚料）

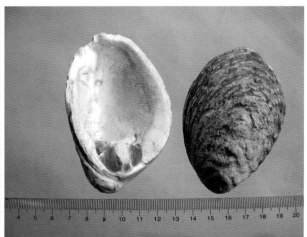

图4 假珍珠母2

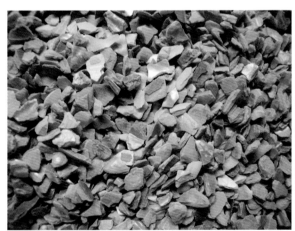

图5 假珍珠母饮片

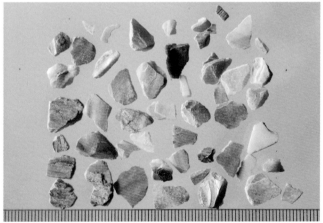

图6 假珍珠母饮片

9画

389

【药典摘要】

本品为唇形科植物荆芥 *Schizonepeta tenuisfolia* Briq. 的干燥地上部分。夏、秋二季花开到顶、穗绿时采割，除去杂质，晒干。炮制：除去杂质，喷淋清水，洗净，润透，于50℃烘1小时，切段，干燥。

饮片性状：本品呈不规则的段。茎呈方柱形，表面淡黄绿色或淡紫红色，被短柔毛。切面类白色。叶多已脱落。穗状轮伞花序。气芳香，味微涩而辛凉。

/ 荆芥炭 /

【药典摘要】

本品为荆芥的炮制加工品。

制法：取荆芥段，照炒炭法炒至表面焦黑色，内部焦黄色，喷淋清水少许，熄灭火星，取出，晾干。

性状：本品呈不规则段，长5mm。全体黑褐色。茎方柱形，体轻，质脆，断面焦褐色。叶对生，多已脱落。花冠多脱落，宿萼钟状。略具焦香气，味苦而辛。

【说明】（1）按药典，荆芥的来源包括茎、叶和花穗（如图1），但实际上来货都是茎叶为主，花穗很少或没有花穗（荆芥穗价格高于荆芥）。由于饮片切制后要过筛使药洁净，同时也就将绝大部分碎成粉末的叶也筛掉了（荆芥的叶子细薄深裂干后极易碎，见图1），所以我们看到的荆芥几乎都是茎了（如图2、3）。这显然是不符合药典的，但却是现在的实际情况。

（2）荆芥茎细、实心，方形的四角厚实而四边薄，切制时受压常纵向破裂。所以荆芥饮片多碎裂，一眼望去白花花一片（白色髓部，如图2、3）。抓一把嗅之微有香气，捏一点荆芥饮片底部的绿色粉末（叶）搓一下，有浓香似薄荷。

（3）荆芥的茎基本是方形，但靠近底面的一段（10cm左右）却是圆形的，所以在饮片中见到少许圆形茎也属正常。但圆形茎占了饮片一半或更多，那就是明显掺假了。曾见过有用圆茎多叶无香气的饮片冒充荆芥（如图5）。

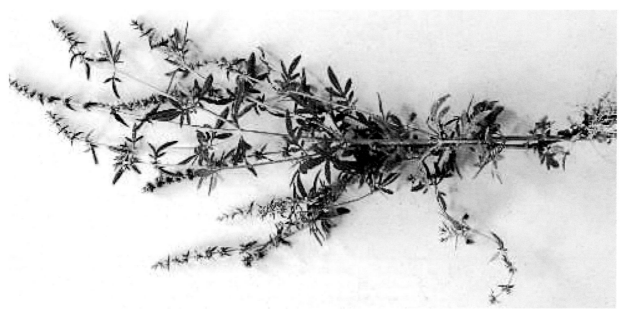

图 1 荆芥全株（鲜）

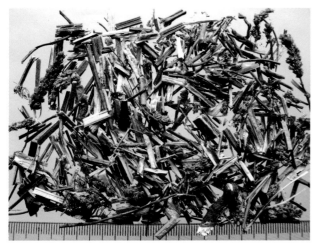

图 2 荆芥（穗少且黄，无叶）

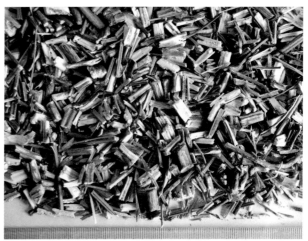

图 3 荆芥（全是茎）

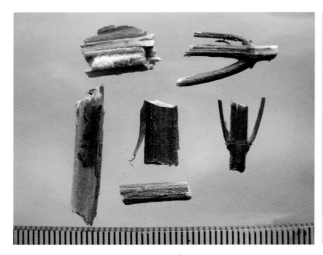

图 4 荆芥炭

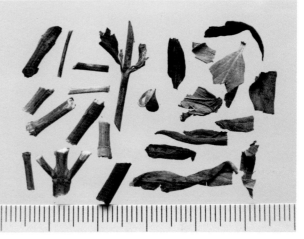

图 5 假荆芥（黄芩茎叶）

【药典摘要】

本品为唇形科植物荆芥 *Schizonepeta tenuisfolia* Briq. 的干燥花穗。夏、秋二季花开到顶、穗绿时采摘，除去杂质，晒干。

性状：本品穗状轮伞花序呈圆柱形，长 3 ~ 15cm，直径约 7mm。花冠多脱落，**宿萼黄绿色，**钟形，质脆易碎，内有棕黑色小坚果。**气芳香，味微涩而辛凉。**

荆芥穗炭

【药典摘要】

本品为荆芥穗的炮制加工品。

制法：取荆芥穗段，照炒炭法炒至**表面黑褐色，**内部焦黄色，喷淋清水少许，熄灭火星，取出，晾干。

性状：本品为不规则的段，长约 15mm。表面黑褐色，花冠多脱落，宿萼钟状，先端 5 齿裂，黑褐色。小坚果棕黑色。**具焦香气，**味苦而辛。

【说明】荆芥穗和荆芥穗炭中有长条的杆，是花序脱落后的花序轴，不是杂质。收货要黄绿色，气浓香的，棕色气微的不收。

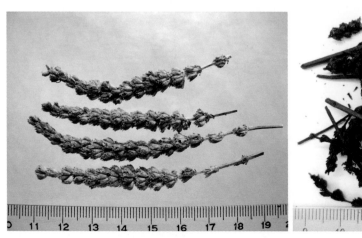

图 1 荆芥穗

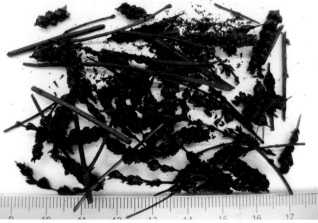

图 2 荆芥穗炭

315 / 茜草 /

【药典摘要】

本品为茜草科植物茜草 *Rubia cordifolia* L. 的干燥**根和根茎**。春、秋二季采挖，除去泥沙，干燥。炮制：〔茜草〕除去杂质，洗净，润透，切**厚片或段**，干燥。〔茜草炭〕取茜草片或段，照炒炭法炒至表面焦黑色。

饮片性状：〔茜草〕本品呈不规则的厚片或段。根呈圆柱形，**外表皮红棕色或暗棕色，具细纵纹；皮部脱落处呈黄红色。切面皮部狭，紫红色，木部宽广，浅黄红色，导管孔多数。气微，味微苦，久嚼刺舌。**

〔茜草炭〕本品形如茜草片或段，表面黑褐色，内部棕褐色。气微，味苦、涩。

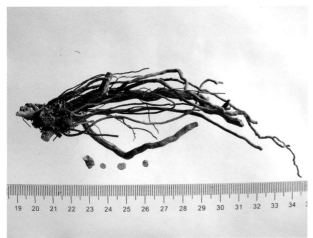

图 1 茜草个（根粗细相差较大）

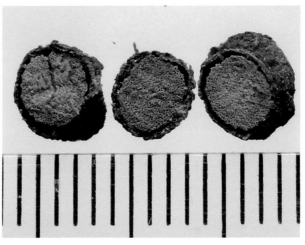

图 2 茜草饮片放大（导管孔多数，散在）

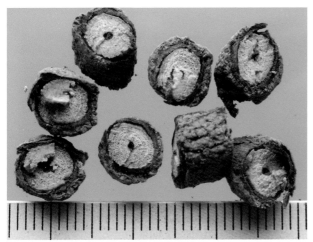

图 3 假茜草 1 放大（中央有小孔，导管孔排列成环）

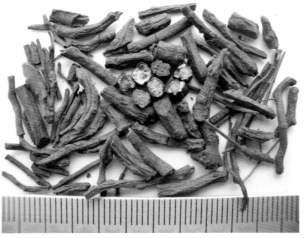

图 4 假茜草 2（其他植物根染色，断面放射状纹理）

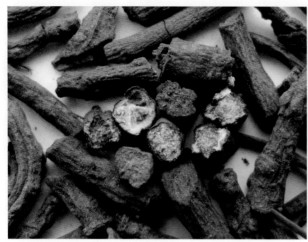

图5 假茜草2放大

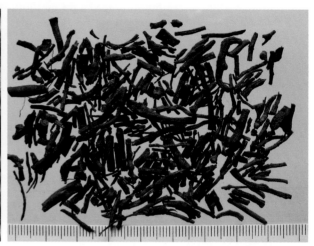

图6 假茜草3（牡丹细根染色，断面无小孔）

316/荜茇/

【药典摘要】

本品为胡椒科植物荜茇 *Piper longum* L. 的干燥近成熟或成熟果穗。果穗由绿变黑时采收，除去杂质，晒干。

性状：本品呈圆柱形，稍弯曲，由多数小浆果集合而成，长1.5~3.5cm，直径0.3~0.5cm。**表面黑褐色或棕色，**有斜向排列整齐的小突起，基部有果穗梗残存或脱落。质硬而脆，易折断，断面不整齐，颗粒状。小浆果球形，直径约0.1cm。**有特异香气，味辛辣。**

【说明】荜茇的气味是质量标志，越香越辣就越好。

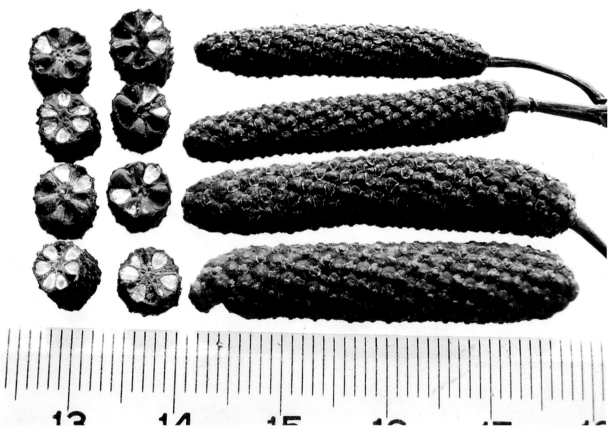

图 1 荜茇（左：横断面；右：完整果穗）

317／荜澄茄／

【药典摘要】

本品为樟科植物山鸡椒 *Litsea cubeba*（Lour.）Pers. 的干燥成熟果实。秋季果实成熟时采收，除去杂质，晒干。

性状：本品呈类球形，直径 4 ~ 6mm。表面棕褐色至黑褐色，有**网状皱纹。基部偶有宿萼和细果梗**。除去外皮可见硬脆的果核，种子 1，子叶 2，黄棕色，**富油性。气芳香，味稍辣而微苦**。

【说明】荜澄茄很少用，故陈货多。验货时要闻、尝，没香气的不要，没辣味的不要。

9 画

395

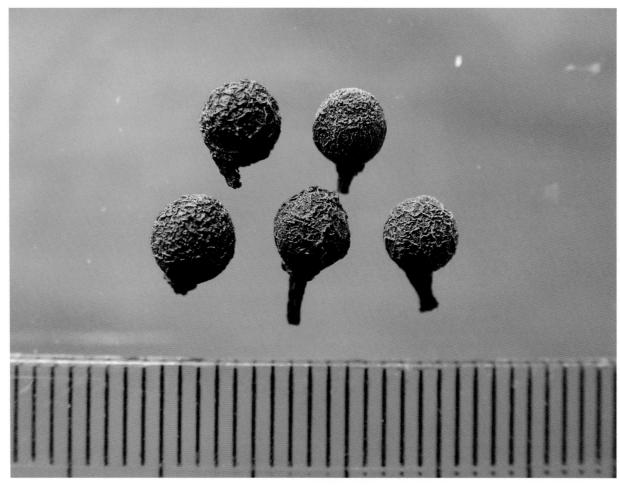

图 1 荜澄茄

318 / 草乌 /

【药典摘要】

　　本品为毛茛科植物北乌头 *Aconitum kusnezoffii* Reichb. 的干燥块根。秋季茎叶枯萎时采挖，除去须根和泥沙，干燥。炮制：[生草乌] 除去杂质，洗净，干燥。

　　性状：本品呈不规则长圆锥形，略弯曲，长 2 ~ 7cm，直径 0.6 ~ 1.8cm。顶端常有残茎和少数不定根残基，有的顶端一侧有一枯萎的芽，一侧有一圆形或扁圆形不定根残基。**表面灰褐色或黑棕褐色，皱缩**，有纵皱纹、点状须根痕及数个瘤状侧根。质硬，断面灰白色或暗灰色，**有裂隙**，形成层环纹多角形或类圆形，髓部较大或中空。气微，味辛辣、麻舌。

/制草乌/

【药典摘要】

本品为草乌的炮制加工品。

制法：取草乌，大小个分开，用水浸泡至内无干心，取出，加水煮至取大个切开内无白心、口尝微有麻舌感时，取出，晾至六成干后切薄片，干燥。

性状：本品呈不规则圆形或近三角形的片。表面黑褐色，有灰白色多角形形成层环和点状维管束，并有空隙，周边皱缩或弯曲。质脆。气微，味微辛辣，稍有麻舌感。

【说明】（1）全国有十几种乌头属植物的根在当草乌用，按药典，除北乌头外都是伪品。但这些伪品草乌（包括野生乌头甚至家种乌头的母根）性状相似，不易区别。当前饮片厂是全国采购集中生产，制草乌也难免品种混杂，只能测含量定正品。

（2）销售单位只进制草乌，主要与制川乌鉴别。我们掌握的要点是：①草乌瘪瘦，表面多纵沟；而川乌饱满，表面浅皱纹。②草乌的须根粗细基本一致如铁丝状；川乌的须根基部粗末端细，侧面看像三角形。③草乌切面的木质部由较长的白点或短线组成，形成较宽的环带；川乌的木质部环是细小的白点组成较窄的环。

（3）制草乌现在问题不少。①假药：其他植物的根茎及根切片、染色冒充（如图3）。②劣药：常带有地上茎（如图4），也有染色的（如图5、6），看不清白色的木质环。

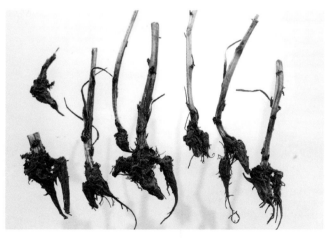

图1 草乌个（带太长的地上茎）

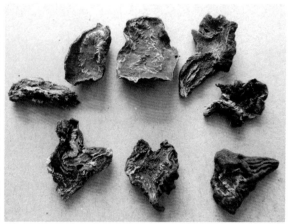

图2 制草乌

9 画

397

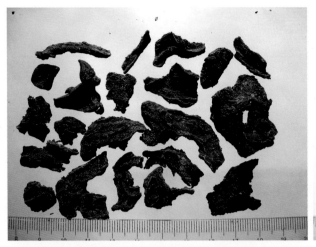

图 3 假草乌（其他植物根切片染色）

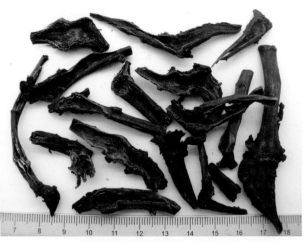

图 4 劣制草乌（含大量空心的地上茎）

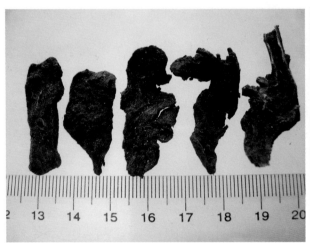

图 5 劣制草乌（染色）

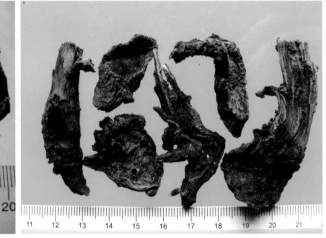

图 6 劣制草乌（地上茎切片染色）

319／草乌叶／

【药典摘要】

本品系蒙古族习用药材。为毛茛科植物北乌头 *Aconitum kusnezoffii* Reichb. 的干燥叶。夏季叶茂盛花未开时采收，除去杂质，及时干燥。

性状：本品多皱缩卷曲、破碎。完整叶片展平后呈卵圆形，3 全裂，长 5～12cm，宽 10～17cm；灰绿色或黄绿色；中间裂片菱形，渐尖，近羽状深裂；侧裂片 2 深裂；小裂片披针形或卵状披针形。**上表面微被柔毛，下表面无毛；叶柄长 2～6cm，质脆。气微，味微咸、辛。**

【说明】草乌叶是近年药典新收载的品种，我们还没见有中医开这个药。图1、2是我们以前采的标本，图3、4是从药市冷背药专卖店取的样品。草乌叶极易碎，但从突出的叶脉、味微咸辛仍可识别。这药不常用也不贵，应该没假的。

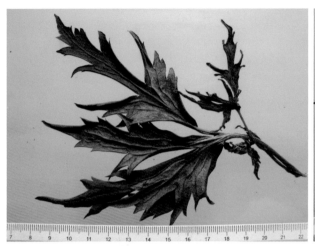

图 1 草乌叶（下表面）

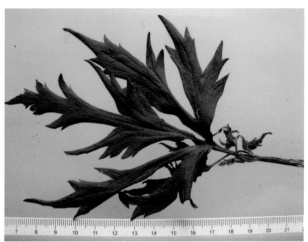

图 2 草乌叶（上表面）

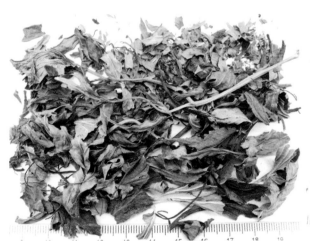

图 3 草乌叶商品

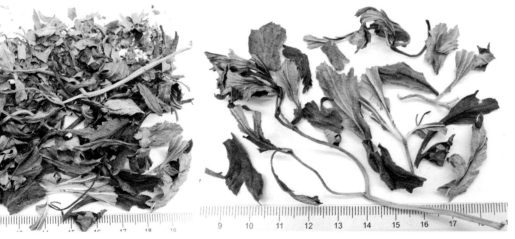

图 4 草乌叶商品放大

320 / 草豆蔻 /

【药典摘要】

　　本品为姜科植物草豆蔻 *Alpinia katsumadai* Hayata 的干燥近成熟种子。夏、秋二季采收，晒至九成干，或用水略烫，晒至半干，除去果皮，取出种子团，晒干。

　　性状：本品为类球形的种子团，**直径 1.5 ～ 2.7cm**。表面灰褐色，中间有黄白色的隔膜，将种子团分成 3 瓣，**每瓣有种子多数，**粘连紧密，种子团略光滑。种子为卵圆状多面体，长 3 ～ 5mm，直径约 3mm，**外被淡棕色膜质假种皮，种脊为一条纵沟，**一端有种脐；质硬，将种子沿种脊纵剖两瓣，纵断面观呈斜心形，种皮沿种脊向内伸入部分约占整个表面积的 1/2；胚乳灰白色。**气香，味辛、微苦。**

　　【说明】（1）草豆蔻每粒种子上有一条纵沟，像刀切的一样（如图 2），是它的特征。

　　（2）验收草豆蔻要尝，有咸味的，辛辣味极淡或无味的不收。很可能是已当调料煮过，干燥后二次入药的残渣（如图 4），外观上不容易看出来。

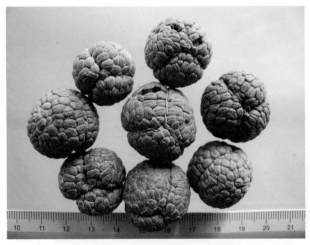

图 1 草豆蔻种子团

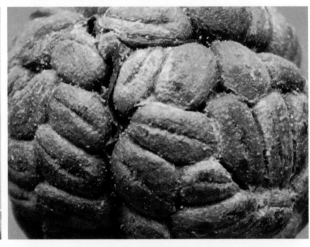

图 2 草豆蔻种子团局部

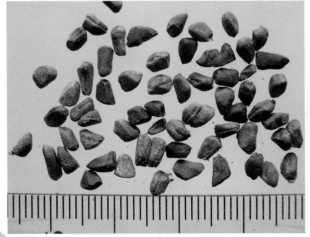

图 3 草豆蔻种子

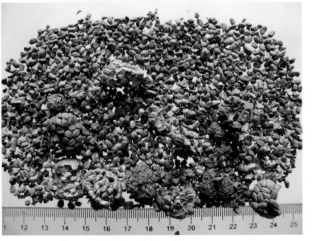

图 4 劣草豆蔻

321 / 草果 /

【药典摘要】

本品为姜科植物草果 *Amomum tsao-ko* Crevost et Lemaire 的干燥成熟果实。秋季果实成熟时采收，除去杂质，晒干或低温干燥。炮制：[草果仁]取草果，照清炒法炒至焦黄色并微鼓起，去壳，取仁。用时捣碎。[姜草果仁]取净草果仁，照姜汁炙法炒干。用时捣碎。

性状：本品呈长椭圆形，具三钝棱，**长 2～4cm，直径 1～2.5cm。表面灰棕色至红棕色，具纵沟及棱线，顶端有圆形突起的柱基，基部有果梗或果梗痕。**果皮质坚韧，易纵向撕裂。剥去外皮，中间有黄棕色隔膜，将种子团分成 3 瓣，每瓣有种子多为 8～11 粒。种子呈圆锥状多面体，直径约 5mm；表面红棕色，外被灰白色膜质的假种皮，**种脊为一条纵沟，尖端有凹状的种脐；**质硬，胚乳灰白色。**有特异香气，味辛、微苦。**

[草果仁]本品呈圆锥状多面体，直径约 5mm；表面棕色至红棕色，有的可见外被残留灰白色膜质的假种皮。种脊为一条纵沟，尖端有凹状的种脐。胚乳灰白色至黄白色。有特异香气，味辛、微苦。

[姜草果仁]本品形如草果仁，棕褐色，偶见焦斑。有特异香气，味辛辣、微苦。

【说明】（1）药典规定的饮片是要去壳的草果仁（如图 2、3），但草果来货都是带皮壳的（如图 1）。若只要仁每千克得贵几十元，商家大多不要。谁要仁谁的药就比别家贵不好卖，于是草果带壳就成了行业潜规则。

（2）刮去草果种子的假种皮，每个种子的大头上有一个圆形的凹窝，凹窝连着一条细沟直达种子尖端的种脐。种子气香特异，味辣微苦。这些特征独一无二，草果即使粉碎也很容易辨认。

（3）草果也是调味品，笔者也曾发现用煮过的草果残渣干燥入药的（如图 4），带壳但破开，香气、辣味甚微，口尝有咸味。

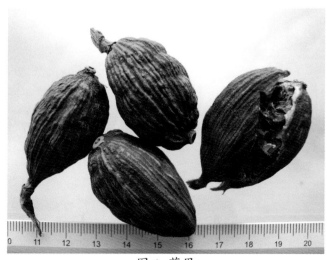

图 1 草果

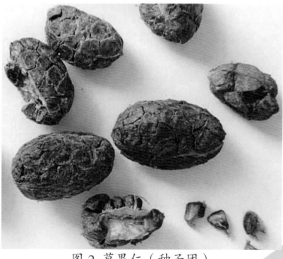

图 2 草果仁（种子团）

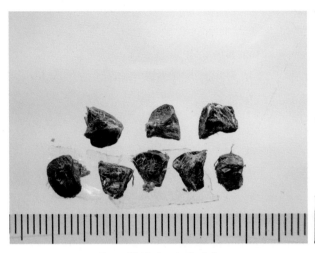
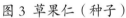

图 3 草果仁（种子）

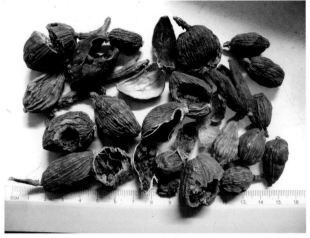

图 4 劣草果

322 / 茵陈 /

【药典摘要】

　　本品为菊科植物滨蒿 *Artemisia scoparia* Waldst. et Kit. 或茵陈蒿 *Artemisia capillaris* Thunb. 的干燥地上部分。春季幼苗高 6 ~ 10cm 时采收或秋季花蕾长成至花初开时采割，除去杂质和老茎，晒干。春季采收的习称"绵茵陈"，秋季采割的称"花茵陈"。炮制：除去残根和杂质，搓碎或切碎。绵茵陈筛去灰屑。

　　性状：［绵茵陈］多**卷曲成团状，灰白色或灰绿色，全体密被白色茸毛，绵软如茸**。茎细小，长 1.5 ~ 2.5cm，直径 0.1 ~ 0.2cm，除去表面白色茸毛后可见明显纵纹；质脆，易折断。叶具柄；展平后叶片呈一至三回羽状分裂，叶片长 1 ~ 3cm，宽约 1cm；**小裂片卵形或稍呈倒披针形、条形，先端锐尖**。气清香，味微苦。

　　［花茵陈］茎呈圆柱形，多分枝，长 30 ~ 100cm，直径 2 ~ 8mm；表面淡紫色或紫色，有纵条纹，被短柔毛；体轻，质脆，断面类白色。叶密集，或多脱落；下部叶二至三回羽状深裂，裂片条形或细条形，两面密被白色柔毛；茎生叶一至二回羽状全裂，基部抱茎，裂片细丝状。头状花序卵形，多数集成圆锥状，长 1.2 ~ 1.5mm，直径 1 ~ 1.2mm，有短梗；总苞片 3 ~ 4 层，卵形，苞片 3 裂；外层雌花 6 ~ 10 个，可多达 15 个，内层两性花 2 ~ 10 个。瘦果长圆形，黄棕色。气芳香，味微苦。

【说明】（1）绵茵陈呈绒团状，小叶的末端小卵形或条形，密布细短茸毛（如图2）。药典说"气清香"，实际上干品几乎没有香气，就看叶片可鉴定。

（2）药典规定绵茵陈是用地上部分，带根的属于劣药（如图3）。绵茵陈来货常未经水洗，撕开尘土飞扬。杂质（泥土）超过3%就为劣药。

（3）1990版药典增加了秋季采收的"茵陈蒿"（2010版改称花茵陈），至今近30年，市场仍没有这种商品。图4是我们自己采制的标本，茵陈来货都是幼苗（绵茵陈）。

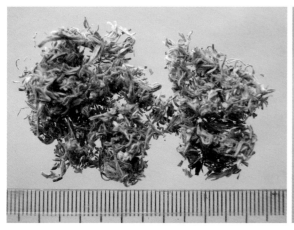

图 1 绵茵陈

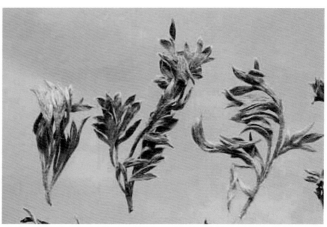

图 2 茵陈叶放大

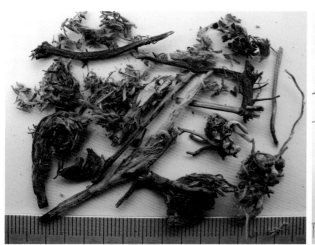

图 3 劣绵茵陈（带根）

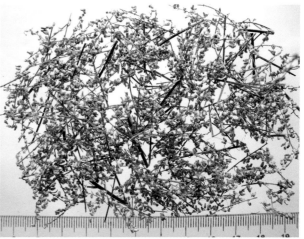

图 4 花茵陈（样品）

9 画

403

【药典摘要】

本品为多孔菌科真菌茯苓 *Poria cocos*（Schw.）Wolf 的干燥菌核。多于 7—9 月采挖，挖出后除去泥沙，堆置"发汗"后，摊开晾至表面干燥，再"发汗"，反复数次至现皱纹、内部水分大部散失后，阴干，称为"茯苓个"；或将鲜茯苓按不同部位切制，阴干，分别称为"茯苓块"和"茯苓片"。炮制：取茯苓个，浸泡，洗净，润后稍蒸，及时削去外皮，切制成块或切厚片，晒干。

性状：［茯苓个］呈类球形、椭圆形、扁圆形或不规则团块，大小不一，外皮薄而粗糙，棕褐色至黑褐色，有明显的皱缩纹理。体重，质坚实，断面颗粒性，有的具裂隙，**外层淡棕色，内部白色，少数淡红色，有的中间抱有松根。**气微，味淡，**嚼之粘牙。**

［茯苓块］为去皮后切制的茯苓，呈立方块状或方块状厚片，大小不一。白色、淡红色或淡棕色。

［茯苓片］为去皮后切制的茯苓，呈不规则厚片，厚薄不一。白色、淡红色或淡棕色。

鉴别：取本品粉末少量，加碘化钾碘试液 1 滴，显深红色。

/茯苓皮/

【药典摘要】

本品为多孔菌科真菌茯苓 *Poria cocos*（Schw.）Wolf 菌核的干燥外皮。多于 7—9 月采挖，加工"茯苓片""茯苓块"时，收集削下的外皮，阴干。

性状：本品呈长条形或不规则块片，大小不一。**外表面棕褐色至黑褐色，有疣状突起，内面淡棕色并常带有白色或淡红色的皮下部分。质较松软，略具弹性。气微、味淡，嚼之粘牙。**

【说明】（1）茯苓的特点主要有：①嚼之粘牙；②遇碘液不变色（不含淀粉）；③很难透水，茯苓由菌丝相互缠绕构成，其中许多是疏水性化学成分。在冷水中泡20 分钟也只能浸透薄薄一层。验收中遇到过淀粉造的假茯苓，嚼之不粘牙，滴上碘伏变黑色（如图 4），极易吸水，冷水泡 10 分钟开始分解，20 分钟溃散（如图 5）。

（2）茯苓皮容易带砂土等杂质（如图 7），注意检验。

（3）赤茯苓是贴近茯苓皮的部分（如图 2），市场上不多见，价格也比白茯苓便宜得多。

（4）茯神是有木心（松根）的茯苓，虽然药典没有单列茯神，但实际用得很多，价格也比茯苓高出一倍。有人为在茯苓中插入木心作假，细看木心周围颜色、质地与其他地方不同（如图 8）。

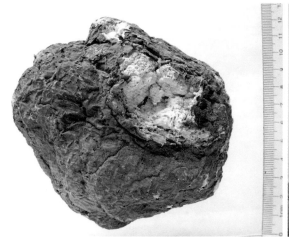

图 1 茯苓个

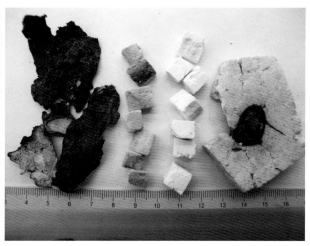

图 2 左起：茯苓皮、赤茯苓、白茯苓、茯神

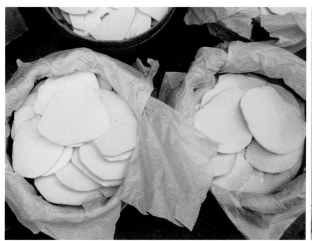

图 3 茯苓片

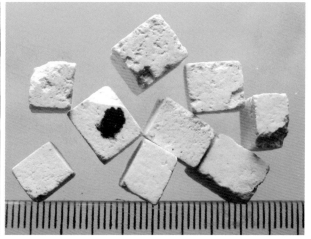

图 4 假茯苓（淀粉类压制，滴碘伏处变黑色）

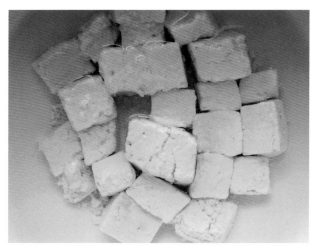

图 5 假茯苓（水浸泡 10 分钟出现裂纹）

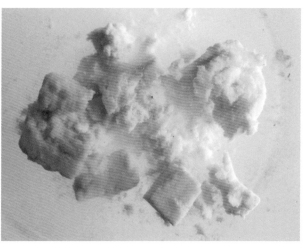

图 6 假茯苓（水浸 20 分钟溃散）

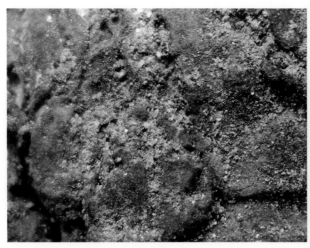

图 7 茯苓皮局部放大（杂质）

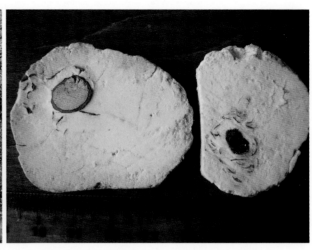

图 8 茯神（怀疑是在茯苓中插树根）

324 / 茺蔚子 /

【药典摘要】

本品为唇形科植物益母草 *Leonurus japonicus* Houtt. 的干燥成熟果实。秋季果实成熟时采割地上部分，晒干，打下果实，除去杂质。炮制：［炒茺蔚子］取净茺蔚子，照清炒法炒至有爆裂声。

性状：本品呈三棱形，长 2 ~ 3mm，宽约 1.5mm。表面灰棕色至灰褐色，有深色斑点，一端稍宽，平截状，另一端渐窄而钝尖。果皮薄，子叶类白色，富油性。气微，味苦。

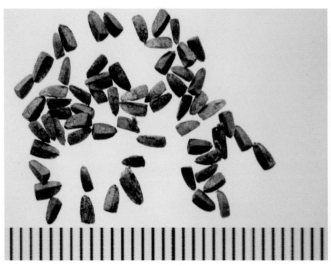

图 1 茺蔚子

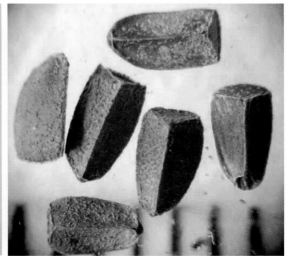

图 2 茺蔚子放大

325 /胡芦巴/

【药典摘要】

本品为豆科植物胡芦巴 *Trigonella foenum-graecum* L. 的干燥成熟种子。夏季果实成熟时采割植株，晒干，打下种子，除去杂质。炮制：[胡芦巴]除去杂质，洗净，干燥。[盐胡芦巴]取净胡芦巴，照盐水炙法炒至鼓起，微具焦斑，有香气溢出时，取出，静置待凉。用时捣碎。

性状：本品略呈**斜方形或矩形，长 3 ~ 4mm，宽 2 ~ 3mm，厚约 2mm。表面黄绿色或黄棕色，平滑，两侧各具一深斜沟**，相交处有点状种脐。质坚硬，不易破碎。**种皮薄，胚乳呈半透明状，具黏性**；子叶 2，淡黄色，胚根弯曲，肥大而长。气香，味微苦。

[盐胡芦巴]本品形如胡芦巴，表面黄棕色至棕色，偶见焦斑。略具香气，味微咸。

【说明】胡芦巴容易辨认，至今我们还没见过假的。将胡芦巴用热水浸泡，有黏滑感。

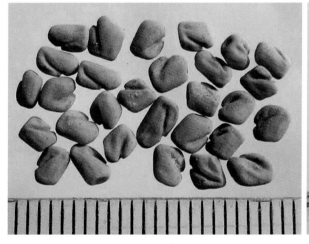

图 1 胡芦巴

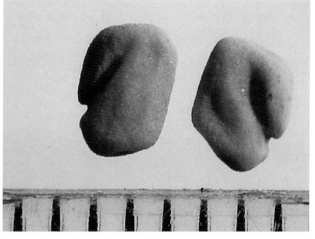

图 2 胡芦巴放大

326 /胡黄连/

【药典摘要】

本品为玄参科植物胡黄连 *Picrorhiza scrophulariiflora* Pennell 的干燥根茎。秋季采挖，除去须根和泥沙，晒干。炮制：除去杂质，洗净，润透，切薄片干燥或用时捣碎。

性状：本品呈圆柱形，略弯曲，偶有分枝，长 3 ~ 12cm，**直径 0.3 ~ 1cm，表面灰棕色至暗棕色，粗糙，有较密的环状节**，具稍隆起的芽痕或根痕，上端密被暗棕色鳞片状的叶柄残基。体轻，质硬而脆，易折断，**断面略平坦**，淡棕色至暗棕色，木部有 4 ~ 10 个类白色点状维管束排列成环。气微，味极苦。

9 画

407

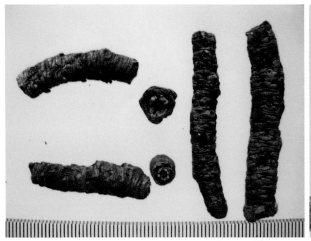

图 1 胡黄连个

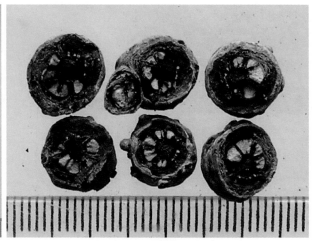

图 2 胡黄连饮片

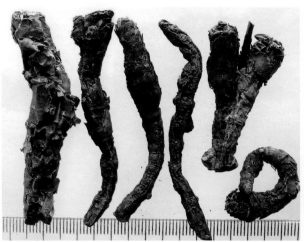

图 3 几种假胡黄连个

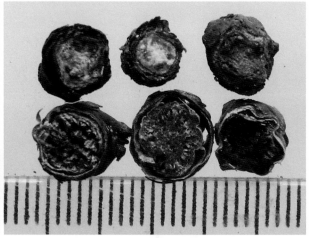

图 4 几种假胡黄连横断面

327 / 胡椒 /

本品为胡椒科植物胡椒 *Piper nigrum* L. 的干燥近成熟或成熟果实。秋末至次春果实呈暗绿色时采收，晒干，为黑胡椒；果实变红时采收，用水浸渍数日，擦去果肉，晒干，为白胡椒。

性状：［黑胡椒］**呈球形，直径 3.5 ~ 5mm，表面黑褐色，具隆起网状皱纹，**顶端有细小花柱残迹，基部有自果轴脱落的疤痕。质硬，外果皮可剥离，内果皮灰白色或淡黄色。断面黄白色，粉性，中有小空隙。**气芳香，味辛辣。**

［白胡椒］**表面灰白色或淡黄白色，平滑，顶端与基部间有多数浅色线状条纹。**

鉴别：取本品粉末少量，加硫酸1滴，显红色，渐变红棕色，后转棕褐色。

【说明】胡椒的气、味越浓越好。假白胡椒没有香气，常掺在白胡椒里，仔细查看不难区别。

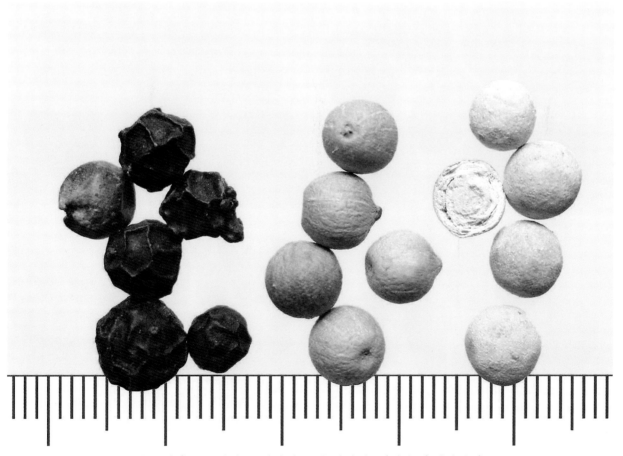

图 1 左起：黑胡椒、白胡椒、假白胡椒（淀粉滚的水丸）

【药典摘要】

本品为无患子科植物荔枝 *Litchi chinensis* Sonn. 的干燥成熟种子。夏季采摘成熟果实，除去果皮和肉质假种皮，洗净，晒干。炮制：[荔枝核]用时捣碎。[盐荔枝核]取净荔枝核，捣碎，照盐水炙法炒干。

性状：本品呈**长圆形或卵圆形，略扁，长 1.5 ~ 2.2cm，直径 1 ~ 1.5cm**。表面棕红色或紫棕色，平滑，有光泽，略有凹陷及细波纹，一端有类圆形黄棕色的种脐，直径约 7mm。质硬。子叶 2，棕黄色。气微，味微甘、苦、涩。

【说明】荔枝的品种很多，药典只规定大核入药，图 1 和图 2 左边的是符合药典的荔枝核。图 2 右边的和图 3 的也是荔枝的核，但形状细长或扁圆锥形，长大多不足 1.5cm，直径不足 1cm，有的颜色是暗红紫色（如图 3），都不符合药典规定。近年来这样的小荔枝核渐多，常与大荔枝核混掺，应视为劣药。图 4 的荔枝核不仅大小有别，而且瘪瘦皱缩，不符合药典表面"平滑"的要求，定为劣药。

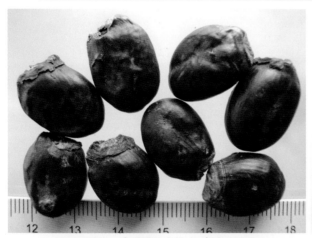

图 1 荔枝核（棕红色）

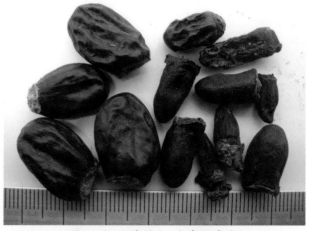

图 2 大小荔枝核（紫棕色）

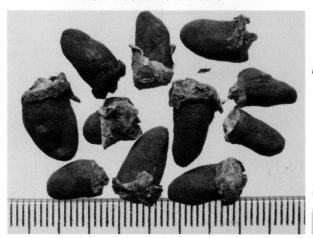

图 3 劣荔枝核 1（形状、大小、颜色都不符合药典）

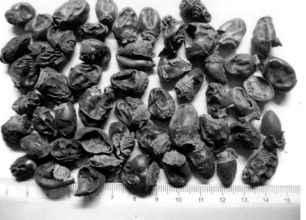

图 4 劣荔枝核 2

329 /南五味子/

【药典摘要】

本品为木兰科植物华中五味子 *Schisandra sphenanthera* Rehd. et Wils. 的干燥成熟果实。秋季果实成熟时采摘，晒干，除去果梗和杂质。炮制：[南五味子]除去杂质。用时捣碎。[醋南五味子]取净南五味子，照醋蒸法蒸至黑色。用时捣碎。

性状：本品呈球形或扁球形，**直径 4～6mm。表面棕红色至暗棕色，干瘪，皱缩，果肉常紧贴于种子上**。种子1～2，肾形，表面棕黄色，有光泽，种皮薄而脆。果肉气微，**味微酸**。

醋南五味子：本品形如南五味子，**表面棕黑色**，油润，稍有光泽。微有醋香气。

【说明】（1）两种五味子区别。①大小：南五味子直径4～6mm，比五味子（5～8mm）小。两者数值有交叉，我们看多数。尤其是北五味子4mm的极少，而南五味子一般没有8mm的。②南五味子表面棕红色至暗棕色（以棕色为主），干瘪无光泽。而北五味子表面红色、紫红色或暗红色（以红色为主），柔软油润有光泽，有的有"白霜"。③南五味子表面皱褶较低较少，大多能明显看出种子的轮廓。这是因为南五味的果肉薄，紧贴在种子上（如图1）。而北五味子果肉厚，皱褶较高，经常看不清种子的轮廓（如图6）。④南五味子种子圆肾形，光泽不强，表面小突起明显（如图3、4）。而北五味种子长肾形，表面光泽较强，较平滑，小突起不太明显（如图6）。⑤南五味子果肉微酸，而北五味子果肉酸味明显。

（2）注意南五味子提取残渣（如图5）：表面棕褐色。果肉硬，干枯，较酥，易搓碎。气微，味淡。

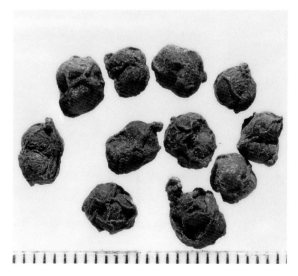

图1 南五味子

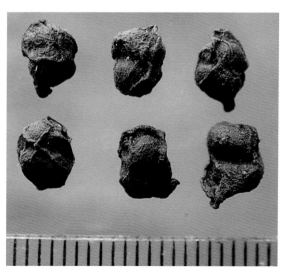

图2 醋南五味子

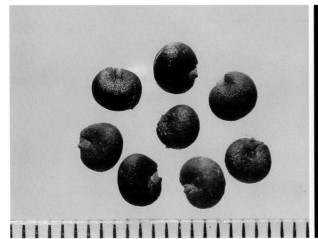

图 3 南五味子种子

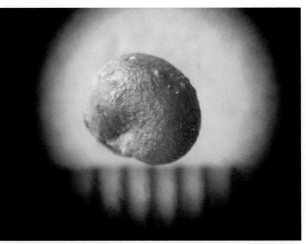

图 4 南五味子种子放大

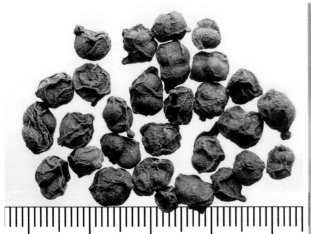

图 5 劣南五味子（提取残渣）

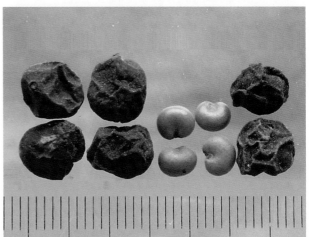

图 6 北五味子及其种子

330 / 南沙参 /

【药典摘要】

本品为桔梗科植物轮叶沙参 *Adenophora tetraphylla* （Thunb.） Fisch. 或沙参 *Adenophora stricta* Miq. 的干燥根。春、秋二季采挖，除去须根，**洗后趁鲜刮去粗皮，**洗净，干燥。炮制：除去根茎，洗净，润透，切厚片，干燥。

饮片性状：本品呈圆形、类圆形或不规则形厚片。外表皮黄白色或淡棕黄色，**切面黄白色，有不规则裂隙。气微，味微甘。**

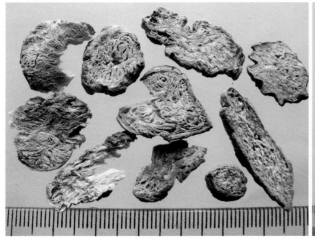

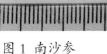

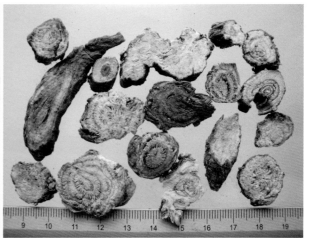

图 1 南沙参　　　　　　　　　　图 2 假南沙参（丝石竹类）

331 / 南鹤虱 /

【药典摘要】

本品为伞形科植物野胡萝卜 *Daucus carota* L. 的干燥成熟果实。秋季果实成熟时割取果枝，晒干，打下果实，除去杂质。

性状：本品为双悬果，呈椭圆形，多裂为分果，分果长 3 ~ 4mm，宽 1.5 ~ 2.5mm。表面淡绿棕色或棕黄色，顶端有花柱残基，基部钝圆，背面隆起，具**4条窄翅状次棱，翅上密生 1 列黄白色钩刺，刺长约 1.5mm**，次棱间的凹下处有不明显的主棱，其上散生短柔毛，接合面平坦，有 3 条脉纹，上具柔毛，种仁类白色，有油性。体轻。搓碎时有特异香气，味微辛、苦。

（2）南鹤虱的类似品：①华南鹤虱，是伞形科植物小窃衣 *Torilis japonica*（Houtt.）DC. 的干燥成熟果实（双悬果）。《湖南省中药材标准（2009年版）》收载，正名就叫"华南鹤虱"。单个分果背面隆起，密生沟刺，刺的长短与排列均不整齐，状似刺猬。接合面凹陷成槽状，中央有一条脉纹。②东北鹤虱，是紫草科植物异刺鹤虱 *Lappula heteracantha*（Ledeb.）Gurke 的干燥成熟果实（小坚果）。《辽宁省中药材标准2009年版》收载，称"东北鹤虱"。单个小坚果呈卵状三棱形，表面密布有瘤状突起。背面边缘具翅，有两列锚状刺，刺多不等长（如图1）。

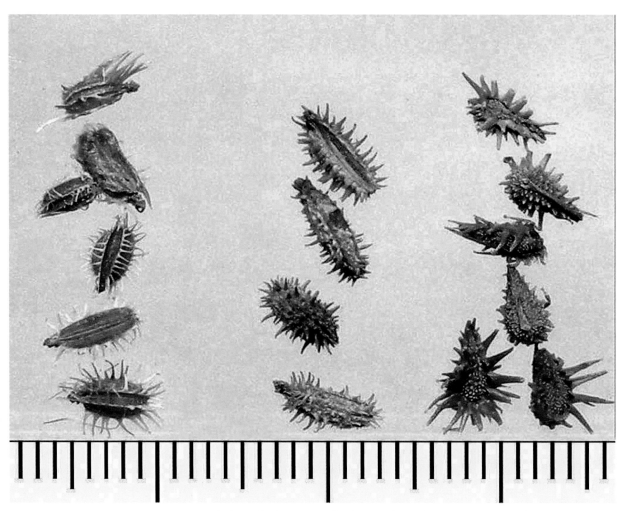

图1 左起：南鹤虱、华南鹤虱、东北鹤虱

【药典摘要】

本品为芸香科植物酸橙 *Citrus aurantium* L. 及其栽培变种的干燥**未成熟果实**。7月果皮尚绿时采收，自中部横切为两半，晒干或低温干燥。炮制：[枳壳]除去杂质，洗净，润透，切薄片，干燥后筛去碎落的瓤核。[麸炒枳壳]取枳壳片，照麸炒法炒至色变深。

饮片性状：[枳壳]本品呈不规则弧状条形薄片。切面**外果皮棕褐色至褐色，（有颗粒状突起，突起的顶端有凹点状油室）**；中果皮黄白色至黄棕色，**（厚0.4～1.3cm）**，近外缘有1～2列点状油室，内侧有的有少量紫褐色瓤囊。**（气清香，味苦、微酸。）**

[麸炒枳壳]本品形如枳壳片，色较深，偶有焦斑。

【说明】（1）药典摘要括号内的文字，原在药典药材性状里。因其有鉴别意义，故摘录以补充饮片文字。

（2）验收枳壳首先看中果皮（白色部分）够不够0.4cm宽，不够的不收（如图5）。再掰开看断面（白色的好，棕色的陈，黑色的劣）、嗅气（橘子样香气，越香越好，不香的不要）。

（3）枳壳比其他柑橘属果实类药材价格高，多有用同属果皮冒充的（如图2、3、5、6），气味类似不好分。图3香圆外果皮比枳壳粗糙、起伏大；图6外果皮油室不见，瓤囊小。

（4）柑橘属植物多为栽培，常相互嫁接创造的新品种有一二百个，彼此难分，功效相似，只要性状符合药典标准就收。

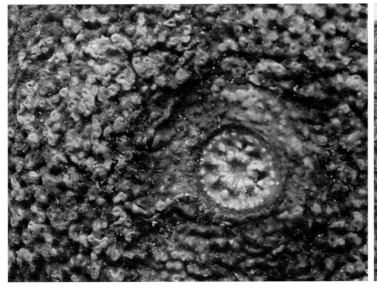

图1 枳壳个外果皮（颗粒状突起上有凹陷油室）

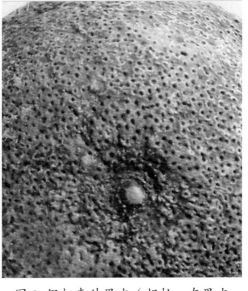

图2 假枳壳外果皮（胡柚，在果皮平面有凹陷油室）

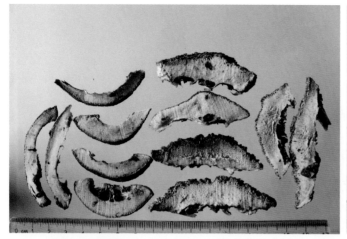

图 3 对比左起：枳壳片、香圆片（外果皮平坦或起伏不平）

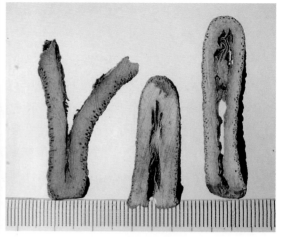

图 4 麸炒枳壳（鸭嘴片）

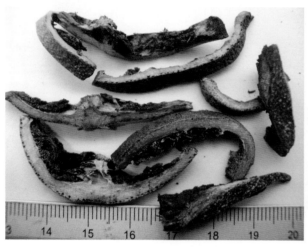

图 5 假枳壳（柑类未成熟果皮冒充，中果皮多不够 0.4cm）

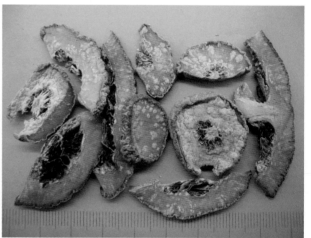

图 6 假枳壳（柚类幼果冒充）

333 / 枳实 /

【药典摘要】

本品为芸香科植物酸橙 *Citrus aurantium* L. 及其栽培变种或甜橙 *Citrus sinensis* Osbeck 的干燥幼果。5—6 月收集自落的果实，除去杂质，自中部横切为两半，晒干或低温干燥，较小者直接晒干或低温干燥。炮制：[枳实]除去杂质，洗净，润透，切薄片，干燥。[麸炒枳实]取枳实片，照麸炒法炒至色变深。

性状：**本品呈半球形，少数为球形，直径 0.5 ~ 2.5cm。外果皮黑绿色或棕褐色，具颗粒状突起和皱纹，有明显的花柱残迹或果梗痕。切面中果皮略隆起，厚 0.3 ~ 1.2cm，黄白色或黄褐色**，边缘有 1 ~ 2 列油室，瓤囊棕褐色。质坚硬。**气清香，味苦、微酸。**

[麸炒枳实]本品形如枳实片，色较深，有的有焦斑。气焦香，味微苦，微酸。

【说明】（1）枳实大小不一，有个有片。中医往往喜欢用小的"鹅眼枳实"个，可是不敢保证调剂员都能给捣碎，还是尽量用小点的片。

（2）枳实特点是"肉厚心小，香浓味苦"，中果皮（肉）占直径的大部分（如图1、3）。伪品（如绿衣枳实、枸橘、青皮片）则是"薄皮大馅"，瓤囊部分（心）占直径的大部分（如图4—6）。我们发现有青皮片掺入枳实片的情况，不注意真看不出来。其实青皮等柑橘属果实功效与枳实差不多，但价钱可差多了，枳实比青皮（个）要高出近10倍。

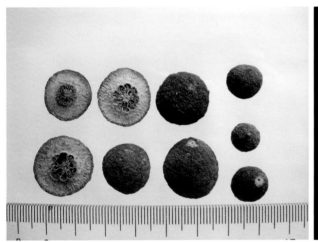

图1 枳实

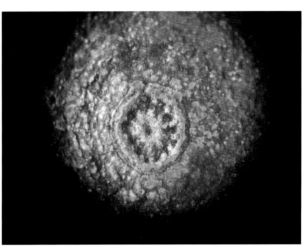

图2 枳实果梗痕放大

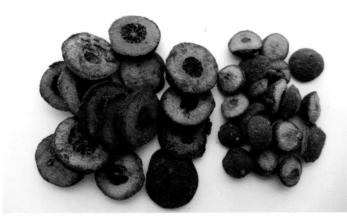

图3 左起：麸炒枳实片、生枳实个

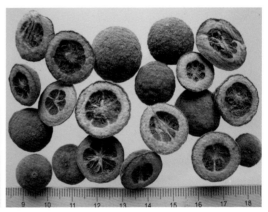

图4 假枳实（绿衣枳实）

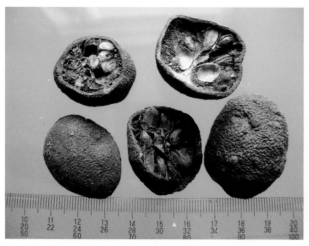

图 5 假枳实（枸橘）

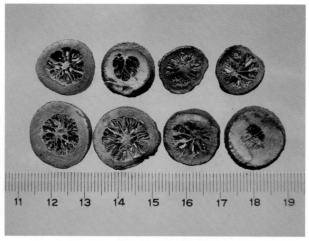

图 6 假枳实片（青皮冒充）

334 / 柏子仁 /

本品为柏科植物侧柏 *Platycladus orientalis* （L.） Franco 的干燥成熟种仁。秋、冬二季采收成熟种子，晒干，除去种皮，收集种仁。炮制：［柏子仁］除去杂质和残留的种皮。［柏子仁霜］取净柏子仁，照制霜法制霜。

性状：本品呈长卵形或长椭圆形，长 4～7mm，直径 1.5～3mm。表面黄白色或淡黄棕色，外包膜质内种皮，**顶端略尖，有深褐色的小点**，基部钝圆。**质软，富油性**。气微香，味淡。

【说明】（1）近年发现的柏子仁伪品较多，什么山刺玫核、双氧水处理的壳柏子、漂白的亚麻子、白芝麻、桑椹种子、粉碎的荞麦仁等，只要记住一句话：柏子仁有"黑尖"，伪品都没有黑尖（如图1）就行了。但是要谨防真伪相掺（如图2、3）。

（2）柏子仁劣品有黑尖，但都没有柏子仁的香气和膜质内种皮（如图7、8）。

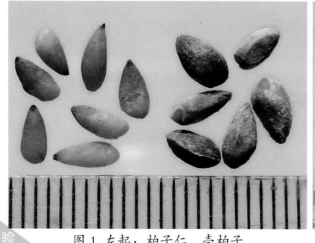

图 1 左起：柏子仁、壳柏子

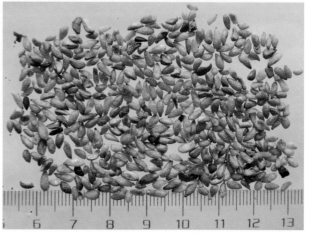

图 2 掺了其他果核的柏子仁

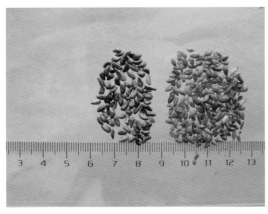

图 3 把图 2 的真伪品分开

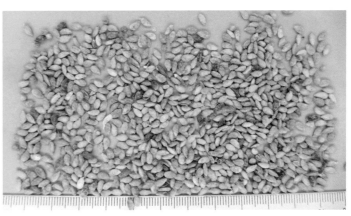

图 4 假柏子仁（亚麻仁冒充）

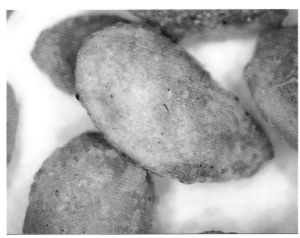

图 5 放大看，亚麻仁还加了增重粉

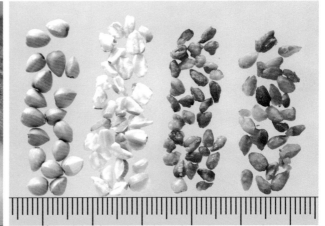

图 6 左起：荞麦、荞麦仁碎粒、荞麦加工柏子仁

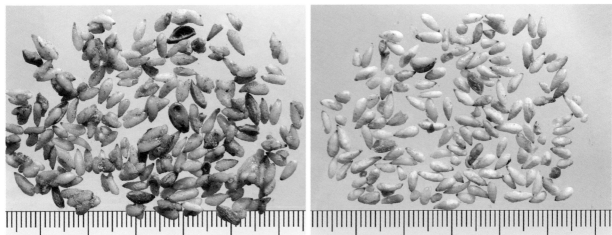

图 7 劣柏子仁（提取残渣，多个粘连）

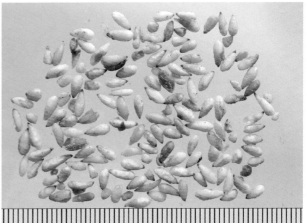

图 8 陈货漂白（双氧水泡过，太白，易碎）

【药典摘要】

本品为茜草科植物栀子 *Gardenia jasminoides* Ellis 的干燥成熟果实。9—11 月果实成熟呈红黄色时采收，除去果梗和杂质，蒸至上气或置沸水中略烫，取出，干燥。炮制：[栀子]除去杂质，碾碎。[炒栀子]取净栀子，照清炒法炒至黄褐色。

性状：本品呈长卵圆形或椭圆形，**长 1.5 ~ 3.5cm，直径 1 ~ 1.5cm**。表面**红黄色或棕红色，具 6 条翅状纵棱，棱间常有 1 条明显的纵脉纹，并有分枝**。顶端残存萼片，基部稍尖，**有残留果梗**。果皮薄而脆，略有光泽；内表面色较浅，有光泽，具 2 ~ 3 条隆起的假隔膜。**种子多数，扁卵圆形，集结成团，深红色或红黄色，表面密具细小疣状突起。气微，味微酸而苦。**

饮片：[栀子]本品呈不规则的碎块。果皮表面红黄色或棕红色，有的可见翅状纵横。种子多数，扁卵圆形，深红色或红黄色。气微，味微酸而苦。

[炒栀子]本品形如栀子碎块，黄褐色。

/焦栀子/

【药典摘要】

本品为栀子的炮制加工品。

制法：取栀子，或碾碎，照清炒法用中火炒至表面焦褐色或焦黑色，果皮内表面和种子表面为黄棕色或棕褐色，取出，放凉。

性状：本品形状同栀子或为不规则的碎块，表面焦褐色或焦黑色。果皮内表面棕色，种子表面为黄棕色或棕褐色。气微，味微酸而苦。

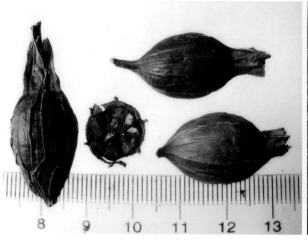

图 1 栀子

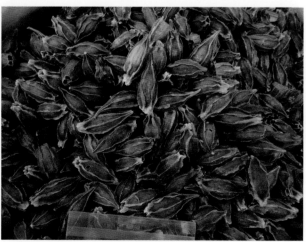

图 2 水栀子商品

【说明】（1）药典规定栀子直径 1 ~ 1.5cm，小于 1cm 的不应该收。栀子表面颜色黄、红、棕都有，与其采收季节、烫蒸温度及时间、干燥方法等有关，只要不黑，无虫蛀霉变（如图 3）就可收。

（2）与水栀子（非药用）的鉴别：①栀子最宽处在中部，水栀子最宽处在上部（靠近宿萼）。②栀子表面纵棱较低，较直，水栀子纵棱较高，弯曲。③宽与长的比例：把栀子最宽处直径当作 1，那么栀子的长（不算果柄和宿萼）应该是 1.3 左右。水栀子宽长比是 1∶2 以上（如图 2、3）。水栀子很少单卖，往往掺在建栀子和栀子中，验收时应注意。

（3）近年来福建栽培的栀子大量进入市场（如图 4），色红均匀，价格便宜。只是较栀子长，纵棱稍高，不少人怀疑是水栀子，其实有区别。建栀子最宽处在中部，宽长比为 1∶2 左右，纵棱比水栀子低，较直。据福建专家测定，本品栀子苷含量高于药典规定。建栀子长、宽、色泽都符合药典，笔者认为可以药用。

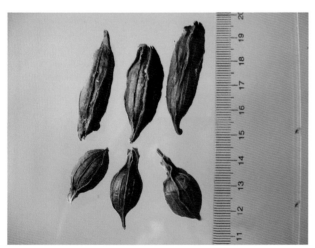

图 3 水栀子（上）与栀子对比

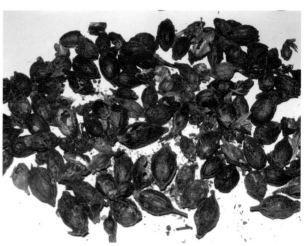

图 4 劣栀子（色黑，有虫蛀）

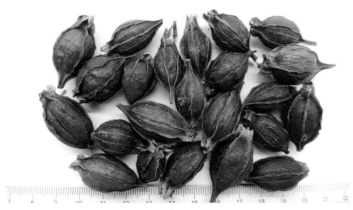

图 5 建栀子

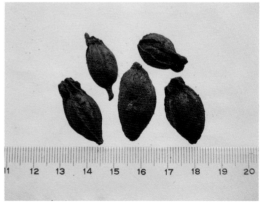

图 6 焦栀子

【药典摘要】

本品为茄科植物宁夏枸杞 *Lycium barbarum* L. 的干燥成熟果实。夏、秋二季果实呈红色时采收，热风烘干，除去果梗，或晾至皮皱后，晒干，除去果梗。

性状：本品呈类**纺锤形或椭圆形，长6～20mm，直径3～10mm**。表面红色或暗红色，顶端有小突起状的花柱痕，**基部有白色的果梗痕**。果皮柔韧，皱缩；果肉肉质，柔润。种子20～50粒，类肾形，扁而翘，长1.5～1.9mm，宽1～1.7mm，表面浅黄色或棕黄色。气微，**味甜**。

【说明】（1）验收枸杞子要用口尝，舌舔表面觉咸味，甚至能看到表面泛出白霜（如图3），凡咸味、苦味太重的不收。因枸杞子采摘后往往用热碱水泡一下（可快速干燥），甚至还有往干的枸杞里放碱粉的，还有用焦亚硫酸钠溶液处理（据说可保持色泽）的。除了尝我们还没其他好办法。

（2）染色枸杞子：觉得红色不正常时，先看一端有无小白点（果梗痕），如两端不见白点可放热水中观察，若很快将水染红就是染色的，拒收。这是产地加工失误（摘果时不带梗，高温曝晒或因其他原因）出现黑果，于是染色掩盖。而宁夏枸杞子采摘时都带果梗干后除去，故每个果实上都有小白点（如图1）。

（3）青海产的枸杞子个大、形扁、味甜、价低（如图2），目前是市场主流，但产地常写"宁夏"甚至是"中宁"。过夏易泛糖呈暗红或黑红色，卖相差且不易保存，进货不宜太多。

（4）黑枸杞（如图4）古今药书不记载，现今炒作宣传的功效缺乏医疗经验。也没有药用标准，故认为是假药。

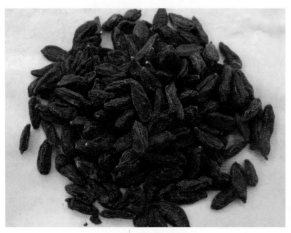

图1 宁夏枸杞子

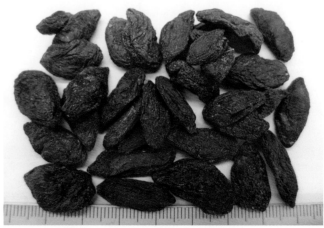

图2 青海枸杞子

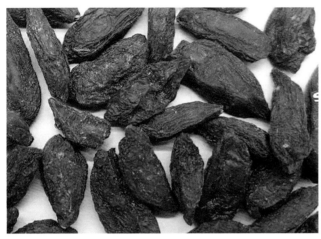

图 3 枸杞子表面泛白霜

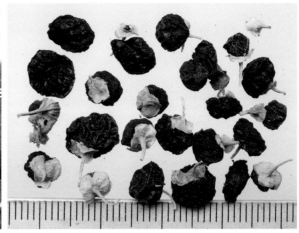

图 4 假枸杞子（黑果枸杞）

337／枸骨叶／

【药典摘要】

本品为冬青科植物枸骨 *Ilex cornuta* Lindl.ex Paxt. 的干燥叶。秋季采收，除去杂质，晒干。

性状：本品呈**类长方形或矩圆状长方形，偶有长卵圆形，**长 3～8cm，宽 1.5～4cm。**先端具 3 枚较大的硬刺齿，顶端 1 枚常反曲，基部平截或宽楔形，两侧有时各具刺齿 1～3枚，边缘稍反卷；长卵圆形叶常无刺齿。**上表面黄绿色或绿褐色，有光泽，下表面灰黄色或灰绿色。叶脉羽状，叶柄较短。**革质，硬而厚。**气微，味微苦。

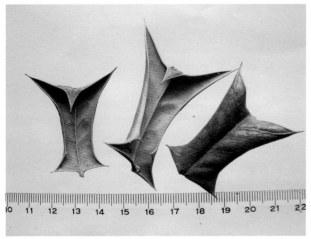

图 1 枸骨叶商品

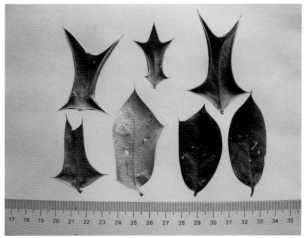

图 2 枸骨叶商品的各种形态

【说明】（1）枸骨叶又叫功劳叶，容易与另一种叫"十大功劳叶"的药混淆（如图4），两者都是革质叶，边缘都有尖刺，但不是一种药。

（2）枸骨叶多数是7个刺（上3中2下2，如图1），有时也会发现有个别例外的，图2里展示7种类型的枸骨叶。下排右起：1、2、3、4个刺，上排右起：5、6、7个刺。

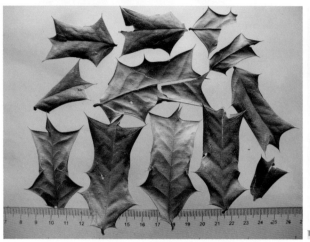

图3 劣枸骨叶（无光泽，易碎）拒收

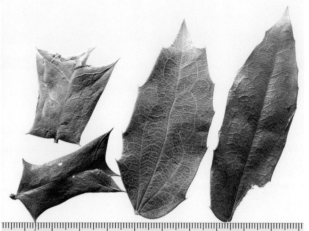

图4 左起：枸骨叶、假枸骨叶（十大功劳叶）

338／柿蒂／

【药典摘要】

本品为柿树科植物柿 *Diospyros kaki* Thunb. 的干燥宿萼。冬季果实成熟时采摘，食用时收集，洗净，晒干。

性状：本品呈扁圆形，**直径1.5～2.5cm**。中央较厚，微隆起，有果实脱落后的圆形疤痕，边缘较薄，**4裂，裂片多反卷，易碎；基部有果梗或圆孔状的果梗痕。外表面黄褐色或红棕色，内表面黄棕色，密被细茸毛。**质硬而脆。气微，味涩。

【说明】（1）柿蒂为成熟果实的宿萼，直径是指中间部分，不包括裂片。未成熟果实的宿萼中间部分直径不到1cm，不符合药典规定，拒收。

（2）柿饼蒂是成熟果实的宿萼，但边缘裂片多已脱落，该不该收？只要有带裂片的柿蒂，就不要这种。如果实在缺货，也勉强收。

（3）黑枣蒂，为柿树科植物君迁子 *Diospyros lotus* L. 的干燥宿萼。君迁子（黑枣）树常是嫁接柿子的砧木，黑枣蒂中间直径也不够1.5cm，所以不收。

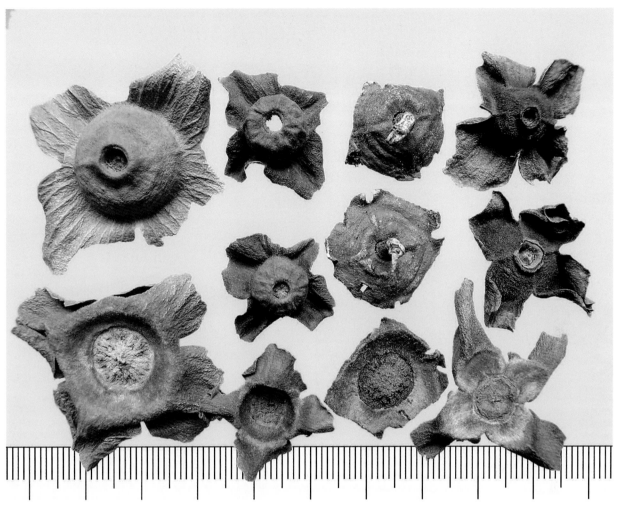

图 1 左起：柿蒂、未成熟柿蒂、柿饼蒂、黑枣蒂

339 /威灵仙/

【药典摘要】

本品为毛茛科植物威灵仙 *Clematis chinensis* Osbeck、棉团铁线莲 *Clematis hexapetala* Pall. 或东北铁线莲 *Clematis manshurica* Rupr. 的干燥**根和根茎**。秋季采挖，除去泥沙，晒干。饮片：除去杂质，洗净，润透，切段，干燥。

饮片性状：本品呈不规则的段（**直径0.1 ～ 0.4cm**）。**表面黑褐色、棕褐色或棕黑色，有细纵纹，有的皮部脱落，露出黄白色木部。切面皮部较广，木部淡黄色，略呈方形或近圆形，皮部与木部间常有裂隙。**

【说明】（1）药典摘要括号里的文字，原在药典药材性状中。觉得它有一定鉴别意义，故摘录以补充饮片性状。

（2）图1、2展示威灵仙根鉴别要点：①表面纵纹：明显、浅、密、均匀。②没有明显凸起的须根痕。③有黄色或黄白色木心，放大镜下可见导管孔。④轻轻敲击，皮部与木部易分离。

（3）药典载威灵仙入药部分是根与根茎，实际饮片回货却只有根。市场上威灵仙料子很多，大家多不注意。本书仅举了我们见到的几种。目前市场监管力度加大，暂时销声匿迹了，但要防止风头过去后的反弹。

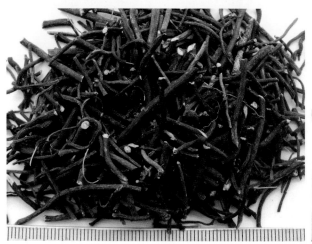

图1 威灵仙饮片

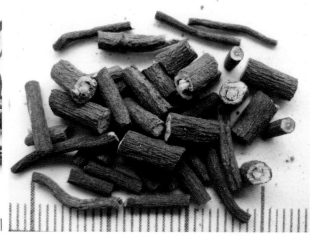

图2 威灵仙切面放大（粗根直径3mm，细根直径2mm，纵纹明显）

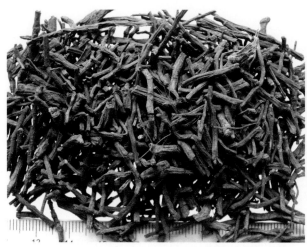

图3 假威灵仙1（纵纹不明显，须根痕突出）

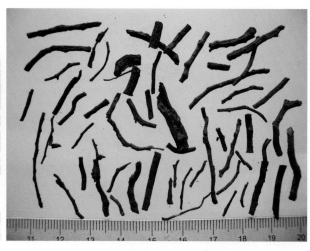

图4 假威灵仙1（摊薄观察）

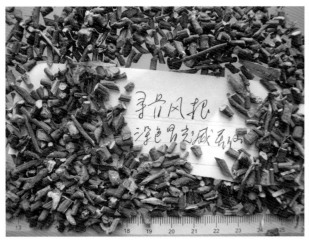

图 5 假威灵仙 2（纵纹不明显，切面放射状纹理）

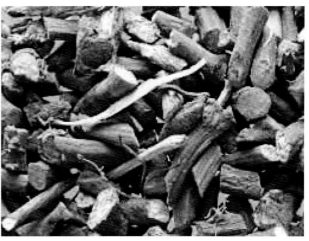

图 6 假威灵仙 2（放大看断面）

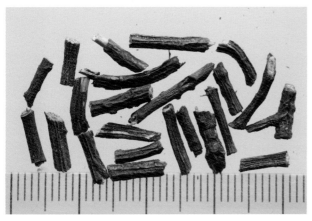

图 7 假威灵仙 3（纵纹深而不均匀，须根痕突出，切面与正品不同）

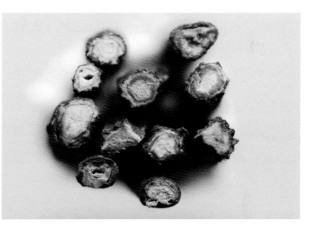

图 8 假威灵仙 3（切面放大）

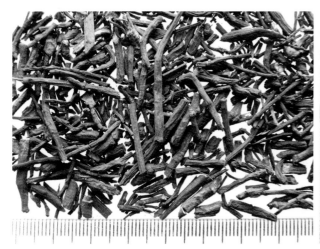

图 9 假威灵仙 4（白芍须根）

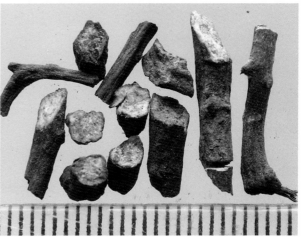

图 10 假威灵仙 4 放大

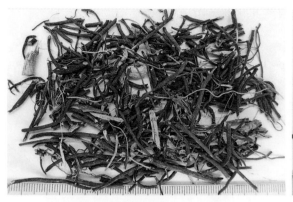
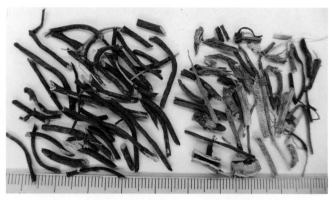

图 11 威灵仙中掺了杂质　　　　　图 12 威灵仙与挑出的杂质

340／厚朴／

【药典摘要】

本品为木兰科植物厚朴 *Magnolia officinalis* Rehd.et Wils. 或凹叶厚朴 *Magnolia officinalis* Rehd. et Wils. var. *biloba* Rehd. et Wils. 的干燥干皮、根皮及枝皮。4—6 月剥取，根皮和枝皮直接阴干；干皮置沸水中微煮后，堆置阴湿处，"发汗"至内表面变紫褐色或棕褐色时，蒸软，取出，卷成筒状，干燥。炮制：［厚朴］刮去粗皮，洗净，润透，切丝，干燥。［姜厚朴］取厚朴丝，照姜汁炙法炒干。

性状：［干皮］呈**卷筒状或双卷筒状，长 30 ~ 35cm，厚 0.2 ~ 0.7cm，习称"筒朴"**；近根部的干皮一端展开如喇叭口，长 13 ~ 25cm，厚 0.3 ~ 0.8cm，习称"靴筒朴"。外表面灰棕色或灰褐色，粗糙，有时呈鳞片状，较易剥落，有明显**椭圆形皮孔**和纵皱纹，刮去粗皮者显黄棕色。内表面紫棕色或深紫褐色，较平滑，具细密纵纹，划之显油痕。质坚硬，不易折断，**断面颗粒性，外层灰棕色，内层紫褐色或棕色，有油性，有的可见多数小亮星。气香，味辛辣、微苦。**

［根皮（根朴）］呈单筒状或不规则块片；**有的弯曲似鸡肠，习称"鸡肠朴"。**质硬，较易折断，断面纤维性。

［枝皮（枝朴）］呈单筒状，长 10 ~ 20cm，**厚 0.1 ~ 0.2cm**。质脆，易折断，断面纤维性。

饮片：［厚朴］本品**呈弯曲的丝条状或单、双卷筒状。**外表面灰褐色，有时可见椭圆形皮孔或纵皱纹。**内表面紫棕色或深紫褐色，较平滑，具细密纵纹，划之显油痕。**切面颗粒性，有油性，有的可见小亮星。**气香，味辛辣、微苦。**

［姜厚朴］本品形如厚朴丝，**表面灰褐色，偶见焦斑。**略有姜辣气。

【说明】（1）验厚朴性状。①看：外表面有密集的椭圆形皮孔，多为纵向（如图3、5、6），饮片亦可看到（如图1）。②内表面有细密均匀的纵纹。③饮片掰断面：外层颗粒状，内层纤维状。④嗅：抓一把闻之有厚朴香气（不好形容需要实践，好的饮片单个掰开也能闻到）。⑤尝味：嚼之没有明显的味，不苦，偶尔辣一下（咬破油细胞了），嚼烂了甚至咽下时微有点苦。近年我们很少见到假厚朴，以前见的伪品主要是断面全为纤维性，味很苦或持续辣。

（2）厚朴内表面发紫是发汗造成的，而发汗是为了加速干燥。现在一些商品不发汗直接烘干，所以不见紫色。若烘干温度过高可造成挥发油大量减少，嚼之都没有辣味。

（3）厚朴是皮类药材中唯一提到干皮、根皮、枝皮都用的药，传统认为粗根上的羊耳朴和茎皮下部的靴筒朴最佳，其次是筒朴，再次是枝朴、鸡肠朴（弯曲细根的皮）。现在我们见到的大多数是粗、细枝皮。

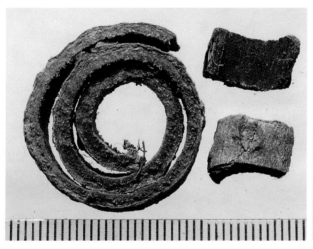

图 1 厚朴饮片

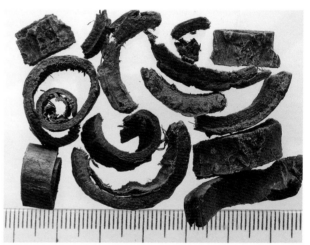

图 2 姜厚朴

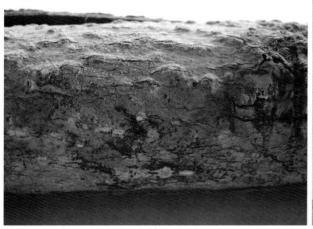

图 3 厚朴皮孔

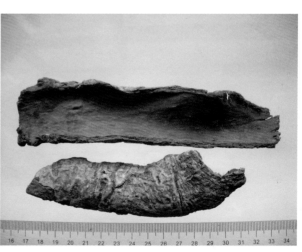

图 4 羊耳朴（根朴）

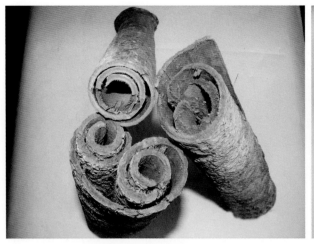

图 5 靴朴（近根树皮）

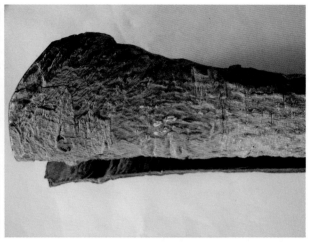

图 6 筒朴

341 / 厚朴花 /

【药典摘要】

本品为木兰科植物厚朴 *Magnolia officinalis* Rehd. et Wils. 或凹叶厚朴 *Magnolia officinalis* Rehd. et Wils. var. *biloba* Rehd. et Wils. 的干燥花蕾。春季花未开放时采摘，稍蒸后，晒干或低温干燥。

性状：本品呈**长圆锥形，长 4 ~ 7cm，基部直径 1.5 ~ 2.5cm**。红棕色至棕褐色。花被多为 12 片，肉质，外层的呈长方倒卵形，内层的呈匙形。雄蕊多数，花药条形，淡黄棕色，花丝宽而短。心皮多数，分离，螺旋状排列于圆锥形的花托上。花梗长 0.5 ~ 2cm，密被灰黄色茸毛，偶无毛。质脆，易破碎。**气香，味淡。**

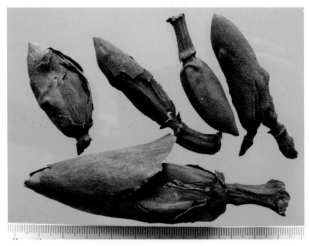

图 1 厚朴花

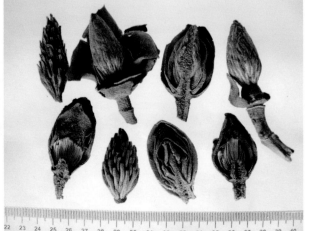

图 2 厚朴花（纵切）

【药典摘要】

本品为姜科植物阳春砂 *Amomum villosum* Lour.、绿壳砂 *Amomum villosum* Lour. var. *xanthioides* T. L. Wu et Senjen 或海南砂 *Amomum longiligulare* T. L. Wu 的干燥成熟果实。夏、秋二季果实成熟时采收，晒干或低温干燥。

性状：［阳春砂、绿壳砂］呈椭圆形或卵圆形，**有不明显的三棱，长 1.5 ~ 2cm，直径 1 ~ 1.5cm。**表面棕褐色，密生**刺状突起**，顶端有花被残基，**基部常有果梗。果皮薄而软。**种子集结成团，具三钝棱，中有白色隔膜，将种子团分成 3 瓣，**每瓣有种子 5 ~ 26 粒。种子为不规则多面体，直径 2 ~ 3mm；表面棕红色或暗褐色，有细皱纹，外被淡棕色膜质假种皮；**质硬，胚乳灰白色。气芳香而浓烈，味辛凉、微苦。

［海南砂］呈长椭圆形或卵圆形，有**明显的三棱**，长 1.5 ~ 2cm，直径 0.8 ~ 1.2cm。表面被片状、分枝的软刺，基部具**果梗痕。果皮厚而硬。**种子团较小，**每瓣有种子 3 ~ 24 粒；**种子直径 1.5 ~ 2mm，气味稍淡。

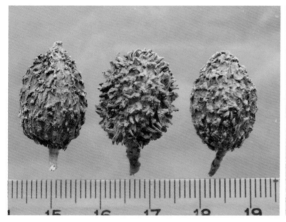

图 1 砂仁（壳砂，纵纹不明显，软刺密生，长不过 2mm）

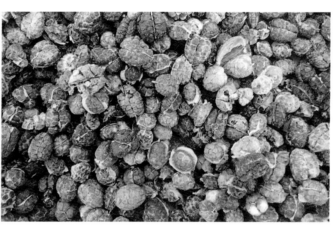

图 2 砂仁种子团（砂头，棕红色、暗褐色都有）

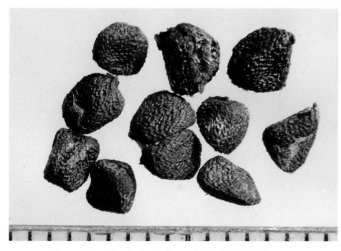

图 3 砂仁种子（砂米，背面类方形）

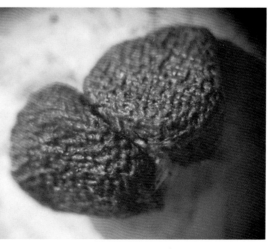

图 4 砂仁种子放大（表面纹理似网状）

9 画

431

【说明】（1）砂仁的伪品甚多，都是姜科的果实种子。砂仁与假砂仁的性状区别：①形状大小，砂仁果实"椭圆形或卵圆形，有不明显的三棱，长1.5~2cm，直径1~1.5cm"，与此不符合的要怀疑不是正品（如图5）。②软刺稀疏或果皮表面没有软刺的不是正品（如图6—8）。③种子团每瓣少于5粒种子的不是正品（红豆蔻）。③种子非不规则多面体，外表面不是网状纹理（如图3、4）的不是正品（如图9、10）。④种子没有凉味的不是正品。

（2）砂仁种子外面包着一层淡棕色膜质假种皮，刮去这层，才露出表面的棕红色或暗褐色。

（3）正品砂仁的味是：咬破后微辛，3秒钟后感到微凉，嚼烂后微苦。大家自己体验。

（4）现在的砂仁商品真伪相掺的情况很常见，还有产自越南、老挝等国的砂仁很多，价格低于国产正品砂仁。进货最好要壳砂，鉴别点多些，凡图便宜的很难买到正品。验收时要注意多取几份样品，摊薄挑拣，按药典逐句对比，才能少上当。壳砂要破开看里面的种子团，有的瘪瘦，气味淡（如图11），不收。

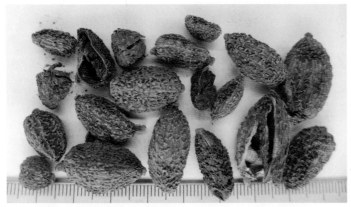

图5 假砂仁（长序砂仁，长圆形，纵纹明显，软刺长，种子苦辣不凉）

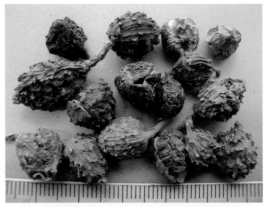

图6 假砂仁（红壳砂，纵纹明显，软刺稀疏）

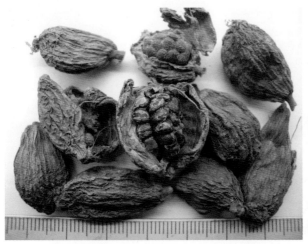

图7 假砂仁（香豆蔻，无软刺）

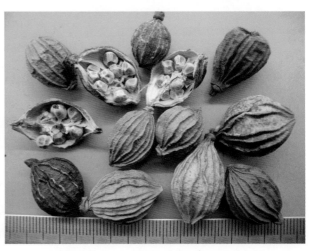

图8 假砂仁（艳山姜，无软刺）

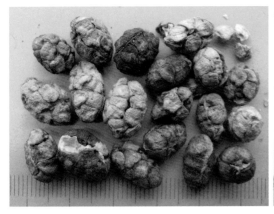

图 9 假砂仁头（山姜，直径不到 1cm，味辣不凉）

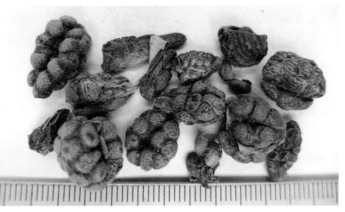

图 10 假砂仁头（珠母砂，种子类圆形，表面不呈网状纹理）

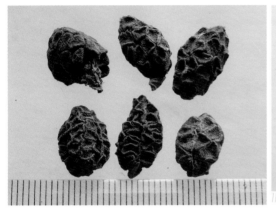

图 11 劣砂仁（不饱满，气味淡）

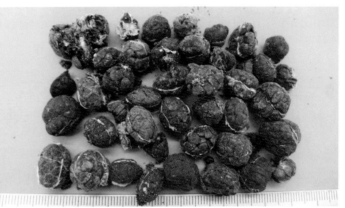

图 12 劣砂仁（矾水浸过，舐之酸涩，表面有虫粪粉末）

343 / 牵牛子 /

【药典摘要】

本品为旋花科植物裂叶牵牛 *Pharbitis nil*（L.）Choisy 或圆叶牵牛 *Pharbitis purpurea*（L.）Voigt 的干燥成熟种子。秋末果实成熟、果壳未开裂时采割植株，晒干，打下种子，除去杂质。炮制：［牵牛子］除去杂质。用时捣碎。［炒牵牛子］取净牵牛子，照清炒法炒至稍鼓起。用时捣碎。

性状：**本品似橘瓣状**，长 4 ~ 8mm，宽 3 ~ 5mm。**表面灰黑色或淡黄白色，背面有一条浅纵沟，腹面棱线的下端有一点状种脐，微凹。**质硬，横切面可见淡黄色或黄绿色皱缩折叠的子叶，微显油性。气微，**味辛、苦，有麻感。**

鉴别：**取本品，加水浸泡后种皮呈龟裂状，手捻有明显的黏滑感。**

［炒牵牛子］本品形如牵牛子，表面黑褐色或黄棕色，稍鼓起。微具香气。

【说明】单个牵牛子呈 1/6 圆球形，伪品月光花子呈 1/4 圆球形。

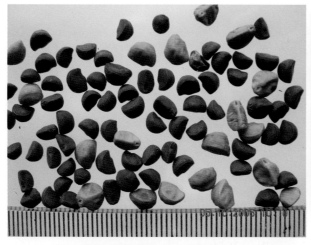

图 1 牵牛子（黑白丑）

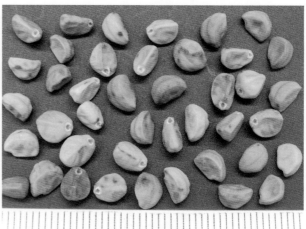

图 2 炒牵牛子（白丑）

344／轻粉

【药典摘要】

本品为氯化亚汞（Hg_2Cl_2）。

性状：本品为**白色有光泽的鳞片状或雪花状结晶，或结晶性粉末；遇光颜色缓缓变暗。气微。**

鉴别：①本品遇氢氧化钙试液、氨试液或氢氧化钠试液，即变成黑色。②取本品，加等量的无水碳酸钠，混合后，置干燥试管中，加热，即分解析出金属汞，凝集在试管壁上，管中遗留的残渣加稀硝酸溶解后，滤过，滤液显氯化物的鉴别反应。

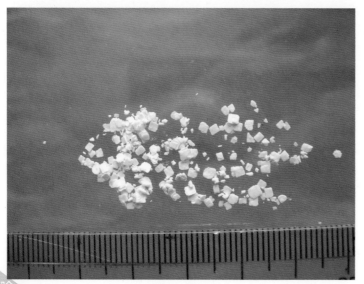

图 1 轻粉

【说明】轻粉有剧毒，万不可尝。轻粉都是工厂生产，有包装。按毒性药品管理。

345/鸦胆子/

【药典摘要】

本品为苦木科植物鸦胆子 *Brucea javanica*（L.）Merr. 的干燥成熟果实。秋季果实成熟时采收，除去杂质，晒干。饮片：除去果壳及杂质。

性状：本品呈卵形，**长 6 ~ 10mm，直径 4 ~ 7mm。**表面黑色或棕色，有隆起的**网状皱纹，网眼呈不规则的多角形，两侧有明显的棱线，**顶端渐尖，基部有凹陷的果梗痕。果壳质硬而脆，种子卵形，长 5 ~ 6mm，直径 3 ~ 5mm，**表面类白色或黄白色，具网纹；**种皮薄，子叶乳白色，富油性。气微，**味极苦。**

【说明】鸦胆子两头有尖，外皮坚硬而种仁（子叶）多油而软，味极苦（种仁有小毒，少尝）。这些特征可与女贞子区别。

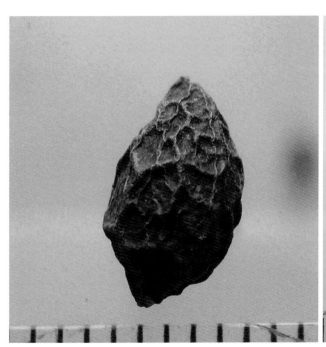

图 1 鸦胆子放大

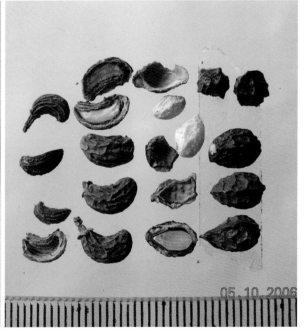

图 2 左起 1、2 列：女贞子；3、4 列：鸦胆子

346 / 韭菜子 /

【药典摘要】

本品为百合科植物韭菜 *Allium tuberosum* Rottl. ex Spreng. 的干燥成熟种子。秋季果实成熟时采收果序，晒干，搓出种子，除去杂质。炮制：[韭菜子]除去杂质。[盐韭菜子]取净韭菜子，照盐水炙法炒干。

性状：本品呈半圆形或半卵圆形，略扁，**长 2 ~ 4mm，宽 1.5 ~ 3mm**。表面黑色，**一面突起，粗糙，有细密的网状皱纹，另一面微凹，皱纹不甚明显**。顶端钝，基部稍尖，有点状突起的种脐。质硬。**气特异，味微辛。**

【说明】韭菜子嚼之略有韭菜味，两面的纹理可与葱子区别（如图1、2）。

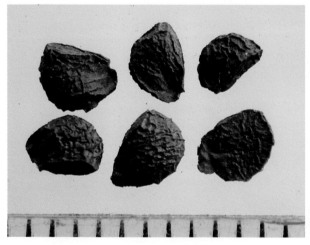 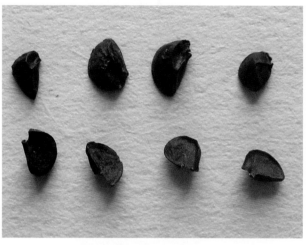

图 1 韭菜子（两面都有较密网纹）　　图 2 葱子（鼓起的一面只有几条短纵纹，平坦面几无纹理）

347 / 哈蟆油 /

【药典摘要】

本品为蛙科动物中国林蛙 *Rana temporaria* chensinensis David 雌蛙的输卵管，经采制干燥而得。

性状：本品呈**不规则块状，弯曲而重叠**，长 1.5 ~ 2cm，厚 1.5 ~ 5mm。**表面黄白色，呈脂肪样光泽**，偶有带灰白色薄膜状干皮。**摸之有滑腻感，在温水中浸泡体积可膨胀。气腥**，味微甘，嚼之有黏滑感。

饮片
验收经验

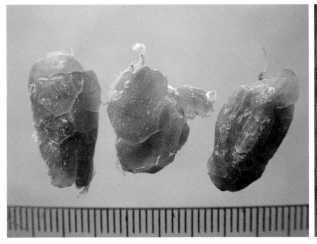

图 1 哈蟆油

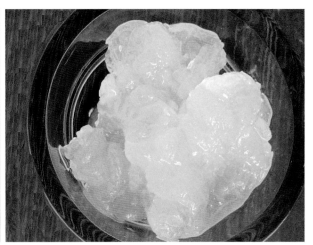

图 2 哈蟆油水浸变白，膨胀，像湿药棉

348 / 骨碎补 /

【药典摘要】

本品为水龙骨科植物槲蕨 *Drynaria fortunei* （Kunze）J.Sm. 的干燥根茎。全年均可采挖，除去泥沙，干燥或再燎去茸毛（鳞片）。炮制：[骨碎补]除去杂质，洗净，润透，切厚片，干燥。[烫骨碎补]取净骨碎补或片，照烫法用砂烫至鼓起，撞去毛。

性状：本品呈**扁平长条状，**多弯曲，有分枝，**长5~15cm，宽1~1.5cm，**厚0.2~0.5cm。表面密被深棕色至暗棕色的小鳞片，柔软如毛，经火燎者呈棕褐色或暗褐色，**两侧及上表面均具突起或凹下的圆形叶痕，少数有叶柄残基和须根残留。体轻，质脆，易折断，断面红棕色，维管束呈黄色点状，排列成环。**气微，味淡、微涩。

饮片：[骨碎补]本品呈不规则厚片。表面深棕色至棕褐色，常残留细小棕色的鳞片，有的可见圆形的叶痕。切面红棕色，黄色的维管束点状排列成环。气微，味淡、微涩。

[烫骨碎补]**本品形如骨碎补或片，体膨大鼓起，质轻、酥松。**

【说明】骨碎补鉴别顺口溜："骨碎补，必须扁，宽、厚标准遵药典。体轻质脆易折断，断面红棕一圈点"。对照前面药典原文不难理解。凡是圆柱形（如图5、8）、宽不到1cm（如图4—6）、断面维管束大小不一（如图7）的，都不是正品，不收。

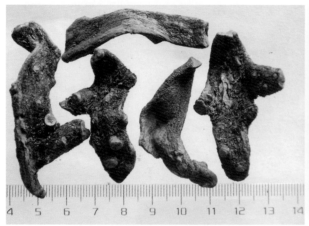

图1 骨碎补个

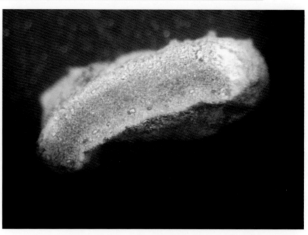

图2 骨碎补断面放大

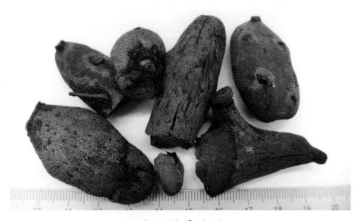

图3 烫骨碎补

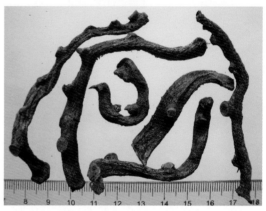

图4 假骨碎补1（中华槲蕨，直径不到1cm）

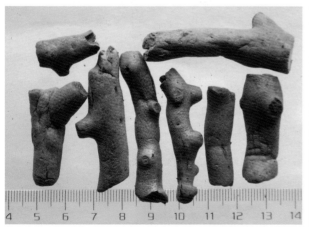

图5 假骨碎补（烫了直径都不到1cm）

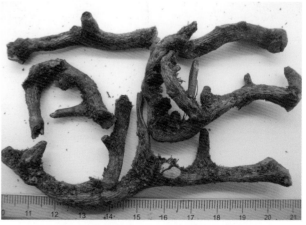

图6 假骨碎补（大叶骨碎补）

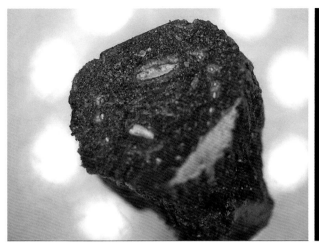

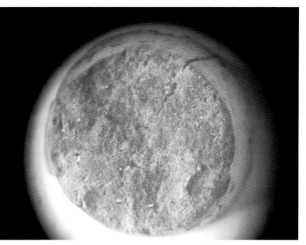

图 7 假骨碎补断面放大（大
叶骨碎补）

图 8 假骨碎补烫制品断面放大（中
华槲蕨，圆柱形）

349 / 钟乳石 /

【药典摘要】

本品为碳酸盐类矿物方解石族方解石，主含碳酸钙（$CaCO_3$）。采挖后，除去杂石。
炮制：[钟乳石]洗净，砸成小块，干燥。炮制：[煅钟乳石]取净钟乳石块，照明
煅法煅至红透。

性状：本品为钟乳状集合体，略呈圆锥形或圆柱形，表面白色、灰白色或棕黄色，
粗糙，凹凸不平。**体重，质硬，**断面较平整，白色至浅灰白色，**对光观察具闪星状的亮光，
近中心常有一圆孔，圆孔周围有多数浅橙黄色同心环层。**气微，味微咸。

鉴别：取本品，**滴加稀盐酸，即产生大量气泡，**溶液显钙盐的鉴别反应。

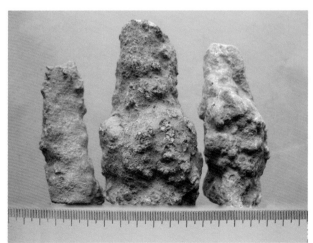

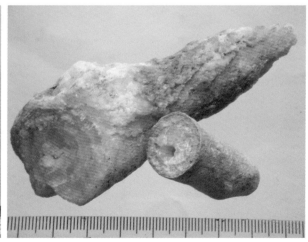

图 1 钟乳石表面

图 2 钟乳石断面

9 画

439

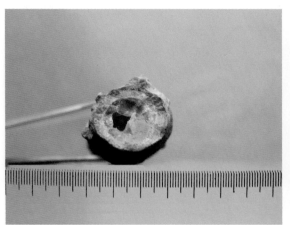

图 3 钟乳石断面放大

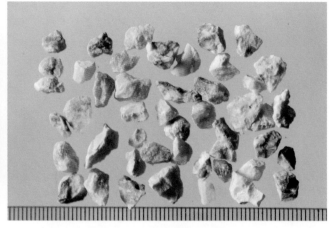

图 4 钟乳石饮片（仍有闪星状的亮光，有的可见层纹，加盐酸有气泡）

350 / 钩藤 /

【药典摘要】

本品为茜草科植物钩藤 *Uncaria rhynchophylla* （Miq.）Miq. ex Havil.、大叶钩藤 *Uncaria macrophylla* Wall.、毛钩藤 *Uncaria hirsuta* Havil.、华钩藤 *Uncaria sinensis*（Oliv.）Havil. 或无柄果钩藤 *Uncaria sessilifructus* Roxb. 的干燥带钩茎枝。秋、冬二季采收，去叶，切段，晒干。

性状：本品茎枝呈圆柱形或类方柱形，**长 2 ~ 3cm**，直径 0.2 ~ 0.5cm。**表面红棕色至紫红色者具细纵纹，光滑无毛；黄绿色至灰褐色者有的可见白色点状皮孔，被黄褐色柔毛。多数枝节上对生两个向下弯曲的钩（不育花序梗），或仅一侧有钩，另一侧为突起的疤痕；**钩略扁或稍圆，先端细尖，基部较阔；钩基部的枝上可见叶柄脱落后的窝点状痕迹和环状的托叶痕。质坚韧，断面黄棕色，皮部纤维性，髓部黄白色或中空。气微，味淡。

【说明】没有钩的茎枝能不能收？这是验收钩藤最常遇到的问题。药典载入药部分为"带钩茎枝"，然后"去叶，切段，晒干"没说除去不带钩的茎枝。性状又说"多数枝"节上有钩，那就是还有少数不带钩的也能药用。已有文献报道不带钩的茎枝成分药理与带钩茎枝相同，应该同等药用。

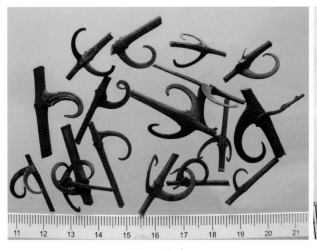

图 1 钩藤

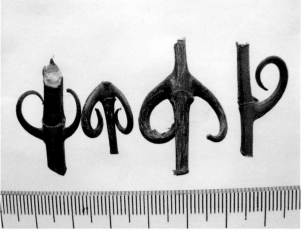

图 2 钩藤（示断面）

351 / 香加皮 /

【药典摘要】

本品为萝藦科植物杠柳 *Periploca sepium* Bge. 的干燥根皮。春、秋二季采挖，剥取根皮，晒干。炮制：除去杂质，洗净，润透，切厚片，干燥。

性状：本品呈**卷筒状或槽状，少数呈不规则的块片状**，长 3 ~ 10cm，直径 1 ~ 2cm，**厚 0.2 ~ 0.4cm，**外表面灰棕色或黄棕色，栓皮松软常呈鳞片状，易剥落。内表面淡黄色或淡黄棕色，较平滑，有细纵纹。体轻，质脆，易折断，断面不整齐，黄白色。**有特异香气，味苦。**

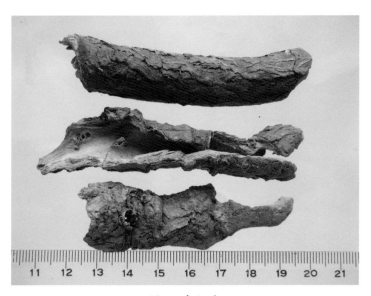

图 1 香加皮

【说明】（1）香加皮闻着有一种类似苦杏仁的气味，口尝极苦，与其他皮类药都不同。

（2）香加皮原来在北方称"五加皮"，经过多年宣传和监管，药典品五加皮（南五加皮）成为主流，香加皮（北五加皮）渐被冷落，仅在偏远基层还有当五加皮用的。

【药典摘要】

本品为莎草科植物莎草 *Cyperus rotundus* L. 的干燥根茎，秋季采挖，**燎去毛须，置沸水中略煮或蒸透后晒干**，或燎后直接晒干。炮制：〔香附〕除去毛须及杂质，切厚片或碾碎。〔醋香附〕取香附片（粒），照醋炙法炒干。

性状：本品多呈纺锤形，有的略弯曲，**长 2～3.5cm，直径 0.5～1cm**。表面棕褐色或黑褐色，有纵皱纹，并有 **6～10 个略隆起的环节**。节上有未除净的棕色毛须和须根断痕；去净毛须者较光滑，环节不明显。质硬，经蒸煮者断面黄棕色或红棕色，角质样；生晒者断面色白而显粉性，内皮层环纹明显，中柱色较深，点状维管束散在。气香，味微苦。

饮片：〔香附〕本品为**不规则厚片或颗粒状**。外表皮棕褐色或黑褐色，有时可见环节。**切面色白或黄棕色，质硬，内皮层环纹明显。气香，味微苦。**

〔醋香附〕本品形如香附片（粒），表面黑褐色。微有醋香气，味微苦。

【说明】（1）香附来货个、片都有，个子主要看表面 6～10 个略隆起的环节（如图1、2）。图4的伪品是同属植物根茎，表面环节 10 余个甚至 20 余个。

（2）香附横切面中间有一白环（内皮层），环中散在许多小点（维管束）。这是单子叶植物根茎的共同特点，要和其他性状结合才有鉴别意义。

（3）香附的香气不是太强烈，生晒的个子砸开嗅较明显，饮片也要捣开才能嗅到。

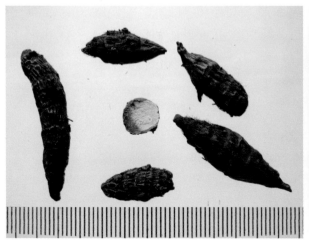

图 1 光香附（生晒）

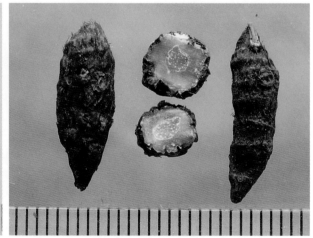

图 2 光香附（蒸煮）

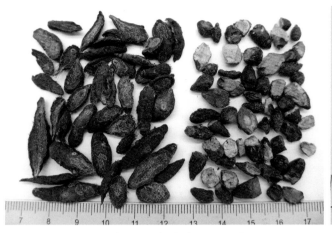

图 3 香附饮片（片、颗粒）

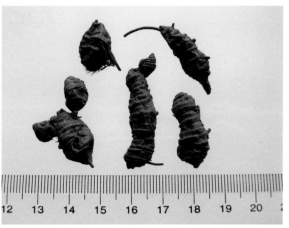

图 4 假香附（疑为粗茎莎草）

353 / 香橼 /

【药典摘要】

本品为芸香科植物枸橼 *Citrus medica* L. 或香圆 *Citrus wilsonii* Tanaka 的干燥成熟果实。秋季果实成熟时采收，趁鲜切片，晒干或低温干燥。香圆亦可整个或对剖两半后，晒干或低温干燥。炮制：未切片者，打成小块；切片者润透，切丝，晾干。

性状：［枸橼］本品呈圆形或长圆形片，直径 4～10cm，厚 0.2～0.5cm。**横切片外果皮黄色或黄绿色，边缘呈波状，散有凹入的油点；中果皮厚 1～3cm，黄白色或淡棕黄色，有不规则的网状突起的维管束；瓤囊 10～17 室。纵切片中心柱较粗壮。**质柔韧。**气清香，味微甜而苦辛。**

［香圆］本品呈类球形，半球形或圆片，直径 4～7cm。**表面黑绿色或黄棕色，密被凹陷的小油点及网状隆起的粗皱纹，顶端有花柱残痕及隆起的环圈，**基部有果梗残基。质坚硬。剖面或横切薄片，边缘油点明显；中果皮厚约 0.5cm；瓤囊 9～11 室，棕色或淡红棕色，间或有黄白色种子。**气香，味酸而苦。**

【说明】目前的香橼以植物香圆（如图 2、3）为多，植物枸橼提供的（如图 1）极少见。过去有用小个柚子切片冒充香橼（如图 4）的，现已不用。其实香圆也是柚的杂交种，个和饮片颇似枳壳，但表面极粗糙不平，顶端（果柄的对侧）有明显环圈，习称"金钱环"（如图 2）。外果皮较枳壳厚，中果皮也比枳壳厚可达 2cm；味酸后苦（枳壳苦，微酸）。

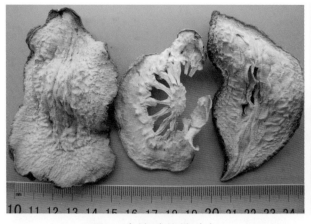

图 1 香橼（枸橼片）

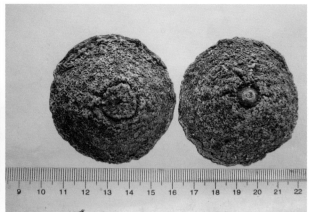

图 2 香橼（香圆，金钱环）

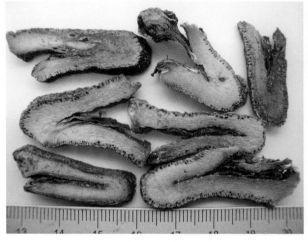

图 3 香橼片（香圆）

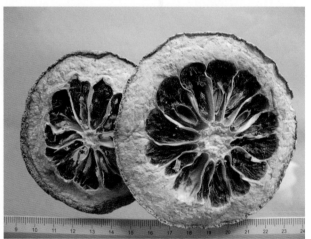

图 4 假香橼（柚）

354／香薷／

【药典摘要】

本品为唇形科植物石香薷 *Moda chinensis* Maxim. 或江香薷 *Moda chinensis* 'Jiangxiangru' 的干燥地上部分。前者习称"青香薷"，后者习称"江香薷"。夏季茎叶茂盛、花盛时择晴天采割，除去杂质，阴干。

性状：［青香薷］长 30～50cm，基部紫红色，上部黄绿色或淡黄色，**全体密被白色茸毛。茎方柱形**，基部类圆形，**直径 1～2mm**，节明显，节间长 4～7cm；质脆，易折断。叶对生，多皱缩或脱落，叶片展平后呈长卵形或披针形，暗绿色或黄绿色，边缘有 3～5 疏浅锯齿。**穗状花序**顶生及腋生，苞片圆卵形或圆倒卵形，脱落或残存；**花萼宿存，钟状，淡紫红色或灰绿色，先端 5 裂，密被茸毛。小坚果 4，直径 0.7～1.1mm，近圆球形，具网纹。气清香而浓，味微辛而凉。**

［江香薷］长 55～66cm，表面黄绿色，质较柔软。边缘有 5～9 疏浅锯齿。**果实直径 0.9～1.4mm，表面具疏网纹。**

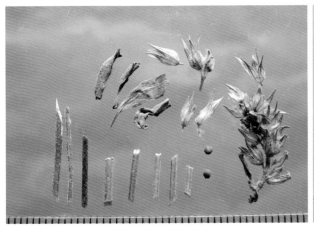
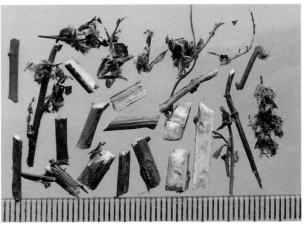

图 1 香薷　　　　　　　　　　　　　　图 2 假香薷

355 / 重（chóng）楼 /

【药典摘要】

本品为百合科植物云南重楼 *Paris polyphylla* Smith var. *yunnanensis*（Franch.）Hand.-Mazz. 或七叶一枝花 *Paris polyphylla* Smith var. *chinensis*（Franch.）Hara 的干燥根茎。秋季采挖，除去须根，洗净，晒干。炮制：除去杂质，洗净，润透，切薄片，晒干。

性状：本品呈结节状扁圆柱形，略弯曲，长 5～12cm，**直径 1.0～4.5cm。表面黄棕色或灰棕色，外皮脱落处呈白色；密具层状突起的粗环纹，一面结节明显，结节上具椭圆形凹陷茎痕**，另一面有疏生的须根或疣状须根痕。顶端具鳞叶和茎的残基。质坚实，**断面平坦，白色至浅棕色，粉性或角质。气微，味微苦、麻。**

【说明】（1）重楼饮片有横片有纵片（如图2、3），有粉质有胶质（如图4）。表面可见环纹，一面有许多须根痕（下面），另一面没有须根痕（上面）。切面环圈（内皮层环）不明显，可见散在小点。

（2）假重楼：①五指莲：细长纵切片，边缘凹凸不齐似锯齿，表面横纹多没有茎痕（如图6）。②头顶一颗珠：纵切片，外皮环纹与切面垂直，外皮环饮片一圈都有凹洞状须根痕，没有茎痕（如图7）。

（3）重楼的鉴别很复杂。重楼属入药的植物有十多种，都是横生的根茎。但即使同一种，性状也差别很大（如云南重楼直径在 1.2～6cm），切成饮片后更难区别。近年价格暴涨，正品之外的重楼属根茎和其他科属的根茎都混杂冒充。

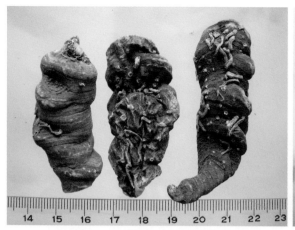

图 1 重楼个（左起：上面、下面、侧面）

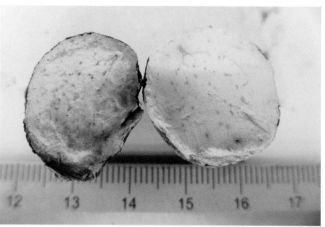

图 2 重楼横切片

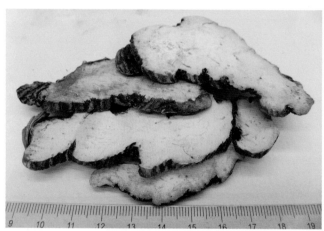

图 3 重楼纵切片

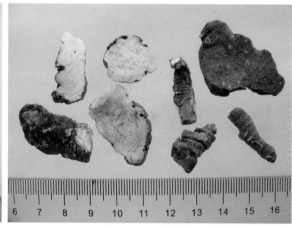

图 4 商品重楼片，左起：粉质、胶质

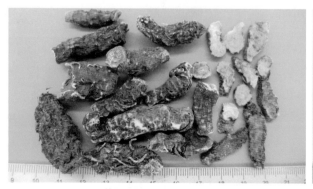

图 5 假重楼个（五指莲）

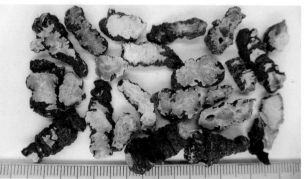

图 6 假重楼片（五指莲）

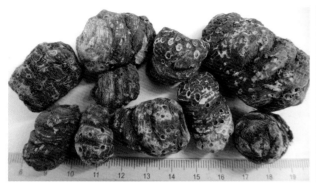

图 7 假重楼个（头顶一颗珠）

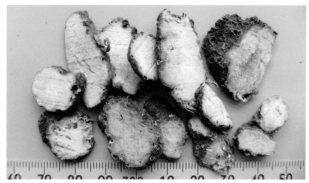

图 8 假重楼片（头顶一颗珠）

356 / 禹州漏芦 /

【药典摘要】

本品为菊科植物蓝刺头 *Echinops latifolius* Tausch. 或华东蓝刺头 *Echinops grijisii* Hance 的干燥根。春、秋二季采挖，除去须根和泥沙，晒干。炮制：除去杂质，洗净，润透，切厚片，晒干。

饮片性状：本品呈圆形或类圆形的厚片。外表皮灰黄色至灰褐色。**切面皮部褐色，木部呈黄黑相间的放射状纹理。**气微，味微涩。

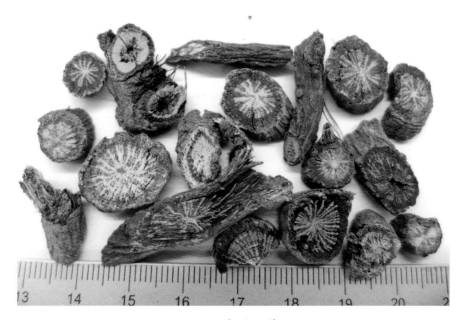

图 1 禹州漏芦

357 / 禹余粮 /

【药典摘要】

本品为氢氧化物类矿物褐铁矿，主含碱式氧化铁 [FeO(OH)]。采挖后，除去杂石。炮制：[禹余粮]除去杂石，洗净泥土，干燥，即得。炮制：[煅禹余粮]取净禹余粮，砸成碎块，照煅淬法煅至红透。

性状：本品为块状集合体，呈不规则的斜方块状，长 5 ~ 10cm，厚 1 ~ 3cm。**表面红棕色、灰棕色或浅棕色，多凹凸不平或附有黄色粉末。断面多显深棕色与淡棕色或浅黄色相间的层纹，各层硬度不同，质松部分指甲可划动。**体重，质硬。气微，味淡，嚼之无沙粒感。

鉴别：**取本品粉末 0.1g，加盐酸 2ml，振摇，滤过，滤液显铁盐的鉴别反应。**

> 【说明】现在多数禹余粮来货没有层纹（如图 2），不符合药典所述性状。

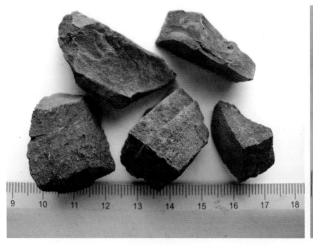 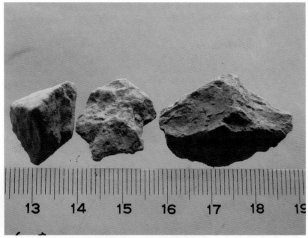

图 1 禹余粮   图 2 假禹余粮

358 / 胆南星 /

【药典摘要】本品为制天南星的细粉与牛、羊或猪胆汁经加工而成，或为生天南星细粉与牛、羊或猪胆汁经发酵加工而成。

性状：本品呈方块状或圆柱状。棕黄色、灰棕色或棕黑色。质硬。**气微腥，味苦。**

【说明】胆南星是用胆汁炮制而成（按传统要制九次故称九转胆星），应该味甚苦。可目前许多商品却是微苦，甚至不苦，不知是何原因。应该退货。

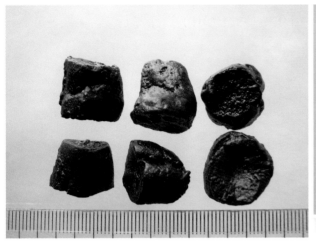

图 1 胆南星（味极苦）

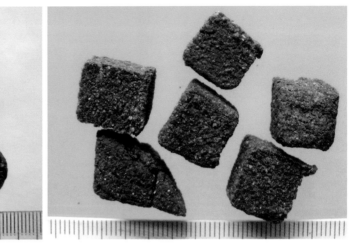

图 2 劣胆南星（不苦）

359 / 胆大海 /

【药典摘要】

本品为梧桐科植物胖大海 *Sterculia lychnophora* Hance 的干燥成熟种子。

性状：本品呈纺锤形或椭圆形，**长 2～3cm，直径 1～1.5cm。先端钝圆，基部略尖而歪，具浅色的圆形种脐。**表面棕色或暗棕色，微有光泽，具不规则的干缩皱纹。外层种皮极薄，质脆，易脱落。**中层种皮较厚，黑褐色，质松易碎，遇水膨胀成海绵状。**断面可见散在的树脂状小点。内层种皮可与中层种皮剥离，稍革质，内有 2 片肥厚胚乳，广卵形；子叶 2 枚，菲薄，紧贴于胚乳内侧，与胚乳等大。气微，味淡，嚼之有黏性。

鉴别：**取本品数粒置烧杯中，加沸水适量，放置数分钟即吸水膨胀呈棕色半透明的海绵状物。**

【说明】（1）胖大海来货有长的和圆的两种（如图 2、3）。长的符合药典记述，是正品；圆的是伪品（像资料记载的圆粒苹婆），水浸后只膨大 1～2 倍（正品水浸后膨大 4～5 倍）。

（2）胖大海经常是外面正常，剪开看里面发霉（如图 4），验收时应注意。

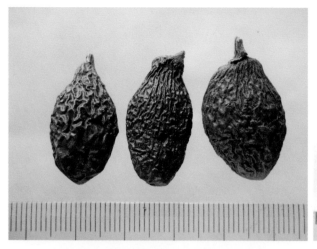

图 1 胖大海

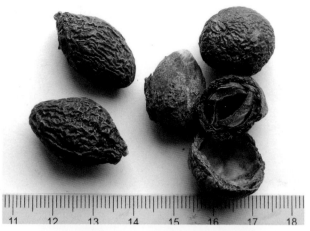

图 2 左起：胖大海、假胖大海（圆粒苹婆）

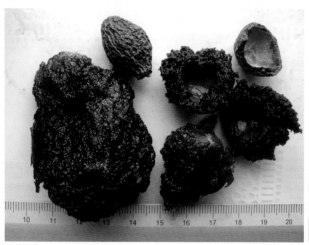

图 3 水泡后膨胀（左起：胖大海、圆粒苹婆）

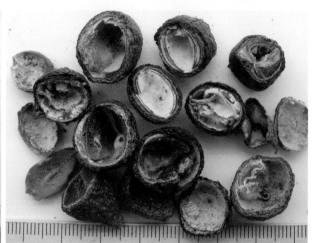

图 4 劣胖大海（里面发霉）

360 / 独一味 /

【药典摘要】

　　本品系藏族习用药材，为唇形科植物独一味 *Lamiophlomis rotata* （Benth.）Kudo 的干燥地上部分。秋季花果期采割，洗净，晒干。

　　性状：本品叶莲座状交互对生，卷缩，展平后呈扇形或三角状卵形，长 4 ~ 12cm，宽 5 ~ 15cm；先端钝或圆形，基部浅心形或下延成宽楔形，边缘具圆齿；**上表面绿褐色，下表面灰绿色；脉扇形，小脉网状，突起；**叶柄扁平而宽。果序略呈塔形或短圆锥状，长 3 ~ 6cm；**宿萼棕色，管状钟形，具 5 棱线，萼齿 5，先端具长刺尖。**小坚果倒卵状三棱形。气微，味微涩、苦。

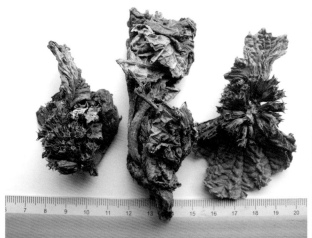

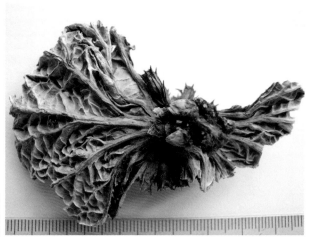

图 1 独一味　　　　　　　　　　　图 2 独一味背面

361 / 独活 /

【药典摘要】

本品为伞形科植物重齿毛当归 *Angelica pubescens* Maxim. f. biserrata Shan et Yuan 的干燥根。春初苗刚发芽或秋末茎叶枯萎时采挖，除去须根和泥沙，烘至半干，堆置 2～3 天，发软后再烘至全干。炮制：除去杂质，洗净，润透，切薄片，晒干或低温干燥。

性状：本品根略呈圆柱形，下部 2～3 分枝或更多，长 10～30cm。根头部膨大，圆锥状，多横皱纹，直径 1.5～3cm，顶端有茎、叶的残基或凹陷。表面灰褐色或棕褐色，具纵皱纹，有横长皮孔样突起及稍突起的细根痕。质较硬，受潮则变软，**断面皮部灰白色，有多数散在的棕色油室，木部灰黄色至黄棕色，形成层环棕色。有特异香气，味苦、辛、微麻舌。**

饮片：本品呈类圆形薄片。外表皮灰褐色或棕褐色，具皱纹。**切面皮部灰白色至灰褐色，有多数散在棕色油点，木部灰黄色至黄棕色，形成层环棕色。有特异香气。味苦、辛、微麻舌。**

【说明】药典规定独活"切面皮部灰白色至灰褐色，有多数散在棕色油点，木部灰黄色至黄棕色，形成层环棕色。有特异香气。味苦、辛、微麻舌。"来货符合上述特征的二十多年前较多，现在很少。我们见到的独活除了颜色不太符合药典，味也不对入口先觉甜味，几秒钟之后才苦、辛、麻舌。有人说是欧当归，但我们没考证过。

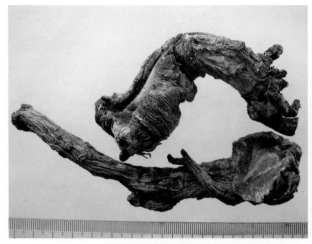

图 1 独活个

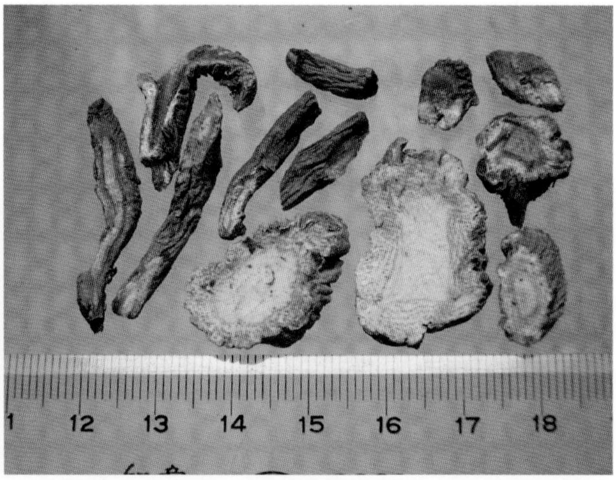

图 2 独活片

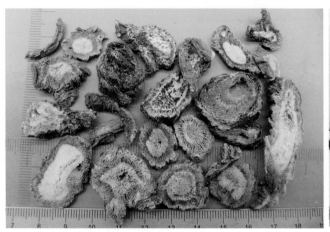

图 3 假独活（疑为欧当归）

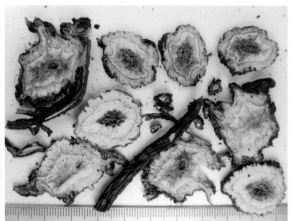

图 4 假独活（甘肃产，不知品种）

362 / 急性子 /

【药典摘要】

本品为凤仙花科植物凤仙花 *Impatiens balsamina* L. 的干燥成熟种子。夏、秋季果实即将成熟时采收，晒干，除去果皮和杂质。

性状：本品呈**椭圆形、扁圆形或卵圆形，长 2 ~ 3mm，宽 1.5 ~ 2.5mm。表面棕褐色或灰褐色，粗糙，有稀疏的白色或浅黄棕色小点**，种脐位于狭端，稍突出。质坚实，种皮薄，子叶灰白色，半透明，油质。气微，味淡、微苦。

【说明】急性子属于用量少的小品种，价格也低。前些年急性子价格翻番，伪品也就出现了。大小、表面颜色与正品相似，故掺入其中。但伪品类球形一端尖（正品扁椭圆形），更主要的是它没有白色或浅黄棕色小点。

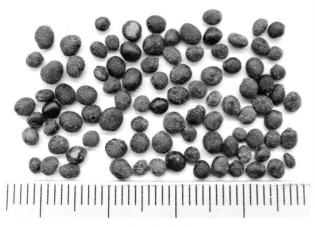

图 1 急性子

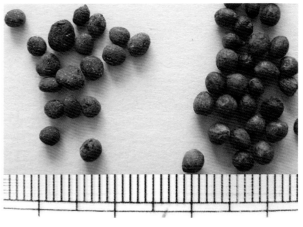

图 2 左：急性子；右：假急性子（品种不明）

363 / 姜黄 /

【药典摘要】

本品为姜科植物姜黄 *Curcuma Longa* L. 的干燥根茎。冬季茎叶枯萎时采挖，洗净，煮或蒸至透心，晒干，除去须根。炮制：除去杂质，略泡，洗净，润透，切厚片，干燥。

饮片性状：本品为不规则或类圆形的厚片。**外表皮深黄色，有时可见环节。切面棕黄色至金黄色，角质样，内皮层环纹明显，维管束呈点状散在。气香特异，味苦、辛。**

【说明】姜黄来货应该都是黄色，常有黄红色和灰白色两种颜色掺在一起的，是劣药。

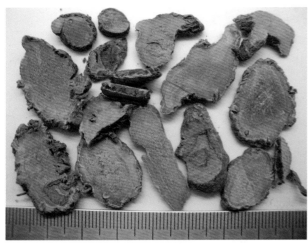

图 1 姜黄片（断面红棕色）

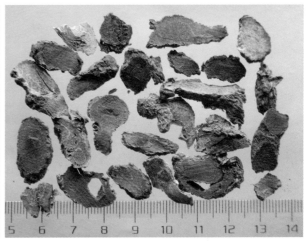

图 2 姜黄片（断面灰白色的没有香气和苦、辛味）

【药典摘要】

本品为伞形科植物白花前胡 *Peucedanum praeruptorum* Dunn 的干燥根。冬季至次春茎叶枯萎或未抽花茎时采挖，除去须根，洗净，晒干或低温干燥。炮制：［前胡］除去杂质，洗净，润透，切薄片，晒干。［蜜前胡］取前胡片，照蜜炙法炒至不粘手。

性状：本品呈不规则的圆柱形、圆锥形或纺锤形，稍扭曲，下部常有分枝，长 3～15cm，直径 1～2cm。表面黑褐色或灰黄色，根头部多有茎痕和纤维状叶鞘残基，**上端有密集的细环纹，下部有纵沟、纵皱纹及横向皮孔样突起。**质较柔软，干者质硬、可折断，断面不整齐、淡黄白色、皮部散有多数棕黄色油点，形成层环纹棕色，射线放射状。气芳香，味微苦、辛。

饮片：［前胡］本品呈类圆形或不规则形的薄片。**外表皮黑褐色或灰黄色，有时可见残留的纤维状叶鞘残基。切面黄白色至淡黄色，皮部散有多数棕黄色油点，可见一棕色环纹及放射状纹理。气芳香，味微苦、辛。**

［蜜前胡］本品形如前胡片，表面黄褐色，略具光泽，滋润。味微甜。

【说明】（1）前胡饮片（如图2）的特征：①纵切片的外皮有环纹、毛须；②横切面边缘起伏常不均匀，切面颜色最深的是皮部内侧的环，环内外颜色大致相同（皮部稍深些）。③皮部较宽（约占1/2），有小油点（需用放大镜看）。④皮部或木部常有裂隙。⑤香气不明显，味微苦辛。这些特征可与防风、白芷、当归的细根甚至冬花梗子区别，因为这些细根常作前胡饮片的料子（如图3—5）。

（2）前胡个子（如图1）根头上部有"蚯蚓头"和毛须（纤维状叶鞘残基），下部支根与主根常呈一定角度，表面横向皮孔明显（如图1），可与其他药材区别。而饮片这些特征都不明显，加上前胡品种历来复杂，《新编中药志》载各地前胡有 4 属 16 种，《常用中药材品种整理和质量鉴定》说同一种前胡的性状、显微特征也有不同。来货又往往多种混杂，所以仅凭性状把前胡鉴别到种很难，只能说符合药典性状的就收。

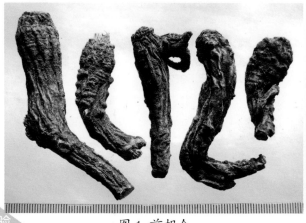

图 1 前胡个

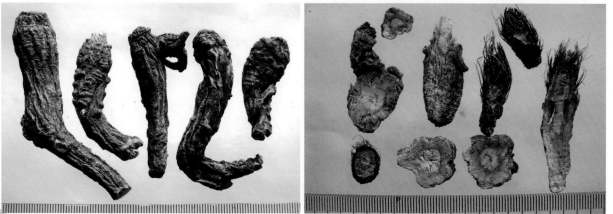

图 2 前胡饮片

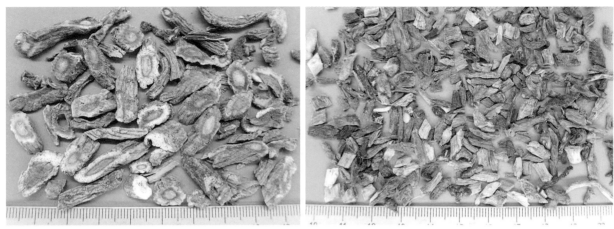

图 3 前胡料子（冬花梗子）

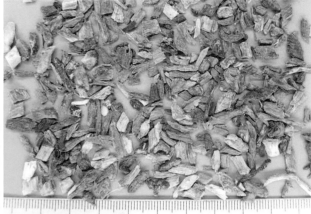

图 4 前胡料子（白芷细根）

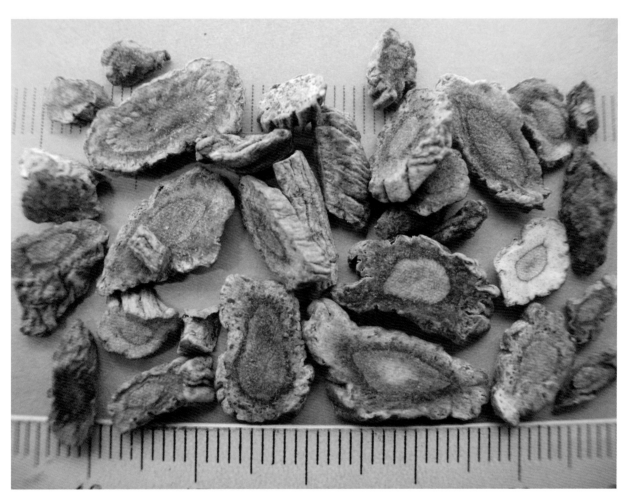

图 5 劣前胡（陈货）

365 / 首乌藤 /

本品为蓼科植物何首乌 *Polygonum multiflorum* Thunb. 的干燥藤茎。秋、冬二季采割，除去残叶，捆成把或趁鲜切段，干燥。炮制：除去杂质，洗净，切段，干燥。

饮片性状：**本品呈圆柱形的段。外表面紫红色或紫褐色。切面皮部紫红色，木部黄白色或淡棕色，导管孔明显，髓部疏松，类白色。气微，味微苦涩。**

【说明】首乌藤又叫"夜交藤"，入药以细的为好。直径超过 7mm 的粗藤不收。

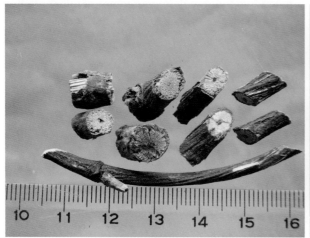 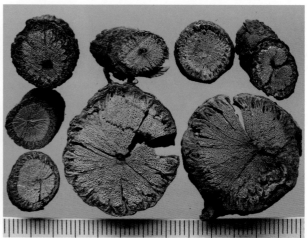

图 1 首乌藤　　　　　　　　图 2 劣首乌藤（直径超过 7mm）

366 / 洋金花 /

本品为茄科植物白花曼陀罗 *Datura metel* L. 的干燥花。4—11 月花初开时采收，晒干或低温干燥。

性状：本品多皱缩成条状，完整者长 9 ~ 15cm。花萼呈筒状，长为花冠的 2/5，灰绿色或灰黄色，先端 5 裂，基部具纵脉纹 5 条，表面微有茸毛；花冠呈喇叭状，淡黄色或黄棕色，先端 5 浅裂，裂片有短尖，短尖下有明显的纵脉纹 3 条，两裂片之间微凹；雄蕊 5，花丝贴生于花冠筒内，长为花冠的 3/4；雌蕊 1，柱头棒状。烘干品质柔韧，气特异；晒干品质脆，**气微，味微苦。**

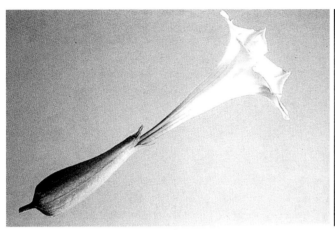

图 1 洋金花（鲜）

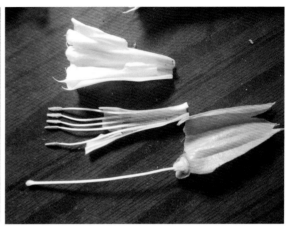

图 2 洋金花（鲜花解剖）

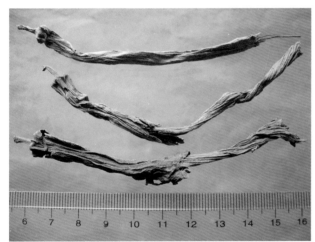

图 3 洋金花药材

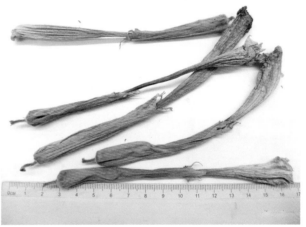

图 4 假洋金花（毛曼陀罗）

367／穿山龙／

【药典摘要】

本品为薯蓣科植物穿龙薯蓣 *Dioscorea nipponica* Makino 的干燥根茎。春、秋二季采挖，洗净，除去须根和外皮，晒干。炮制：除去杂质，洗净，润透，切厚片，干燥。

饮片性状：本品呈圆形或椭圆形的厚片。**外表皮黄白色或棕黄色，有时可见刺状残根。切面白色或黄白色，有淡棕色的点状维管束。气微。味苦涩。**

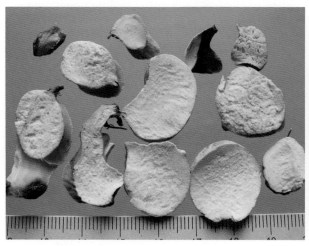

图 1 穿山龙

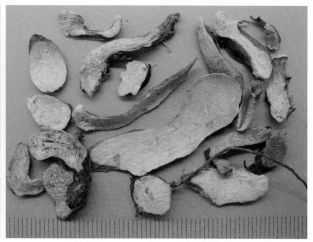

图 2 劣穿山龙（提取残渣）

368 / 穿山甲 /

【药典摘要】

本品为鲮鲤科动物穿山甲 *Manis pentadactyla* Linnaeus 的鳞甲。收集鳞甲，洗净，晒干。炮制：［穿山甲］除去杂质，洗净，干燥。炮制：［炮山甲］取净穿山甲，大小分开，照烫法用砂烫至鼓起。用时捣碎。［醋山甲］取净穿山甲，大小分开，照烫法用砂烫至鼓起。用时捣碎。

性状：**本品呈扇面形、三角形、菱形或盾形的扁平片状或半折合状，中间较厚，边缘较薄，**大小不一，长宽各为 0.7 ~ 5cm。外表面黑褐色或黄褐色，有光泽，**宽端有数十条排列整齐的纵纹及数条横线纹；窄端光滑。内表面色较浅，中部有 1 条明显突起的弓形横向棱线，其下方有数条与棱线相平行的细纹。**角质，半透明，坚韧而有弹性，不易折断。气微腥，味淡。

［炮山甲］全体膨胀呈卷曲状，黄色，质酥脆，易碎。

［醋山甲］本品形同炮山甲。金黄色。有醋香气。

【说明】（1）穿山甲是国家保护的濒危动物，物稀价高。近年常有非洲产的树穿山甲掺杂，形细长，炮制品大多左右卷曲，表面条纹与纵轴平行，有的大头还向下卷（如图3）。正品多是上下卷曲，表面条纹与纵轴垂直（如图2、4）。

（2）前几年常有加增重粉的炮山甲（如图4），现在监查严格，已不多见。

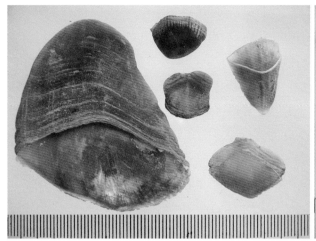

图 1 穿山甲生片

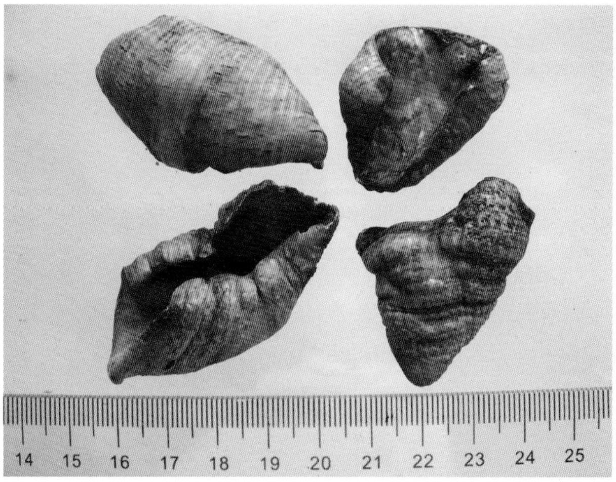

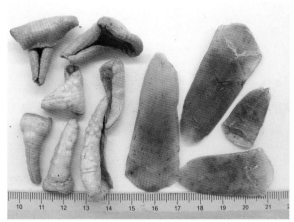

图 3 假穿山甲（树穿山甲）左：炮
制品；右：生片

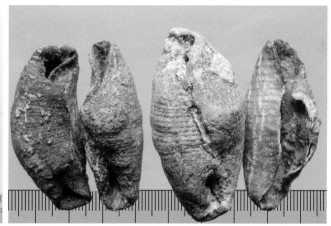

图 2 炮山甲片

图 4 劣炮山甲（加增重粉）

369/穿心莲/

【药典摘要】

本品为爵床科植物穿心莲 *Andrographis paniculata*（ Burm. f. ）Nees 的干燥地上部分。秋初茎叶茂盛时采割，晒干。炮制：除去杂质，洗净，切段，干燥。

饮片性状：本品呈不规则的段。**茎方柱形**，节稍膨大。切面不平坦，**具类白色髓**。叶片多皱缩或破碎，完整者展平后呈披针形或卵状披针形，先端渐尖，基部楔形下延，全缘或波状；**上表面绿色，下表面灰绿色，两面光滑。气微，味极苦。**

【说明】（1）穿心莲鉴别要点3个字：绿、硬、苦。绿是墨绿，比墨旱莲的绿色还深。硬是指茎，直径2mm的细茎用拇指和食指捏，要捏扁也得咬牙，还不一定能捏扁。可不是药典上写的质脆。苦是极苦，穿心莲之苦甚于黄连。

（2）穿心莲临床处方少见，多用作成药（如穿心莲片等）的原料。我们在药店见到的穿心莲几乎都是提取过的残渣，全是茎没有叶。浅绿色，甚至不绿呈浅棕色，味微苦。我们要求饮片要有30%的叶，供货商就买来穿心莲叶子掺在里面，形成茎叶颜色不一、味道不一的情况（如图3、4）。但细看药典，在饮片项下并未要求叶的含量，以后就不提要叶了。

（3）图1是二十多年前的穿心莲样品，其中所含椭圆形果壳药典未写，应属杂质。

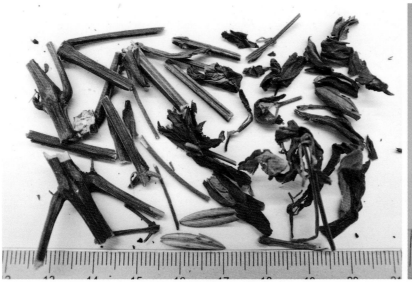

图1 穿心莲（茎、叶、果壳）

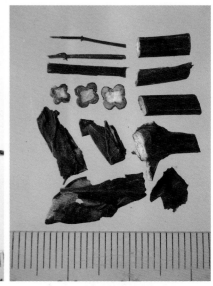

图2 穿心莲茎叶

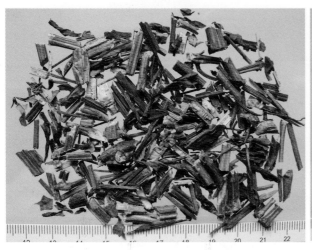

图3 目前的穿心莲饮片

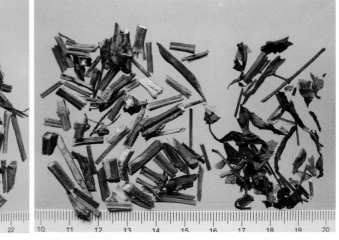

图4 把图3的茎叶分开（颜色不一）

370 / 络石藤 /

【药典摘要】

本品为夹竹桃科植物络石 *Trachelospermum jasminoides*（Lindl.）Lem. 的干燥带叶藤茎。冬季至次春采割，除去杂质，晒干。炮制：除去杂质，洗净，稍润，切段，干燥。

饮片性状：本品呈不规则的段。**茎圆柱形，表面红褐色，可见点状皮孔。切面黄白色，中空。叶全缘，略反卷；革质。气微，味微苦。**

【说明】络石藤又称"白花络石藤"，特点：①茎表面红褐色，须根残痕在一侧排成一列。②叶革质，全缘，有弯曲的短柄（如图1）。

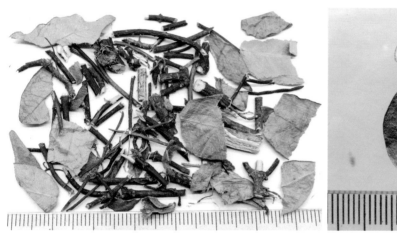

图 1 络石藤

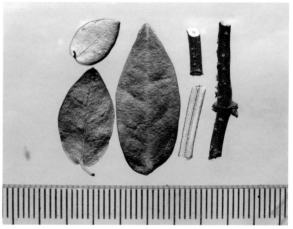

图 2 络石藤茎叶

371 / 秦艽 /

【药典摘要】

本品为龙胆科植物秦艽 *Gentiana macrophylla* Pall.、麻花秦艽 *Gentiana straminea* Maxim.、粗茎秦艽 *Gentiana crassicaulis* Duthie ex Burk. 或小秦艽 *Gentiana dahurica* Fisch. 的干燥根。前三种按性状不同分别习称"秦艽"和"麻花艽"，后一种习称"小

秦艽"。春、秋二季采挖，除去泥沙；秦艽和麻花艽**晒软，堆置"发汗"至表面呈红黄色或灰黄色时，摊开晒干**，或不经"发汗"直接晒干；小秦艽趁鲜时搓去黑皮，晒干。炮制：除去杂质，洗净，润透，切厚片，干燥。

性状：［秦艽］呈类圆柱形，**上粗下细，扭曲不直**，长 10 ~ 30cm，**直径 1 ~ 3cm**。表面黄棕色或灰黄色，**有纵向或扭曲的纵皱纹，顶端有残存茎基及纤维状叶鞘**。质硬而脆，易折断，断面略显油性，皮部黄色或棕黄色，木部黄色。气特异，味苦、微涩。

［麻花艽］呈**类圆锥形，多由数个小根纠聚而膨大，直径可达 7cm。表面棕褐色，粗糙，有裂隙呈网状孔纹。质松脆，易折断，断面多呈枯朽状。**

［小秦艽］呈**类圆锥形或类圆柱形，长 8 ~ 15cm，直径 0.2 ~ 1cm。表面棕黄色。主根通常 1 个，残存的茎基有纤维状叶鞘，下部多分枝。断面黄白色。**

饮片：本品呈类圆形的厚片。外表皮黄棕色、灰黄色或棕褐色，粗糙，有**扭曲纵纹或网状孔纹。切面皮部黄色或棕黄色，木部黄色，有的中心呈枯朽状**。气特异，味苦、微涩。

【说明】（1）秦艽药典规定 4 种植物，我们只用小秦艽（如图 1、2）。根细，外皮多扭曲纵沟，切面可见几个黄色圆点，气特异，味苦涩。

（2）麻花秦艽形似麻花，容易辨认。秦艽和粗茎秦艽常有伪品，图 3 即伪品之一。表面有纵沟纹，不扭曲（正品是扭曲的纵纹），断面致密，皮部木部明显（正品松脆，由几个细根组成），没有秦艽的特殊气，也没有残存茎基及纤维状叶鞘。

（3）我国秦艽组植物有 16 种，药典规定 4 种药用，文献记载商品有 6 种。由于秦艽资源减少，价格上涨（目前市场价格为每千克 200 元左右），其他秦艽甚至其他科属植物都切片冒充正品。饮片里也发现有党参、怀牛膝细根掺入。无奈我们只好要小秦艽个子，调剂时捣碎，以避免伪品。

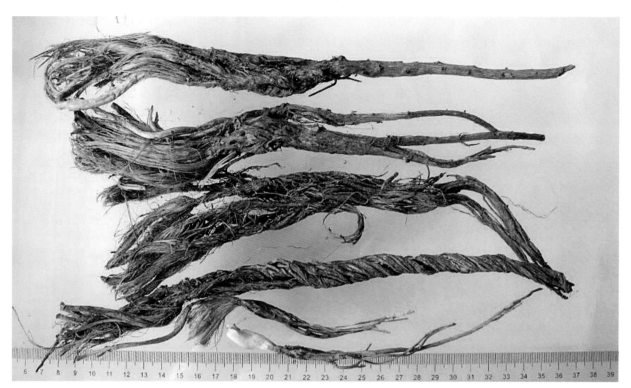

图1 秦艽个子（从上到下：秦艽2枝；麻花秦艽2枝；小秦艽2枝）

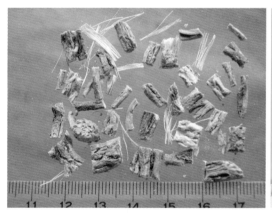

图2 小秦艽饮片

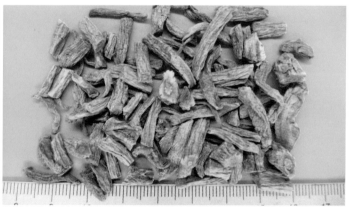

图3 假秦艽（品种不明）

372 / 秦皮 /

【药典摘要】

本品为木犀科植物苦枥白蜡树 *Fraxinus rhynchophylla* Hance、白蜡树 *Fraxinus chinensis* Roxb.、尖叶白蜡树 *Fraxinus szaboana* Lingelsh. 或宿柱白蜡树 *Fraxinus stylosa* Lingelsh. 的干燥**枝皮或干皮**。春、秋二季剥取，晒干。炮制：除去杂质，洗净，润透，切丝，干燥。

性状：［枝皮］呈卷筒状或槽状，长 10 ～ 60cm，**厚 1.5 ～ 3mm**。外表面灰白色、灰棕色至黑棕色或相间呈斑状，平坦或稍粗糙，并有灰白色圆点状皮孔及细斜皱纹，有的具分枝痕。内表面黄白色或棕色，平滑。质硬而脆，断面纤维性，黄白色。气微，味苦。

　　［干皮］为长条状块片，**厚 3 ～ 6mm**。外表面灰棕色，具龟裂状沟纹及红棕色圆形或横长的皮孔。质坚硬，断面纤维性较强。

　　鉴别：**取本品，加热水浸泡，浸出液在日光下可见碧蓝色荧光。**

　　饮片：本品为长短不一的丝条状。外表面灰白色、灰棕色或黑棕色。内表面黄白色或棕色，平滑。切面纤维性。质硬。气微，味苦。

　　【说明】（1）秦皮干皮切面呈分层状（如图 3），用手分开各层放大镜观察，可见多数突起的小点。

　　（2）秦皮（不论粗细厚薄）掰碎加热水（越热越好）浸泡，阳光下可见蓝色荧光（如图 4），不到 1 分钟就可判断真伪。

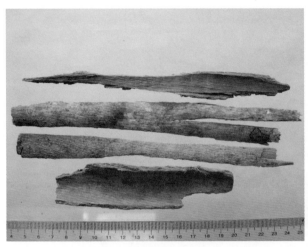

图 1 秦皮（干皮）

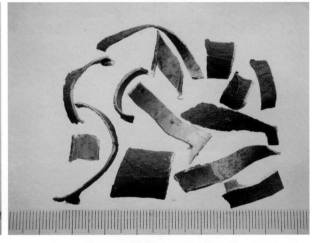

图 2 秦皮饮片（枝皮）

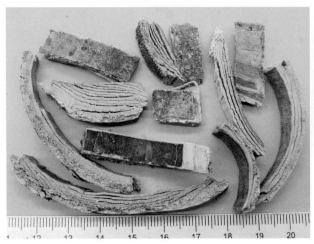

图 3 秦皮饮片（干皮，示切面层状）

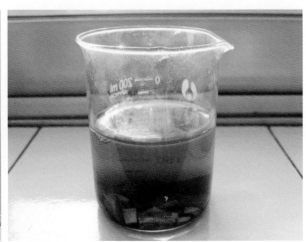

图 4 秦皮水浸液在日光下显蓝色荧光

373 / 珠子参 /

【药典摘要】

本品为五加科植物珠子参 *Panax japonicus* C.A.Mey.var. *major* （Burk.）C.Y.Wu et K. M. Feng 或羽叶三七 *Panax japonicus* C.A.Mey.var. *bipinnatifidus* （Seem.）C.Y.Wu et K.M. Feng 的干燥根茎。秋季采挖，**除去粗皮和须根，干燥；或蒸（煮）透后干燥。**

性状：本品略呈扁球形、圆锥形或不规则菱角形，偶呈连珠状，直径 0.5 ~ 2.8cm。**表面棕黄色或黄褐色，有明显的疣状突起和皱纹，偶有圆形凹的茎痕，有的一侧或两侧残存细的节间。质坚硬，断面不平坦，淡黄白色，粉性。气微，味苦、微甘，嚼之刺喉。蒸（煮）者断面黄白色或黄棕色，略呈角质样，味微苦、微甘，嚼之不刺喉。**

【说明】珠子参很少用，下图是放了好多年没卖出去的。

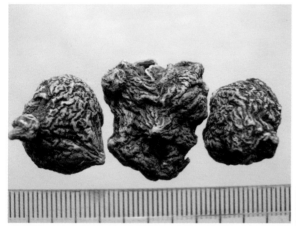

图 1 珠子参

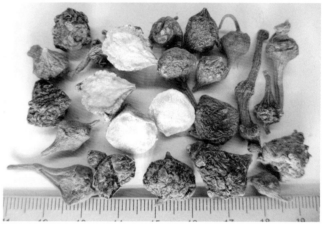

图 2 珠子参及切面

374 / 莱菔子 /

【药典摘要】

本品为十字花科植物萝卜 *Raphanus sativus* L. 的干燥成熟种子。夏季果实成熟时采割植株，晒干，搓出种子，除去杂质，再晒干。炮制：［莱菔子］除去杂质，洗净，干燥。用时捣碎。［炒莱菔子］取净莱菔子，照清炒法炒至微鼓起。用时捣碎。

性状：本品呈类卵圆形或椭圆形，稍扁，长 2.5 ~ 4mm，宽 2 ~ 3mm。**表面黄棕色、红棕色或灰棕色。**一端有深棕色圆形种脐，**一侧有数条纵沟。**种皮薄而脆，子叶 2，黄白色，有油性。**气微，味淡、微苦、辛。**

饮片：［炒莱菔子］本品形如莱菔子，表面微鼓起，色泽加深，质酥脆，气微香。

10 画

465

【说明】莱菔子特点：①表面网状小坑。②侧面数条纵棱（如图2）。③嚼之微有白萝卜样气味。

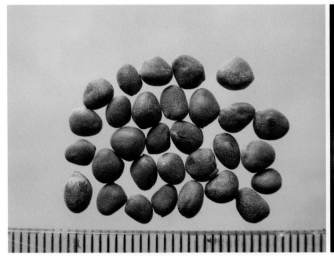

图 1 莱菔子

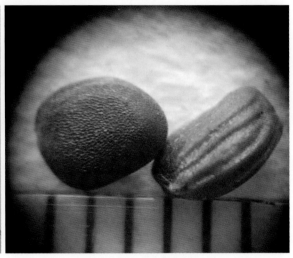

图 2 莱菔子放大

375 /莲子/

【药典摘要】

本品为睡莲科植物莲 *Nelumbo nucifera* Gaertn. 的干燥成熟种子。秋季果实成熟时采割莲房，取出果实，除去果皮，干燥。炮制：略浸，润透，切开，去心，干燥。

性状：本品略呈**椭圆形或类球形，长1.2～1.8cm，直径0.8～1.4cm**。表面红棕色，有细纵纹和较宽的脉纹。一端中心呈乳头状突起，棕褐色，多有裂口，其周边略下陷。质硬，种皮薄，不易剥离。子叶2，黄白色，肥厚，中有空隙，具绿色莲子心。气微，味甘、微涩；莲子心味苦。

饮片：本品略呈类半球形。**表面红棕色**，有细纵纹和较宽的脉纹。一端中心呈乳头状突起，棕褐色，有多裂口，其周边略下陷。质硬，种皮薄，不易剥离。子叶黄白色，肥厚，中有空隙。气微，味微甘、微涩。

376 / 莲子心 /

【药典摘要】

本品为睡莲科植物莲 *Nelumbo nucifera* Gaertn. 的成熟种子中的干燥幼叶及胚根。取出，晒干。

性状：本品略呈细圆柱形，长 1 ~ 1.4cm，直径约 0.2cm。**幼叶绿色，一长一短，卷成箭形，先端向下反折，**两幼叶间可见细小胚芽。**胚根圆柱形，长约 3mm，黄白色。**质脆，易折断，**断面有数个小孔。气微，味苦。**

【说明】（1）药典规定莲子"表面红棕色"（如图 2），图 3 的去皮莲子不符合药典记述，不收。

（2）莲子心 2/3 绿色（幼叶），1/3 黄色（如图 1）。若呈灰黑色或表面沾白色物质的（如图 4），属劣药，不收。

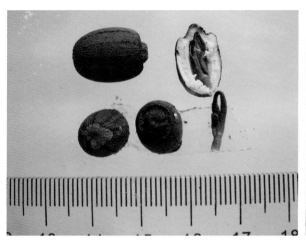

图 1 莲子、莲子心

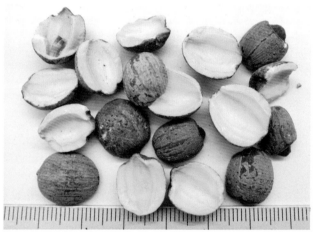

图 2 莲子饮片

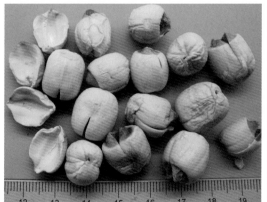

图 3 水泡莲

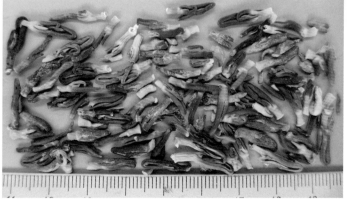

图 4 劣莲子心（其中黑色的和附着白色物质的不合格）

10 画

467

377 /莲房/

本品为睡莲科植物莲 *Nelumbo nucifera* Gaertn. 的干燥花托。秋季果实成熟时采收，除去果实，晒干。炮制：［莲房炭］取净莲房，切碎，照煅炭法制炭。

性状：本品呈**倒圆锥状或漏斗状，多撕裂**，直径 5 ~ 8cm，高 4.5 ~ 6cm。表面灰棕色至紫棕色，具细纵纹和皱纹，顶面有多数圆形孔穴，基部有花梗残基。**质疏松，破碎面海绵样，棕色**。气微，味微涩。

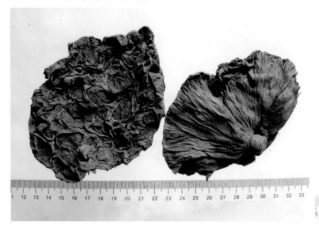

图 1 莲房

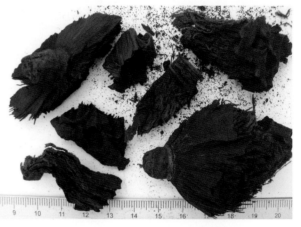

图 2 莲房炭

378 /莲须/

本品为睡莲科植物莲 *Nelumbo nucifera* Gaertn. 的干燥雄蕊。夏季花开时选晴天采收，盖纸晒干或阴干。

【说明】莲须不常用，常有陈货。

性状：本品呈线形。花药扭转，纵裂，长 1.2 ~ 1.5cm，直径约 0.1cm，淡黄色或棕黄色。**花丝纤细，稍弯曲，长 1.5 ~ 1.8cm，淡紫色**。气微香，味涩。

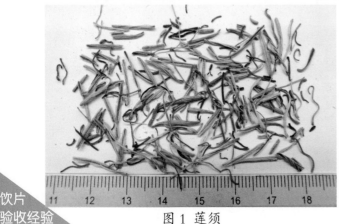

图 1 莲须

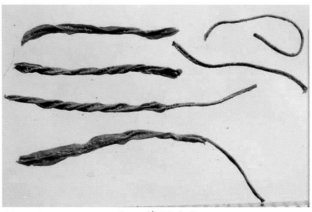

图 2 莲须放大

379 / 莪术 /

【药典摘要】

本品为姜科植物蓬莪术 Curcuma phaeocaulis Val.、广西莪术 Curcuma kwangsiensis S. G. Lee et C. F. Liang 或温郁金 Curcuma wenyujin Y.H.Chen et C.Ling 的干燥根茎，后者习称"温莪术"。冬季茎叶枯萎后采挖，洗净，**蒸或煮至透心，**晒干或低温干燥后除去须根和杂质。炮制：〔莪术〕除去杂质，略泡，洗净，**蒸软，**切厚片，干燥。〔醋莪术〕取净莪术，**照醋煮法煮至透心，**取出，稍晾，切厚片，干燥。

饮片性状：〔莪术〕**本品呈类圆形或椭圆形的厚片。外表皮灰黄色或灰棕色，有时可见环节或须根痕。切面黄绿色、黄棕色或棕褐色，内皮层环纹明显，散在"筋脉"小点。气微香，味微苦而辛。**

〔醋莪术〕本品形如莪术片，色泽加深，角质样，微有醋香气。

【说明】莪术饮片断面白色内皮层环和白色筋脉点明显，用手掰稍用力即断。若看不清内皮层环和筋脉点，用力都掰不断，肯定有问题（多是掺增重粉），不收。

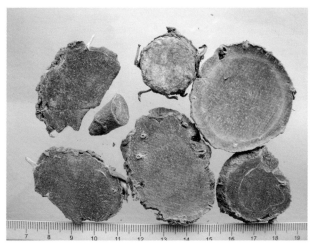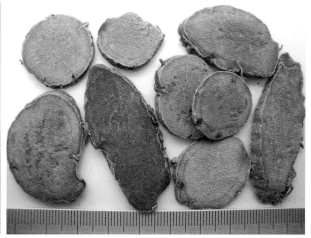

图 1 蓬莪术　　　　　　　　　图 2 广西莪术

380 / 荷叶 /

【药典摘要】

本品为睡莲科植物莲 Nelumbo nucifera Gaertn. 的干燥叶。夏、秋二季采收，晒至七八成干时，除去叶柄，折成半圆形或折扇形，干燥。炮制：〔荷叶〕喷水，稍润，切丝，干燥。〔荷叶炭〕取净荷叶，照煅炭法煅成炭。

饮片性状：〔荷叶〕本品呈不规则的丝状。**上表面深绿色或黄绿色，较粗糙；下表面淡灰棕色，较光滑，叶脉明显突起。质脆，易破碎。稍有清香气，味微苦。**

〔荷叶炭〕本品呈不规则的片状，**表面棕褐色或黑褐色。**气焦香，味涩。

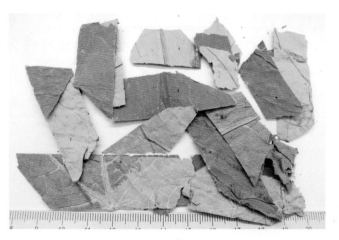
图 1 荷叶

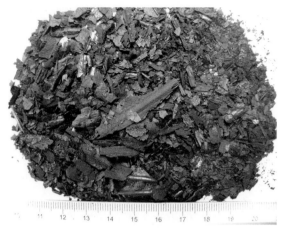
图 2 荷叶炭

381 / 桂枝 /

【药典摘要】

本品为樟科植物肉桂 *Cinnamomum cassia* Presl. 的干燥嫩枝，春、夏二季采收，除去叶，晒干，或切片晒干。炮制：除去杂质，洗净，润透，切厚片，干燥。

饮片性状：本品呈类圆形或椭圆形的厚片。**表面红棕色至棕色，有时可见点状皮孔或纵棱线。切面皮部红棕色，木部黄白色或浅黄棕色，髓部类圆形或略呈方形，有特异香气，味甜、微辛。**

【说明】桂枝饮片：①断面中央颜色红棕色，多呈类方形。②外皮容易剥落，闻着有肉桂香气。口尝味先甜后辣。图2中央髓部白色，圆形。外皮没有肉桂香气，也没有甜辣味，是假的。

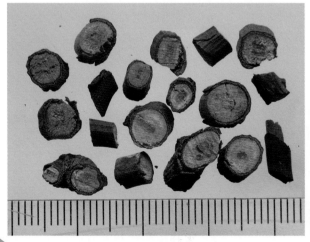
图 1 桂枝

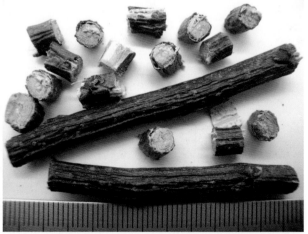
图 2 假桂枝（其他树枝冒充）

382 / 桔梗 /

【药典摘要】

本品为桔梗科植物桔梗 *Platycodon grandiflorum* （Jacq.）A.DC. 的干燥根。春、秋二季采挖，洗净，除去须根，**趁鲜剥去外皮或不去外皮**，干燥。炮制：除去杂质，洗净，润透，切厚片，干燥。

饮片性状：**本品呈椭圆形或不规则厚片。外皮多已除去或偶有残留。切面皮部类白色，较窄；形成层环纹明显，棕色；木部宽，有较多裂隙。气微，味微甜后苦。**

【说明】（1）药典说桔梗可以不去外皮，实际来货都是去皮的白桔梗。特点：
①断面外白内黄，都有放射状裂隙，形成层环淡棕色，习称"金井玉栏"（如图1）。
②热水浸泡有黏滑感。③味微甜后苦，嚼之脆韧如榨菜。

（2）掺增重粉的劣桔梗断面覆盖白粉（如图2、3），质地坚硬。陈货桔梗形成层环宽，棕褐色，皮部和木部浅棕色（如图4）。

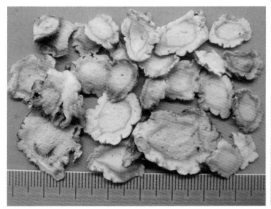

图 1 桔梗（金井玉栏）

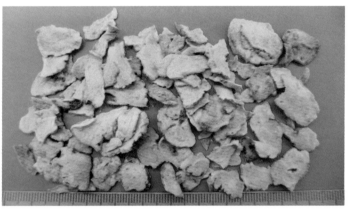

图 2 劣桔梗（掺增重粉）

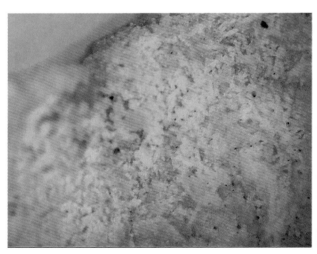

图 3 劣桔梗放大（掺增重粉）

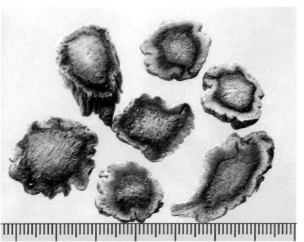

图 4 劣桔梗（陈货走油）

10 画

471

383 / 桃仁 /

【药典摘要】

本品为蔷薇科植物桃 *Prunus persica*（L.）Batsch 或山桃 *Prunus davidiana*（Carr.）Franch. 的干燥成熟种子。果实成熟后采收，除去果肉和核壳，取出种子，晒干。炮制：［桃仁］除去杂质，用时捣碎。［焯桃仁］取净桃仁，照焯法去皮。用时捣碎。［炒桃仁］取焯桃仁，照清炒法炒至黄色。用时捣碎。

性状：［桃仁］**呈扁长卵形，长 1.2 ~ 1.8cm，宽 0.8 ~ 1.2cm，厚 0.2 ~ 0.4cm。**表面黄棕色至红棕色，**密布颗粒状突起**。一端尖，**中部膨大，**另端钝圆稍偏斜，**边缘较薄。**尖端一侧有短线形种脐，圆端有颜色略深不甚明显的合点，自合点处散出多数纵向维管束。种皮薄，子叶 2，类白色，富油性，气微，**味微苦。**

［山桃仁］呈类卵圆形，**较小而肥厚，**长约 0.9cm，宽约 0.7cm，厚约 0.5cm。

饮片：［焯桃仁］本品呈扁长卵形，长 1.2 ~ 1.8cm，宽 0.8 ~ 1.2cm，厚 0.2 ~ 0.4cm。**表面浅黄白色，**一端尖，中部膨大，另端钝圆稍偏斜，**边缘较薄。**子叶 2，富油性。气微香，味微苦。

［焯山桃仁］呈类卵圆形，较小而肥厚，长约 1cm，宽约 0.7cm，厚约 0.5cm。

［炒桃仁］本品呈扁长卵形，长 1.2 ~ 1.8cm，宽 0.8 ~ 1.2cm，厚 0.2 ~ 0.4cm。表面黄色至棕黄色，可见焦斑。一端尖，中部膨大，另端钝圆稍偏斜，**边缘较薄。**子叶 2，富油性。气微香，味微苦。

［炒山桃仁］2 枚子叶多分离，完整者呈类卵圆形，较小而肥厚。长约 1cm，宽约 0.7cm，厚约 0.5cm。

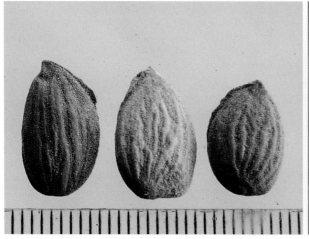

图 1 桃仁（家）

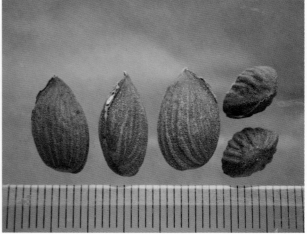

图 2 山桃仁

【说明】桃仁和杏仁有些相似，从外皮可以区别（如图1、2）。药典规定桃仁饮片是带皮的，实际来货都是去皮的。燀山桃仁价格比燀桃仁低，销量较大。燀山桃仁外观上很像燀杏仁，来货经常掺有燀杏仁，极难区分。我们只要燀家桃仁，因其形大而扁难掺杏仁（如图3）。但价格要比燀山桃仁高1倍，而且常有走油的（因销量小放置时间长），验收时要注意。

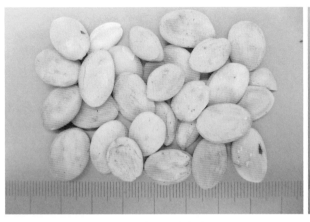

图 3 燀桃仁（家）

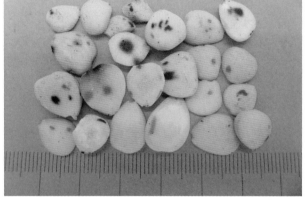

图 4 炒山桃仁

384 / 核桃仁 /

【药典摘要】

本品为胡桃科植物胡桃 *Juglans regia* L. 的干燥成熟种子。秋季果实成熟时采收，除去肉质果皮，晒干，再除去核壳和木质隔膜。

性状：本品多破碎，为不规则的块状，有皱曲的沟槽，大小不一；完整者类球形，直径 2～3cm。种皮淡黄色或黄褐色，膜状，维管束脉纹深棕色。子叶类白色。质脆，富油性。气微，**味甘**；种皮味涩、微苦。

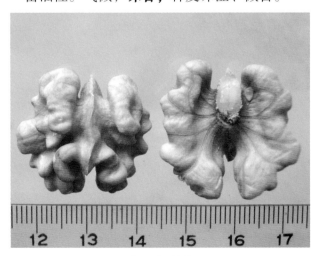

图 1 核桃仁

【说明】核桃仁谁都认识，以色浅（淡黄色）为佳，陈货黑褐色，味苦，不收。核桃仁里常混有小片核桃壳，要摊开细看。

385 /夏天无/

【药典摘要】

本品为罂粟科植物伏生紫堇 *Corydalis decumbens*（Thunb.）Pers. 的干燥块茎。春季或初夏出苗后采挖，除去茎、叶及须根，洗净，干燥。

性状：本品呈**类球形、长圆形或不规则块状，长 0.5 ～ 3cm，直径 0.5 ～ 2.5cm。**表面灰黄色、暗绿色或黑褐色，有瘤状突起和不明显的细皱纹，顶端钝圆，可见茎痕，四周有淡黄色点状叶痕及须根痕。质硬，**断面黄白色或黄色，颗粒状或角质样，有的略带粉性。气微，味苦。**

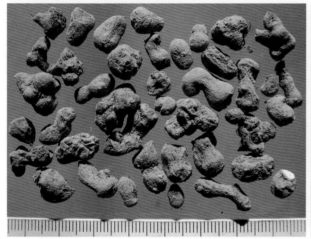
图 1 夏天无

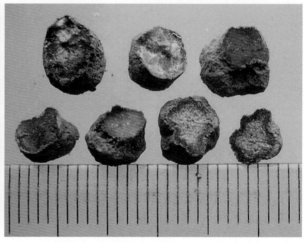
图 2 夏天无断面

386 /夏枯草/

【药典摘要】

本品为唇形科植物夏枯草 *Prunella vulgaris* L. 的干燥果穗。夏季果穗呈棕红色时采收，除去杂质，晒干。

性状：本品呈圆柱形，略扁，长 1.5 ～ 8cm，直径 0.8 ～ 1.5cm；**淡棕色至棕红色。全穗由数轮至 10 数轮宿萼与苞片组成，**每轮有对生苞片 2 片，呈扇形，先端尖尾状，脉纹明显，外表面有白毛。每一苞片内有花 3 朵，花冠多已脱落，宿萼二唇形，内有小坚果 4 枚，卵圆形，棕色，尖端有白色突起。体轻。气微，味淡。

【说明】夏枯草花梗太长（如图1）为杂质，但梗上有宿萼残痕的是药用部分，不算花梗。

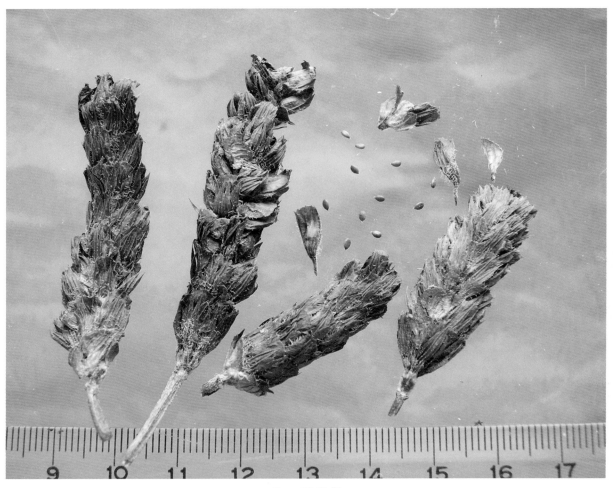

图 1 夏枯草

387 / 柴胡 /

【药典摘要】

本品为伞形科植物柴胡 *Bupleurum chinense* DC. 或狭叶柴胡 *Bupleurum scorzonerifolium* Willd. 的干燥根。按性状不同，分别习称"北柴胡"和"南柴胡"。春、秋二季采挖，除去茎叶和泥沙，干燥。炮制：〔北柴胡〕除去杂质和残茎，洗净，润透，切厚片，干燥。〔醋北柴胡〕取北柴胡片，照醋炙法炒干。〔南柴胡〕除去杂质，洗净，润透，切厚片，干燥。〔醋南柴胡〕取南柴胡片，照醋炙法炒干。

饮片性状：〔北柴胡〕本品呈不规则厚片，**外表皮黑褐色或浅棕色**，具纵皱纹和支根痕。**切面淡黄白色，纤维性。质硬。气微香，味微苦。**

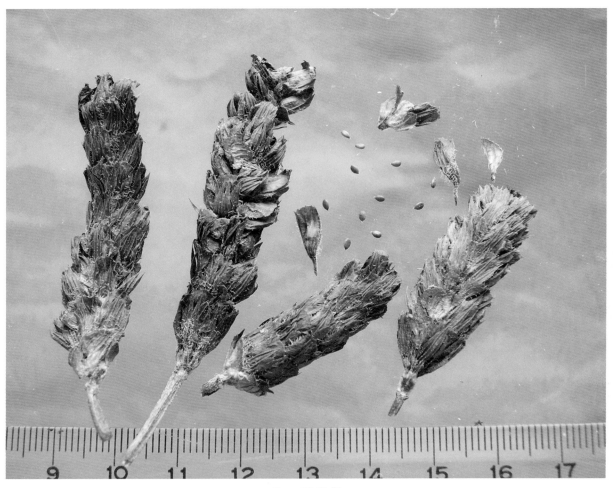

10 画

475

［醋北柴胡］本品形如北柴胡片，**表面淡淙黄色，微有醋香气，味微苦。**

［南柴胡］本品呈类圆形或不规则片。**外表皮红棕色或黑褐色，有时可见根头处具细密环纹或有细毛状枯叶纤维。切面黄白色，平坦。具败油气。**

［醋南柴胡］本品形如南柴胡片，微有醋香气。

【说明】（1）柴胡分北、南两种。

北柴胡饮片的特征：①外皮极薄，木部占直径绝大部分，有多个环圈（野生的3个环圈以上，家种的一般两圈，见图1）。②砸开看纤维众多。

南柴胡饮片的特征：①皮部棕色，约占直径的少半。木部放射状明显（如图2）。②砸开纤维少。③有败油气。

（2）黑柴胡外皮薄黑褐色，断面皮部浅棕色，木部淡黄色，放射状，味苦辛（如图4）。黑柴胡在山西、甘肃、宁夏都有地方标准，药用效果与柴胡相同。但是叫"柴胡"就是"他种药品冒充此种药品"的假药，如果叫"黑柴胡"使用就没问题了。现在黑柴胡用得很多，也有掺料子的（如图9、10）。

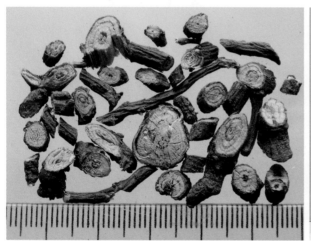

图1 北柴胡

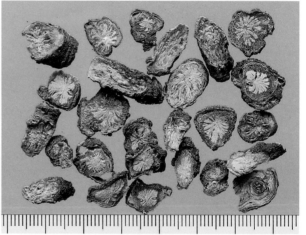

图2 南柴胡

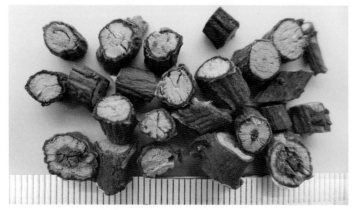

图3 北柴胡（山西家种）

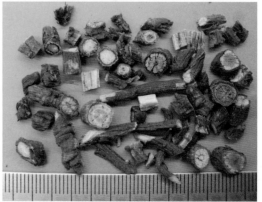

图4 假柴胡（黑柴胡）

（3）"藏柴胡"是市场名，原植物是什么我还不知道。这种植物在山西种得不少并进入市场。它的几个残茎排列成一个平面，像伸开的手指。断面皮部棕色很窄，木部木质性有放射状（如图5）。

（4）锥叶柴胡根头很多纤维，断面皮部棕色，木部黄白色菊花状（如图6）。与南柴胡的放射状木部不同，对比图2。

（5）大叶柴胡有毒，特点是全体有横环纹，断面中空（如图7、8）。商品中偶尔还能见到，而且它还有伪品（款冬花梗子），验收时注意。

（6）柴胡历来品种复杂，文献记载有二十多种柴胡属植物的根在各地当柴胡用，性状大同小异。药典规定了两种正品植物，但并没有改变市场上的复杂情况。目前几乎每批柴胡来货都是多种混合，何况还有许多人为掺假的（如图7—10），所以要做到柴胡饮片的一致性是比较头疼的问题。

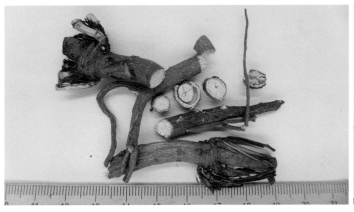

图5 假柴胡（藏柴胡）

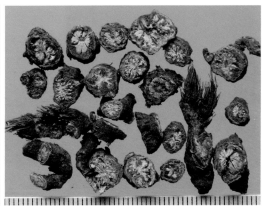

图6 假柴胡（锥叶柴胡）

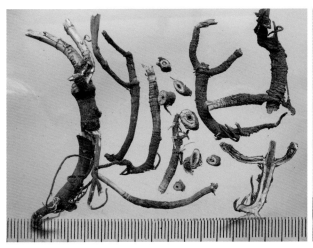

图7 假柴胡（大叶柴胡纵切片）

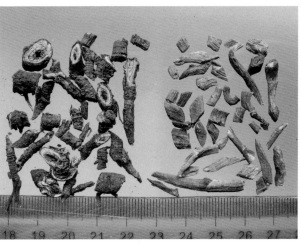

图8 大叶柴胡与其掺假物（款冬花梗）

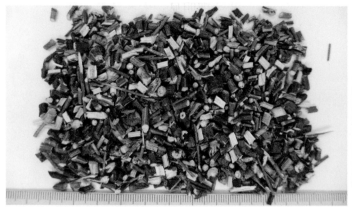

图 9 柴胡料子（茎杆）

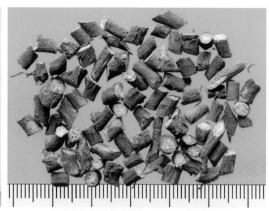

图 10 柴胡料子（寻骨风根）

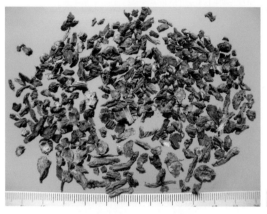

图 11 黑柴胡料子（川芎细根，捣开有川芎香气，味苦、辛）

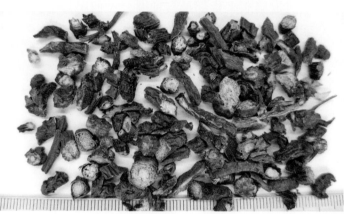

图 12 黑柴胡料子（泡防风染色，皮部大多裂隙，味微甘）

388 / 党参 /

【药典摘要】

本品为桔梗科植物党参 *Codonopsis pilosula* （Franch.）Nannf.、素花党参 *Codonopsis pilosula* Nannf. var. *modesta*(Nannf.) L. T. Shen 或川党参 *Codonopsis tangshen* Oliv. 的干燥根。秋季采挖，洗净，晒干。炮制：［党参片］除去杂质，洗净，润透，切厚片，干燥。［米炒党参］取党参片，照炒法用米拌炒至表面深黄色，取出，筛去米，放凉。

饮片性状：［党参片］本品呈类圆形的厚片。外表皮灰黄色、黄棕色至灰棕色，有时可见根头部有多数疣状突起的茎痕和芽。切面皮部淡棕黄色至黄棕色，木部淡黄色至黄色，有裂隙或放射状纹理。有特殊香气，**味微甜。**

［米炒党参］本品形如党参片，表面深黄色，偶有焦斑。

【说明】党参断面皮部宽，颜色外浅内深，放射状纹理明显。木部黄色，约占断面直径1/2，放射状纹理不太明显（如图1、2）。质地柔韧。味微甜如奶糖。不符合这些特征的都不是正品（如图3）。熏硫太过的党参发白，嚼之有酸味（如图4）。

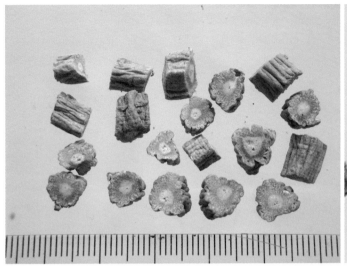

图 1 党参

图 2 党参放大

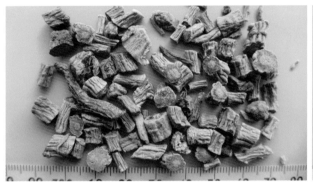

图 3 假党参（家种防风）

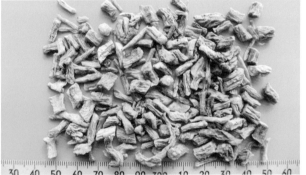

图 4 劣党参（熏硫）

389 / 鸭跖草 /

【药典摘要】

本品为鸭跖草科植物鸭跖草 *Commelina communis* L. 的干燥地上部分。夏、秋二季采收，晒干。炮制：除去杂质，洗净，切段，干燥。

饮片性状：本品呈不规则的段。**茎有纵棱，节稍膨大。**切面中心有髓。叶互生，多皱缩、破碎，完整叶片展平后呈卵状披针形或披针形，全缘，基部下延成膜质叶鞘，抱茎，**叶脉平行。总苞佛焰苞状，心形。**气微，味淡。

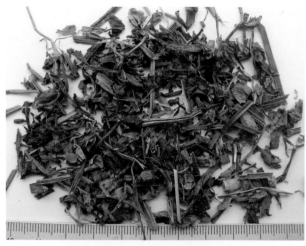

图1 鸭跖草饮片

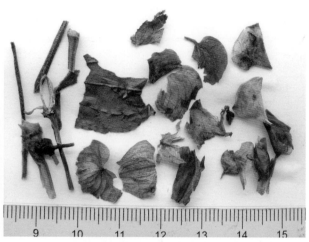

图2 鸭跖草水浸摊开

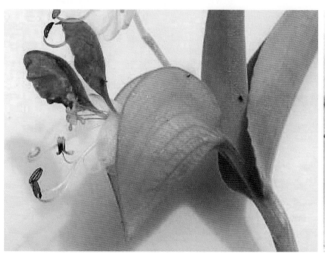

图3 鲜鸭跖草佛焰苞状总苞（条纹和网格）

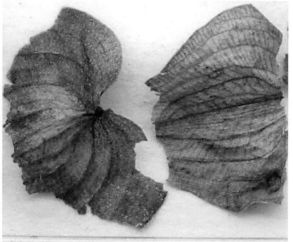

图4 干鸭跖草佛焰苞状总苞（水浸展开）

390 / 铁皮石斛 /

【药典摘要】

本品为兰科植物铁皮石斛 *Dendrobium officinale* Kimura et Migo 的干燥茎。11月至翌年3月采收，除去杂质，剪去部分须根，边加热边扭成螺旋形或弹簧状，烘干；或切成段，干燥或低温烘干，前者习称"铁皮枫斗"（耳环石斛）；后者习称"铁皮石斛"。

性状：［铁皮枫斗］**本品呈螺旋形或弹簧状，通常为2～6个旋纹，茎拉直后长3.5～8cm，直径0.2～0.4cm。**表面黄绿色或略带金黄色，有细纵皱纹，节明显，节上有时可见残留的灰白色叶鞘；**一端可见茎基部留下的短须根。**质坚实，易折断，断面平坦，灰白色至灰绿色，略角质状。气微，**味淡，嚼之有黏性。**

［铁皮石斛］**本品呈圆柱形的段，长短不等。**

【说明】药典规定铁皮枫斗"一端可见茎基部留下的短须根"（如图1），现在的枫斗有根者极少。大多数两头齐，没有茎基部（如图3—6），是用其他石斛（甚至石斛皮）剪短后扭成螺旋状，不是正品。但整个中药材市场皆认可此物，你定要有根就没有卖的，只得随大流了。

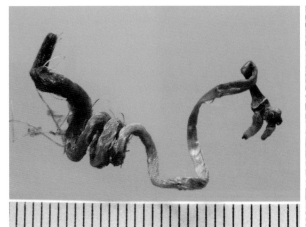

图 1 铁皮枫斗

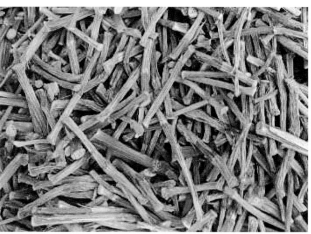

图 2 铁皮石斛

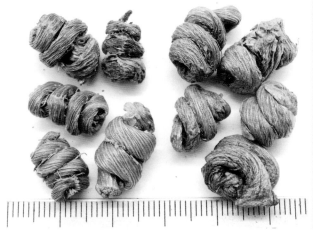

图 3 市售铁皮枫斗1、2（价格相差8倍）

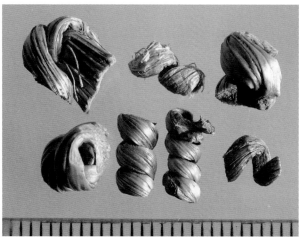

图 4 市售铁皮枫斗3

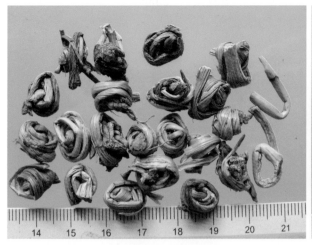

图 5 市售铁皮枫斗 4

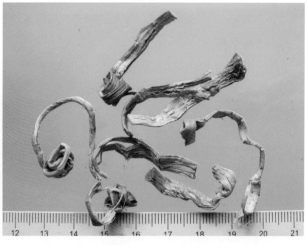

图 6 市售铁皮枫斗 4 展开（石斛皮卷成）

391 /射干/

【药典摘要】

本品为鸢尾科植物射干 *Belamcanda chinensis*（L.）DC. 的干燥根茎。春初刚发芽或秋末茎叶枯萎时采挖，除去须根和泥沙，干燥。炮制：除去杂质，洗净，润透，切薄片，干燥。

饮片性状：本品呈不规则形或长条形的薄片。**外表皮黄褐色、棕褐色或黑褐色，皱缩，可见残留的须根和须根痕，有的可见环纹。切面淡黄色或鲜黄色，具散在筋脉小点或筋脉纹，有的可见环纹。气微，味苦、微辛。**

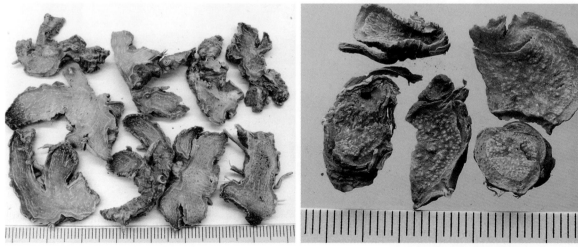

图 1 射干片

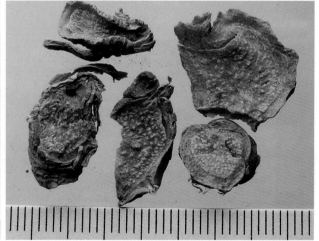

图 2 射干片放大

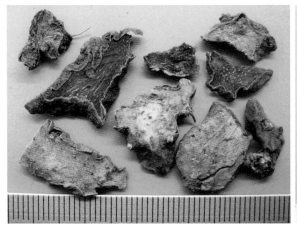

图3 假射干（品种不明，外皮没有环节）

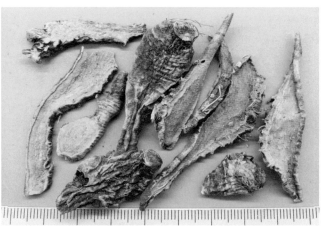

图4 假射干（川射干）

392 / 徐长卿 /

【药典摘要】

本品为萝藦科植物徐长卿 *Cynanchum paniculatum*（Bge.）Kitag. 的干燥根和根茎。秋季采挖，除去杂质，阴干。炮制：除去杂质，迅速洗净，切段，阴干。

饮片性状：本品呈不规则的段。**根茎有节，四周着生多数根。根圆柱形，表面淡黄白色至淡棕黄色或棕色，有细纵皱纹。切面粉性，皮部类白色或黄白色，形成层环淡棕色，木部细小。气香，味微辛凉。**

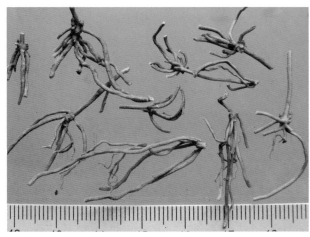

图1 徐长卿（直径约1mm）

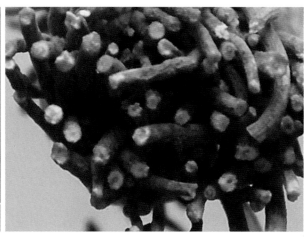

图2 徐长卿断面（木心小）

10 画

483

【说明】徐长卿的根茎比根稍粗一点，节处着生多数须根。根的木心约占直径1/4。最大的特点是气香如牡丹皮，越香越好。过去曾见加增重粉的，现在没有了。

393 / 狼毒 /

【药典摘要】

本品为大戟科植物月腺大戟 *Euphorbia ebracteolata* Hayata 或狼毒大戟 *Euphorbia fischeriana* Steud. 的干燥根。春、秋二季采挖，洗净，切片，晒干。炮制：[生狼毒]除去杂质，洗净，润透，切片，晒干。[醋狼毒]取净狼毒片，照醋炙法炒干。

性状：[月腺大戟]为类圆形或长圆形块片，直径1.5～8cm，厚0.3～4cm。外皮薄，黄棕色或灰棕色，易剥落而露出黄色皮部。**切面黄白色，有黄色不规则大理石样纹理或环纹。体轻，质脆，易折断**，断面有粉性。气微，味微辛。

[狼毒大戟]外皮棕黄色，**切面纹理或环纹显黑褐色。水浸后有黏性，撕开可见黏丝。**

饮片：[醋狼毒]本品形如狼毒。颜色略深，闻之微有醋香气。

【说明】（1）狼毒也叫白狼毒，有大毒很少用。本品易生虫，注意检查。

（2）瑞香科植物瑞香狼毒的根，药材也叫狼毒或红狼毒、绵大戟（如图2）。外皮棕褐色或红褐色，断面白色中有多个淡黄色圆形维管束，并有多个裂隙（如图2）。属于狼毒伪品，也不常用。

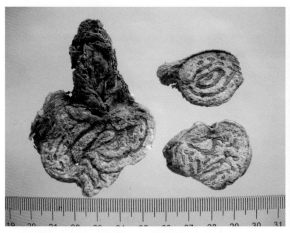

图1 狼毒（月腺大戟）

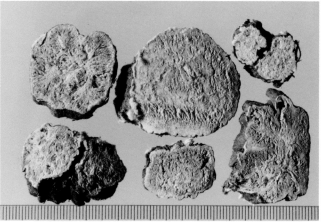

图2 假狼毒（红狼毒）

【药典摘要】

本品为紫葳科植物凌霄 *Campsis grandiflora*（Thunb.）K. Schum. 或美洲凌霄 *Campsis radicans*（L.）Seem. 的干燥花。夏、秋二季花盛开时采摘，干燥。

性状：［凌霄］多皱缩卷曲，黄褐色或棕褐色，**完整花朵长 4 ~ 5cm。萼筒钟状，长 2 ~ 2.5cm，裂片 5，裂至中部**，萼筒基部至萼齿尖有 5 条纵棱。花冠先端 5 裂，裂片半圆形，下部联合呈漏斗状，表面可见细脉纹，内表面较明显。雄蕊 4，着生在花冠上，2 长 2 短，花药个字形，花柱 1，柱头扁平。气清香，味微苦、酸。

［美洲凌霄］**完整花朵 6 ~ 7cm.，萼筒长 1.5 ~ 2cm，硬革质，先端 5 齿裂，裂片短三角状，长约为萼筒的 1/3，萼筒外无明显的纵棱；**花冠内表面具明显的深棕色脉纹。

【说明】凌霄花真伪鉴别：①花萼：凌霄花占全长一半或 1/4；硬骨凌霄只有全长 1/6；泡桐花花萼常脱落。②花冠：凌霄花直；硬骨凌霄弯；泡桐花密被茸毛，里面密生深色小点。

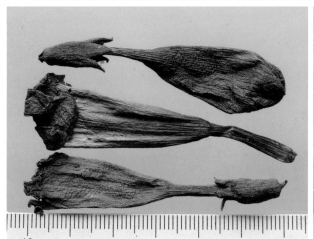

图 1 凌霄花（美洲凌霄）

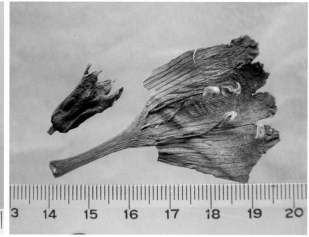

图 2 凌霄花解剖

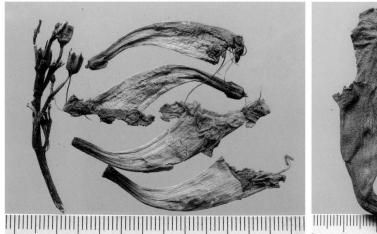

图 3 假凌霄花（硬骨凌霄）

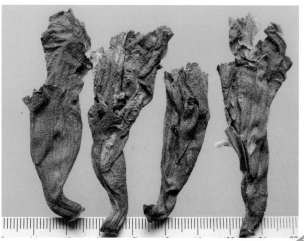

图 4 假凌霄花（泡桐花）

10 画

395 / 高良姜 /

【药典摘要】

本品为姜科植物高良姜 *Alpinia officinarum* Hance 的干燥根茎。夏末秋初采挖，除去须根和残留的鳞片，洗净，切段，晒干。炮制：除去杂质，洗净，润透，切薄片，晒干。

性状：本品呈类圆形或不规则形的薄片。**外表皮棕红色至暗棕色**，有的可见环节和须根痕。**切面灰棕色至红棕色，外周色较淡，具多数散在的筋脉小点，中心圆形，约占 1/3。气香，味辛辣。**

【说明】高良姜的直径 1 ~ 1.5cm，香气浓，味辛辣似干姜；而大高良姜直径在 2 ~ 3cm，气味较淡。

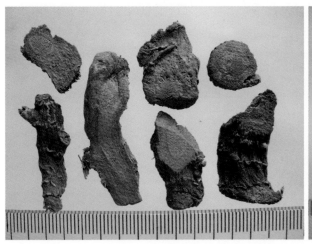 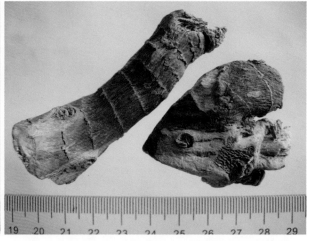

图 1　高良姜　　　　　　　　　图 2　假高良姜（大高良姜）

396 / 拳参 /

【药典摘要】

本品为蓼科植物拳参 *Polygonum bistorta* L. 的干燥根茎。春初发芽时或秋季茎叶将枯萎时采挖，除去泥沙，晒干，去须根。炮制：除去杂质，洗净，略泡，润透，切薄片，干燥。

饮片性状：本品呈类圆形或近肾形的薄片。外表皮紫褐色或紫黑色。**切面棕红色或浅棕红色，平坦，近边缘有一圈黄白色小点（维管束），气微，味苦、涩。**

【说明】《新编中药志》记载：蓼科蓼属拳参组有 12 种植物的根茎在各地当拳参用，性状非常相似。饮片中常见多种混淆，不易区分。图 2 是常见的两种伪品，经专家鉴定后定名。与正品的区别主要是：①切面颜色不是棕红色或浅棕红色；②维管束个数：拳参是 35 ~ 50 个，珠芽蓼是 18 ~ 30 个，草血竭是 21 ~ 41 个。其他的我们没有照片，暂不叙述。验收时按药典逐句对照，符合者就收。

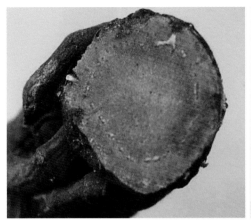

图 1 拳参切面

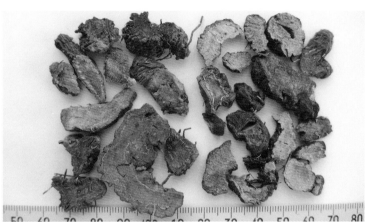

图 2 假拳参（左：珠芽蓼；右：草血竭）

397 / 粉萆薢 /

【药典摘要】

本品为薯蓣科植物粉背薯蓣 *Dioscorea hypoglauca* Palibin 的干燥根茎。秋、冬二季采挖，除去须根，洗净，切片，晒干。

性状 **本品为不规则的薄片**，边缘不整齐，大小不一，**厚约 0.5mm**。有的有棕黑色或灰棕色的外皮。**切面黄白色或淡灰棕色，维管束呈小点状散在。质松，略有弹性，易折断，新断面近外皮处显淡黄色。气微，味辛、微苦。**

【说明】粉萆薢现在用得不多，它在产地切极薄片，与土茯苓片相似。但粉萆薢筋脉点分布均匀，水湿后手摸比干燥时涩，折断面整齐，味辛微苦。而土茯苓筋脉点主要分布在中央，水湿后手摸黏滑，折断面不齐，味甘淡。两者不难区别。

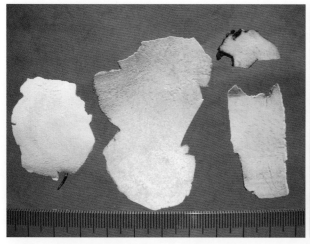

图 1　粉萆薢

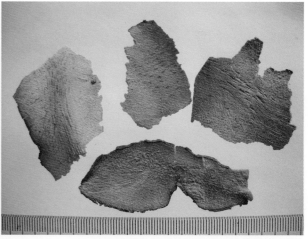

图 2　土茯苓

398 / 粉葛 /

【药典摘要】

本品为豆科植物甘葛藤 *Pueraria thomsonii* Benth. 的干燥根。秋、冬二季采挖，除去外皮，稍干，截段或再纵切两半或斜切成厚片，干燥。炮制：除去杂质，洗净，润透，切厚片或切块，干燥。

饮片性状：本品呈不规则的厚片或立方块状。外表面黄白色或淡棕色。切面黄白色，**横切面有时可见由纤维形成的浅棕色同心性环纹，纵切面可见由纤维形成的数条纵纹。体重，质硬，富粉性。气微，味微甜。**

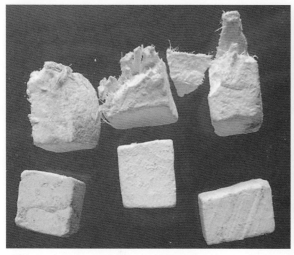

图 1　粉葛块

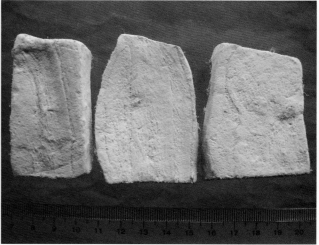

图 2　粉葛片

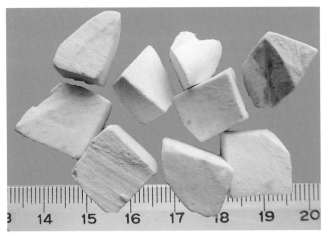

图3 假粉葛（木薯）

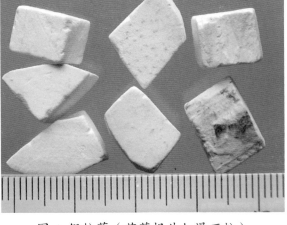

图4 假粉葛（首蓿根片加滑石粉）

399 / 益母草 /

【药典摘要】

本品为唇形科植物益母草 *Leonurus japonicus* Houtt. 的新鲜或干燥地上部分。鲜品春季幼苗期至初夏花前期采割；干品夏季茎叶茂盛、花未开或初开时采割，晒干，或切段晒干。炮制：[鲜益母草]除去杂质，迅速洗净。[干益母草]除去杂质，迅速洗净，略润，切段，干燥。

饮片性状：[干益母草]本品呈不规则的段。**茎方形，四面凹下成纵沟，灰绿色或黄绿色。切面中部有白髓。**叶片灰绿色，多皱缩、破碎。**轮伞花序腋生，花黄棕色，花萼筒状，花冠二唇形。**气微，味微苦。

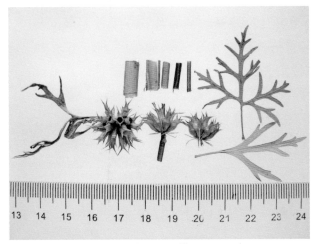

图1 鲜益母草切段

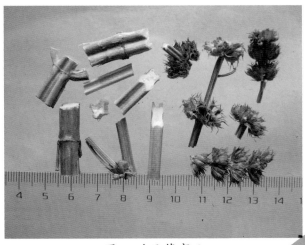

图2 益母草商品

10 画

489

【说明】（1）益母草叶、花易碎（如图1），干燥后多筛去，来货主要见到茎和宿萼（如图2）。宿萼围生节处，先端和底部都有扎手的尖刺（如图3）。益母草和其他草类药一样以绿色为好，图3那样枯黄色的属劣药，不收。

（2）图4为什么是假益母草？①茎中央圆形空心（正品一般实心）；②叶片不像益母草，可与图1对照。③不见宿萼。

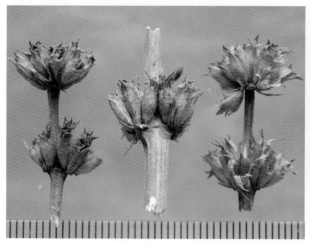

图3 劣益母草宿萼（轮伞花序）

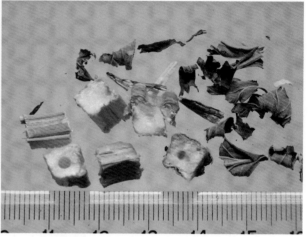

图4 假益母草（品种不明）

400 / 益智

【药典摘要】

本品为姜科植物益智 *Alpinia oxyphylla* Miq. 的干燥成熟果实。夏、秋间果实由绿变红时采收，晒干或低温干燥。炮制：［益智仁］除去杂质及外壳。用时捣碎。［盐益智仁］取益智仁，照盐水炙法炒干。用时捣碎。

性状：本品呈**椭圆形，两端略尖，长1.2～2cm，直径1～1.3cm。表面棕色或灰棕色，有纵向凹凸不平的突起棱线13～20条，**顶端有花被残基，基部常残存果梗。果皮薄而稍韧，与种子紧贴，种子集结成团，中有隔膜将种子团分为3瓣，每瓣有种子6～11粒。**种子呈不规则的扁圆形，略有钝棱，直径约3mm，**表面灰褐色或灰黄色，外被淡棕色膜质的假种皮；质硬，胚乳白色。**有特异香气，味辛、微苦。**

［盐益智仁］本品呈不规则的扁圆形，略有钝棱，**直径约3mm。**外表棕褐至黑褐色，质硬，胚乳白色。有特异香气。**味辛、微咸。**

【说明】益智果皮表面有断续突起的纵棱，种子扁心形，一面中央凹陷。这都是其他药没有的。

饮片
验收经验

490

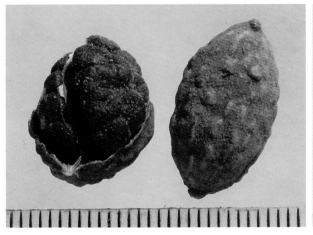

图 1 益智（果实）

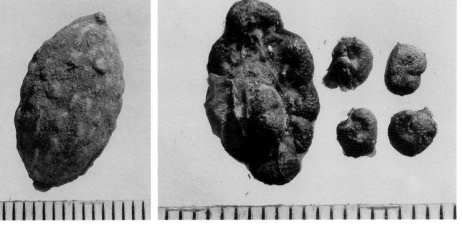

图 2 益智仁

401 / 浙贝母 /

【药典摘要】

本品为百合科植物浙贝母 *Fritillaria thunbergii* Miq. 的干燥鳞茎。初夏植株枯萎时采挖，洗净。大小分开，大者除去芯芽，习称"大贝"；小者不去芯芽，习称"珠贝"。分别撞擦，除去外皮，拌以煅过的贝壳粉，吸去擦出的浆汁，干燥；或取鳞茎，大小分开，洗净，除去芯芽，趁鲜切成厚片，洗净，干燥，习称"浙贝片"。

性状：[大贝] 为鳞茎外层的单瓣鳞叶，略呈新月形，高 1 ～ 2cm，直径 2 ～ 3.5cm。外表面类白色至淡黄色，内表面白色或淡棕色，被有白色粉末。质硬而脆，易折断，断面白色至黄白色，富粉性。气微，味微苦。

[珠贝] 为完整的鳞茎，呈扁圆形，高 1 ～ 1.5cm，直径 1 ～ 2.5cm。表面类白色，外层鳞叶 2 瓣，肥厚，略似肾形，互相抱合，内有小鳞叶 2 ～ 3 枚和干缩的残茎。

[浙贝片] 为鳞茎外层的单瓣鳞叶切成的片。椭圆形或类圆形，直径 1 ～ 2cm，边缘表面淡黄色，切面平坦，粉白色。质脆，易折断，断面粉白色，富粉性。

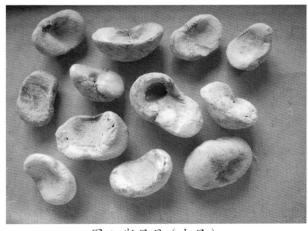

图 1 浙贝母（大贝）

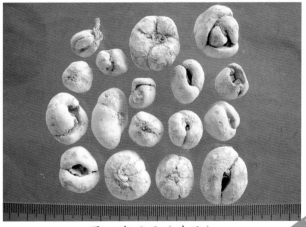

图 2 浙贝母（珠贝）

【说明】（1）目前浙贝母多数是将完整鳞茎分大小出售。大的叫大贝或马牙贝，小的叫珠贝，外皮光滑没有白粉（如图4）。或将带皮鳞茎切成浙贝片（如图3）。药典记载的撞擦法制成的大贝（市场叫灰贝，如图1）很少，撞擦制成的珠贝（如图2）已见不到。我们只用浙贝片。

（2）有时见到湖北贝母冒充浙贝母，外面两鳞片包裹紧密，边缘薄而卷（如图5）。湖北贝母本是药典品，因不好卖且价低，故掺到浙贝母里。

（3）灰贝和浙贝片因买的人少，常有陈货。验收见表面灰暗陈旧者，一定要砸（掰）断，如果断面不是白色而是灰黄色，口尝发酸（如图6），应属劣药，拒收。

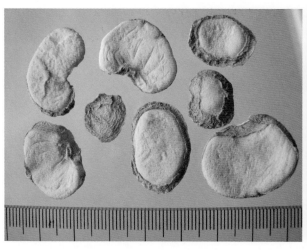

图3 浙贝片

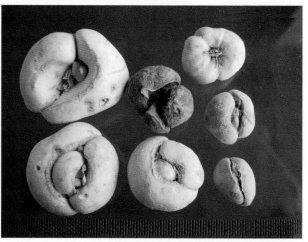

图4 浙贝母（市场常用品）

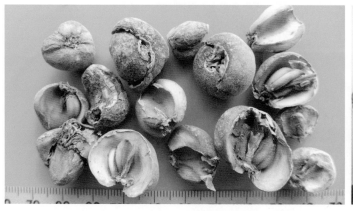

图5 假浙贝母（湖北贝母）

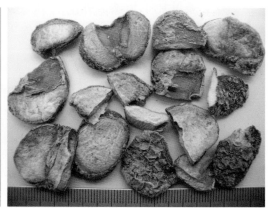

图6 劣浙贝片（陈货）

402 / 娑罗子 /

【药典摘要】

本品为七叶树科植物七叶树 *Aesculus chinensis* Bge.、浙江七叶树 *Aesculus chinensis* Bge. var. *chekiangensis*（Hu etFang）Fang 或天师栗 *Aesculus wilsonii* Rehd. 的干燥成熟种子。秋季果实成熟时采收，除去果皮，晒干或低温干燥。炮制：除去外壳和杂质。用时打碎。

性状：本品呈扁球形或类球形，似板栗，直径 1.5 ~ 4cm。表面棕色或棕褐色，多皱缩，凹凸不平，略具光泽；**种脐色较浅，近圆形，约占种子面积的 1/4 至 1/2；**其一侧有 1 条突起的种脊，有的不甚明显。种皮硬而脆，子叶 2，肥厚，坚硬，形似栗仁，黄白色或淡棕色，粉性。气微，**味先苦后甜。**

【说明】娑罗子不常用，最好要个子，切片日久易生虫。

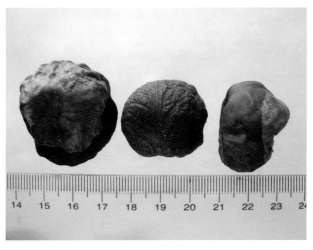

图 1 娑罗子

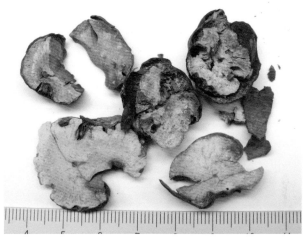

图 2 娑罗子（切片）

403 / 海马 /

【药典摘要】

本品为海龙科动物线纹海马 *Hippocampus kelloggi* Jordan et Snyder、刺海马 *Hippocampus histrix* Kaup、大海马 *Hippocampus kuda* Bleeker、三斑海马 *Hippocampus trimaculatus* Leach 或小海马（海蛆）*Hippocampus japonicas* Kaup 的干燥体。夏、秋二季捕捞，洗净，晒干；或除去皮膜和内脏，晒干。炮制：用时捣碎或碾粉。

性状：［线纹海马］呈扁长形而弯曲，**体长约 30cm。**表面黄白色。头略似马头，有冠状突起，具管状长吻，口小，无牙，两眼深陷。躯干部七棱形，尾部四棱形，渐细卷曲，**体上有瓦楞形的节纹并具短棘。**体轻，骨质，坚硬，气微腥，味微咸。

［刺海马］**体长 15 ~ 20cm。**头部及体上环节间的棘细而尖。

［大海马］**体长 20～30cm。黑褐色。**

［三斑海马］**体侧背部第 1、4、7 节的短棘基部各有 1 黑斑。**

［小海马（海蛆）］**体形小，长 7～10cm。黑褐色。节纹和短棘均较细小。**

【说明】（1）海马的共同特征是"马头蛇尾瓦楞身"，线纹海马的头部和身体侧面可见浅色点、线（如图 1、2），其他海马见图 3—6。海马来货按大小论价，同等大小的刺马（刺海马）价低于平马（没刺的线纹海马、大海马、三斑海马等）。

（2）药典所列 5 种海马都已属于濒危动物，市场正品海马渐少，非正品海马渐多（如图 7、8）。还有劣海马（如图 9、10），验收要对光照视，海马的嘴（喙）和肚子应该是透亮的，用手捏喙可扁，折之可弯（别怕，折不断）。再看雄海马的育儿袋应该是扁的（如图 4、6）不应饱满坚硬（如图 10），雌海马肚子下面应该是个孔，不能是胶类封闭的。

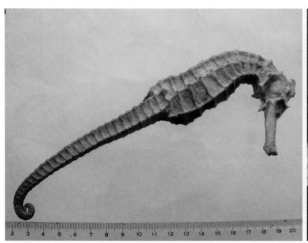

图 1 线纹海马

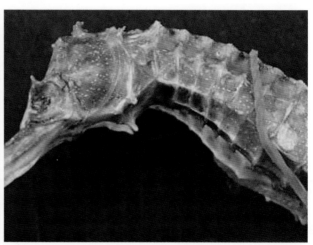

图 2 线纹海马（局部放大）

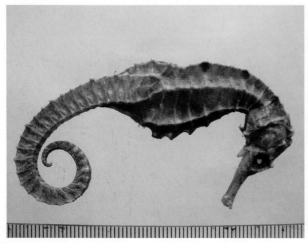

图 3 三斑海马（背部有 3 个黑点）

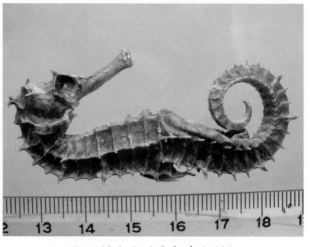

图 4 刺海马（背部有尖刺）

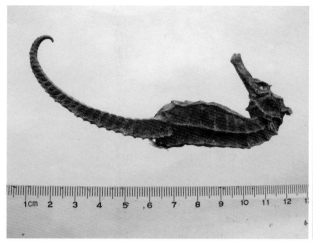

图 5 大海马（黑褐色）

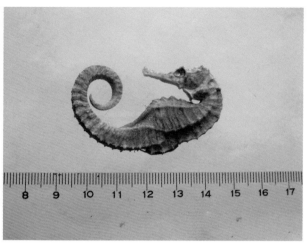

图 6 小海马（小）

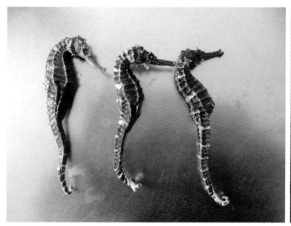

图 7 假海马 1

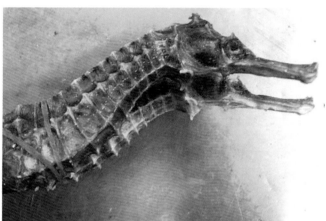

图 8 假海马 2

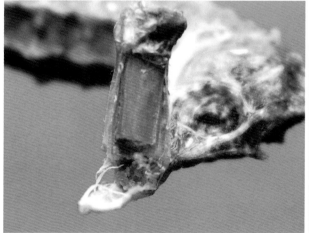

图 9 劣海马（喙里塞木棍）

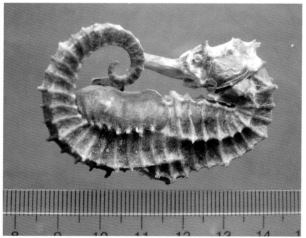

图 10 劣海马（育儿囊饱满）

404 / 海风藤 /

【药典摘要】

本品为胡椒科植物风藤 *Piper kadsura*（Choisy）Ohwi 的干燥藤茎。夏、秋二季采割，除去根、叶，晒干。炮制：除去杂质，浸泡，润透，切厚片，晒干。

性状：本品呈扁圆柱形，微弯曲，长 15～60cm，**直径 0.3～2cm**。表面灰褐色或褐色，粗糙，**有纵向棱状纹理及明显的节**，节间长 3～12cm，**节部膨大，上生不定根**。体轻，质脆，易折断，断面不整齐，**皮部窄，木部宽广，灰黄色，导管孔多数，射线灰白色，放射状排列，皮部与木部交界处常有裂隙，中心有灰褐色髓**。气香，味微苦、辛。

【说明】（1）海风藤粗细相差很大（直径 0.3～2cm），来货多是细的，偶尔来次粗的，很多人以为是伪品。应该看主要特点：外皮凸起小点（皮孔）明显，皮部和木部常有裂隙，髓部有多个小点（维管束）。有胡椒香气，味微苦辛。

（2）据《新编中药志》载，目前海风藤多是同属的山蒟（jǔ）藤，性状很像海风藤。不同点：山蒟藤皮孔稀疏，点状突起不明显。外皮较硬，切面维管束 13～20 个（海风藤 18～33 个），髓中维管束 4～9 个（海风藤 6～13 个），组织中无分泌细胞，挥发油含量小，气味淡。所以我们应以香气为主要鉴别点。还有用同属毛蒟藤、石楠藤当海风藤用（毛蒟有毒性），细茎表面多细毛，石楠藤中心无孔。海风藤表面几乎无毛，中心有孔，与二者可分。

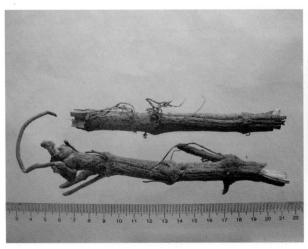

图 1 海风藤个

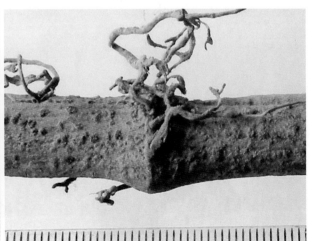

图 2 海风藤放大（皮孔凸起）

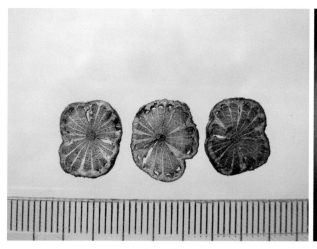

图 3 海风藤切面

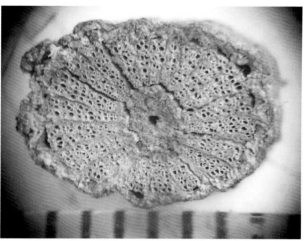

图 4 海风藤切面放大

405 / 海龙 /

【药典摘要】

本品为海龙科动物刁海龙 *Solenognathus hardwickii*（Gray）、拟海龙 *Syngnathoides biaculeatus*（Bloch）或尖海龙 *Syngnathus acus* Linnaeus 的干燥体。多于夏、秋二季捕捞，刁海龙、拟海龙除去皮膜，洗净，晒干；尖海龙直接洗净，晒干。

性状：［刁海龙］体狭长侧扁，**全长 30 ～ 50cm**，表面黄白色或灰褐色。头部具管状长吻，口小，无牙，两眼圆而深陷，**头部与体轴略呈钝角。躯干部宽 3cm，五棱形，尾部前方六棱形，后方渐细，四棱形，尾端卷曲。棱两侧各有 1 列灰黑色斑点状色带。全体被以具花纹的骨环和细横纹，各骨环内有突起粒状棘。**胸鳍短宽，背鳍较长，有的不明显，无尾鳍。骨质，坚硬。气微腥，味微咸。

［拟海龙］体长平扁，**躯干部略呈四棱形，全长 20 ～ 22cm，表面灰黄色。头部常与体轴成一直线。**

［尖海龙］体细长，呈鞭状，**全长 10 ～ 30cm**，未去皮膜。**表面黄褐色。**有的腹面可见育儿囊，有尾鳍。质较脆弱，易撕裂。

【说明】我国有 20 多种海龙，药典规定 3 种，其他海龙也常混入商品。图 3 的身 9 棱、图 4 喙短，身有深浅不一的环纹，可与正品区分。

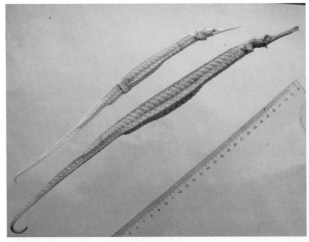

图1 刁海龙

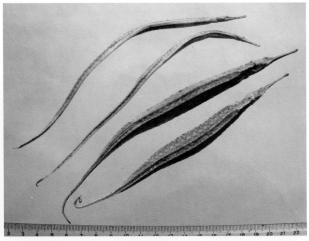

图2 上：尖海龙；下：拟海龙

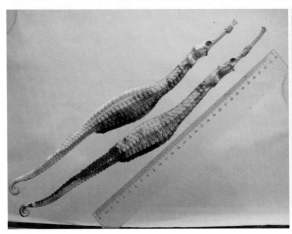

图3 假海龙1

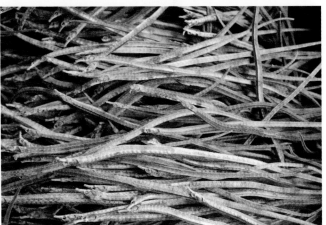

图4 假海龙2（喙短，身上有深浅不一的环节）

406/海金沙/

【药典摘要】

本品为海金沙科植物海金沙 Lygodium japonicum（Thunb.）Sw. 的干燥成熟孢子。秋季孢子未脱落时采割藤叶，晒干，搓揉或打下孢子，除去藤叶。

性状：本品呈粉末状，棕黄色或浅棕黄色。**体轻，手捻有光滑感，置手中易由指缝滑落。**气微，味淡。

鉴别：取本品少量，撒于火上，即发出轻微爆鸣及明亮的火焰。

【说明】海金沙极轻（如图2），入水不沉、不染。若杂有其他杂质，水试时可见沉淀、浑浊。

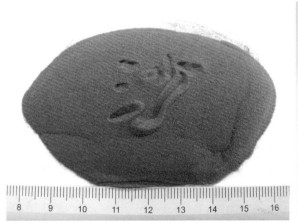

图 1 海金沙

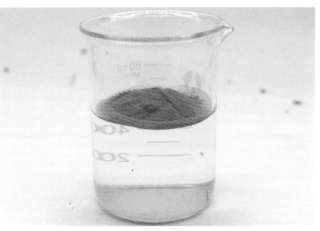

图 2 海金沙水试（不沉水、不染水）

407 / 海螵蛸 /

【药典摘要】

本品为乌贼科动物无针乌贼 *Sepiella mainroni* de Rochebrune 或金乌贼 *Sepia esculenta* Hoyle 的干燥内壳。收集乌贼鱼的骨状内壳，洗净，干燥。炮制：除去杂质，洗净，干燥，砸成小块。

性状：[无针乌贼] 呈扁长椭圆形，中间厚，边缘薄，**长 9 ~ 14cm，宽 2.5 ~ 3.5cm，厚约 1.3cm。**背面有磁白色脊状隆起，两侧略显微红色，有不甚明显的细小疣点；腹面白色，自尾端到中部有细密波状横层纹；角质缘半透明、尾部较宽平，无骨针。体轻，质松，易折断，断面粉质，显疏松层纹。气微腥，味微咸。

[金乌贼] **长 13 ~ 23cm，宽约 6.5cm，**背面疣点明显，略呈层状排列；腹面的细密波状横层纹占全体大部分，中间有纵向浅槽；尾部角质缘渐宽，向腹面翘起，末端有 1 骨针，多已断落。

饮片：本品为不规则形或类方形小块，类白色或微黄色，气微腥，味微咸。

【说明】海螵蛸是食用乌贼时的副产品。乌贼有 300 多种，大小不一。药典规定两种，长度 9 ~ 23cm。而食用乌贼品种很多，内壳往往也作海螵蛸，太大太小等不符药典记述的就算假药。但饮片都砸成很小的块，就区别不出是哪种了。

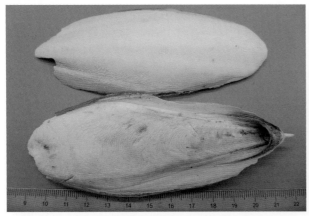

图 1 海螵蛸

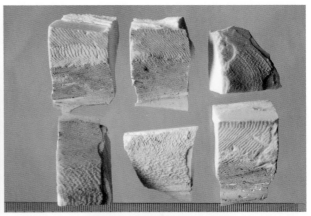

图 2 海螵蛸饮片

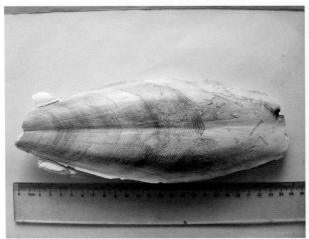

图 3 假海螵蛸（大个）

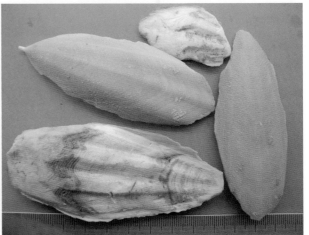

图 4 假海螵蛸（背腹面有 3 条棱、沟）

408 / 海藻 /

【药典摘要】

本品为马尾藻科植物海蒿子 Sargassum pallidum（Turn.）C. Ag. 或羊栖菜 Sargassum fusiforme（Harv.）Setch. 的干燥藻体。前者习称"大叶海藻"，后者习称"小叶海藻"。夏、秋二季采捞，除去杂质，洗净，晒干。

性状：［大叶海藻］皱缩卷曲，黑褐色，有的被白霜，长 30 ~ 60cm。主干呈圆柱状，**具圆锥形突起，主枝自主干两侧生出，侧枝自主枝叶腋生出，具短小的刺状突起。初生叶披针形或倒卵形，长 5 ~ 7cm，宽约 1cm，全缘或具粗锯齿；次生叶条形或披针形，叶腋间有着生条状叶的小枝。气囊黑褐色，球形或卵圆形，有的有柄，顶端钝圆，有的具细短尖。**质脆，潮润时柔软；水浸后膨胀，肉质，黏滑。气腥，味微咸。

［小叶海藻］较小，长 15 ~ 40cm，分枝互生，**无刺状突起。叶条形或细匙形，先端稍膨大，中空。**气囊腋生，纺锤形或球形，囊柄较长。质较硬。

【说明】（1）海藻来货水中浸泡1分钟，展开观察：大叶海藻主要特点是主干上有许多小刺状突起；小叶海藻主要特点是叶先端膨大，中空。

（2）我国海藻有几百种，其中十几种在各地作药用，药典只规定两种。经过半个多世纪的使用，两种正品海藻资源不足，价格上扬。目前来货以其他价低的海藻居多（如图4、5）。药典应与时俱进扩大药源。

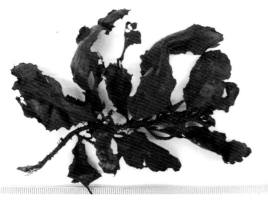

图1 大叶海藻

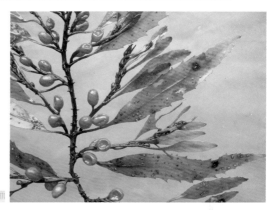

图2 大叶海藻放大（看气囊）

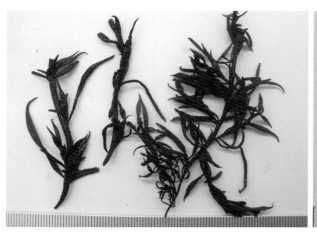

图3 小叶海藻

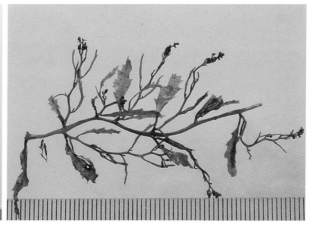

图4 假海藻1（似大叶海藻而无小刺）

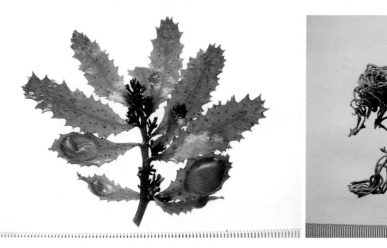

图5 假海藻1（放大）

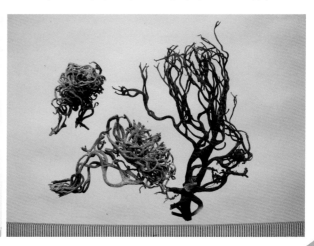

图6 假海藻2（海带根）

10 画

409 / 浮萍 /

【药典摘要】

本品为浮萍科植物紫萍 Spirodela polyrrhiza（L.）Schleid. 的干燥全草。6—9月采收，洗净，除去杂质，晒干。

性状：本品为扁平叶状体，呈卵形或卵圆形，长径2～5mm。**上表面淡绿色至灰绿色，**偏侧有1小凹陷，边缘整齐或微卷曲。**下表面紫绿色至紫棕色，**着生数条须根。体轻，手捻易碎。气微，味淡。

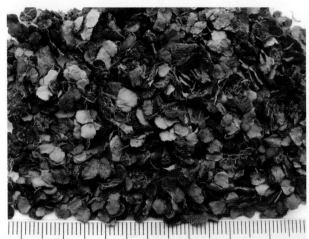

图1 浮萍　　　　　　　　　　　图2 浮萍放大

410 / 通关藤 /

【药典摘要】

本品为萝摩科植物通关藤 Marsdenia tenacissima（Roxb.）Wight et Arn. 的干燥藤茎。秋、冬二季采收，干燥。

性状：本品呈扁圆柱形，略扭，直径2～5cm；节膨大，节间两侧各有1条明显纵沟，于节处交互对称。表面灰褐色，粗糙；栓皮松软，稍厚。质硬而韧，粗者难折断。**断面不平整，常呈类"8"字形，皮部浅灰色，木部黄白色，密布针眼状细孔。髓部常中空。气微，味苦回甜。**

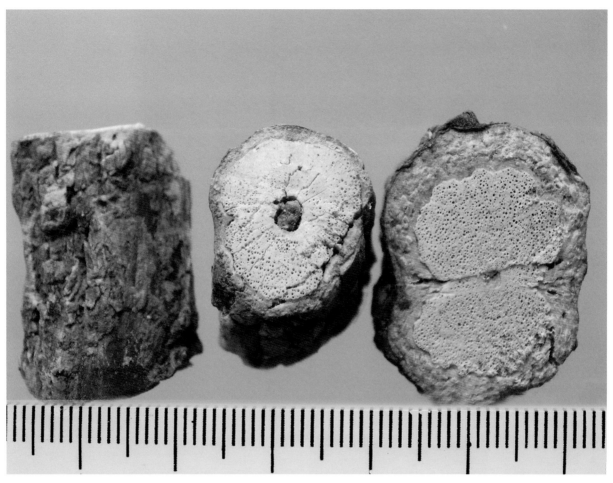

图 1 通关藤

411 / 通草 /

【药典摘要】

本品为五加科植物通脱木 *Tetrapanax papyrifer* （Hook.）K. Koch 的干燥茎髓。秋季割取茎，截成段，趁鲜取出髓部，理直，晒干。

性状：本品呈圆柱形，长 20 ~ 40cm，直径 1 ~ 2.5cm，表面白色或淡黄色，有浅纵沟纹。体轻，质松软，稍有弹性，易折断，**断面平坦，显银白色光泽，中部有直径 0.3 ~ 1.5cm 的空心或半透明的薄膜，纵剖面呈梯状排列，实心者少见。气微，味淡。**

【说明】通草有时来货是几厘米长的节，曾发现其中掺假（如图 4、5），所以只要切片（如图 2）。图 6 的实心通草目前市场已绝迹，只是给初学者开开眼界。

10 画

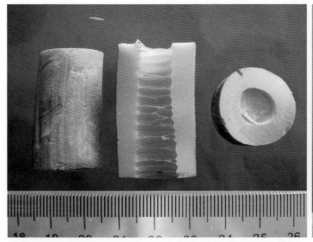

图1 通草

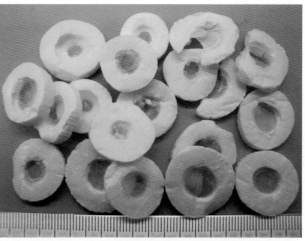

图2 通草片

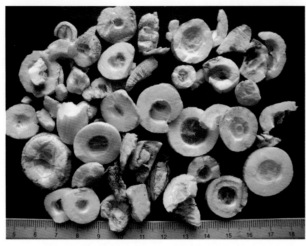

图3 劣通草1（表面、断面颜色陈旧、污秽）

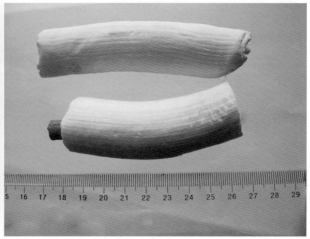

图4 劣通草2（中间夹杂木棍）

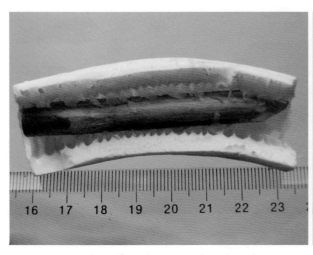

图5 劣通草2（剖开见掺假木棍）

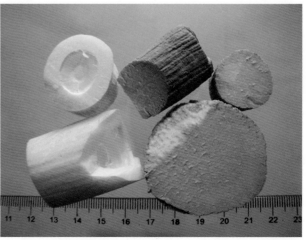

图6 通草真伪（左：通草；右：实心通草）

412 /预知子/

【药典摘要】

本品为木通科植物木通 *Akebia quinata*（Thunb.）Decne.、三叶木通 *Akebia trifoliata*（Thunb.）Koidz. 或白木通 *Akebia trifoliata*（Thunb.）Koidz. var. *australis*（Diels）Rehd. 的干燥近成熟果实。夏、秋二季果实绿黄时采收，晒干，或置沸水中略烫后晒干。

性状：本品呈肾形或长椭圆形，稍弯曲，长 3 ~ 9cm，**直径 1.5 ~ 3.5cm**。表面黄棕色或黑褐色，有不规则的深皱纹，顶端钝圆，基部有果梗痕。质硬，破开后，**果瓤淡黄色或黄棕色；种子多数，扁长卵形，黄棕色或紫褐色，具光泽，有条状纹理，气微香，味苦。**

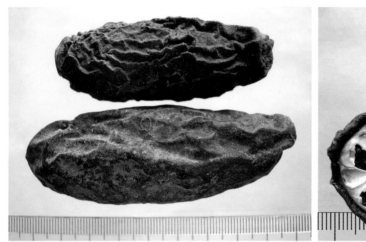 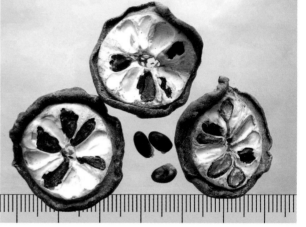

图 1 预知子个   图 2 预知子片

413 /桑叶/

【药典摘要】

本品为桑科植物桑 *Morus alba* L. 的干燥叶。**初霜后采收，**除去杂质，晒干。炮制：除去杂质，搓碎，去柄，筛去灰屑。

性状：本品多皱缩、破碎。完整者有柄，叶片展平后呈卵形或宽卵形，长 8 ~ 15cm，宽 7 ~ 13cm。先端渐尖，基部截形、圆形或心形，边缘有锯齿或钝锯齿，有的不规则分裂。**上表面黄绿色或浅黄棕色，有的有小疣状突起；下表面颜色稍浅，叶脉突出，小脉网状，脉上被疏毛，脉基具簇毛。质脆。气微，味淡、微苦涩。**

【说明】（1）桑叶饮片多破碎，可看：①脉岛（小叶脉围成的小块）近相等，长短近等径。②味淡。假药杨树叶的脉岛形状、大小不一，多数长径和短径相差很大。味苦。

（2）桑叶霜后采收，表面应该发黄（黄绿色或浅黄棕色）。有时来货是青桑叶，两面都是绿色（如图5）。还有的货里掺有暗黑色叶，这都不符合药典标准，应该拒收。

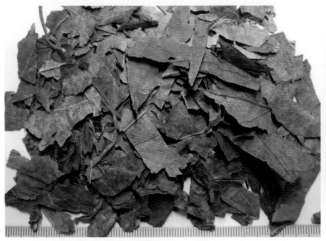

图1 桑叶

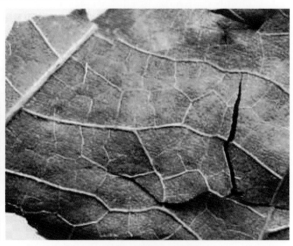

图2 桑叶局部（脉岛）

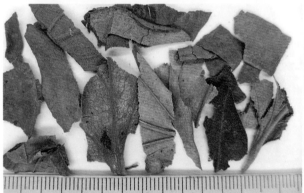

图3 假桑叶（杨树叶）

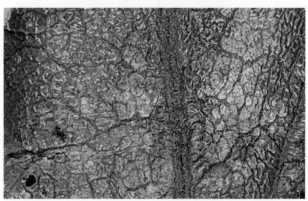

图4 杨树叶局部（脉岛）

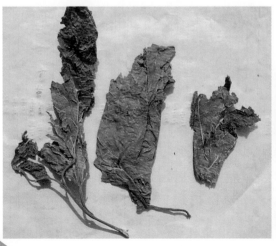

图5 劣桑叶（绿色）

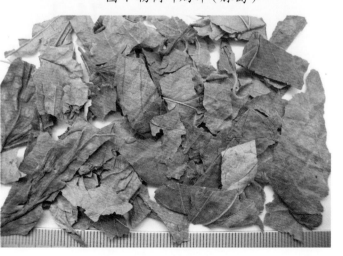

图6 劣桑叶（含黑叶）

414/桑白皮/

【药典摘要】

本品为桑科植物桑 Morus alba L. 的干燥根皮。秋末叶落时至次春发芽前采挖根部，**刮去黄棕色粗皮**，纵向剖开，剥取根皮，晒干。炮制：［桑白皮］洗净，稍润，切丝，干燥。［蜜桑白皮］取桑白皮丝，照蜜炙法炒至不粘手。

性状：本品呈扭曲的卷筒状、槽状或板片状，长短宽窄不一，厚 1 ~ 4mm。**外表面白色或淡黄白色，较平坦，有的残留橙黄色或棕黄色鳞片状粗皮；内表面黄白色或灰黄色，有细纵纹。**体轻，质韧，纤维性强，难折断，易纵向撕裂，撕裂时有粉尘飞扬。气微，味微甘。

［蜜桑白皮］本品呈不规则的丝条状。**表面深黄色或棕黄色，略具光泽，**滋润，纤维性强，易纵向撕裂。气微，**微甜。**

【说明】现在的桑白皮来货常如图 4，外皮基本没刮。

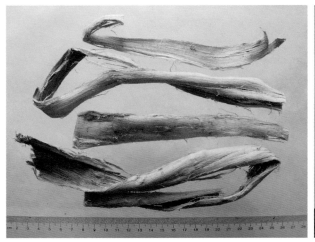

图 1 桑白皮个子

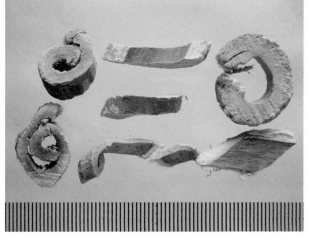

图 2 桑白皮饮片

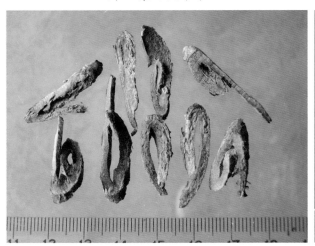

图 3 蜜桑白皮

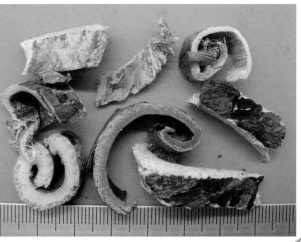

图 4 劣桑白皮（未去皮）

10 画

507

415 / 桑枝 /

【药典摘要】

本品为桑科植物桑 *Morus alba* L. 的干燥嫩枝。春末夏初采收，去叶，晒干，或趁鲜切片，晒干。炮制：［桑枝］为切片者，洗净，润透，切厚片，干燥。［炒桑枝］取桑枝片，照清炒法炒至微黄色。

饮片性状：［桑枝］本品呈类圆形或椭圆形的厚片。外表皮灰黄色或黄褐色，有点状皮孔。切面皮部较薄，木部黄白色，射线放射状，髓部白色或黄白色。气微，味淡。

［炒桑枝］本品形如桑枝片，切面深黄色。微有香气。

【说明】桑枝片外皮纤维性易脱落，髓部小，圆形，白色，味淡。细者（直径 0.5 ~ 1.5cm）为佳。

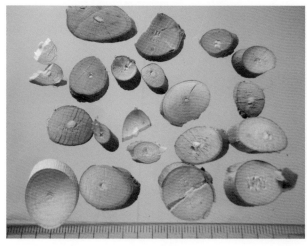

图 1 桑枝

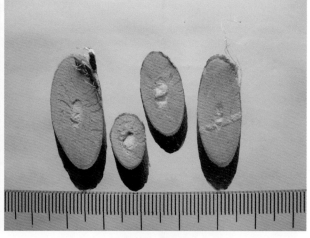

图 2 炒桑枝

416 / 桑寄生 /

【药典摘要】

本品为桑寄生科植物桑寄生 *Taxillus chinensis* （DC.） Danser 的干燥带叶茎枝。冬季至次春采割，除去粗茎，切段，干燥，或蒸后干燥。炮制：除去杂质，略洗，润透，切厚片或短段，干燥。

饮片性状：本品为厚片或不规则短段。**外表皮红褐色或灰褐色，具细纵纹，并有多数细小突起的棕色皮孔，嫩枝有的可见棕褐色茸毛。切面皮部红棕色，木部色较浅。叶多卷曲或破碎，完整者展平后呈卵形或椭圆形，表面黄褐色，幼叶被细茸毛，先端钝圆，基部圆形或宽楔形，全缘；革质。气微，味涩。**

【说明】（1）桑寄生茎粗细不一（直径 0.2～1cm），表面红褐色或灰褐色，具细纵纹，并有多数细小突起的棕色皮孔，嫩枝有的可见棕褐色茸毛（如图2）；断面皮部红棕色，木部色较浅（如图3）。叶片多破碎，黄褐色，幼叶被细茸毛，全缘（如图4）。

（2）桑寄生曾见掺假，茎表面无明显皮孔，断面几乎全是黄白色木部，叶发黄，叶缘有锯齿（如图5、6）。注意鉴别。

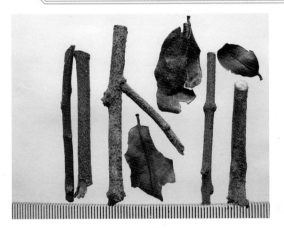

图1 桑寄生

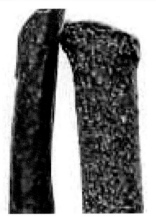

图2 桑寄生茎放大（表面细小突起的皮孔）

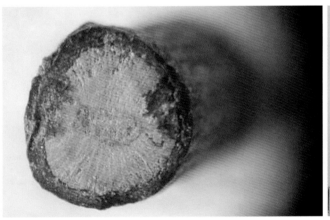

图3 桑寄生茎横切面放大

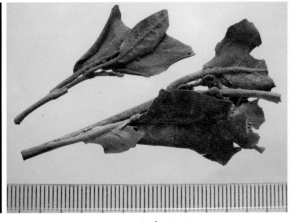

图4 桑寄生叶

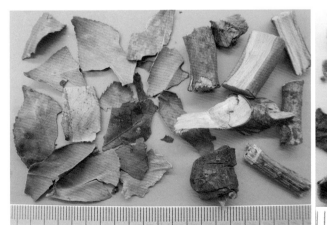

图5 假桑寄生（叶缘有锯齿，茎不见皮孔）

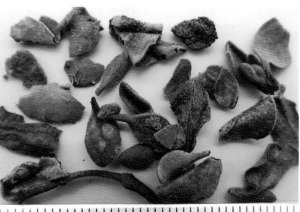

图6 桑寄生叶真伪（颜色、叶缘不同）

10画

509

417 / 桑椹

【药典摘要】

　　本品为桑科植物桑 *Morus alba* L. 的干燥果穗。4—6 月果实变红时采收，晒干，或**略蒸后晒干**。

　　性状：本品为聚花果，由多数小瘦果集合而成，呈长圆形，**1 ~ 2cm，**直径 0.5 ~ 0.8cm，**黄棕色、棕红色或暗紫色，**有短果序梗。小瘦果卵圆形，稍扁，长约 2mm，宽约 1mm，外具肉质花被片 4 枚。气微，味微酸而甜。

　　【说明】桑椹采收有早晚，颜色有各种。晒干的小果边缘清晰（如图 1、2、3），蒸后果实软塌扁平（如图 4）。

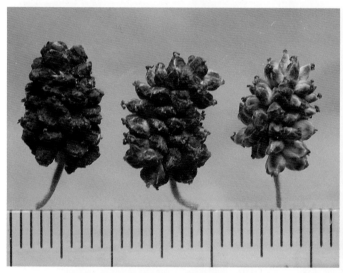

图 1 桑椹（晒干，黑、红、绿色）

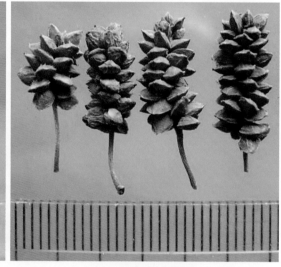

图 2 桑椹（黄棕色）

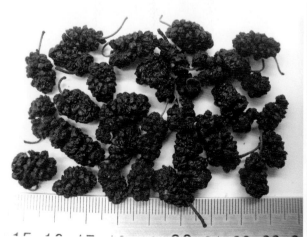

图 3 桑椹（黑紫色）

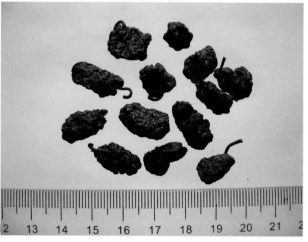

图 4 桑椹（蒸后干燥）

418 / 桑螵蛸 /

【药典摘要】

本品为螳螂科昆虫大刀螳 *Tenodera sinensis* Saussure、小刀螳 *Statilia maculata*（Thunberg）或巨斧螳螂 *Hierodula patellifera*（Serville）的干燥卵鞘。以上三种分别习称"团螵蛸""长螵蛸"及"黑螵蛸"。深秋至次春收集，除去杂质，**蒸至虫卵死后**，干燥。

性状：[团螵蛸]略呈圆柱形或半圆形，由多层膜状薄片叠成，**长2.5～4cm，宽2～3cm。表面浅黄褐色，上面带状隆起不明显，底面平坦或有凹沟。体轻，质松而韧，横断面可见外层为海绵状，内层为许多放射状排列的小室，室内各有一细小椭圆形卵，深棕色，有光泽。气微腥，味淡或微咸。**

[长螵蛸]略呈长条形，一端较细，长2.5～5cm，宽1～1.5cm。表面灰黄色，上面**带状隆起明显，带的两侧各有一条暗棕色浅沟和斜向纹理。质硬而脆。**

[黑螵蛸]略呈平行四边形长2～4cm，宽1.5～2cm，表面灰褐色，上面带状隆起明显，**两侧有斜向纹理，近尾端微向上翘。质硬而韧。**

【说明】桑螵蛸外层疏松多层，内层虫卵排列紧密（如图2）。有生虫的（如图3），看到外表面有圆形虫孔，掰开里面很可能有活虫，按假药处理。还有掺增重粉的，指甲掐表面觉硬，掰开看里面有白色结晶（如图4）。

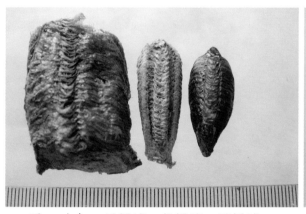

图1 左起：团螵蛸、长螵蛸、黑螵蛸

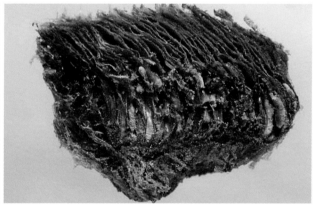

图2 桑螵蛸（纵剖面）

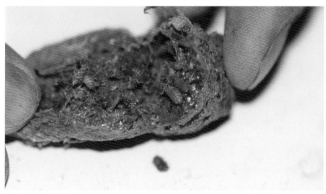

图3 假桑螵蛸（生虫）

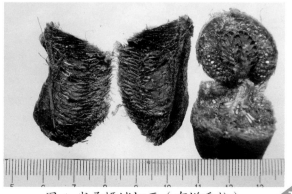

图4 劣桑螵蛸切面（有增重粉）

419/黄芩/

【药典摘要】

本品为唇形科植物黄芩 *Scutellaria baicalensis* Georgi 的干燥根。春、秋二季采挖，除去须根和泥沙，晒后**撞去粗皮，**晒干。炮制：［黄芩片］除去杂质，**置沸水中煮10分钟，**取出，闷透，切薄片，干燥；**或蒸半小时，**取出，切薄片，干燥（**注意避免暴晒**）。［酒黄芩］取黄芩片，照酒炙法炒干。

性状：本品呈圆锥形，扭曲，长8~25cm，**直径1~3cm。表面棕黄色或深黄色，**有稀疏的疣状细根痕，上部较粗糙，有扭曲的纵皱纹或不规则的网纹，下部有顺纹和细皱纹。质硬而脆，易折断，**断面黄色，中心红棕色；**老根中心呈枯朽状或中空，暗棕色或棕黑色。气微，味苦。

栽培品较细长，多有分枝。表面浅黄棕色，外皮紧贴，纵皱纹较细腻。断面黄色或浅黄色，略呈角质样。味微苦。

饮片：［黄芩片］本品为类圆形或不规则形薄片。**外表皮黄棕色或棕褐色。切面黄棕色或黄绿色，具放射状纹理。**

［酒黄芩］本品形如黄芩片。略带焦斑，微有酒香气。

> 【说明】（1）黄芩来货家种居多，由于栽培时间短，直径多不符合药典标准。不收就没卖的，直径符合的太贵不好卖（因为其他家都卖图2那样的）。只能不收太细的（如图3）和发绿的（如图4）。
>
> （2）黄芩饮片加工要煮或蒸，目的是防止变绿。可药典饮片性状却说切面可以是黄绿色，那么图4的是正品还是劣品？我们一直是当劣品处理的。

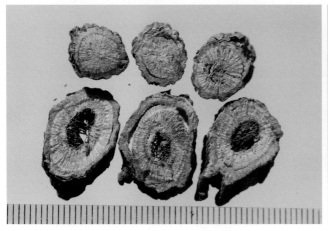

图1 黄芩（野生）

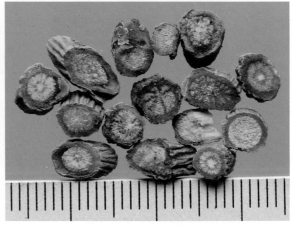

图2 黄芩（家种，直径不够1cm）

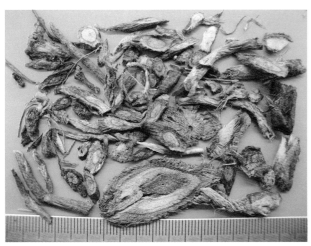

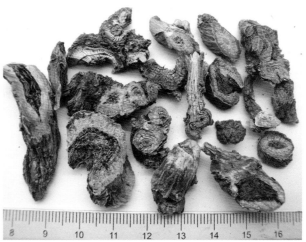

图 3 劣黄芩（家种，多数直径不及 1cm）　　　　　　图 4 劣黄芩（断面发绿）

420 / 黄芪 /

【药典摘要】

本品为豆科植物蒙古黄芪 *Astragalus membranaceus*（Fisch.）Bge. var. *mongholicus*（Bge.）Hsiao 或膜荚黄芪 *Astragalus membranaceus*（Fisch.）Bge. 的干燥根。春、秋二季采挖，除去须根和根头，晒干。炮制：除去杂质，大小分开，洗净，润透，切厚片，干燥。

饮片性状：本品呈类圆形或椭圆形的厚片，**外表皮黄白色至淡棕褐色，可见纵皱纹或纵沟。切面皮部黄白色，木部淡黄色，有放射状纹理及裂隙，有的中心偶有枯朽状，黑褐色或呈空洞。气微，味微甜，嚼之有豆腥味。**

/ 炙黄芪 /

【药典摘要】

本品为黄芪的炮制加工品。

制法：取黄芪片，照蜜炙法炒至不粘手。

性状：本品呈**圆形或椭圆形的厚片**，直径 0.8 ~ 3.5cm，厚 0.1 ~ 0.4cm。外表皮淡棕黄色或淡棕褐色，略有光泽，可见纵皱纹或纵沟。**切面皮部黄白色，木部淡黄色，**有放射状纹理和裂隙，有的中心偶有枯朽状，黑褐色或呈空洞。具蜜香气，味甜，略带黏性，嚼之微有豆腥味。

【说明】（1）黄芪特征：①切面三种色：皮部黄白，形成层环浅棕，木部淡黄（如图2、3）。②皮部有密集的、长短不齐的放射状裂隙；木部有密集放射状纹理和裂隙，纹理中见多圈年轮状环纹，裂隙较皮部少。③味甜，略带黏性，嚼之微有豆腥味，嚼到最后嘴里有一团嚼不烂的纤维。若口尝味淡或无豆腥味者不是正品。

（2）黄芪饮片有圆片、瓜子片（斜切）、压片（把细黄芪压扁再斜切）、腰带片（黄芪压扁刨片）等几种片型（如图2~6），以直径1.5cm以上的圆片、瓜子片为好。

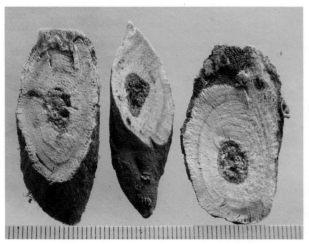

图1 黄芪饮片（野生，瓜子片）

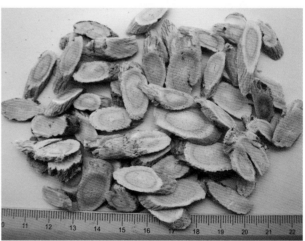

图2 黄芪饮片（家种，瓜子片）

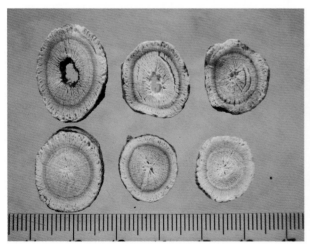

图3 黄芪（家种，圆片）

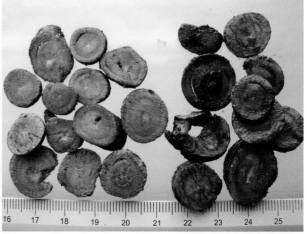

图4 炙黄芪（圆片）

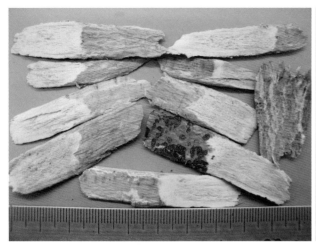

图 5 黄芪（压片）

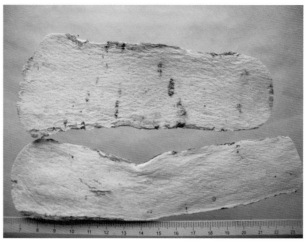

图 6 黄芪（腰带片）

421 / 黄连 /

【药典摘要】

本品为毛茛科植物黄连 *Coptis chinensis* Franch.、三角叶黄连 *Coptis deltoidea* C. Y. Cheng et Hsiao 或云连 *Coptis teeta* Wall. 的干燥根茎。以上三种分别习称"味连""雅连""云连"。秋季采挖，除去须根和泥沙，干燥，**撞去残留须根**。炮制：［黄连片］除去杂质，润透后切薄片，晒干，或用时捣碎。［酒黄连］取净黄连，照酒炙法炒干。［姜黄连］取净黄连，照姜汁炙法炒干。［萸黄连］取吴茱萸加适量水煎煮，煎液与净黄连拌匀，待液吸尽，炒干。

性状：［味连］多集聚成簇，常弯曲，形如鸡爪，单枝根茎长 3～6cm，直径 0.3～0.8cm。**表面灰黄色或黄褐色，粗糙，有不规则结节状隆起、须根及须根残基，**有的节间表面平滑如茎秆，习称"过桥"。上部多残留褐色鳞叶，顶端常留有残余的茎或叶柄。质硬，断面不整齐，**皮部橙红色或暗棕色，木部鲜黄色或橙黄色，呈放射状排列，**髓部有的中空。气微，**味极苦。**

［雅连］多为单枝，略呈圆柱形，微弯曲，长 4～8cm，直径 0.5～1cm。"过桥"较长。顶端有少许残茎。

［云连］弯曲呈钩状，多为单枝，较细小。

饮片：［黄连片］本品呈不规则的薄片。外表皮灰黄色或黄褐色，粗糙，有细小的须根。切面或碎断面鲜黄色或红黄色，具放射状纹理，气微，味极苦。

［酒黄连］本品形如黄连片，色泽加深。略有酒香气。

［姜黄连］本品形如黄连片，表面棕黄色。有姜的辛辣味。

［萸黄连］本品形如黄连片，表面棕黄色。有吴茱萸的辛辣香气。

【说明】（1）黄连来货都是味连（北方没见过雅连、云连），有个有片。味连又叫鸡爪连，完整个子"鸡爪"中有杂质（须根、泥沙），最好是要单支连或黄连片。

（2）黄连切面皮部和髓部颜色发红，木部色黄（如图2），劣品颜色不鲜明（如图5）。最主要的鉴别点是味极苦，舌尖稍沾断面立刻感到微苦者不收（如图5、6）。

（3）黄连须（如图7）《广东省中药材标准2011年版》收载，山西偶尔有医生用。图8的假黄连现在基本看不到，但不等于以后也没有。它也是黄棕色，味苦，但表面环节明显，没有黄连那样的残留须根，断面黄色不红。提示大家黄连也有假药，正品缺货涨价时就可能出现。

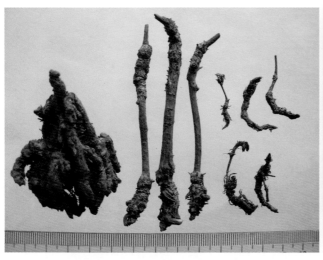

图1 左起：味连、雅连、云连

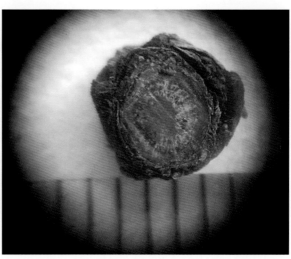

图2 黄连断面

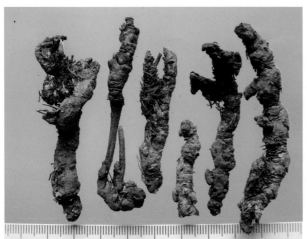

图3 单支连

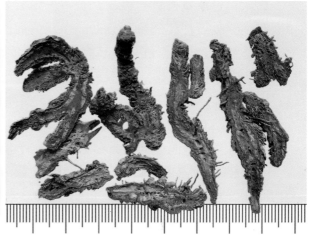

图4 黄连纵切片

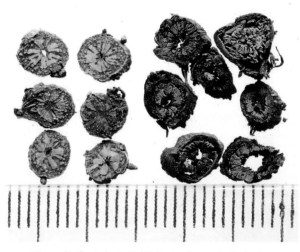

图 5 劣黄连（两种提取程度不同的残渣，味微苦）

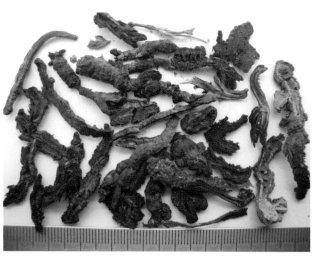

图 6 劣炒黄连（切面黑，味微苦）

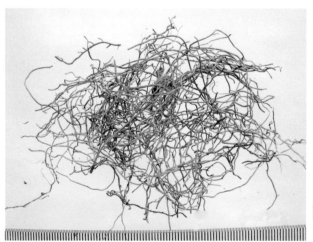

图 7 黄连须（须根）

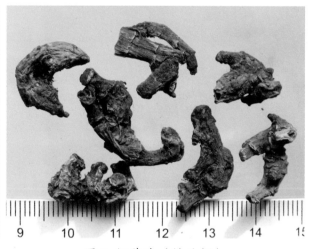

图 8 假黄连（铁破锣）

422 / 黄柏 /

【药典摘要】

本品为芸香科植物黄皮树 *Phellodendron chinense* Schneid. 的干燥树皮。习称"川黄柏"。剥取树皮后，**除去粗皮**，晒干。炮制：[黄柏]除去杂质，喷淋清水，润透，切丝，干燥。[盐黄柏]取黄柏丝，照盐水炙法炒干。[黄柏炭]取黄柏丝，照炒炭法炒至表面焦黑色。

饮片性状：[黄柏]本品呈丝条状。**外表面黄褐色或黄棕色。内表面暗黄色或淡棕色，**具纵棱纹。**切面纤维性，呈裂片状分层，深黄色。味极苦。**

[盐黄柏]本品形如黄柏丝，表面深黄色，偶有焦斑。味极苦，微咸。

[黄柏炭]本品形如黄柏丝，表面焦黑色，内部深褐色或棕黑色。体轻，质脆，易折断。味苦涩。

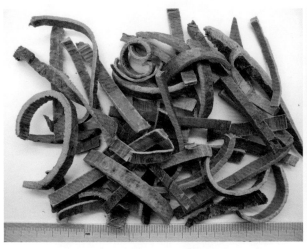

图1 黄柏（去粗皮）　　　　　　　　图2 黄柏（未去粗皮）

423 / 黄精 /

【药典摘要】

本品为百合科植物滇黄精 *Polygonatum kingianum* Coll. et Hemsl.、黄精 *Polygonatum sibiricum* Red. 或多花黄精 *Polygonatum cyrtonema* Hua 的干燥根茎。按形状不同，习称"大黄精""鸡头黄精""姜形黄精"。春、秋二季采挖，除去须根，洗净，**置沸水中略烫或蒸至透心**，干燥。炮制：[黄精]除去杂质，洗净，略润，切厚片，干燥。[酒黄精]取净黄精，照酒炖法或酒蒸法炖透或蒸透，稍晾，切厚片，干燥。

饮片性状：[黄精]本品呈不规则的厚片。**外表皮淡黄色至黄棕色。切面略呈角质样，淡黄色至黄棕色，可见多数淡黄色筋脉小点。质稍硬而韧。气微，味甜，嚼之有黏性。**

[酒黄精]本品呈不规则的厚片。表面棕褐色至黑色，有光泽，中心棕色至浅褐色，可见筋脉小点。质较柔软。味甜，微有酒香气。

味苦者不可药用。

【说明】（1）黄精饮片大小不一，主要特点：①表面见环节，偶见茎痕。②切面有筋脉点。③味甜，嚼之有黏性。

（2）验收酒黄精必须要折，要尝。①折，是看切面和折断面的颜色差异。酒黄精常有用焦糖色染黑的（如图4），切面全黑，看不清筋脉点（没染的切面棕色，筋脉点清晰可见），水洗立即将水染黑（没染的慢慢将水染黄）。断面浅黄色至棕黄色（完全蒸熟的断面棕褐色，与切面色相近）。②尝，药典规定"味苦者不可药用"。酒黄精舔两秒钟应感觉甜味，上了焦糖色的舔之觉苦。

（3）菊科菊芋（洋姜）的根茎常切片混入黄精，二者价差很大。洋姜片外皮也能看到环节，尝味也是甜的，只是筋脉点没有黄精明显（如图5）。但酒黄精用焦糖色染黑，连正品黄精也看不清筋脉点了，加上洋姜片又是掺在酒黄精里，更增加了鉴别困难。近年药品监管部门大煞个体加工，此情况改善有望。

（4）百合科万年青的根茎切片也曾用来冒充黄精，其外皮也有环纹，切面也有筋脉点，但质地略带海绵性，折断面不平坦，味苦、辛。与黄精片不同（如图6）。

（5）文献记载，全国有8种以上黄精属植物作黄精入药，性状近似，切成饮片更难区别。所以准确鉴别黄精是个难题。

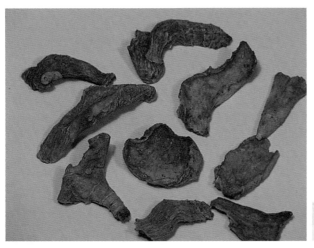

图1 黄精片

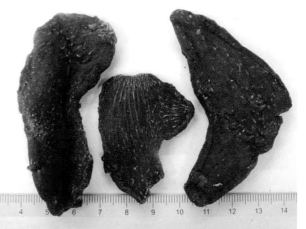

图2 酒黄精片（棕褐色）

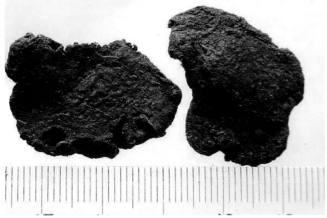

图3 酒黄精（注意切面筋脉点）

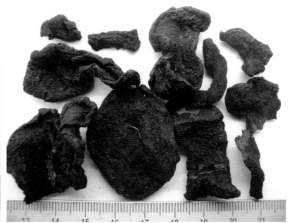

图4 劣酒黄精（焦糖色染黑，筋脉点不显，断面黄色）

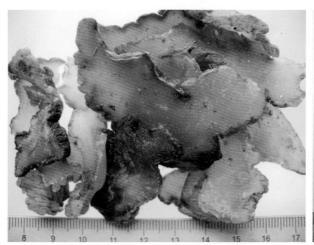

图 5 假黄精 1（菊科菊芋冒充）

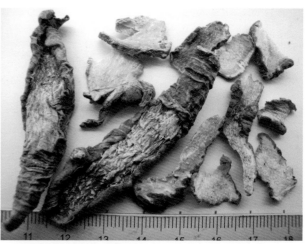

图 6 假黄精 2（疑为百合科万年青根茎）

424 / 菥蓂 /

【药典摘要】

本品为十字花科植物菥蓂 *Thlaspi arvense* L. 的干燥地上部分。夏季果实成熟时采割，除去杂质，干燥。

性状：本品茎呈圆柱形，长 20 ~ 40cm，直径 0.2 ~ 0.5cm；表面黄绿色或灰黄色，有细纵棱线；质脆，易折断，断面髓部白色。叶互生，披针形，基部叶多为倒披针形，多脱落。总状果序生于茎枝顶端和叶腋，**果实卵圆形而扁平，直径 0.5 ~ 1.3cm**；表面灰黄色或灰绿色，中心略隆起，**边缘有翅，宽约 0.2cm，两面中间各有 1 条纵棱线，先端凹陷**，基部有细果梗，长约 1cm；果实内分 2 室，中间有纵隔膜，每室种子 5 ~ 7 粒。种子扁卵圆形。气微，味淡。

【说明】菥蓂特点是果实多数，扁圆似小饼，捏之易分两半，种子黑色（如图 2）。

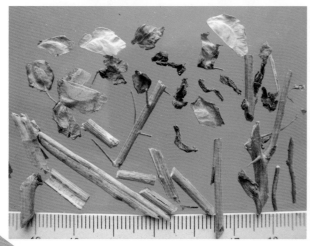

图 1 菥蓂饮片

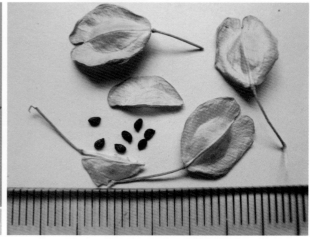

图 2 菥蓂饮片果实种子放大

425 / 菝葜 /

【药典摘要】

本品为百合科植物菝葜 *Smilax china* L. 的干燥根茎。秋末至次年春采挖，除去须根，洗净，晒干或趁鲜切片，干燥。炮制：除去杂质，洗净，润透，切片，干燥。

饮片性状：本品呈不规则的片。**外表皮黄棕色或紫棕色，可见残留刺状须根残基或细根。切面棕黄色或红棕色，纤维性，可见点状维管束。质硬，折断时有粉尘飞扬。气微，味微苦、涩。**

【说明】菝葜饮片与土茯苓片、萆薢片略相似，但菝葜质硬，纤维性强，切面红棕色，筋脉点浅棕色，味微苦、涩。这些特点可与二者明显区分。

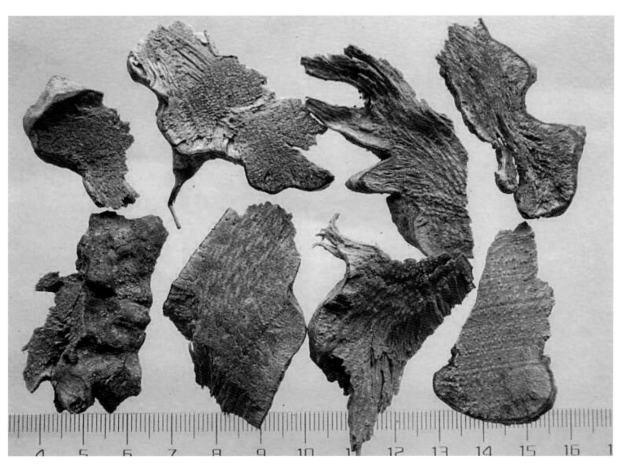

图 1 菝葜

【药典摘要】

本品为旋花科植物南方菟丝子 *Cuscuta australis* R.Br. 或菟丝子 *Cuscuta chinensis* Lam. 的干燥成熟种子。秋季果实成熟时采收植株，晒干，打下种子，除去杂质。炮制：[菟丝子]除去杂质，洗净，干燥。[盐菟丝子]取净菟丝子，照盐炙法炒至微鼓起。

性状：本品呈**类球形，直径 1～2mm。表面灰棕色至棕褐色，粗糙**，种脐线形或扁圆形。**质坚实，不易以指甲压碎。**气微，味淡。

鉴别：**取本品少量，加沸水浸泡后，表面有黏性；加热煮至种皮破裂时，可露出黄白色卷旋状的胚，形如吐丝。**

饮片：[盐菟丝子]本品形如菟丝子，表面棕黄色，裂开，略有香气。

【说明】（1）菟丝子大小只有一两毫米，验收须用放大镜细看形状：类球形，有的有两处凹陷，像两个手指捏的。一头有尖，稍弯似桃。表面粗糙，热水泡后有黏性，水煮后"吐丝"（如图 1~4）。

（2）菟丝子常有假的，有的全假，有的是掺假。伪品有的是其他植物的小种子，有的是人工伪造（如图 5、6）。

（3）来货常含杂质（如图 7），没见过 100% 的正品。无奈只得选杂质少的收，杂质在 10% 以下就很难得了。

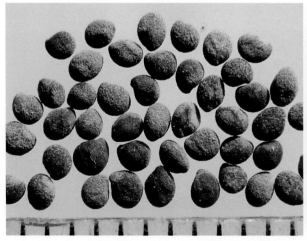

图 1 菟丝子放大（表面粗糙）

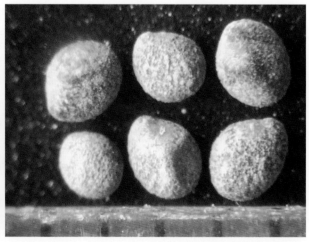

图 2 菟丝子再放大（表面颗粒状突起）

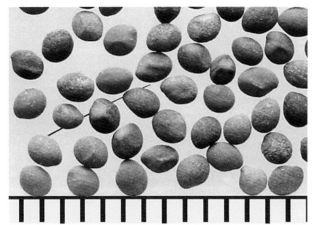

图3 南方菟丝子（有浅色圆形种脐）

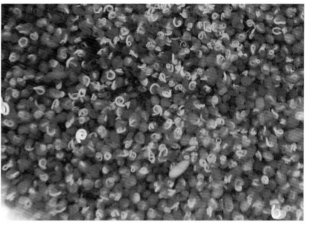

图4 加热煮10分钟左右，露出黄白色卷旋状的胚

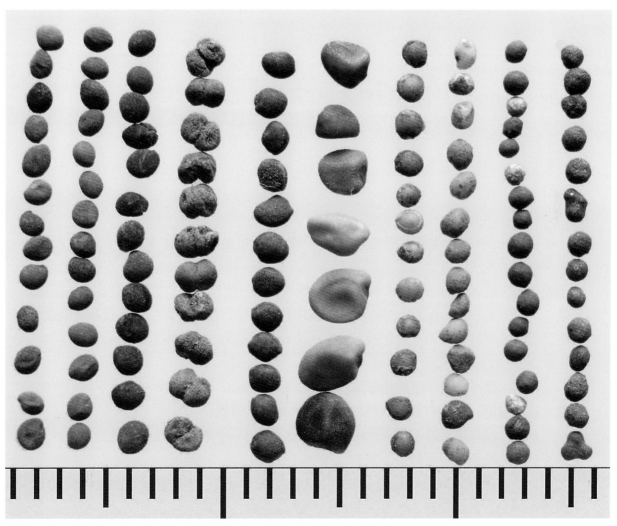

图5 左起：菟丝子、南方菟丝子、南方菟丝子包泥土、欧菟丝子、芜菁子、金灯藤、反枝苋包泥土、秫米包泥土、水泥丸、矿物粉丸

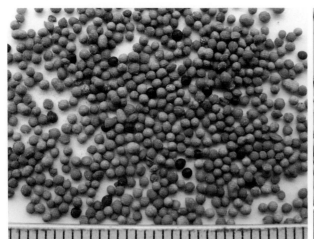
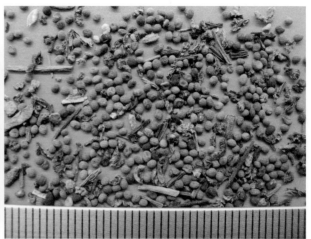

图 6 假菟丝子（人造，水泡露出里面黑色草籽）　　图 7 劣菟丝子（含草棍、泥块等杂质）

427 / 菊花 /

【药典摘要】

本品为菊科植物菊 *Chrysanthemum morifolium* Ramat. 的干燥头状花序。9—11 月花盛开时分批采收，阴干或焙干，或熏、蒸后晒干。药材按产地和加工方法不同，分为"毫菊""滁菊""贡菊""杭菊""怀菊"。

性状：［毫菊］呈**倒圆锥形或圆筒形，有时稍压扁呈扇形，直径 1.5 ~ 3cm**，离散。总苞碟状；总苞片 3 ~ 4 层，卵形或椭圆形，草质，黄绿色或褐绿色，外面被柔毛，边缘膜质。花托半球形，无托片或托毛。**舌状花数层**，雌性，位于外围，**类白色，劲直，上举**，纵向折缩，散生金黄色腺点；**管状花多数**，两性，位于中央，为舌状花所隐藏，**黄色**，顶端 5 齿裂。瘦果不发育，无冠毛。体轻，质柔润，干时松脆。气清香，味甘、微苦。

［滁菊］**呈不规则球形或扁球形，直径 1.5 ~ 2.5cm，舌状花类白色，不规则扭曲，内卷，边缘皱缩，有时可见淡褐色腺点**；管状花大多隐藏。

［贡菊］**呈扁球形或不规则球形，直径 1.5 ~ 2.5cm，舌状花白色或类白色，斜升，上部反折，边缘稍内卷而皱缩，通常无腺点**；管状花少，外露。

［杭菊］**呈碟形或扁球形，直径 2.5 ~ 4cm，常数个相连成片。舌状花类白色或黄色，平展或微折叠，彼此粘连，通常无腺点**；管状花多数，外露。

［怀菊］**呈不规则球形或扁球形，直径 1.5 ~ 2.5cm。多数为舌状花，舌状花类白色或黄色，不规则扭曲，内卷**，边缘皱缩，有时可见腺点；**管状花大多隐藏。**

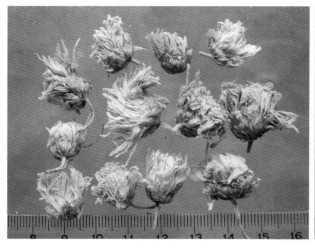

图 1 亳菊（无硫）

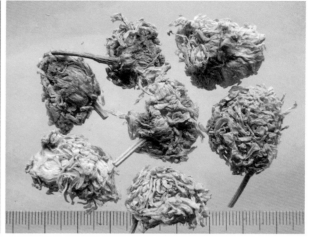

图 2 亳菊（熏硫）

【说明】（1）菊花外层的长条形花瓣叫舌状花，中央小的"花心"叫管状花。我们目前只用亳菊、杭菊、贡菊。亳菊白色（近年不用熏硫干货淡棕色）舌状花比管状花多，直接晒干，有散瓣（如图 1、2）。贡菊是小火烘干的，有"玉瓣金心翠蒂"特点，极少散瓣，底面中央凹坑状（如图 3）。杭菊分白黄两色，蒸后干燥，来货有饼状和几朵粘在一起的块状（如图 4、5）。均以清香气浓，花梗少者为佳。

（2）贡菊价高，有假有劣。假的是七月菊，又叫太阳花（如图 6），花蒂（总苞）中央突起（正品中央凹下），花瓣（舌状花）味苦（正品味淡）。劣贡菊是陈货，花瓣花蒂颜色发暗，无香气或有异味（如图 7）。七月菊也能用，价格约比贡菊低 1/3，当贡菊卖就算伪品。有时还与贡菊掺在一起，注意区分。

（3）曾见饼状劣杭菊，质脆易碎成粉末，放大看可见白色结晶。现在已少（如图 8、9）。

（4）胎菊药典未记载，也属于杭菊类（如图 10）。类球形，个小（1cm 左右），味苦，有清香气。药店作精品饮片单卖，很受顾客欢迎。

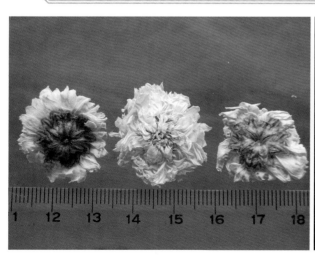

图 3 贡菊

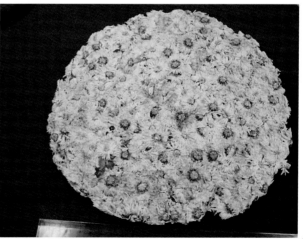

图 4 杭菊（白）

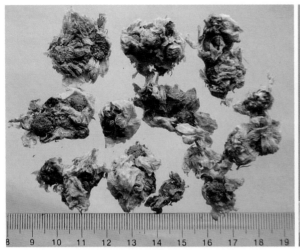

图5 杭菊（黄）

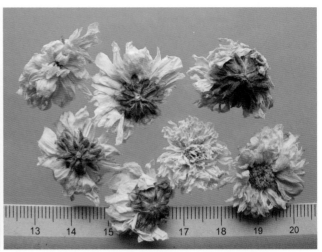

图6 假贡菊（七月菊，花蒂中央凸起，
味苦）

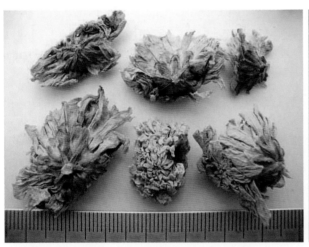

图7 劣贡菊（陈货，色枯黄无光泽）

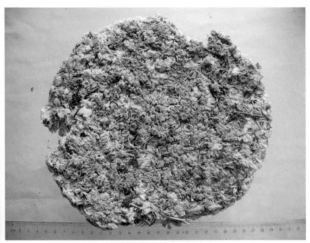

图8 劣杭菊（掺增重粉）

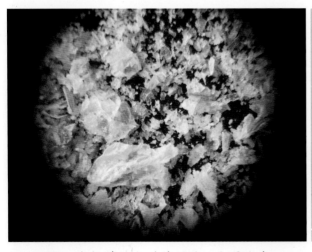

图9 劣杭菊放大（花瓣脆，大量白色
结晶）

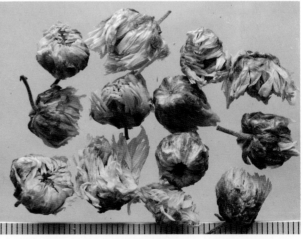

图10 胎菊

428 / 梅花 /

【药典摘要】

本品为蔷薇科植物梅 *Prunus mume* （Sieb.） Sieb. et Zucc. 的干燥花蕾。初春花未开放时采摘，及时低温干燥。

性状：本品呈类球形，直径 3 ~ 6mm，有短梗。苞片数层，鳞片状，棕褐色。**花萼 5，灰绿色或棕红色**。花瓣 5 或多数，**黄白色或淡粉红色**。雄蕊多数；雌蕊 1，子房密被细柔毛。质轻。**气清香**，味微苦、涩。

【说明】过去分绿萼梅（白梅花）、紫萼梅（红梅花），现药典统称梅花。应该用花蕾，但来货中常杂有初开的花，是干燥过程中难免的现象，少数没关系（如图 1），如开放的占到多数就不能收了。图 1 的树枝是杂质，超过 3% 不收。图 2 是陈货，淡黄色至棕色，香气淡或无，拒收。

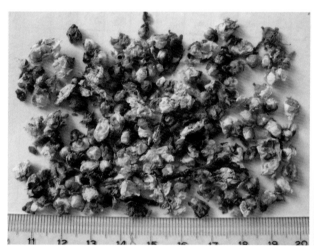

图 1 梅花（白梅花，其中的树枝是杂质）

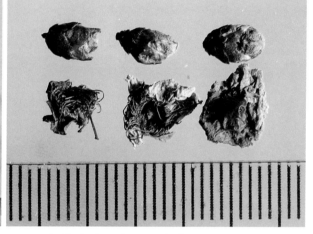

图 2 劣梅花（陈货上：花蕾；下：初开的花）

429 / 救必应 /

【药典摘要】

本品为冬青科植物铁冬青 *Ilex rotunda* Thunb. 的干燥树皮。夏、秋二季剥取，晒干。

性状：本品呈卷筒状、半卷筒状或略卷曲的**板状**，长短不一，**厚 1 ~ 15mm**。外表面灰白色至浅褐色，较粗糙，有皱纹。内表面黄绿色、黄棕色或黑褐色，有细纵纹。质硬而脆，断面略平坦。气微香，味苦、微涩。

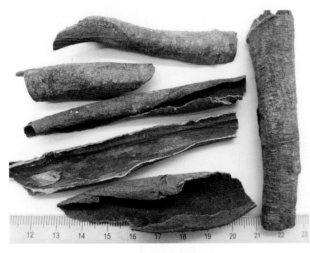

图1 救必应（薄）

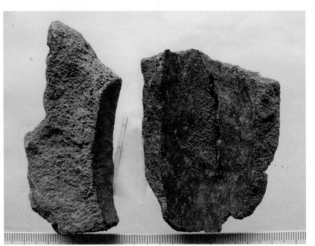

图2 救必应（厚）

430 / 常山 /

【药典摘要】

本品为虎耳草科植物常山 *Dichroa febrifuga* Lour. 的干燥根。秋季采挖，除去须根，洗净，晒干。炮制：[常山] 除去杂质，分开大小，浸泡，润透，切薄片，晒干。[炒常山] 取常山片，照清炒法炒至色变深。

性状：本品呈圆柱形，常弯曲扭转，或有分枝，长9～15cm，直径0.5～2cm。表面棕黄色，具细纵纹，外皮易剥落，剥落处露出淡黄色木部。质坚硬，不易折断，**折断时有粉尘飞扬；横切面黄白色，射线类白色，呈放射状。**气微，味苦。

饮片：[常山] 本品呈不规则的薄片。外表皮淡黄色，无外皮。切面黄白色，有放射状纹理。质硬。气微，味苦。

[炒常山] 本品形如常山片，表面黄色。

【说明】常山现在极少用，有时来货是个子切长段，表面扭曲，不平坦却光滑（如图1），称为"鸡骨常山"。饮片纹理密集，折断有明显"冒烟"（粉尘逸出）。舔下味苦者可收。

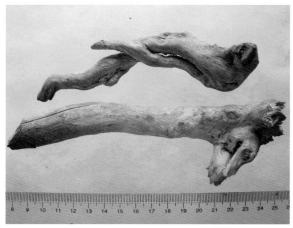

图 1 常山个

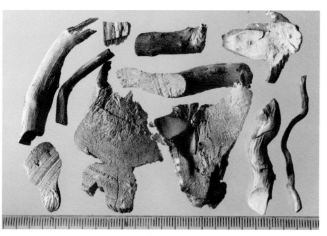

图 2 常山饮片 1

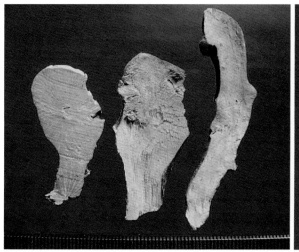

图 3 常山饮片 2

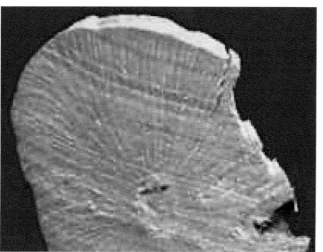

图 4 常山饮片局部（纹理密集）

431 /野马追/

【药典摘要】

本品为菊科植物轮叶泽兰 *Eupatorium lindleyanum* DC. 的干燥地上部分。秋季花初开时采割，晒干。炮制：除去杂质，喷淋清水，稍润，切段，干燥。

性状：本品茎呈圆柱形，长 30 ~ 90cm，**直径 0.2 ~ 0.5cm**；表面黄绿色或紫褐色，**有纵棱，密被灰白色茸毛；质硬，易折断，断面纤维性，髓部白色。叶对生，无柄；叶片多皱缩，展平后叶片 3 全裂，似轮生，裂片条状披针形，中间裂片较长；先端钝圆，边缘具疏锯齿，上表面绿褐色，下表面黄绿色，两面被毛，有腺点。**头状花序顶生。气微，**叶味苦、涩。**

【说明】野马追与其他菊科草类药相比，特征是：叶较厚，3 全裂，两面被毛，有腺点（对光看为透亮的小点）。

11 画

529

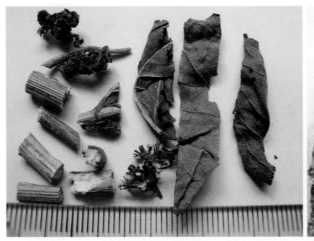

图 1 野马追

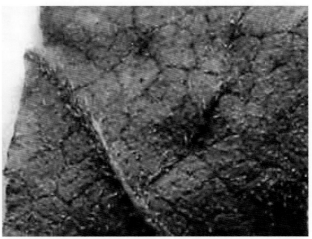

图 2 野马追叶放大

432 / 野菊花 /

【药典摘要】

本品为菊科植物野菊 *Chrysanthemum indicum* L. 的干燥头状花序。秋、冬二季花初开放时采摘，晒干，或蒸后晒干。

性状：本品呈**类球形，直径 0.3 ~ 1cm**，棕黄色。总苞由 4 ~ 5 层苞片组成，外层苞片卵形或条形，外表面中部灰绿色或浅棕色，通常被白毛，边缘膜质；内层苞片长椭圆形，膜质，外表面无毛。总苞基部有的残留总花梗。**舌状花 1 轮，黄色至棕黄色**，皱缩卷曲；**管状花多数，深黄色**。体轻。**气芳香，味苦**。

【说明】野菊花特征：个小（直径 0.3 ~ 1cm），舌状花 1 轮（黄色长花瓣只有 1 圈），味苦。野菊花里常掺杂质，验收注意。

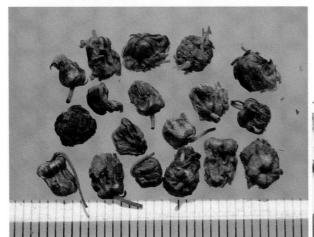

图 1 野菊花

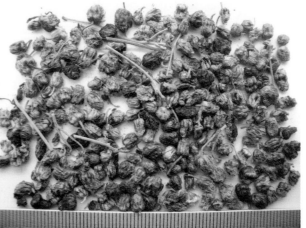

图 2 劣野菊花（部分花黑色，含枝梗、泥块等杂质）

433 / 蛇床子 /

【药典摘要】

本品为伞形科植物蛇床 *Cnidium monnieri*（L.）Cuss. 的干燥成熟果实。夏、秋二季果实成熟时采收，除去杂质，晒干。

性状：本品为双悬果，**呈椭圆形，长2～4mm，直径约2mm。**表面灰黄色或灰褐色，顶端有2枚向外弯曲的柱基，基部偶有细梗。**分果的背面有薄而突起的纵棱5条，接合面平坦，有2条棕色略突起的纵棱线。**果皮松脆，揉搓易脱落。种子细小，灰棕色，显油性。**气香，味辛凉，有麻舌感。**

【说明】蛇床子同属植物有数种，果实性状相似，都曾入药。正品特点：① 直径约2mm（兴安蛇床子直径约3mm）。②分果椭圆形或近圆形，接合面平坦，有2条棱线，中央略内凹（碱蛇床结合面向内凹陷呈弧状；滨蛇床分果卵圆形，接合面中央略隆起）。③种子灰棕色或暗褐色（其他几种植物的种子淡黄色至淡黄棕色）。

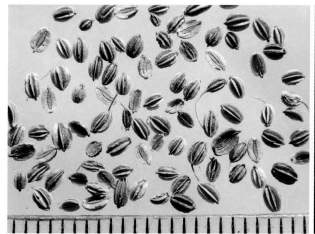

图1 蛇床子　　　　　　　图2 蛇床子放大

434 / 蛇蜕 /

【药典摘要】

本品为游蛇科动物黑眉锦蛇 *Elaphe taeniura* Cope、锦蛇 *Elaphe carinata*（Guenther）或乌梢蛇 *Zaocys dhumnades*（Cantor）等蜕下的干燥表皮膜。春末夏初或冬初收集，除去泥沙，干燥。

性状：本品呈**圆筒形，**多压扁而皱缩，完整者形似蛇，长可达1m以上。背部银灰色或淡灰棕色，有光泽，鳞迹菱形或椭圆形，衔接处呈白色，略抽皱或凹下；腹部乳白色或略显黄色，鳞迹长方形，呈覆瓦状排列。**体轻，质微韧，手捏有润滑感和弹性，轻轻搓揉，沙沙作响。**气微腥，味淡或微咸。

【说明】蛇蜕没伪品，但常含泥土等杂质，验收要整件倒出抖开看。

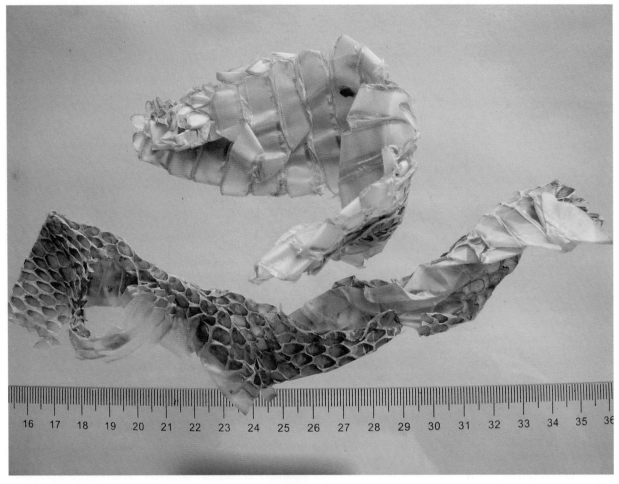

图 1 蛇蜕

435 / 银杏叶 /

【药典摘要】

本品为银杏科植物银杏 *Ginkgo biloba* L. 的干燥叶。秋季**叶尚绿**时采收，及时干燥。

性状：本品多皱折或破碎，完整者呈扇形，长 3 ~ 12cm，宽 5 ~ 15cm。**黄绿色或浅棕黄色**，上缘呈不规则的波状弯曲，有的中间凹入，深者可达叶长的 4/5。**具二叉状平行叶脉，细而密**，光滑无毛，易纵向撕裂。叶基楔形，叶柄长 2 ~ 8cm。体轻。气微，味微苦。

饮片
验收经验

532

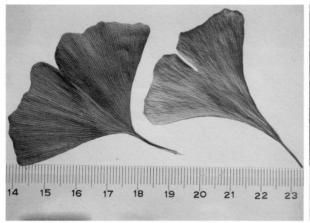

图 1　银杏叶

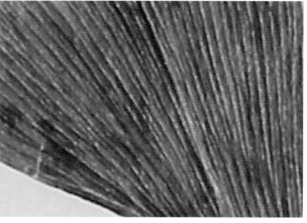

图 2　银杏叶局部（叶脉）

436 / 银柴胡 /

【药典摘要】

本品为石竹科植物银柴胡 *Stellaria dichotoma* L. var. *lanceolata* Bge. 的干燥根。春、夏间植株萌发或秋后茎叶枯萎时采挖；栽培品于种植后**第三年 9 月中旬或第四年 4 月中旬采挖**，除去残茎、须根及泥沙，晒干。炮制：除去杂质，洗净，润透，切厚片，干燥。

性状：本品呈类圆柱形，偶有分枝，长 15 ~ 40cm，**直径 0.5 ~ 2.5cm**。表面浅棕黄色至浅棕色，有扭曲的纵皱纹和支根痕，多具孔穴状或盘状凹陷，习称**"砂眼"**，从砂眼处折断可见棕色裂隙中有细砂散出。根头部略膨大，有密集的呈疣状突起的芽苞、茎或根茎的残基，习称**"珍珠盘"**。质硬而脆，易折断，断面不平坦，较疏松，有裂隙，**皮部甚薄，木部有黄、白色相间的放射状纹理。气微，味甘。**

栽培品**有分枝**，下部多扭曲，**直径 0.6 ~ 1.2cm**。表面浅棕黄色或浅黄棕色，纵皱纹细腻明显，细支根痕多呈点状凹陷。**几无砂眼。根头部有多数疣状突起。折断面质地较紧密，几无裂隙，略显粉性，木部放射状纹理不甚明显。味微甜。**

【说明】（1）野生银柴胡（如图 1）现在极少，来货都是栽培品，多是在产地切成的长段（图 2）。无珍珠盘、沙眼，断面黄白相间放射纹理稀疏，味微甘。

（2）山西北部长期使用旱麦瓶草根当银柴胡（如图 3），南部用丝石竹根当银柴胡（如图 4）。近年已少见，但基层还有。区别点：旱麦瓶草外皮没有明显的纵沟，断面皮部白色，宽度 1mm（银柴胡外皮纵沟多数，断面皮部棕色，极薄 0.3mm 左右）。丝石竹断面中间一大圈，外围数层小圈（异形维管束）类似何首乌断面。

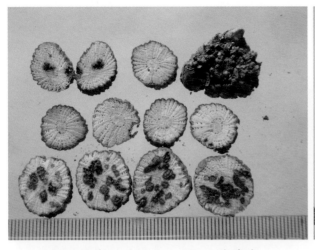

图1 银柴胡（野生，右上：珍珠盘；下行：砂眼）

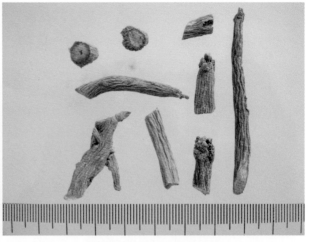

图2 银柴胡（家种）

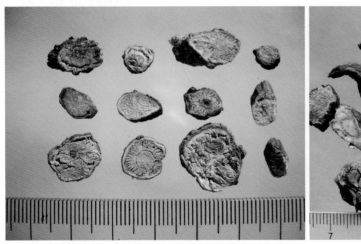

图3 假银柴胡（旱麦瓶草）

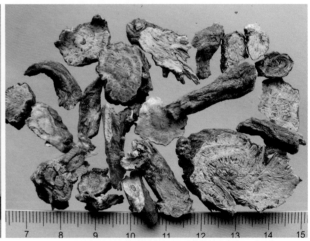

图4 假银柴胡（丝石竹）

437 / 甜瓜子 /

【药典摘要】

本品为葫芦科植物甜瓜 *Cucumis melo* L. 的干燥成熟种子。夏、秋二季果实成熟时收集，洗净，晒干。

性状：本品呈扁平长卵形，**长 5 ~ 9mm，宽 2 ~ 4mm。表面黄白色、浅棕红色或棕黄色**，平滑，微有光泽。一端稍尖，另端钝圆。种皮较硬而脆，内有膜质胚乳和子叶 2 片。气微，味淡。

【说明】与甜瓜子相类似的瓜子较多，上图中甜瓜子最小。注意区别。

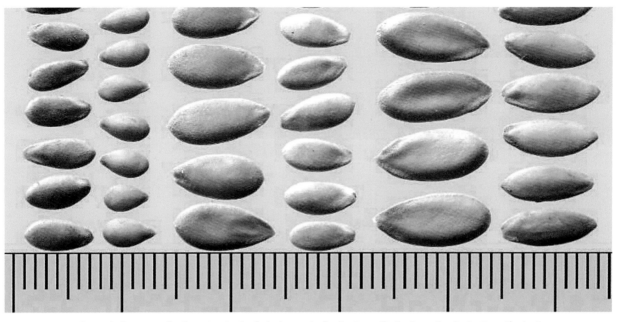

图 1 左起：甜瓜子、甜瓜子（小）、哈密瓜子、菜瓜子、白兰瓜子、黄瓜子

438 / 猪牙皂 /

【药典摘要】

本品为豆科植物皂荚 *Gleditsia sinensis* Lam. 的干燥不育果实。秋季采收，除去杂质，干燥。

性状：本品呈圆柱形，略扁而弯曲，**长 5 ~ 11cm，宽 0.7 ~ 1.5cm。表面紫棕色或紫褐色，被灰白色蜡质粉霜，擦去后有光泽**，并有细小的疣状突起和线状或网状的裂纹。顶端有鸟喙状花柱残基，基部具果梗残痕。质硬而脆，易折断，**断面棕黄色，中间疏松，有淡绿色或淡棕黄色的丝状物，**偶有发育不全的种子。**气微，有刺激性，味先甜而后辣。**

鉴别：**取本品粉末 1g，加水 10ml，煮沸 10 分钟，滤过，滤液强烈振摇，即产生持久的泡沫（持续 15 分钟以上）。**

【说明】猪牙皂来货都是个子。本品很少用，陈货多。

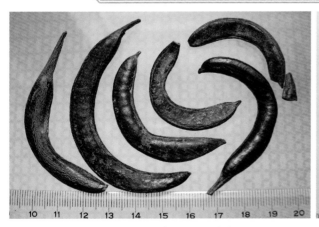

图 1 猪牙皂（左 4 太扁）

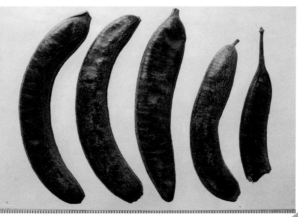

图 2 猪牙皂（厚度符合标准）

439 /猪苓/

【药典摘要】

本品为多孔菌科真菌猪苓 *Polyporus umbellatus* （Pers.）Fries 的干燥菌核。春、秋二季采挖，除去泥沙，干燥。炮制：除去杂质，浸泡，洗净，润透，切厚片，干燥。

饮片性状：本品呈类圆形或不规则的厚片。**外表皮黑色或棕黑色，皱缩。切面类白色或黄白色，略呈颗粒状。气微，味淡。**

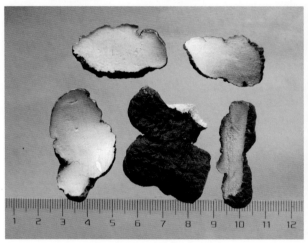

图 1 左起：猪苓饮片

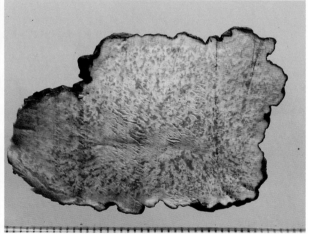

图 2 猪苓片蘸水（花纹显现）

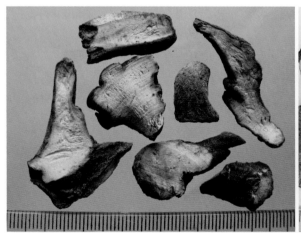

图 3 假猪苓（蘑菇柄染色冒充）

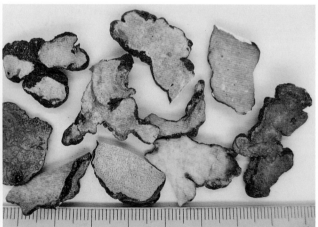

图 4 劣猪苓（提取过又掺增重粉）

【说明】（1）猪苓与假猪苓（菌柄冒充）乍看很像，细看区别明显：①猪苓表面密布不规则的颗粒状突起，饮片边缘凹凸起伏，无一处平坦（如图1）。假猪苓表面没有颗粒状突起，边缘虽有较大凹凸，但平坦处占大部分（如图3）。②水浸数秒钟：猪苓不变软，切面立即出现深浅不一的花纹（如图2），无气味。假猪苓变软，无花纹，有明显香菇气。

（2）猪苓与劣猪苓（掺增重粉）的区别在于①切面颜色：劣猪苓表面、切面都比正品白。提取后又加增重粉的颜色，颜色比正品深，多呈棕褐色（如图4）。②质地：指甲轻掐，猪苓能掐出印，劣猪苓掐不动。两手轻折，猪苓先稍弯后断，劣猪苓不弯，用力脆断。

（3）表面嵌砂石的劣猪苓不收。

440 / 猫爪草 /

【药典摘要】

本品为毛茛科植物小毛茛 *Ranunculus ternatus* Thunb. 的干燥块根。春季采挖，除去须根和泥沙，晒干。

性状：本品由**数个至数十个纺锤形的块根簇生，形似猫爪，长 3 ~ 10mm，直径 2 ~ 3mm，**顶端有黄褐色残茎或茎痕。表面黄褐色或灰黄色，久存色泽变深，微有纵皱纹，并有点状须根痕和残留须根。质坚实，断面类白色或黄白色，空心或实心，粉性。气微，**味微甘。**

【说明】猫爪草很小，来货都是个子。野生的只有几个爪，家种的爪多达数十个。验收猫爪草注意，带泥土超过3%的不收。带地上部分和须根太多的不收。

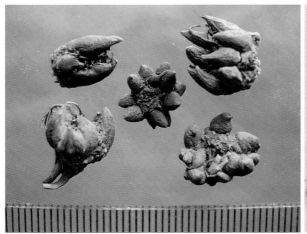

图1 猫爪草（野生）

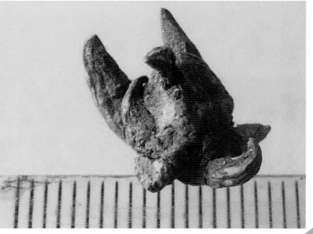

图2 猫爪草（野生）放大

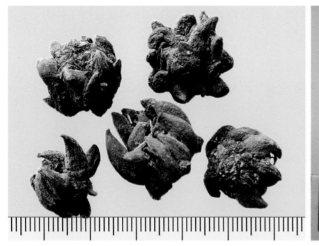

图 3 猫爪草（家种）

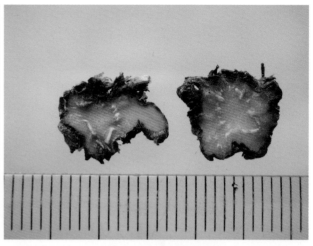

图 4 猫爪草切面

441 / 麻黄 /

【药典摘要】

本品为麻黄科植物草麻黄 *Ephedra sinica* Stapf、中麻黄 *Ephedra intermedia* Schrenk et C. A. Mey. 或木贼麻黄 *Ephedra equisetina* Bge. 的干燥草质茎。秋季采割绿色的草质茎，晒干。炮制：［麻黄］除去木质茎、残根及杂质，切段。［蜜麻黄］取麻黄段，照蜜炙法炒至不粘手。

饮片性状：［麻黄］本品呈圆柱形的段。**表面淡黄绿色至黄绿色，**粗糙，有细纵脊线，节上有细小鳞叶。切面中心显红黄色。气微香，味涩、微苦。

［蜜麻黄］本品形如麻黄段。表面**深黄色，**微有光泽，略具黏性。有蜜香气，味甜。

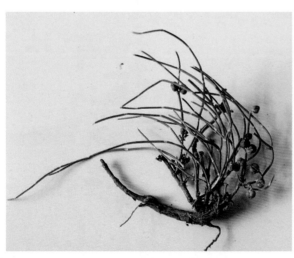

图 1 麻黄原生态

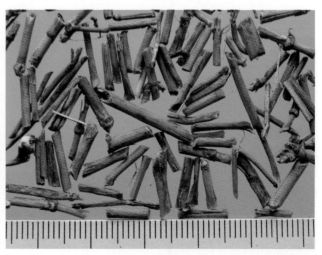

图 2 麻黄饮片

【说明】（1）麻黄的特征是：外皮发绿，中间有"玫瑰心"，味涩微苦（如图1—3）。把麻黄捣碎过筛就成了麻黄绒，是药典没记载而实际有需要的炮制品（如图5）。

（2）过去有用问荆（木贼科）冒充麻黄的（如图6），每节都能拉开（麻黄拉不开），没有玫瑰心。现在不见了。

（3）麻黄陈货外皮变黄，质差（如图7）。麻黄饮片里掺木质茎（如图8）也属劣药。

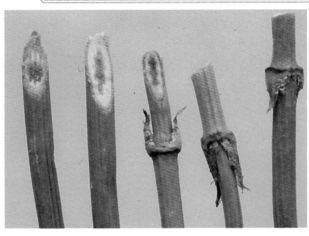

图3 麻黄放大（玫瑰心）

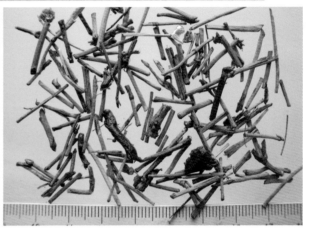

图4 蜜麻黄

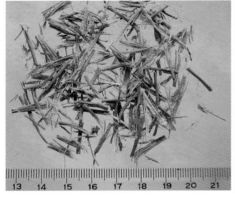

图5 麻黄绒

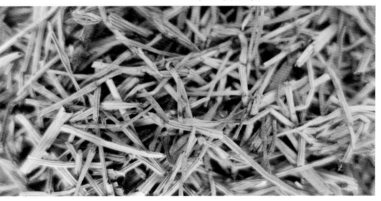

图6 假麻黄（问荆）

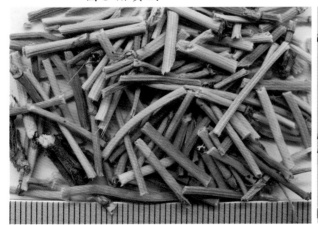

图7 劣麻黄（发黄）

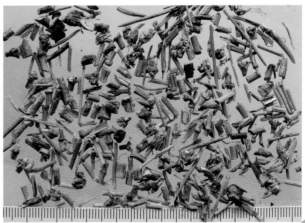

图8 劣麻黄（掺木质茎）

11画

442 / 麻黄根 /

【药典摘要】

本品为麻黄科植物草麻黄 *Ephedra sinica* Stapf 或中麻黄 *Ephedra intermedia* Schrenk et C. A. Mey. 的干燥根和根茎。秋末采挖，除去残茎、须根和泥沙，干燥。炮制：除去杂质，洗净，润透，切厚片，干燥。

饮片性状：本品呈类圆形的厚片。**外表面红棕色或灰棕色，有纵皱纹及支根痕。切面皮部黄白色，木部淡黄色或黄色，纤维性，具放射状纹，有的中心有髓。气微，味微苦。**

【说明】（1）麻黄根的主要鉴别点是：外皮红棕色、粗糙易脱落，木部木质化、放射状纹理明显，根茎部分多网状裂隙（如图2），气特异似奶，味微苦。

（2）麻黄根饮片里常掺有地上木质茎，较细，外皮灰棕色，中间有空心（如图3、4）。

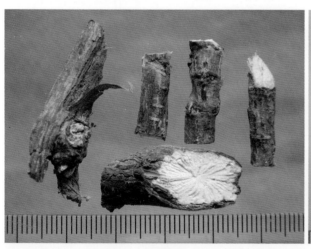

图 1 麻黄根段

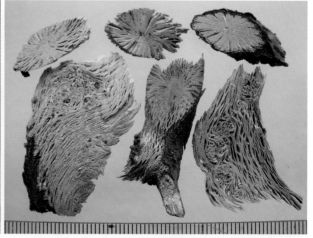

图 2 麻黄根片

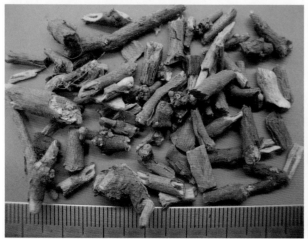

图 3 假麻黄根（麻黄地上木质茎）

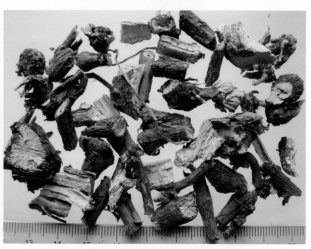

图 4 劣麻黄根（掺杂了木质茎）

443 / 鹿角 /

【药典摘要】

本品为鹿科动物马鹿 *Cervus elaphus* Linnaeus 或梅花鹿 *Cervus Nippon* Temminck 已骨化的角或锯茸后翌年春季脱落的角基，分别习称"马鹿角""梅花鹿角""鹿角脱盘"。多于春季拾取，除去泥沙，风干。炮制：洗净，锯段，用温水浸泡，捞出，镑片，晾干；或锉成粗粉。

性状：［马鹿角］呈分枝状，通常分成 4～6 枝，全长 50～120cm。主枝弯曲，直径 3～6cm。基部盘状，上具不规则瘤状突起，习称"珍珠盘"，周边常有稀疏细小的孔洞。侧枝多向一面伸展，第一枝与珍珠盘相距较近，与主干几成直角或钝角伸出，第二枝靠近第一枝伸出，习称"坐地分枝"；第二枝与第三枝相距较远。表面灰褐色或灰黄色，有光泽，角尖平滑，中、下部常具疣状突起，习称"骨钉"，并具长短不等的断续纵棱，习称"苦瓜棱"。质坚硬，断面外圈骨质，灰白色或微带淡褐色，中部多呈灰褐色或青灰色，具蜂窝状孔。气微，味微咸。

［梅花鹿角］通常分成 3～4 枝，全长 30～60cm，直径 2.5～5cm。侧枝多向两旁伸展，第一枝与珍珠盘相距较近，第二枝与第一枝相距较远，主枝末端分成两小枝。表面黄棕色或灰棕色，枝端灰白色。枝端以下具明显骨钉，纵向排成"苦瓜棱"，顶部灰白色或灰黄色，有光泽。

［鹿角脱盘］呈盔状或扁盔状，直径 3～6cm（珍珠盘直径 4.5～6.5cm），高 1.5～4cm。表面灰褐色或灰黄色，有光泽。底面平，蜂窝状，多呈黄白色或黄棕色。珍珠盘周边常有稀疏细小的孔洞。上面略平或呈不规则的半球形。质坚硬，断面外圈骨质，灰白色或类白色。

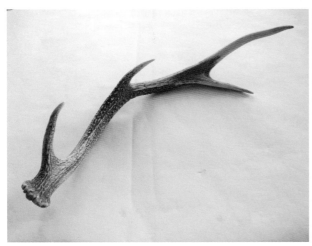

图 1 梅花鹿角（个）

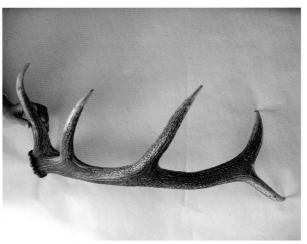

图 2 马鹿角（个）

541

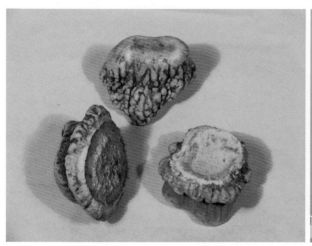

图 3　鹿角脱盘（个）　　　　　　　　　　图 4　鹿角片

444 / 鹿角胶 /

【药典摘要】

本品为鹿角经水煎煮、浓缩制成的固体胶。

制法：将鹿角锯段，漂泡洗净，分次水煎，滤过，合并滤液（或加入白矾细粉少量），静置，滤取胶液，浓缩（可加适量黄酒、冰糖和豆油）至稠膏状，冷凝，切块，晾干，即得。

性状：本品呈扁方形块或丁状。黄棕色或红棕色，半透明，有的上部有黄白色泡沫层。质脆，易碎，断面光亮。气微，味微甜。

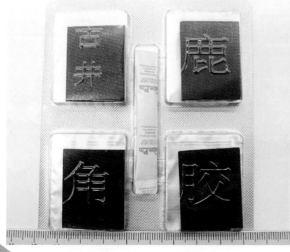

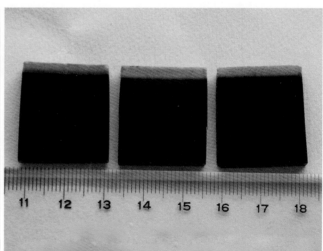

图 1　鹿角胶商品　　　　　　　　　　图 2　鹿角胶（有油边）

【说明】鹿角胶属中成药，应当有包装、厂名厂址、生产日期、有效期和质检报告。没有包装的不收。有些厂家的鹿角胶上面常有一层黄白色的油边，作为识别标记（如图2）。

445 / 鹿角霜 /

【药典摘要】

本品为鹿角去胶质的角块。春、秋二季生产，将骨化角熬去胶质，取出角块，干燥。

性状：本品呈长圆柱形或不规则的块状，大小不一。**表面灰白色，显粉性，常具纵棱**，偶见灰色或灰棕色斑点。**体轻，质酥，断面外层较致密，白色或灰白色，内层有蜂窝状小孔，灰褐色或灰黄色。**有吸湿性。气微，味淡，嚼之有粘牙感。

【说明】鹿角多是非正品，鹿角霜也多是用其他鹿的角霜冒充（如图2）。由于都截成节段，很难鉴别是何种鹿角。有时见到动物骨骼和牛角骨鳃熬制后的渣滓冒充，可以看出骨骼和角鳃形状（如图3、4）。

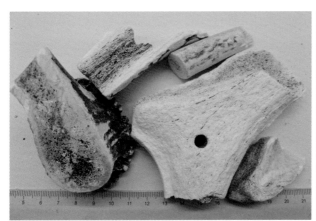

图 1 鹿角霜

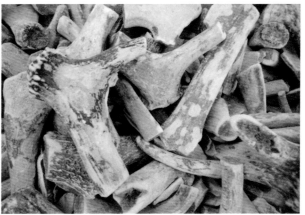

图 2 假鹿角霜（非正品鹿角）

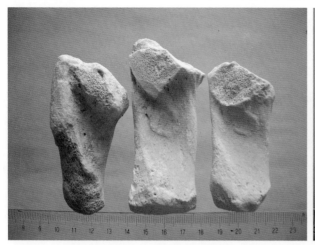

图 3 假鹿角霜（动物骨骼）

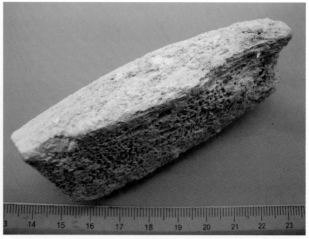

图 4 假鹿角霜（牛角鳃）

446 / 鹿茸 /

【药典摘要】

本品为鹿科动物梅花鹿 *Cervus nippon* Temminck 或马鹿 *Cervus elaphus* Linnaeus 的雄鹿未骨化密生茸毛的幼角。前者习称"花鹿茸"，后者习称"马鹿茸"。夏、秋二季锯取鹿茸，经加工后，阴干或烘干。炮制：［鹿茸片］取鹿茸，燎去茸毛，刮净，以布带缠绕茸体，自锯口面小孔灌入热白酒，并不断添酒，至润透或灌酒稍蒸，横切薄片，压平，干燥。［鹿茸粉］取鹿茸，燎去茸毛，刮净，劈成碎块，研成细粉。

性状：［花鹿茸］呈**圆柱状分枝**，具一个分枝者习称"二杠"，主枝习称"大挺"，长 17 ~ 20cm，**锯口直径 4 ~ 5cm**，离锯口约 1cm 处分出侧枝，习称"门庄"，长 9 ~ 15cm，直径较大挺略细，**外皮红棕色或棕色**，多光润，**表面密生红黄色或棕黄色细茸毛**，上端较密，下端较疏；分岔间具 1 条灰黑色筋脉，皮茸紧贴。锯口黄白色，**外围无骨质，中部密布细孔**。具二个分枝者，习称"三岔"，大挺长 23 ~ 33cm，**直径较二杠细**，略呈弓形，微扁，枝端略尖，**下部多有纵棱筋及突起疙瘩**；皮红黄色，茸毛较稀而粗。体轻。气微腥，味微咸。

二茬茸与头茬茸相似，但挺长而不圆或下粗上细，下部有纵棱筋。皮灰黄色，茸毛较粗糙，锯口外围多已骨化。体较重。无腥气。

［马鹿茸］较花鹿茸粗大，分枝较多，侧枝一个者习称"单门"，二个者习称"莲花"，三个者习称"三岔"，四个者习称"四岔"或更多。按产地分为"东马鹿茸"和"西马鹿茸"。

东马鹿茸"单门"大挺长 25 ~ 27cm，直径约 3cm。外皮灰黑色，茸毛灰褐色或灰黄色，锯口面外皮较厚，灰黑色，中部密布细孔，质嫩；"莲花"大挺长可达 33cm，下部有棱筋，锯口面蜂窝状小孔稍大；"三岔"皮色深，质较老；"四岔"茸毛粗而稀，大挺下部具棱筋及疙瘩，分枝顶端多无毛，习称"捻头"。

西马鹿茸大挺多不圆，顶端圆扁不一，长 30 ~ 100cm，表面有棱，多抽缩干瘪，分枝较长且弯曲，茸毛粗长，灰色或黑灰色。锯口色较深，常见骨质。气腥臭，味咸。

【说明】（1）我们没验收过马鹿茸，只有梅花鹿茸照片（如图1、2）。图中的假鹿茸片是用兽皮或明胶等包裹骨头等制成，以前见过现在基本没有了。现在的假鹿茸都是除梅花鹿、马鹿以外的其他鹿（驯鹿、水鹿、新西兰鹿等）的角，它们的圆形部分切成饮片后与正品梅花鹿茸很难区分，这是现在验收最头疼的问题。

（2）鹿茸片目前又分白粉片、黄粉片、红粉片、蜡片、血片、骨片等多种，我们常用的是红粉片（如图1、2）。

（3）图6的劣鹿茸外圈有骨化圈，形状也不太像梅花鹿茸，所以不收。

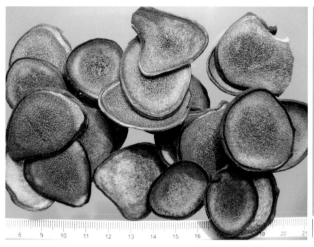

图 1 鹿茸（花鹿茸）

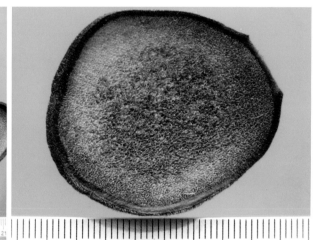

图 2 花鹿茸放大

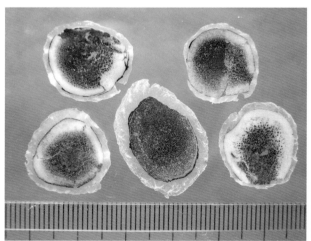

图 3 假鹿茸 1

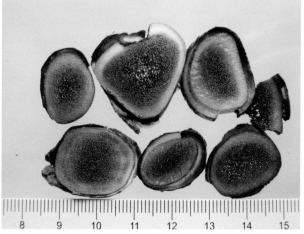

图 4 假鹿茸 2

11 画

545

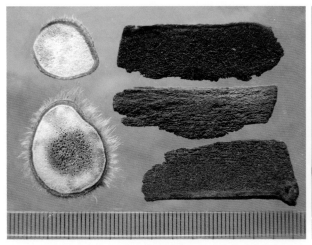

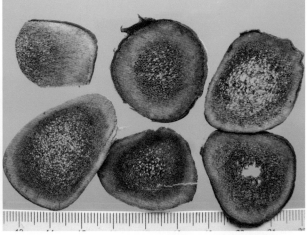

图 5 假鹿茸 3   图 6 劣鹿茸

447 / 鹿衔草 /

【药典摘要】

本品为鹿蹄草科植物鹿蹄草 *Pyrola calliantha* H. Andres 或普通鹿蹄草 *Pyrola decorata* H.Andres 的干燥全草。全年均可采挖，除去杂质，晒至叶片较软时，**堆置至叶片变紫褐色，晒干。**

性状：本品根茎细长。茎圆柱形或具纵棱，长 10～30cm。叶基生，长卵圆形或近圆形，长 2～8cm，**暗绿色或紫褐色，先端圆或稍尖，全缘或有稀疏的小锯齿，边缘略反卷，上表面有时沿脉具白色的斑纹，下表面有时具白粉。**总状花序有花 4～10 余朵；花半下垂，萼片 5，舌形或卵状长圆形；花瓣 5，早落，雄蕊 10，花药基部有小角，顶孔开裂；花柱外露，有环状突起的柱头盘。蒴果扁球形，直径 7～10mm，5 纵裂，裂瓣边缘有蛛丝状毛。气微，味淡、微苦。

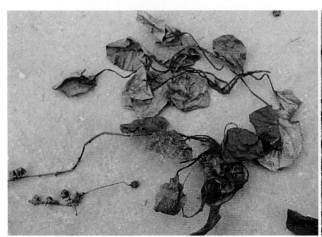

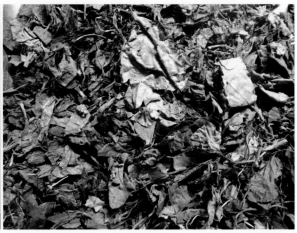

图 1 鹿衔草   图 2 鹿衔草饮片（其中发白的是杂质）

【说明】鹿衔草鲜时绿色，由于发汗变褐。近年常发现杂有发白的叶（伪品），虽然碎了，但叶缘有锯齿，细脉与侧脉垂直（如图3—6）。

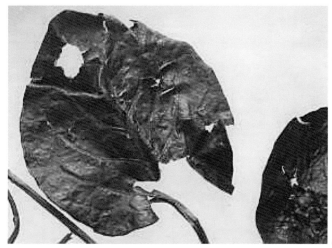

图 3 鹿衔草叶缘

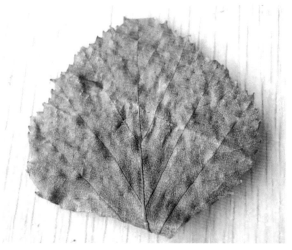

图 4 杂质叶缘

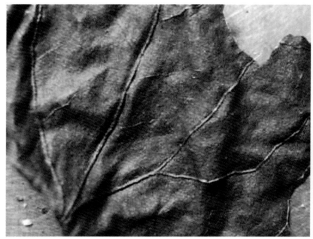

图 5 鹿衔草叶脉

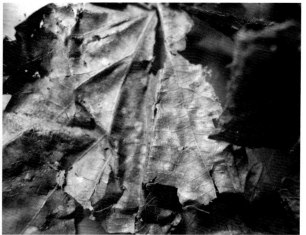

图 6 杂质叶脉

448 / 商陆 /

【药典摘要】

本品为商陆科植物商陆 *Phytolacca acinosa* Roxb.或垂序商陆 *Phytolacca americana* L.的干燥根。秋季至次春采挖，除去须根和泥沙，切成块或片，晒干或阴干。炮制：［生商陆］除去杂质，洗净，润透，切厚片或块，干燥。［醋商陆］取商陆片（块），照醋炙法炒干。

性状：本品为横切或纵切的不规则块片，厚薄不等。外皮灰黄色或灰棕色。横切片弯曲不平，边缘皱缩，直径 2 ~ 8cm；**切面浅黄棕色或黄白色，木部隆起，形成数个突**

起的同心性环轮。**纵切片弯曲或卷曲，长 5 ~ 8cm，宽 1 ~ 2cm，木部呈平行条状突起。**质硬。气微，味稍甜，久嚼麻舌。

饮片：［醋商陆］本品形如商陆片（块）。表面黄棕色，微有醋香气，味稍甜，久嚼麻舌。

【说明】（1）商陆断面有"罗盘纹"，容易辨认。但有毒，最好不尝。
（2）商陆极少用，经常见到陈货，切面凹处积尘变灰色。

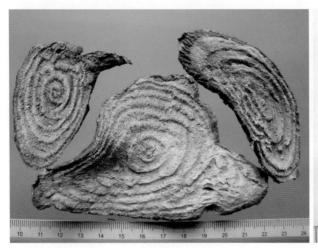

图 1 商陆

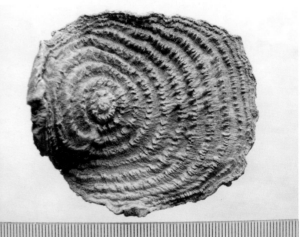

图 2 劣商陆（陈货）

449 旋覆花

【药典摘要】

本品为菊科植物旋覆花 *Inula japonica* Thunb. 或欧亚旋覆花 *Inula Britannica* L. 的干燥头状花序。**夏、秋二季花开放时采收，**除去杂质，阴干或晒干。炮制：［旋覆花］除去梗、叶及杂质。［蜜旋覆花］取净旋覆花，照蜜炙法炒至不粘手。

性状：本品呈扁球形或类球形，直径 1 ~ 2cm。总苞由多数苞片组成，呈覆瓦状排列，苞片披针形或条形，灰黄色，长 4 ~ 11mm；总苞基部有时残留花梗，苞片及花梗表面被白色茸毛，**舌状花 1 列，黄色，长约 1cm，**多卷曲，常脱落，先端 3 齿裂；**管状花多数，棕黄色，长约 5mm，**先端 5 齿裂；**子房顶端有多数白色冠毛，长 5 ~ 6mm。**有的可见椭圆形小瘦果。体轻，易散碎。气微，味微苦。

［蜜旋覆花］本品形如旋覆花，深黄色。手捻稍粘手。具蜜香气，味甜。

【说明】旋覆花多数是看上去一堆白毛（采收时间较晚），采收早的由黄色花瓣组成（如图 2）。

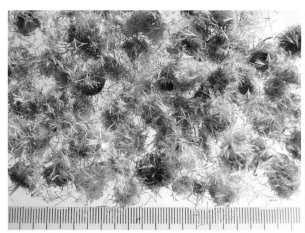
图 1 旋覆花（白毛为主）

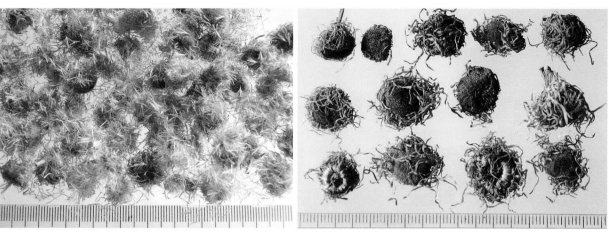
图 2 旋覆花（黄花瓣为主）

450 / 羚羊角 /

【药典摘要】

本品为牛科动物赛加羚羊 *Saiga tatarica* Linnaeus 的角。猎取后锯取其角，晒干。炮制：［羚羊角镑片］取羚羊角，置温水中浸泡，捞出，镑片，干燥。［羚羊角粉］取羚羊角，砸碎，粉碎成细粉。

性状：本品呈长**圆锥形，略呈弓形弯曲**，长 15 ~ 33cm；类白色或黄白色，基部稍呈青灰色。嫩枝对光透视有"**血丝**"或紫黑色斑纹，光润如玉，无裂纹，老枝则有细纵裂纹。除尖端部分外，有 10 ~ 16 个隆起环脊，间距约 2cm，用手握之，四指正好嵌入凹处。角的基部横截面圆形，直径 3 ~ 4cm，内有坚硬质重的角柱，习称"骨塞"，骨塞长约占全角的 1/2 或 1/3，表面有突起的纵棱与其外面角鞘内的凹沟紧密嵌合，从横断面观，其结合部呈锯齿状。除去"骨塞"后，角的下半段成空洞，全角呈半透明，对光透视，上半段中央有一条隐约可辨的细孔道直通角尖，习称"通天眼"。质坚硬。气微，味淡。

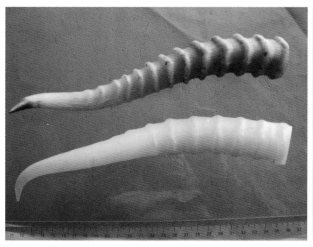
图 1 上：羚羊角；下：假羚羊角（塑料模压）

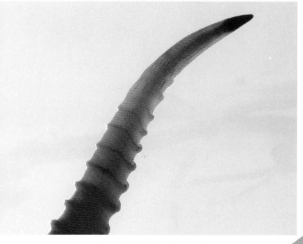
图 2 羚羊角通天眼

【说明】（1）羚羊角的伪品很多，有的是用其他动物的角冒充，有的是用非药品冒充（如图1下、3、5、7—9、12—14）。各种伪品都与正品有某些相似，但没有一种伪品能具备正品下列全部特征。①弓形弯：羚羊角没有一处是直的，不论从哪个角度看，都呈现最少3个连续的向不同的方向的曲线。以牛角冒充的假羚羊角是直的或只向一个方向弯曲，其他羚羊的角和模压的伪品也有弓形弯，但没有"通天眼""合把"等特征。②通天眼：羚羊角的中上部内有一小孔，直通角尖但没有透出角尖外。对光照视，羚羊角大部分能透光发亮，通天眼不透光呈黑线状（如图2）。模压伪品没有通天眼，完全透光（如图3）。其他动物的角一般也没有通天眼，作假者常锯下角尖钻出小孔后出售。但通天眼是扁三角形或扁椭圆形，而钻出的孔是圆形，可以区别。③合把：羚羊角表面有10～20个隆起的环脊，环脊间距离20mm左右，与一般人的手指宽度相同（如图4）。用手握住羚羊角时手指正好卡到环间，手和角几乎完全贴紧，这叫"合把"。其他动物的角大多不能合把，有

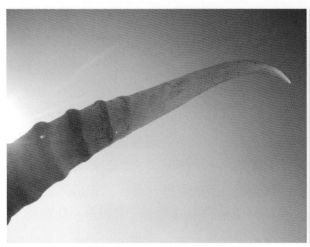

图3 假羚羊角对光透视（无通天眼）

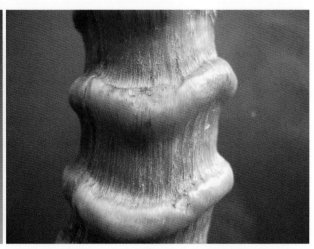

图4 羚羊角环节间距2cm，细丝纹自然

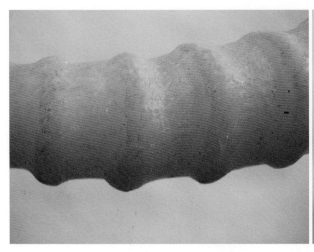

图5 假羚羊角环节，无细丝纹

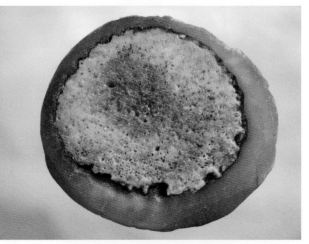

图6 羚羊角底面观（合槽）

的能合把如藏羚羊角，但没有"弓形弯"等特点。模压品能合把但无"通天眼"，也无环间的细丝纹（如图5）。④合槽：从羚羊角的粗端看，外层角皮和中间角鳃结合紧密，呈齿轮状嵌合（如图6）。模压品（如图7）是用一段骨头代替角鳃，边缘不呈合槽状。而且骨小梁形成网状空隙，与正品小圆孔散在的状态也不相同。曾有将羚羊角鳃拔出，往通天眼里灌铅粒或金属粉末增重，再把角鳃重新钉入，但是就合不了槽了。

（2）卫生部1988年颁发WS2-03（D-03）-88和WS2-03（D-04）-88两个中药材部颁标准，规定黄羊角、鹅喉羚羊角可正式作为药材生产、供应，并在全国推广使用。可作饮片配方和配制中成药，亦可用于单方。这两种羊角与羚羊角性状相似，功效相近，以前都曾冒充羚羊角，被当作假药查处。卫生部虽然给它们发了"身份证"，但必须以各自名称入药，不能称"羚羊角"。由于中医处方极少开鹅喉羚羊角、黄羊角及山羊角的名称，它们实际上无用武之地，还是以羚羊角之名混

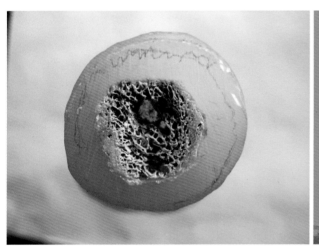

图7 假羚羊角底面观（骨头冒充骨鳃）

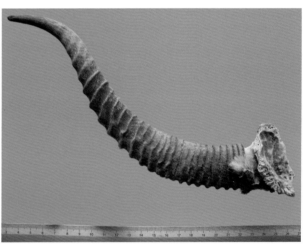

图8 假羚羊角（黄羊角）环间距1cm左右

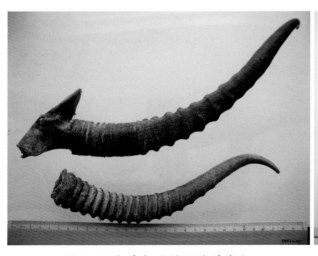

图9 假羚羊角（鹅喉羚羊角）

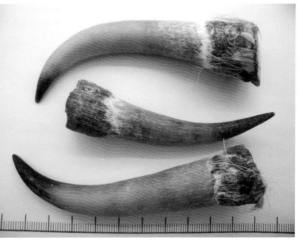

图10 幼羚羊角（大头鬼）

11画

551

迹药界。①黄羊角不同于羚羊角的性状：表面灰棕色或黄棕色，对光照视不透亮，环脊17～20个，环脊间距离3～6mm，不能"合把"（如图8）。②鹅喉羚羊角不同于羚羊角的性状：表面灰棕色或灰黑色，不透光，环脊10～25个，环脊间距约0.5～2mm（如图9）。

（3）大头鬼，是幼羚羊的角。长6～14cm，基部直径1.6～2.6cm。稍作弯曲形，虽有环节但不明显。下部灰黄色，上部紫黑色。有的颜色深浅不一。全体光润，骨腮松软。为羚羊角中最嫩的（图10）。

（4）倒山货又称"老劈柴"，是羚羊死于山野后被人发现取得的角。多为整枝，也有为半块或碎块。表面灰黄色至灰黑色，干枯无光泽，纵裂纹很深。多无骨腮，有腮的则糟朽，手剥即落（如图11）。

（5）羚羊角丝和羚羊角粉也有伪品，性状难以鉴别，验收最好不要（如图15、16）。

（6）羚羊角是国家一级保护野生动物药材，不得在定点医院外以零售方式公开出售。

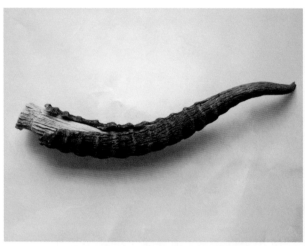

图11 劣羚羊角倒山货（老劈柴）

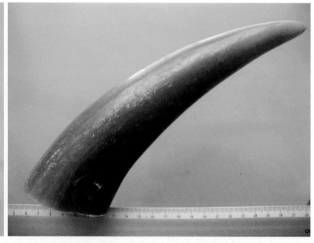

图12 假羚羊角1（其他羊角冒充）

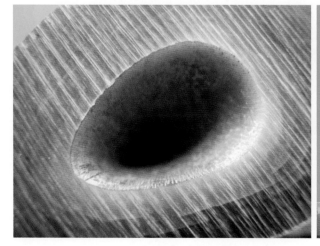

图13 假羚羊角1底面观

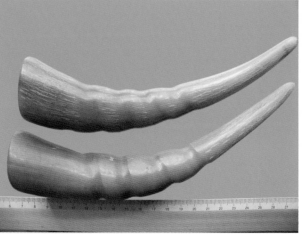

图14 假羚羊角2（其他羊角加工冒充）

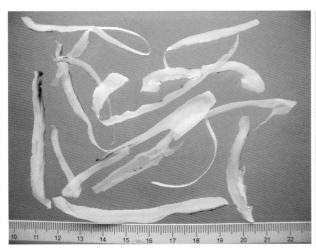

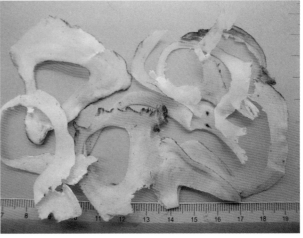

图15 羚羊角丝   图16 假羚羊角丝（绵羊角丝）

451 /断血流/

【药典摘要】

本品为唇形科植物灯笼草 *Clinopodium polycephalum*（Vaniot）C. Y. Wu et Hsuan 或风轮菜 *Clinopodium chinense*（Benth.）O. Kuntze 的干燥地上部分。夏季开花前采收，除去泥沙，晒干。炮制：除去杂质，喷淋清水，稍润，切段，干燥。

饮片性状：本品呈不规则的段。**茎呈方柱形，四面凹下呈槽**，表面灰绿色或绿褐色，有的被灰白色茸毛。切面中央有髓或中空。**叶片多皱缩、破碎，完整者展平后呈卵形，边缘具疏锯齿，上表面绿褐色，下表面灰绿色，两面均密被白色茸毛**。气微香，味涩、**微苦**。

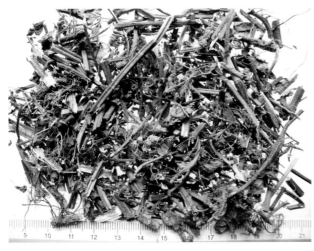

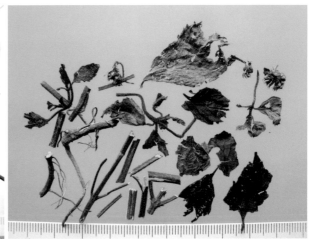

图1 断血流（含根）   图2 断血流展开（含根）

452 / 淫羊藿 /

【药典摘要】

本品为小檗科植物淫羊藿 *Epimedium brevicornu* Maxim.、箭叶淫羊藿 *Epimedium sagittatum* (Sieb. et Zucc.) Maxim.、柔毛淫羊藿 *Epimedium pubescens* Maxim. 或朝鲜淫羊藿 *Epimedium koreanum* Nakai. 的干燥叶。夏、秋季茎叶茂盛时采收，晒干或阴干。炮制：［淫羊藿］除去杂质，喷淋清水，稍润，切丝，干燥。［炙淫羊藿］取羊脂油加热熔化，加入淫羊藿丝，用文火炒至均匀有光泽，取出，放凉。

性状：［淫羊藿］三出复叶；小叶片卵圆形，长3～8cm，宽2～6cm；先端微尖，顶生小叶基部心形，两侧小叶较小，偏心形，外测较大，呈耳状，边缘具黄色刺毛状细锯齿；上表面黄绿色，下表面灰绿色，主脉7～9条，基部有稀疏细长毛，细脉两面突起，网脉明显；小叶柄长1～5cm。叶片近革质。气微，味微苦。

［箭叶淫羊藿］三出复叶，小叶片长卵形至卵状披针形，长4～12cm，宽2.5～5cm；先端渐尖，两侧小叶基部明显偏斜，外侧呈箭形。下表面疏被粗短伏毛或近无毛。叶片革质。

［柔毛淫羊藿］叶下表面及叶柄密被茸毛状柔毛。

［朝鲜淫羊藿］小叶较大，长4～10cm，宽3.5～7cm，先端长尖。叶片较薄。

饮片：［淫羊藿］本品呈丝片状。上表面绿色、黄绿色或浅黄色，下表面灰绿色，网脉明显，中脉及细脉凸出，边缘具黄色刺毛状细锯齿。近革质。气微，味微苦。

［炙淫羊藿］本品形如淫羊藿丝。表面浅黄色显油亮光泽。微有羊脂油气。

【说明】淫羊藿主要特点：①边缘的刺毛状细锯齿；②细脉两面突起，网脉明显。切碎也能看到（如图1—3）。杨树叶没有刺毛状锯齿，板栗叶有刺状锯齿，但没有网脉（如图5、6）。

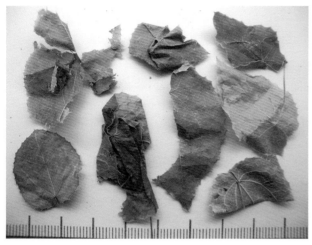

图 1 淫羊藿

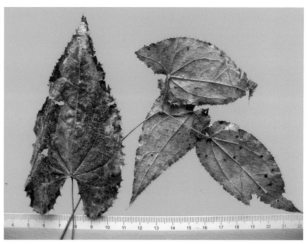

图 2 箭叶淫羊藿

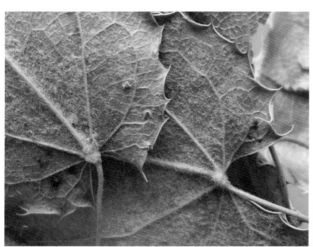

图 3 柔毛淫羊藿

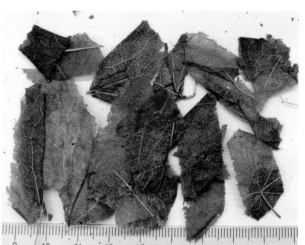

图 4 炙淫羊藿

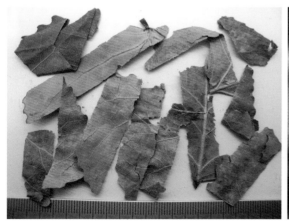

图 5 假淫羊藿（杨树叶）

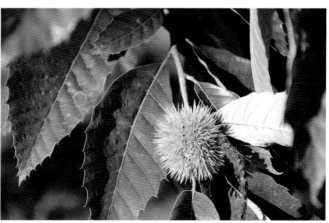

图 6 板栗叶（曾冒充淫羊藿）

11 画

555

453 / 淡竹叶 /

【药典摘要】

本品为禾本科植物淡竹叶 *Lophatherum gracile* Brongn. 的干燥茎叶。夏季未抽花穗前采割，晒干。

性状：本品长 25 ~ 75cm。茎呈圆柱形，有节，表面淡黄绿色，断面中空。叶鞘开裂。叶片披针形，有的皱缩卷曲，长 5 ~ 20cm，宽 1 ~ 3.5cm；**表面浅绿色或黄绿色。叶脉平行，具横行小脉，形成长方形的网格状，下表面尤为明显。体轻，质柔韧。气微，味淡。**

【说明】淡竹叶名字虽叫"叶"，其实是全草类（茎叶）。它的特点是：叶脉像砖墙样（如图2）。伪品叶脉只有平行长脉，中间没有小横脉（如图3、4）。

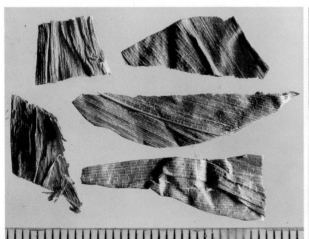

图 1 淡竹叶

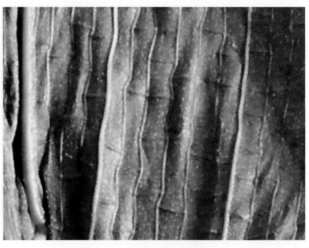

图 2 淡竹叶叶脉放大

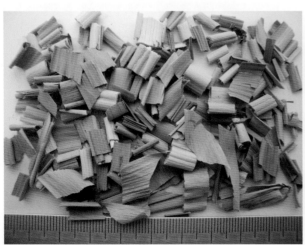

图 3 假淡竹叶

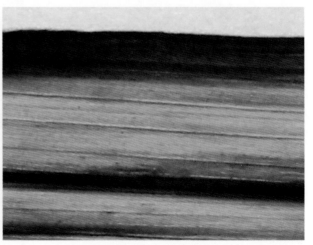

图 4 假淡竹叶叶脉放大

454 / 淡豆豉 /

【药典摘要】

本品为豆科植物大豆 *Glycine max*（L.）Merr. 的成熟种子的发酵加工品。

制法：取桑叶、青蒿各 70 ~ 100g，加水煎煮，滤过，煎液拌入净大豆 1000g 中，待吸尽后，蒸透，取出，稍晾，再置容器内，用煎过的桑叶、青蒿渣覆盖，闷使发酵至黄衣上遍时，取出，除去药渣，洗净，置容器内再闷 15 ~ 20 天，至充分发酵、香气溢出时，取出，略蒸，干燥，即得。

性状：本品呈椭圆形，略扁，**长 0.6 ~ 1cm，直径 0.5 ~ 0.7cm。表面黑色，皱缩不平。质柔软，断面棕黑色。气香，味微甘。**

【说明】淡豆豉多在夏季加工，经泡、蒸、发酵而成，全过程需 1 月左右。

成品表面偶见白（黄）斑点，易擦掉。质地酥脆，轻掰即断。嗅之有难闻的发酵气。假淡豆豉表面大部分白色，刮之难掉。质地坚硬，掰不断。没有发酵气，有的有石灰气。

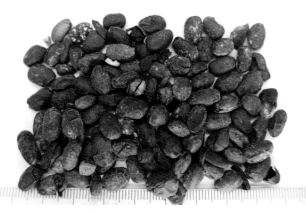

图 1 淡豆豉（小黑豆）

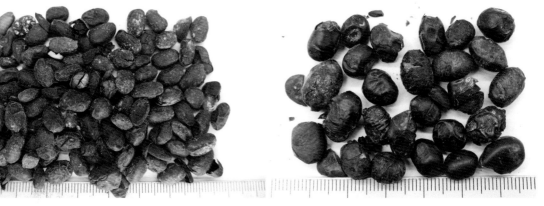

图 2 淡豆豉（大黑豆）

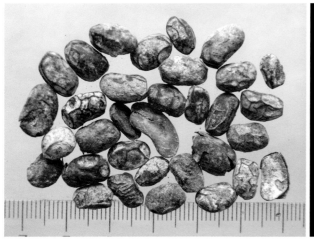

图 3 假淡豆豉

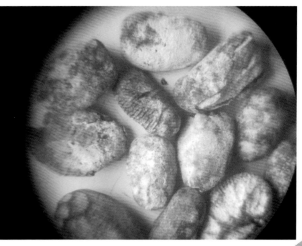

图 4 假淡豆豉放大

455 / 密蒙花

【药典摘要】

本品为马钱科植物密蒙花 *Buddleja officinalis* Maxim. 的干燥花蕾和花序。春季花未开放时采收，除去杂质，干燥。

性状：本品多为花蕾密聚的花序小分枝，呈不规则圆锥状，长 1.5 ~ 3cm。表面灰黄色或棕黄色，密被茸毛。**花蕾呈短棒状，上端略大，长 0.3 ~ 1cm，直径 0.1 ~ 0.2cm；花萼钟状，先端 4 齿裂；花冠筒状，与萼等长或稍长，先端 4 裂，裂片卵形；**雄蕊 4，着生在花冠管中部。质柔软。气微香，味微苦、辛。

【说明】（1）密蒙花又叫"老蒙花"，来货常见花蕾脱落后的细长枝梗（花序轴），应属药用部位，不是杂质。

（2）结香过去叫"新蒙花"，现在药典不收载，应属假密蒙花。但在个别地方仍当密蒙花用，或夸大功效忽悠百姓。应当注意。

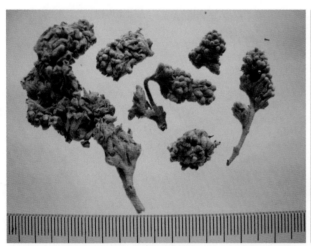

图 1 密蒙花

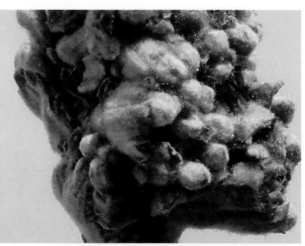

图 2 密蒙花局部放大

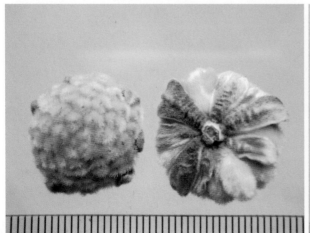

图 3 假密蒙花（结香）

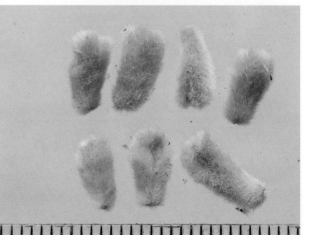

图 4 结香单个花蕾放大

456 /续断/

【药典摘要】

本品为川续断科植物川续断 *Dipsacus asper* Wall. ex Henry 的干燥根。秋季采挖，**除去根头和须根**，用微火烘至半干，堆置"发汗"至内部变绿色时，再烘干。炮制：［续断片］洗净，润透，切厚片，干燥。［酒续断］取续断片，照酒炙法炒至微带黑色。［盐续断］取续断片，照盐炙法炒干。

饮片性状：［续断片］本品呈类圆形或椭圆形的厚片。外表皮灰褐色至黄褐色，有纵皱纹。**切面皮部墨绿色或棕褐色，木部灰黄色或黄褐色，可见放射状排列的导管束纹，形成层部位多有深色环。气微，味苦、微甜而涩。**

［酒续断］本品形如续断片，表面浅黑色或灰褐色，略有酒香气。

［盐续断］本品形如续断片，表面黑褐色，味微咸。

【说明】（1）续断饮片的鉴别要点：①外皮有深浅不一的纵纹、纵沟，从切面看边缘有不规则凹凸起伏，每片形状都不一样。②皮部内侧（靠形成层处）色深，向外色浅。③木部外侧（靠形成层处）有一圈白色放射状纹理，向里渐稀疏。④最中心处没有纹理，叫"髓"（双子叶植物的根有髓的极少）。断面致密没有裂隙。⑤味开始微苦，嚼一会儿苦中有一丝微甜和涩味。

（2）续断来货中时常掺有杂质（如图2），木质化，有裂隙，中间空心。验收时将饮片摊薄，仔细观察。

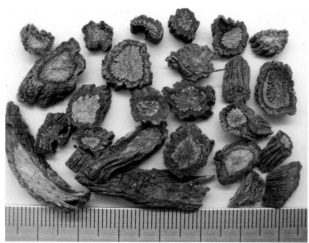

图 1 续断

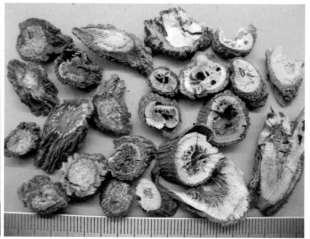

图 2 劣续断（掺杂质）左：续断；右：杂质

457 / 绵马贯众 /

【药典摘要】

本品为鳞毛蕨科植物粗茎鳞毛蕨 *Dryopteris crassirhizoma* Nakai 的干燥根茎和叶柄残基。秋季采挖，削去叶柄，须根，除去泥沙，晒干。炮制：除去杂质，喷淋清水，洗净，润透，切厚片，干燥，筛去灰屑，即得。

饮片性状：本品呈不规则的厚片或碎块，根茎外表皮黄棕色至黑褐色，多被有叶柄残基，有的可见棕色鳞片，**切面淡棕色至红棕色，有黄白色维管束小点，环状排列**。气特异，味初淡而微涩，后渐苦、辛。

【说明】绵马贯众的特点：①根茎（中部宽大部分）断面有形状不规则的黄白色维管束 5 ~ 13 个，排列成一环（如图 2）。纵切片看呈 2 条平行纵棱（如图 1 左）。②叶柄基部横切面类圆形，靠外侧有黄白色点状维管束 5 ~ 13 个，排成一环。

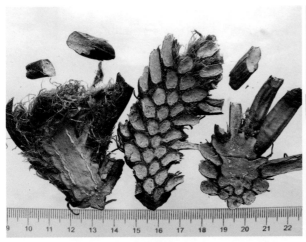

图 1 绵马贯众

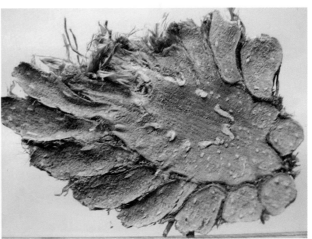

图 2 绵马贯众切面放大（根茎、叶柄基部维管束）

绵马贯众炭

【药典摘要】

本品为绵马贯众的炮制加工品。

制法：取绵马贯众片，照炒炭法炒至表面焦黑色，喷淋清水少许，熄灭火星，取出，晾干。

饮片性状：本品为不规则的厚片或碎片。表面焦黑色，内部焦褐色。味涩。

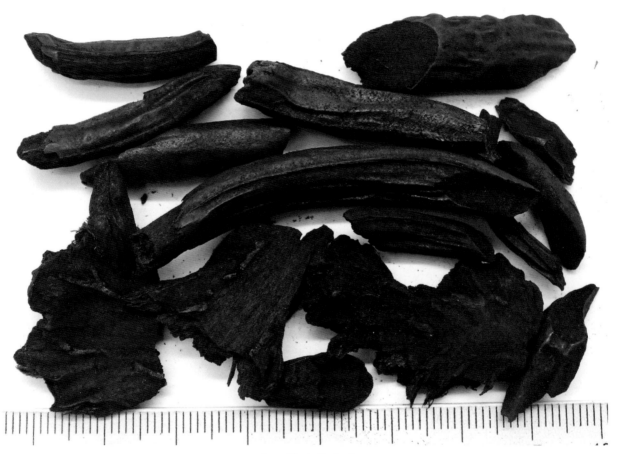

图 1 绵马贯众炭

458 / 绵萆薢 /

【药典摘要】

本品为薯蓣科植物绵萆薢 *Dioscorea spongiosa* J. Q. Xi，M. Mizuno et W. L. Zhao 或福州薯蓣 *Dioscorea futschauensis* Uline ex R. Kunth 的干燥根茎。秋、冬二季采挖，除去须根，洗净，切片，晒干。

性状：本品为不规则的斜切片，边缘不整齐，大小不一，厚 2～5mm。**外皮黄棕色至黄褐色，有稀疏的须根残基，呈圆锥状突起。质疏松，略呈海绵状，切面灰白色至浅灰棕色，黄棕色点状维管束散在。气微，味微苦。**

【说明】绵萆薢片弯曲不平，质地软韧，呈海绵状，切面粗糙。没发现假药。

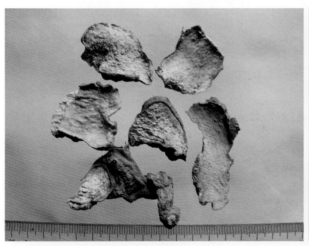 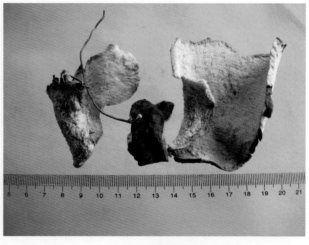

图 1 绵萆薢　　　　　　　　　　　图 2 绵萆薢

459 /斑蝥/

【药典摘要】

本品为芫青科昆虫南方大斑蝥 *Mylabris phalerata* Pallas 或黄黑小斑蝥 *Mylabris cichorii* Linnaeus 的干燥体。夏、秋二季捕捉，闷死或烫死，晒干。炮制：［生斑蝥］除去杂质。［米斑蝥］取净斑蝥与米拌炒，至米呈黄棕色，取出，除去头、翅、足。

性状：［南方大斑蝥］呈长圆形，**长 1.5 ~ 2.5cm，宽 0.5 ~ 1cm**。头及口器向下垂，有较大的复眼及触角各 1 对，触角多已脱落。**背部具革质鞘翅 1 对，黑色，有 3 条黄色或棕黄色的横纹**；鞘翅下面有棕褐色薄膜状透明的内翅 2 片。胸腹部乌黑色，胸部有足 3 对。有特殊的臭气。

［黄黑小斑蝥］体型较小，**长 1 ~ 1.5cm**。

【说明】斑蝥大毒，药店多不愿经营。验收按毒性药品规定管理，双人双锁双签字。验收者应戴手套，注意自身安全。交接货也要称重量，双人签字。

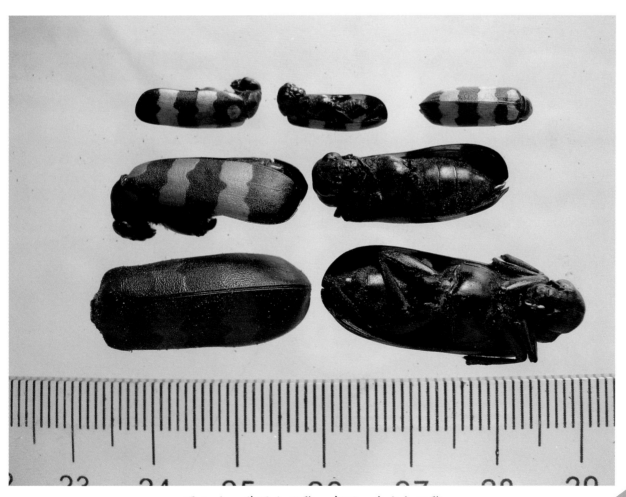

图 1 上：黄黑小斑蝥；中下：南方大斑蝥

【药典摘要】

本品为菊科植物款冬 *Tussilago farfara* L. 的干燥**花蕾**。12月或地冻前当花尚未出土时采挖，**除去花梗**和泥沙，阴干。炮制：［款冬花］除去杂质及残梗。［蜜款冬花］取净款冬花，照蜜炙法用蜜水炒至不粘手。

性状：本品呈长圆棒状。单生或 2 ~ 3 个基部连生，**长 1 ~ 2.5cm，直径 0.5 ~ 1cm。上端较粗，下端渐细或带有短梗，外面被有多数鱼鳞状苞片。苞片外表面紫红色或淡红色，内表面密被白色絮状茸毛。体轻，撕开后可见白色茸毛。气香，味微苦而辛。**

［蜜款冬花］本品形如款冬花，表面棕黄色或棕褐色，稍带黏性。具蜜香气，味微甜。

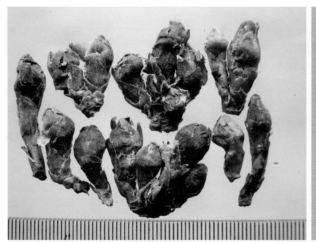

图 1 款冬花

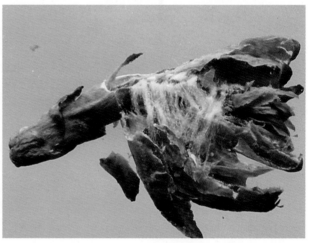

图 2 款冬花放大（内表面白色絮状茸毛）

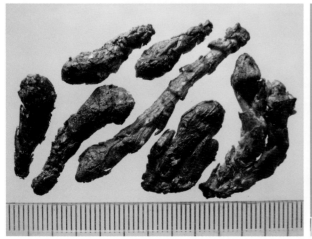

图 3 蜜款冬花（掺花梗）

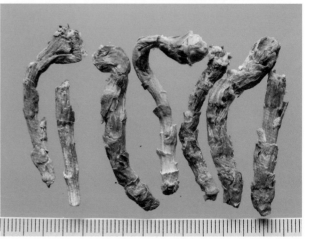

图 4 款冬花梗

【说明】（1）药典要求款冬花"除去花梗"只用紫红色花蕾（如图1），来货常见掺花梗而且花蕾熏硫成白色（如图5、6），蜜炙品也是如此（如图3）。而且有的蜜炙品不是用的真蜜，是用的糖水，成品不黏结成块也不粘手。

（2）款冬花内部密被白色棉毛样茸毛，花蕾表面破裂处常显白色，初做验收者常误以为是发霉。撕开没有霉味，有菊花样香气。

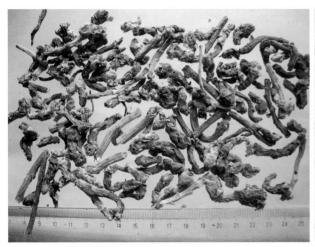
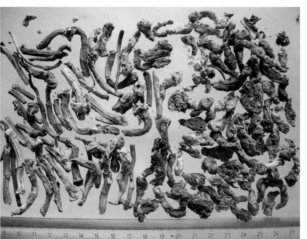

图 5　劣款冬花 1（掺花梗）　　图 6　劣款冬花 1（左：花梗；右：花蕾）

461 / 葛根 /

【药典摘要】

本品为豆科植物野葛 *Pueraria lobata* （Willd.）Ohwi 的干燥根。习称野葛。秋、冬二季采挖，趁鲜切成厚片或小块；干燥。炮制：除去杂质，洗净，润透，切厚片，晒干。

饮片性状：本品呈不规则的厚片、粗丝或边长为 0.5 ～ 1.2mm 的方块。**切面浅黄棕色至棕黄色。质韧，纤维性强。气微，味微甜。**

【说明】葛根最突出的特点：①纤维性强。②味微甜。来货大多是苦的，不知是药典写的不对还是市场货不对。

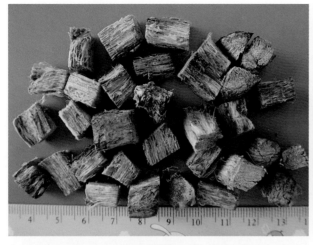

图 1 葛根丁

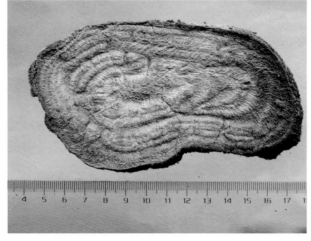

图 2 葛根片

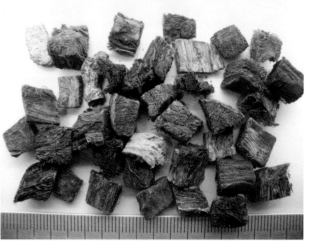

图 3 葛根片（横切，完整）

图 4 劣葛根片（发黑）

462 / 葶苈子 /

【药典摘要】

本品为十字花科植物播娘蒿 *Descurainia sophia*（L.）Webb. ex Prantl. 或独行菜 *Lepidium apetalum* Willd. 的干燥成熟种子。前者习称"南葶苈子"，后者习称"北葶苈子"。夏季果实成熟时采割植株，晒干，搓出种子，除去杂质。炮制：［葶苈子］除去杂质和灰屑。［炒葶苈子］取净葶苈子，照清炒法炒至有爆声。

性状：［南葶苈子］呈长圆形略扁，长约 0.8 ~ 1.2mm，宽约 0.5mm。表面棕色或红棕色，微有光泽，具纵沟 2 条，其中 1 条较明显。一端钝圆，另端微凹或较平截，种脐类白色，位于凹入端或平截处。气微，味微辛、苦，略带黏性。

［北葶苈子］呈扁卵形，1 ~ 1.5mm，宽 0.5 ~ 1mm，一端钝圆，另端尖而微凹，种脐位于凹入端。味微辛辣，黏性较强。

鉴别：取本品少量，加水浸泡后，用放大镜观察，南葶苈子透明状黏液层，薄厚度约为种子宽度的 1/5 以下。北葶苈子透明状黏液层较厚，厚度可超过种子宽度的 1/2 以上。

【说明】葶苈子来货几乎都是南葶苈子，北葶苈子极少。二者区别：①北葶苈子尖的一头有小白点；南葶苈子较尖的一头钝圆，没有白点（如图1、2）。②热水浸泡几分钟，北葶苈子之间距离大约有一个北葶苈子宽（如图3）；南葶苈子之间的距离不到半个南葶苈子宽（如图4）。

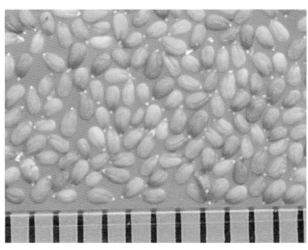

图1 北葶苈子放大

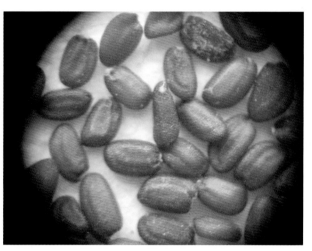

图2 南葶苈子放大

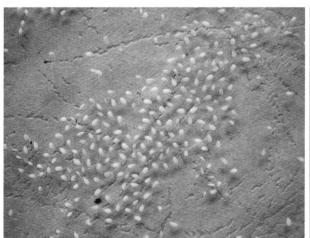

图3 北葶苈子水浸

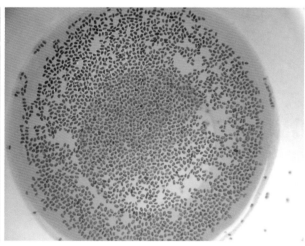

图4 南葶苈子水浸

463 /萹蓄/

【药典摘要】

本品为蓼科植物萹蓄 *Polygonum aviculare* L. 的干燥地上部分。夏季叶茂盛时采收，除去根和杂质，晒干。

饮片性状：本品呈不规则的段。茎呈圆柱形而略扁，表面灰绿色或棕红色，有细密微突起的纵纹；节部稍膨大，有浅棕色膜质的托叶鞘。切面髓部白色。叶片多破碎，完整者展平后呈披针形，全缘。气微，味微苦。

> 【说明】萹蓄的特点是：节间长约 3cm，节膨大，有棕色膜质托叶鞘残基，切面髓白色。同属植物异叶蓼、习见蓼常混入萹蓄，茎稍细，节间短（1cm 或不到 1cm）。切得短些则不易区分。

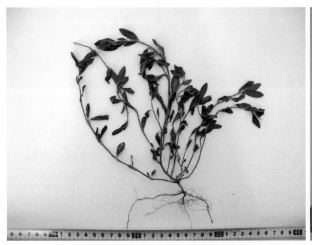 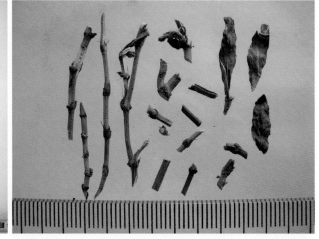

图 1 萹蓄个（节间长）　　　　　图 2 假萹蓄（节间短）

464 /楮实子/

【药典摘要】

本品为桑科植物构树 *Broussonetia papyrifera*（L.）Vent. 的干燥成熟果实。秋季果实成熟时采收，洗净，晒干，除去灰白色膜状宿萼和杂质。

性状：本品略显球形或卵圆形，稍扁，**直径约 1.5mm。表面红棕色，有网状皱纹或颗粒状突起，一侧有棱，一侧有凹沟，**有的具果梗。质硬而脆，易压碎。胚乳类白色，富油性。气微，味淡。

【说明】（1）我在其他单位见过一种楮实子伪品，大小跟真的一样，表面也是红色，但光洁发亮，没有网状皱纹和颗粒状突起（如图3）。有人说是糜子类东西染色的，不知是不是。

（2）楮实子成熟时味甜多汁不易干燥，有人用热水先烫一下就干得快，这样做容易使楮实子褪色，商品中难免颜色不一。有人就染成红色，但不自然（如图4），也违反《药品管理法》。属劣药，拒收。

（3）楮实子商品中经常有杂质（如图4），其他植物的小种子、小石子、没除净的宿萼……超过3%的都是劣药，不收。

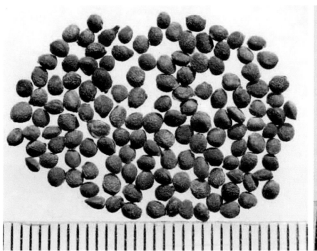

图1 楮实子

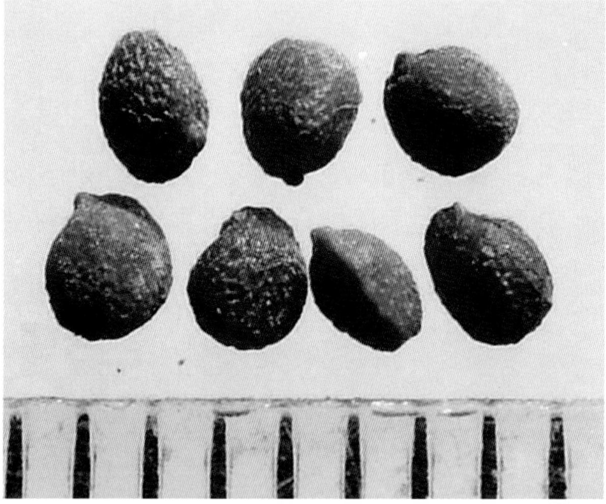

图2 楮实子放大

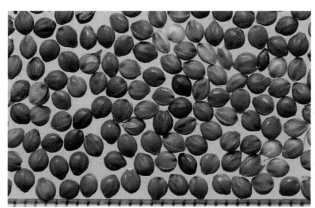

图3 假楮实子（疑为糜子染色）

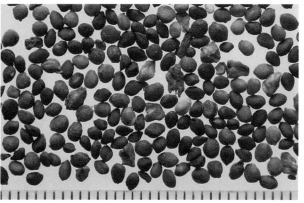

图4 劣楮实子（染色并含杂质）

465 / 棕榈 /

【药典摘要】

本品为棕榈科植物棕榈 *Trachycarpus fortunei* （Hook. f.）H.Wendl. 的干燥叶柄。采棕时割取旧叶柄下延部分和鞘片，除去纤维状的棕毛，晒干。炮制：［棕榈］除去杂质，洗净，干燥。［棕榈炭］取净棕榈，照煅炭法制炭。

性状：本品呈长条板状，一端较窄而厚，另端较宽而稍薄，大小不等。表面红棕色，粗糙，有纵直皱纹；一面有明显的凸出纤维，纤维的两侧着生多数棕色茸毛。质硬而韧，不易折断，断面纤维性。气微，味淡。

［棕榈炭］本品呈不规则块状，大小不一。表面黑褐色至黑色，有光泽，有纵直条纹；触之有黑色炭粉。内部焦黄色，纤维性；略具焦香气，味苦涩。

【说明】（1）棕榈商品分为棕板（如图2）、棕毛（如图1）和棕编（如图3），以陈者为佳，所以颜色深也正常。

（2）棕榈功效主要是止血，所以我们只收棕榈炭（如图4）。要求存性即内部焦黄色，不能全黑。但来货能达到存性的非常少。

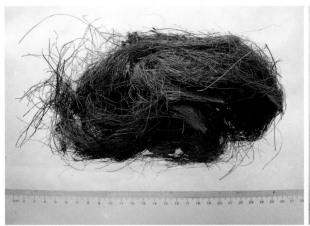

图 1 棕毛

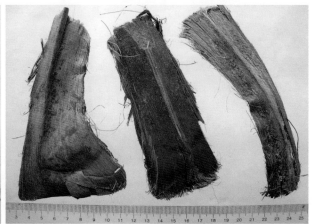

图 2 棕板

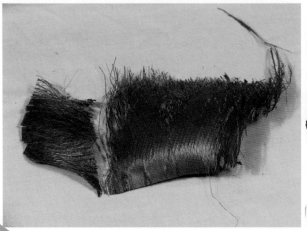

图 3 棕编

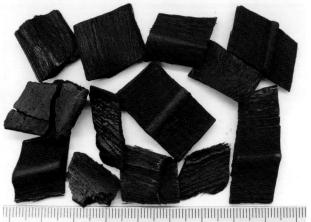

图 4 棕榈炭

466 / 硫黄 /

【药典摘要】

本品为自然元素类矿物硫族自然硫，采挖后，加热熔化，除去杂质；或用含硫矿物经加工制得。炮制：［硫黄］除去杂质，敲成碎块。［制硫黄］取净硫黄块，与豆腐同煮，至豆腐显黑绿色时，取出，漂净，阴干。

性状：本品呈不规则块状。**黄色或略呈绿黄色。表面不平坦，呈脂肪光泽，常有多数小孔。用手握紧置于耳旁，可闻轻微的爆裂声。体轻，质松，易碎，断面常呈针状结晶形。有特异的臭气，味淡。**

鉴别：**本品燃烧时易熔融，火焰为蓝色，并有二氧化硫的刺激性臭气。**

【说明】硫黄条痕（粉末颜色）是白色或淡黄色（如图1右）。临床处方极少用。因硫黄燃烧后产生二氧化硫可以杀虫，故产地、市场经常用硫黄点燃熏蒸药材（简称熏硫）。国家药典对二氧化硫残留量进行严格限制，如超标作劣药处理。各药限量详见药典。

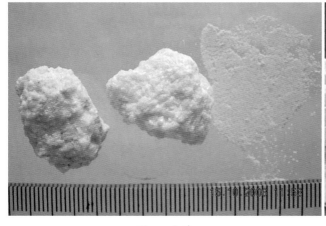 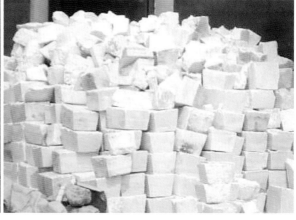

图1 硫黄　　　　　　　　　　　　　图2 硫黄（加工）

467 / 雄黄 /

【药典摘要】

本品为硫化物类矿物雄黄族雄黄，主含二硫化二砷（As_2S_2）。采挖后除去杂质。炮制：［雄黄粉］取雄黄照水飞法水飞，晾干。

性状：本品为块状或粒状集合体，呈不规则块状。**深红色或橙红色，条痕淡橘红色，晶面有金刚石样光泽。质脆，易碎，断面具树脂样光泽。微有特异的臭气，**味淡。精矿粉为粉末状或粉末集合体，质松脆，手捏即成粉，橙黄色，无光泽。

鉴别：取本品粉末10mg，加水润湿后，加氯酸钾饱和的硝酸溶液2ml，溶解后，加氯化钡试液，生成大量白色沉淀。放置后，倒出上层酸液，再加水2ml，振摇，沉淀不溶解。

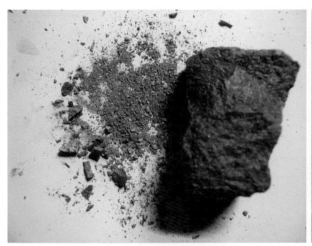

图1 雄黄（条痕淡橘红色）

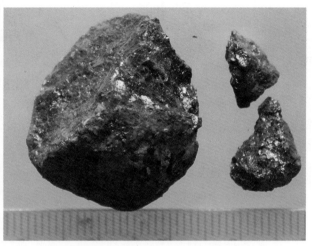

图2 雄黄（晶面有金刚石样光泽）

468／紫石英／

【药典摘要】

本品为氟化物类矿物萤石族萤石，主含氟化钙（CaF_2），采挖后，除去杂石。炮制：［紫石英］除去杂石，砸成碎块。［煅紫石英］取净紫石英块，照煅淬法煅透，醋淬。

饮片性状：［紫石英］本品为不规则碎块。**紫色或绿色，半透明至透明，有玻璃样光泽。气微，味淡。**

［煅紫石英］本品为不规则碎块或粉末。表面黄白色、棕色或紫色，无光泽。质酥脆。有醋香气，味淡。

鉴别：①取本品细粉0.1g，置烧杯中，加盐酸2ml与4%硼酸溶液5ml，加热微沸使溶解。取溶液1滴，置载玻片上，加硫酸溶液（1→4）1滴，静置片刻，置显微镜下观察，可见针状结晶。②取本品，**置紫外灯（365nm）下观察，显亮紫色、紫色至青紫色荧光。**

【说明】为便于鉴别，我们不要煅紫石英，只收5mm大小的生紫石英块（如图2）。因为煅紫石英常为粉末，颜色大多为白色，与生紫石英差异较大，若掺了其他白色粉末也不知道。炮制教材上讲煅的目的是使质地酥脆便于粉碎，我们用生紫石英小块调剂时捣碎另包先煎，不影响疗效。

许多饮品厂的"煅紫石英"其实也不煅，都是粉碎成粉末。

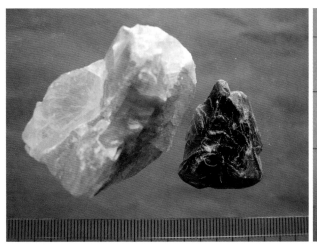

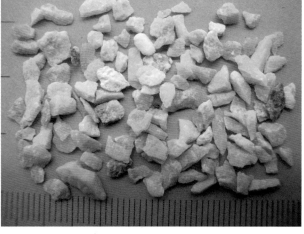

图 1 紫石英　　　　　　　　　图 2 紫石英小块

469 / 紫花地丁 /

【药典摘要】

本品为堇菜科植物紫花地丁 *Viola yedoensis* Makino 的干燥全草。春、秋二季采收，除去杂质，晒干。

性状：本品多皱缩成团。主根长圆锥形，直径 1～3mm；淡黄棕色，有细纵皱纹。叶基生，灰绿色，展平后叶片呈披针形或卵状披针形，长 1.5～6cm，宽 1～2cm；先端钝，基部截形或稍心形，边缘具钝锯齿，**两面有毛**；叶柄细，长 2～6cm，上部具明显狭翅。花茎纤细；花瓣 5，紫堇色或淡棕色；花距细管状。**蒴果椭圆形或 3 裂，种子多数，淡棕色。** 气微，味微苦而稍黏。

> 【说明】（1）紫花地丁来货（如图 1）能看到①叶片：曾发现掺其他碎叶的，可水浸后展开看叶缘、叶基，两面有毛（如图 3）；②叶柄和花梗，二者都是细而弯曲，叶柄边缘有叶片残片（如图 1）；③果实种子（如图 2）；④根茎及根（如图 1）。基本看不到花。
>
> （2）紫花地丁以叶绿者为佳，发黑或发黄的不收。
>
> （3）我国堇菜属植物有 100 多种，往往好几种同时长在一处，药典只规定其中的一种做紫花地丁。这些同属植物形态极为相似，采药的根本分不清。每批来货都可能是多种混合，我们也不能鉴定到种。

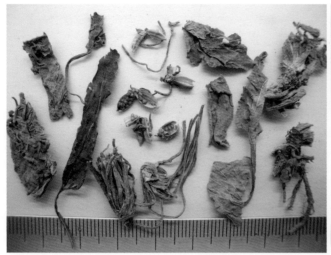

图 1 紫花地丁饮片

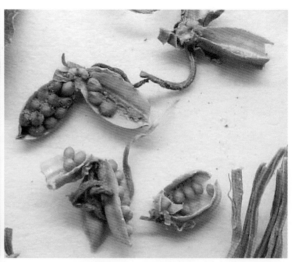

图 2 紫花地丁果实种子放大

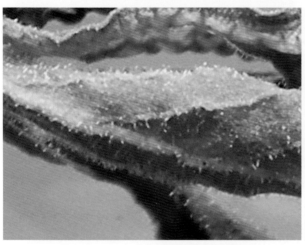

图 3 紫花地丁叶放大（两面有毛）

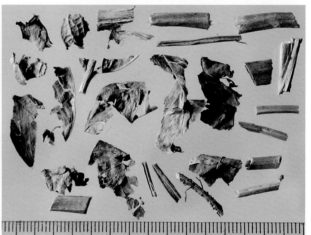

图 4 假紫花地丁（花生地上部分）

470 / 紫苏子 /

【药典摘要】

本品为唇形科植物紫苏 *Perilla frutescens* （L.）Britt. 的干燥成熟果实。秋季果实成熟时采收，除去杂质，晒干。炮制：［紫苏子］除去杂质，洗净，干燥。［炒紫苏子］取净紫苏子，照清炒法炒至有爆声。

性状：本品呈**卵圆形或类球形，直径约 1.5mm**。表面灰棕色或灰褐色，有微隆起的暗紫色网纹，基部稍尖，有灰白色点状果梗痕。果皮薄而脆，易压碎。种子黄白色，种皮膜质，子叶 2，类白色，**有油性。压碎有香气，味微辛**。

饮片：［炒紫苏子］本品形如紫苏子，表面灰褐色，有细裂口，有焦香气。

【说明】（1）紫苏子的网纹（如图1—2）和气味是主要鉴别点。我们验收中见过一种假紫苏子，是黄荆子冒充的（如图3、4）。形状、大小、颜色都像正品，就是没有网纹，也没有苏子香气。

（2）文献记载：紫苏子伪品——石荠苎（与紫苏子同科不同属）外形、颜色极像正品，常混在紫苏子中。特点是：个较小，表面网眼较深，手搓碎无油性，无香气。我们在验收中没见过。

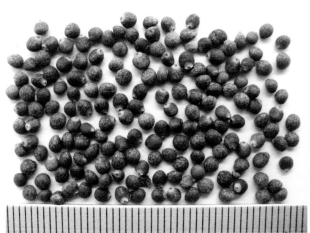

图1 紫苏子

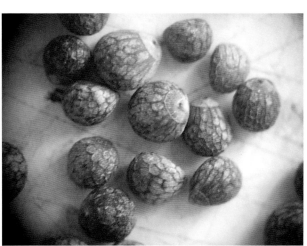

图2 紫苏子放大

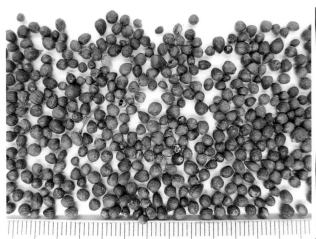

图3 假紫苏子（黄荆子）

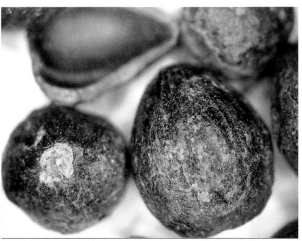

图4 黄荆子放大

【药典摘要】

本品为唇形科植物紫苏 *Perilla frutescens*（L.）Britt. 的干燥叶（或带嫩枝）。夏季枝叶茂盛时采收，除去杂质，晒干。炮制：**除去杂质和老梗**；或喷淋清水，切碎，干燥。

性状：本品叶片多皱缩卷曲、破碎，完整者展平后呈卵圆形，长 4 ~ 11cm，宽 2.5 ~ 9cm。先端长尖或急尖，基部圆形或宽楔形，边缘具圆锯齿。**两面紫色或上表面绿色，下表面紫色**，疏生灰白色毛，下表面有多数凹点状的腺鳞。**叶柄长 2 ~ 7cm，紫色或紫绿色。**质脆。带嫩枝者，**枝的直径 2 ~ 5mm，紫绿色，断面中部有髓。气清香，味微辛。**

饮片：本品呈不规则的段或未切叶。叶多皱缩卷曲、破碎，完整者展平后呈卵圆形。边缘具圆锯齿。两面紫色或上表面绿色，下表面紫色，疏生灰白色毛。叶柄紫色或紫绿色。带嫩枝者，枝的直径 2 ~ 5mm，紫绿色，切面中部有髓。气清香，味微辛。

【说明】（1）紫苏叶的鉴别要点一是紫，二是香（如图1）。香气越浓越好，不香的不能收。近年又香又紫的紫苏叶特别少，大多数来货虽有紫苏特殊香气，但叶两面都是绿色（如图2），应该是药典不记载的白苏。退货换回的又是紫而不香，也不符合药典标准。

（2）紫苏叶主产南方，近年大量出口做调味品，使药材商品减少。而主产北方的白苏叶就顶替上来。白苏和紫苏是同种植物，化学成分基本相同，在古代同等使用。

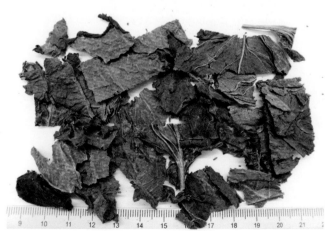

图 1 紫苏叶饮片

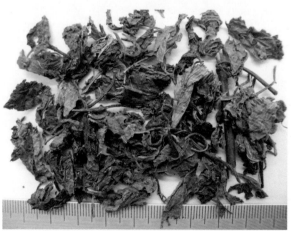

图 2 假紫苏叶（两面绿色，疑为白苏叶）

【药典摘要】

本品为唇形科植物紫苏 *Perilla frutescens* （L.）Britt. 的干燥茎。秋季果实成熟后采割，除去杂质，晒干，或趁鲜切片，晒干。炮制：除去杂质，稍浸，润透，切厚片，干燥。

饮片性状：本品呈类方形的厚片。表面紫棕色或暗紫色，有的可见对生的枝痕和叶痕。切面木部黄白色，有细密的放射状纹理，髓部白色，疏松或脱落。气微香，味淡。

【说明】（1）药典规定紫苏梗直径不超过 1.5cm。髓占大部分，不费力即可捏扁（如图 1、2）。太粗的老苏梗木部宽捏不动，属于劣药，不收。有的直径虽符合药典，但木部占大部分，我们也不收（如图 3）。

（2）苏梗中常见带宿萼的茎枝（如图 4），宿萼按传统习惯与苏梗同等入药，习称"苏子兜"。但药典未收载宿萼，药品检验所可认为是杂质，商家为保险起见，还是不收为好。

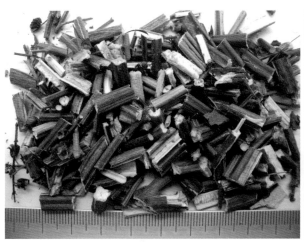

图 1 紫苏梗

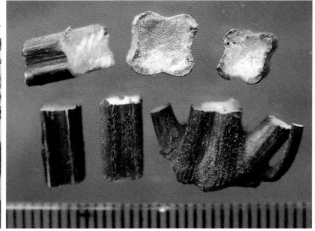

图 2 紫苏梗放大

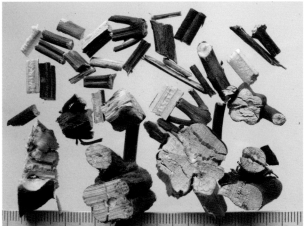

图 3 劣紫苏梗

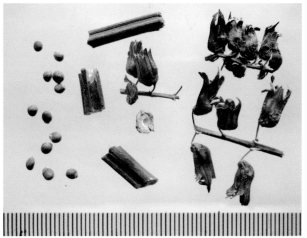

图 4 劣紫苏宿萼（苏子兜）

12 画

【药典摘要】

本品为紫草科植物新疆紫草 *Arnebia euchroma* （Royle）Johnst. 或内蒙紫草 *Arnebia guttata* Bunge 的干燥根。春、秋二季采挖，除去泥沙，干燥。炮制：［新疆紫草］除去杂质，切厚片或段。［内蒙紫草］除去杂质，洗净，润透，切薄片，干燥。

性状：［新疆紫草（软紫草）］呈不规则的长圆柱形，**多扭曲**，长 7～20cm，直径 1～2.5cm。**表面紫红色或紫褐色，皮部疏松，呈条形片状，常 10 余层重叠，易剥落。** 顶端有的可见分歧的茎残基。**体轻，质松软，易折断，** 断面不整齐，**木部较小，黄白色或黄色。气特异，味微苦、涩。**

［内蒙紫草］呈圆锥形或圆柱形，扭曲，长 6～20cm，直径 0.5～4cm。**根头部略粗大，顶端有残茎 1 或多个，被短硬毛。表面紫红色或暗紫色，皮部略薄，常数层相叠，易剥离。质硬而脆，易折断，断面较整齐，皮部紫红色，木部较小，黄白色。气特异，味涩。**

饮片：［新疆紫草切片］为不规则的圆柱形切片或条形片状，直径 1～2.5cm。**紫红色或紫褐色。皮部深紫色。圆柱形切片，木部较小，黄白色或黄色。**

［内蒙紫草切片］为不规则的圆柱形切片或条形片状，**有的可见短硬毛**，直径 0.5～4cm，质硬而脆。**紫红色或紫褐色。皮部深紫色。** 圆柱形切片，木部较小，黄白色或黄色。

【说明】（1）我们这里用的是软紫草，来货有个有片。特征：多层红紫色薄片的（如图 4、5）都不收。图 6 的样品据亳州药商讲是外国产的紫草，看性状像软紫草，就收了。

（2）《常用中药材品种整理和质量研究》记载：当紫草用的有紫草科软紫草属、紫草属和滇紫草属 7 种植物的根。药典记载了软紫草属的两种，近年市场又出现了西北外国产的紫草，与软紫草相似。来货都是饮片或不完全的个子，很难鉴别是哪种紫草。软紫草白色木心极小，搓之将手染成红紫色（如图 1~3）。皮厚搓不碎的、皮少木心粗的、不染手的都不是正品。

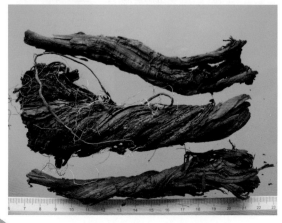

图 1 软紫草个（新疆紫草）

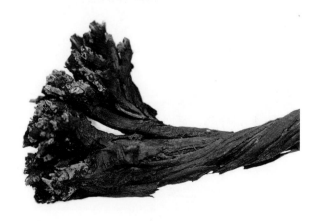

图 2 内蒙紫草个

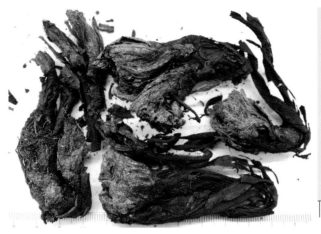

图 3 紫草饮片

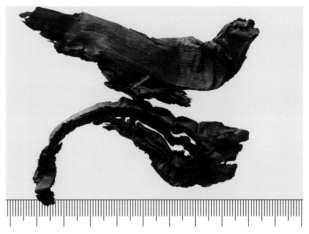

图 4 假紫草（滇紫草，皮厚而韧，不染手）

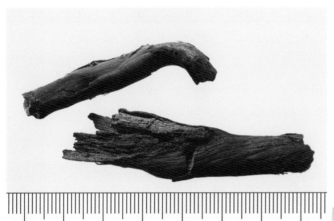

图 5 劣紫草（木心粗，皮层薄，不染手）

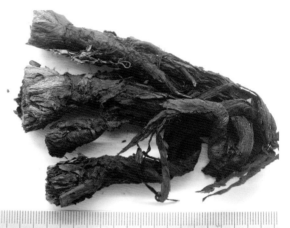

图 6 据说是国外产的紫草

474 / 紫萁贯众 /

【药典摘要】

本品为紫萁科植物紫萁 *Osmunda japonica* Thunb. 的干燥根茎和叶柄残基。春、秋二季采挖，洗净，除去须根，晒干。

性状：本品略呈圆锥形或圆柱形，稍弯曲，长 10～20cm，直径 3～6cm。根茎横生或斜生，下侧着生黑色而硬的细根；上侧密生叶柄残基，**叶柄基部呈扁圆形，斜向上，长 4～6cm，直径 0.2～0.5cm，表面棕色或棕黑色，切断面有 "U" 形筋脉纹 (维管束)，常与皮部分开。**质硬，不易折断。气微，味甘、微涩。

【说明】紫萁贯众的特点：①叶柄残基中密布黑色弯曲的须根，没有绵马贯众那样的棕色鳞毛。②叶柄残基断面扁圆形。③叶柄残基断面维管束呈 "C" 形，"C" 形内外常呈空洞。

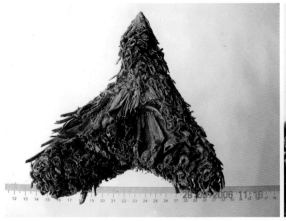

图 1 紫萁贯众

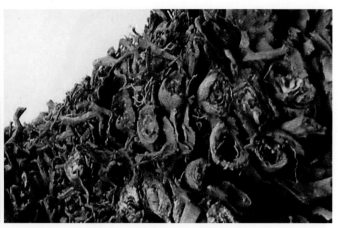

图 2 紫萁贯众局部放大（叶柄基部维管束）

475 / 紫菀 /

【药典摘要】

本品为菊科植物紫菀 *Aster tataricus* L.f. 的干燥根和根茎。春、秋二季采挖，除去有节的根茎（习称"母根"）和泥沙，编成辫状晒干，或直接晒干。炮制：［紫菀］除去杂质，洗净，稍润，切厚片或段，干燥。［蜜紫菀］取紫菀片（段），照蜜炙法炒至不粘手。

性状：本品根茎呈不规则块状，大小不一，顶端有茎、叶的残基；质稍硬。根茎簇生多数细根，长 3 ~ 15cm，直径 0.1 ~ 0.3cm，多编成辫状；表面紫红色或灰红色，有纵皱纹；质较柔韧。气微香，味甜、微苦。

饮片：［紫菀］**本品呈不规则的厚片或段。根外表皮紫红色或灰红色，有纵皱纹。切面淡棕色，中心具棕黄色的木心。气微香，味甜，微苦。**

［蜜紫菀］本品形如紫菀片（段），表面棕褐色或紫棕色。有蜜香气，味甜。

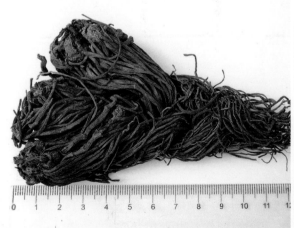

图 1 紫菀个（编成辫状）

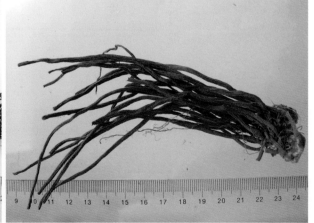

图 2 紫菀个（未编成辫子）

【说明】（1）紫菀来货都是根，鉴别要点如下。①紫：表面紫红色或灰红色。②软：根柔韧，可对折不断。③甜：味甜微苦。曾见过牛膝须根冒充紫菀，也有甜苦味，也有些韧性。但表面不是紫红色，断面中心有小白点（如图4）。

（2）近年紫菀饮片常见掺杂质（如图5），验收注意。杂质是其他植物冒充的，不紫、不软、不甜（如图6），还有小泥块和土等。

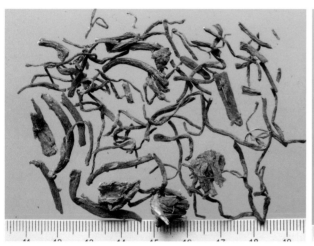

图 3 紫菀饮片

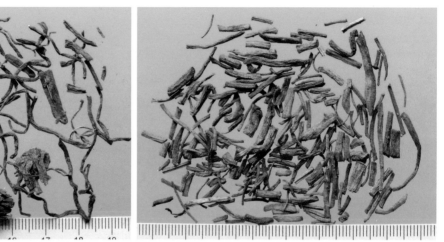

图 4 假紫菀（牛膝须根）

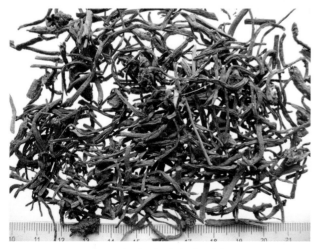

图 5 劣紫菀（含杂质）

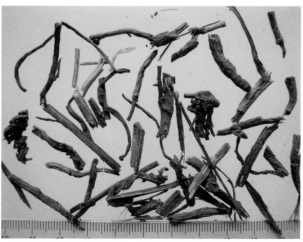

图 6 紫菀中挑出的杂质

476 / 蛤壳 /

【药典摘要】

本品为帘蛤科动物文蛤 *Meretrix meretrix* Linnaeus 或青蛤 *Cyclina sinensis* Gmelin 的贝壳。夏、秋二季捕捞，去肉，洗净，晒干。炮制：［蛤壳］洗净，碾碎，干燥。［煅蛤壳］取净蛤壳，照明煅法煅至酥脆。

饮片性状：［蛤壳］本品为不规则碎片。**碎片外面黄褐色或棕红色，可见同心生长纹。内面白色。质坚硬。断面有层纹。**气微，味淡。

［煅蛤壳］本品为不规则碎片或粗粉。灰白色，碎片外面有时可见同心生长纹。**质酥脆。**断面有层纹。

> 【说明】蛤壳使用时一般都是用的蛤粉（先煅再碾成粉，如图2），我们进货就要蛤粉，省得自己加工。但有的蛤粉中有未煅透的蛤壳碎片，不收。

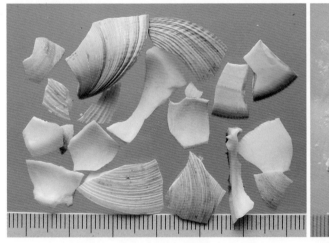

图 1 蛤壳饮片

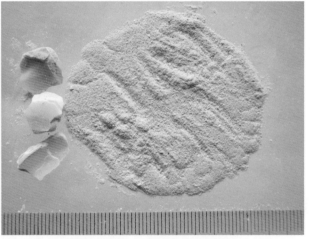

图 2 蛤粉（左侧未煅透）

477 / 蛤蚧 /

【药典摘要】

本品为壁虎科动物蛤蚧 *Gekko gecko* Linnaeus 的干燥体。全年均可捕捉，除去内脏，拭净，用竹片撑开，使全体扁平顺直，低温干燥。炮制：［蛤蚧］**除去鳞片及头足，切成小块。**［酒蛤蚧］取蛤蚧块，用黄酒浸润后，烘干。

性状：本品呈扁片状，**头颈部及躯干部长 9～18cm，**头颈部约占三分之一，腹背部宽 6～11cm，**尾长 6～12cm。**头略呈扁三角状，**两眼多凹陷成窟窿，**口内有细齿，生于颚的边缘，无异型大齿。**吻部半圆形，吻鳞不切鼻孔，与鼻鳞相连，**上鼻鳞左右各 1 片，上唇鳞 12～14 对，下唇鳞（包括颏鳞）21 片。腹背部呈椭圆形，腹薄。**背部呈灰黑色**

或银灰色，有黄白色、灰绿色或橙红色斑点散在或密集成不显著的斑纹，脊椎骨和两侧肋骨突起。**四足均具5趾**；趾间仅具蹼迹，**足趾底有吸盘**。尾细而坚实，微现骨节，与背部颜色相同，**有6～7个明显的银灰色环带**，有的再生尾较原生尾短，且银灰色环带**不明显**。全身密被圆形或多角形微有光泽的细鳞。气腥，味微咸。

　　饮片：〔蛤蚧〕本品呈不规则的片状小块。表面灰黑色或银灰色，有棕黄色的斑点及鳞甲脱落的痕迹。切面黄白色或灰黄色。脊椎骨和肋骨突起。气腥，味微咸。

　　〔酒蛤蚧〕本品形如蛤蚧块，微有酒香气，味微咸。

【说明】（1）蛤蚧来货都是个子，零售配方时才剪碎。蛤蚧的鉴别要点：①四足都有五趾，每趾底部有吸盘（如图4）。②吻鳞不切鼻孔（头最前端的那片鳞叫吻鳞，与鼻孔不挨着，如图5）。过去蛤蚧伪品众多，大都是蜥蜴类动物。四足没有吸盘。只有壁虎与蛤蚧同科，有吸盘。但壁虎比蛤蚧个小，吻鳞紧挨鼻孔（如图6）。

　　（2）验收蛤蚧主要看尾。尾越长越好。尾长等于身长（躯干长度）的就可收，

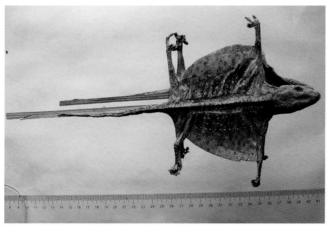

图1 蛤蚧（背面）

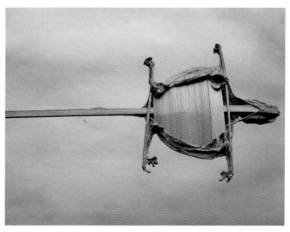

图2 蛤蚧（腹面）

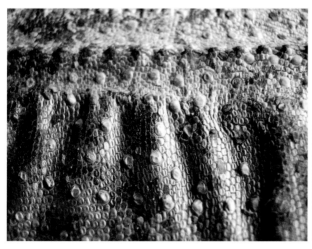

图3 蛤蚧背部放大（背鳞、斑点）

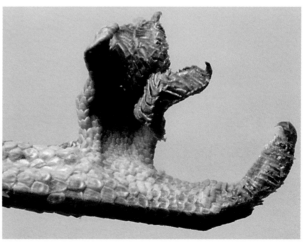

图4 蛤蚧足（五趾，有吸盘）

尾长超过身长的更好（如图1）。蛤蚧尾断者不收。有的蛤蚧断后长出新尾，这个再生尾较原生尾粗而短，银灰色环带不明显，也可药用但不好卖。有的尾明显是两截接到一起（如图7），不管是不是蛇尾接的都不好卖，所以不收。

蛤蚧多是按"对"卖，用时要除去头、足。所以头、足不全的，只要尾长尾全也可以收。

（3）蛤蚧身部因虫蛀或外力出现破洞，卖者剪其他蛤蚧皮补上（如图8），这样的也不好卖，最好不收。

（4）蛤蚧原产广西，现在商品多产自印尼等南亚国家。只要符合药典性状的，可以收下。

（5）蛤蚧又称"对蛤蚧"，传说一雌一雄为一对。曾有来货将一大一小两只蛤蚧捆在一起，称小者为雄，不可相信，拒收。我们认为"一对"就是两只，不论雌雄。两只要求一样大，尾部一样长。若尾部一长一短，短的起码也要与躯干等长，否则不收。

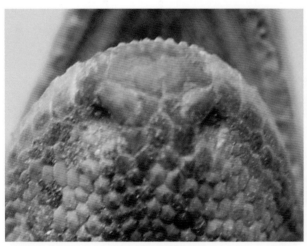

图 5 蛤蚧吻鳞不切鼻孔

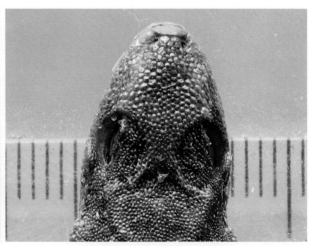

图 6 壁虎吻鳞切鼻孔

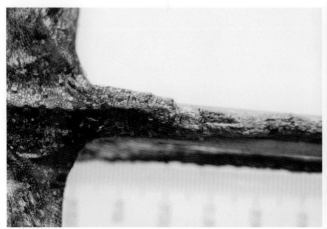

图 7 蛤蚧接尾

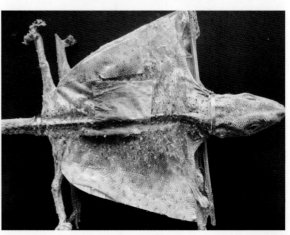

图 8 蛤蚧补皮

478 / 黑芝麻 /

【药典摘要】

本品为脂麻科植物脂麻 Sesamum indicum L. 的干燥成熟种子。秋季果实成熟时采割植株，晒干，打下种子，除去杂质，再晒干。炮制：［黑芝麻］除去杂质，洗净，晒干。用时捣碎。［炒黑芝麻］取净黑芝麻，照清炒法炒至有爆声。用时捣碎。

性状：本品呈扁卵圆形，**长约 3mm，宽约 2mm。表面黑色，平滑或有网状皱纹。**尖端有棕色点状种脐。种皮薄，子叶 2，白色，富油性。气微，**味甘，有油香气。**

［炒黑芝麻］本品形如黑芝麻，微鼓起，有的可见爆裂痕，有油香气。

【说明】黑芝麻有两种：①黑色均匀，沿边缘有一环圈，侧面明显垂直（俗称"双眼皮"），嚼之不香。价格便宜，市场上传说产于越南，应属伪品。②黑色与黑棕色相掺，边缘钝圆，没有环圈（俗称"单眼皮"），嚼之有香气。

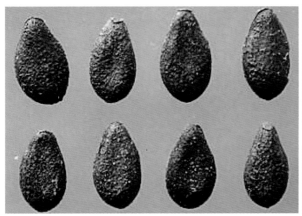

图 1 黑芝麻（单眼皮）放大

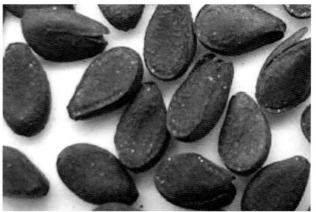

图 2 假黑芝麻（双眼皮）放大

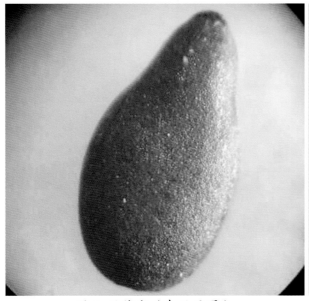

图 3 黑芝麻（表面平滑）

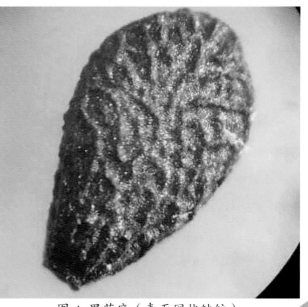

图 4 黑芝麻（表面网状皱纹）

12 画

479 / 黑豆 /

【药典摘要】

本品为豆科植物大豆 *Glycine max*（L.）Merr. 的干燥成熟种子。秋季采收成熟果实，晒干，打下种子，除去杂质。

性状：本品呈**椭圆形或类球形，稍扁，长 6 ~ 12mm，直径 5 ~ 9mm**。表面黑色或灰黑色，光滑或有皱纹，具光泽，一侧有淡黄白色长椭圆形种脐。质坚硬。种皮薄而脆，**子叶 2，肥厚，黄绿色或淡黄色**。气微，味淡，嚼之有豆腥味。

【说明】黑豆有大有小，内仁有黄有绿，都同等药用。

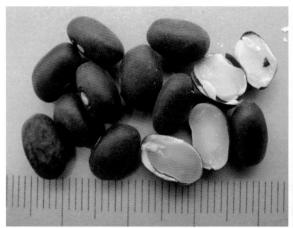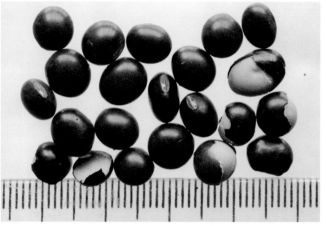

图 1 黑豆（大，黄仁）　　　　图 2 黑豆（小，绿仁）

480 / 黑种草子 /

【药典摘要】

本品系维吾尔族习用药材。为毛茛科植物腺毛黑种草 *Nigella glandulifera* Freyn et Sint. 的干燥成熟种子。夏、秋二季果实成熟时采割植株，晒干，打下种子，除去杂质，晒干。

性状：本品呈**三棱状卵形，长 2.5 ~ 3mm，宽约 1.5mm**。表面黑色，粗糙，顶端较狭而尖，**下端稍钝，有不规则的突起。质坚硬，断面灰白色，有油性**。气微香，味辛。

【说明】黑种草子极少用，我们偶见一次，留照给大家看看。

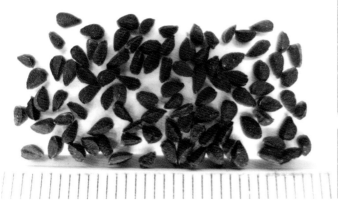

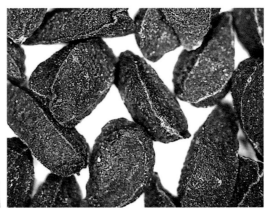

图 1 黑种草子　　　　　　　　　　图 2 黑种草子放大

481 / 锁阳 /

【药典摘要】

本品为锁阳科植物锁阳 *Cynomorium songaricum* Rupr. 的干燥肉质茎。春季采挖，除去花序，切段，晒干。炮制：洗净，润透，切薄片，干燥。

饮片性状：本品为不规则形或类圆形的片。**外表皮棕色或棕褐色，粗糙，具明显纵沟及不规则凹陷。切面浅棕色或棕褐色，散在黄色三角形维管束。气微，味甘而涩。**

【说明】锁阳主要特征：①三角形维管束散在分布。②味甘而涩。

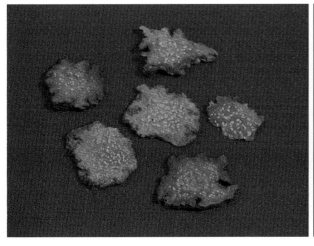

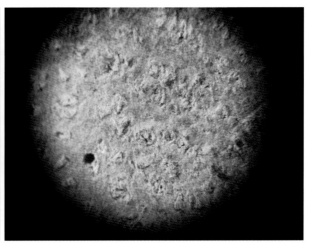

图 1 锁阳　　　　　　　　图 2 锁阳局部放大（三角形维管束）

482 /鹅不食草/

【药典摘要】

本品为菊科植物鹅不食草 *Centipeda minima*（L.）A.Br.et Aschers. 的干燥全草。夏、秋二季花开时采收，洗去泥沙，晒干。炮制：除去杂质，切段，干燥。

性状：本品缠结成团。须根纤细，淡黄色。茎细，多分枝；质脆，易折断，断面黄白色。叶小，近无柄；叶片多皱缩、破碎，完整者展平后呈匙形，表面灰绿色或棕褐色，边缘有 3～5 个锯齿。头状花序黄色或黄褐色。气微香，久嗅有刺激感，味苦、微辛。

【说明】检验鹅不食草：捏一点叶片搓碎，放鼻孔前轻轻吸入，几秒钟后就觉得鼻内有刺激感，欲打喷嚏（吸进深点真的打喷嚏，一打就不止一个）。这样的就是正品。

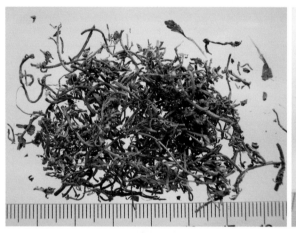 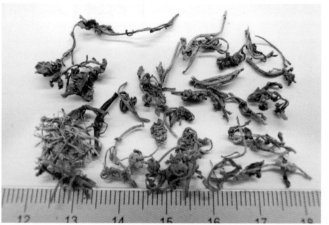

图 1 鹅不食草　　　　　　　图 2 鹅不食草饮片摊开

483 /番泻叶/

【药典摘要】

本品为豆科植物狭叶番泻 *Cassia angustifolia* Vahl 或尖叶番泻 *Cassia acutifolia* Delile 的干燥小叶。

性状：［狭叶番泻］呈长卵形或卵状披针形，长 1.5～5cm，宽 0.4～2cm，叶端急尖，叶基稍不对称，全缘。上表面黄绿色，下表面浅黄绿色，无毛或近无毛，叶脉稍隆起。革质。气微弱而特异，味微苦，稍有黏性。

［尖叶番泻］呈披针形或长卵形，略卷曲，叶端短尖或微突，叶基不对称，两面均有细短毛茸。

【说明】（1）番泻叶以色绿、完整为好。来货有时是黄色（如图2），有时多数碎片，有时掺有杂质（果实、枝梗、耳叶番泻叶、泥土等）。

（2）正品番泻叶韧性强，完整叶片对折180°再展开不会断，甚至再向反方向对折180°，再展开仍然不断。若稍搓即碎要警惕，尝下味。正品微苦稍有黏性，易碎的往往淡而无味，我们怀疑是提取过的。

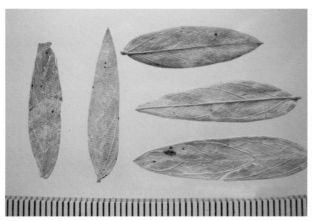

图1 番泻叶

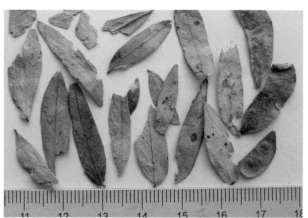

图2 劣番泻叶（黄）

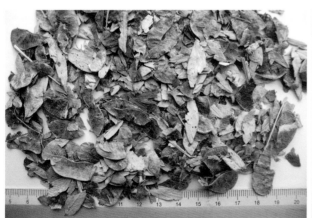

图3 劣番泻叶（碎、杂质多）

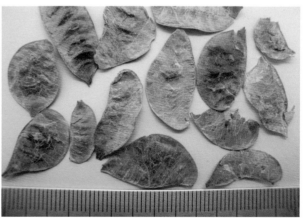

图4 番泻叶中的杂质（果实）

12 画

589

484 / 湖北贝母 /

【药典摘要】

本品为百合科植物湖北贝母 *Fritillaria hupehensis* Hsiao et K.C.Hsia 的干燥鳞茎。夏初植株枯萎后采挖，用石灰水或清水浸泡，干燥。

性状：本品呈**扁圆球形，高 0.8 ~ 2.2cm，直径 0.8 ~ 3.5cm。表面类白色至淡棕色。**外层鳞叶 2 瓣，肥厚，略呈肾形，或大小悬殊，大瓣紧抱小瓣，顶端闭合或开裂。**内有鳞叶 2 ~ 6 枚及干缩的残茎。**内表面淡黄色至类白色，**基部凹陷呈窝状，**残留有淡棕色表皮及少数须根。单瓣鳞叶呈元宝状，长 2.5 ~ 3.2cm，直径 1.8 ~ 2cm。质脆，断面类白色，富粉性。气微，味苦。

【说明】（1）湖北贝母个大似浙贝，特点是鳞叶边缘薄似刀刃，内部小鳞叶细小。市场上卖的湖北贝母常带粗糙外皮。

（2）湖北贝母基本是栽培品，中医很少开，所以不好卖，常混入浙贝母销售。

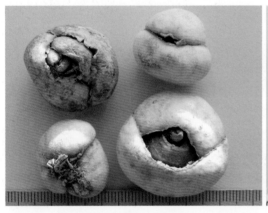

图 1 湖北贝母

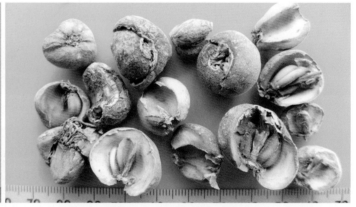

图 2 湖北贝母内部

485 / 滑石 /

【药典摘要】

本品为硅酸盐类矿物滑石族滑石，主含含水硅酸镁 [$Mg_3(Si_4O_{10})(OH)_2$]。采挖后，除去泥沙和杂石。炮制：除去杂石，洗净，砸成碎块，粉碎成细粉，或照水飞法水飞，晾干。

性状：本品多为块状集合体。呈不规则的块状。白色、黄色或淡蓝灰色，有蜡样光泽。**质软，细腻，手摸有滑润感，**无吸湿性，置水中不崩散。气微，味淡。

486 / 滑石粉 /

【药典摘要】本品系滑石经精选净制、粉碎、干燥制成。

性状：本品为白色或类白色、微细、无砂性的粉末，手摸有滑腻感。气微，味淡。本品在水、稀盐酸或稀氢氧化钠溶液中均不溶解。

【说明】滑石一般都是用水飞制成极细的滑石粉，白色细腻无杂质者佳。有个别医生用小块状滑石，方上写"滑石渣"。

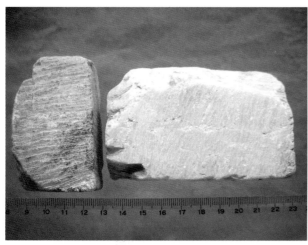

图 1 滑石块

图 2 滑石渣（小粒）

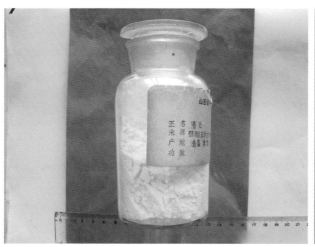

图 3 滑石粉（瓶装）

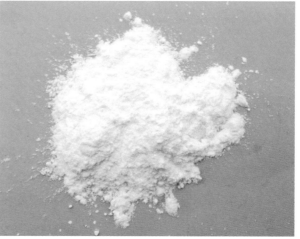

图 4 滑石粉（散）

【药典摘要】

　　本品为大戟科植物蓖麻 *Ricinus communis* L. 的干燥成熟种子。秋季采摘成熟果实，晒干，除去果壳，收集种子。

　　性状：**本品呈椭圆形或卵形，稍扁，长 0.9 ~ 1.8cm，宽 0.5 ~ 1cm。表面光滑，有灰白色与黑褐色或黄棕色与红棕色相间的花斑纹。一面较平，一面较隆起，较平的一面有 1 条隆起的种脊；一端有灰白色或浅棕色突起的种阜。种皮薄而脆。胚乳肥厚，白色，富油性，子叶 2，菲薄。气微，味微苦、辛。**

> 【说明】蓖麻子有毒，临床应用极少，一般药店不出售。

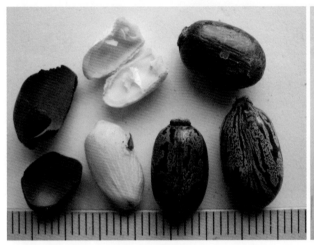

图 1 蓖麻子

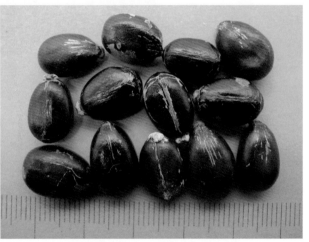

图 2 蓖麻子（表面无花纹）

488 / 蒺藜 /

【药典摘要】

　　本品为蒺藜科植物蒺藜 *Tribulus terrestris* L. 的干燥成熟果实。秋季果实成熟时采割植株，晒干，打下果实，除去杂质。炮制：［蒺藜］除去杂质。［炒蒺藜］取净蒺藜，照清炒法炒至微黄色。

　　性状：本品由 5 个分果瓣组成，呈放射状排列，直径 7 ~ 12mm。常裂为单一的分果瓣，**分果瓣呈斧状，长 3 ~ 6mm；背部黄绿色，隆起，有纵棱和多数小刺，并有对称的长刺和短刺各 1 对，两侧面粗糙，有网纹，灰白色。**质坚硬。气微，味苦、辛。

　　［炒蒺藜］本品多为单一的分果瓣，分果瓣呈斧状，长 3 ~ 6mm；背部棕黄色，隆起，有纵棱，两侧面粗糙，有网纹。气微香，味苦、辛。

【说明】（1）蒺藜分果瓣的一面薄一面厚，捏住薄的那条棱看厚的一面，见4个大刺（两长两短）像人的四肢向外伸展，大刺之间有多数小刺和小坑。有时大刺断了但刺根还在，若无4个大刺的是假药。

（2）成熟的蒺藜多呈白色（或白里带绿），故称白蒺藜。发黑的（如图3）属劣药，不收。

（3）蒺藜里掺有其他果实以及枝梗等杂质（如图4），摊薄仔细观察，超过3%的不收。

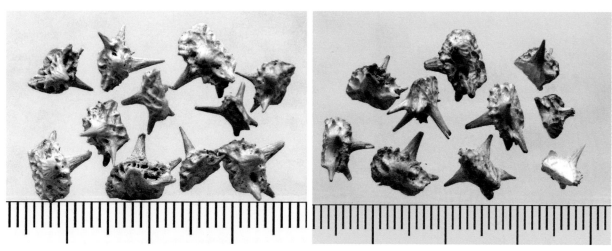

图1 蒺藜（单一的分果瓣）　　　　　　　图2 炒蒺藜

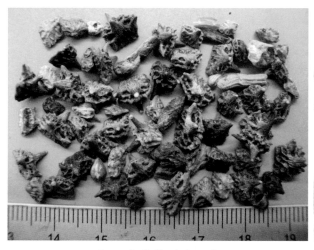

图3 劣蒺藜（发黑）

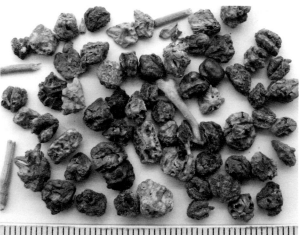

图4 蒺藜中掺的杂质

489 / 蒲公英 /

【药典摘要】

本品为菊科植物蒲公英 *Taraxacum mongolicum* Hand.–Mazz.、碱地蒲公英 *Taraxacum borealisinense* Kitam. 或同属数种植物的干燥全草。春至秋季花初开时采挖，除去杂质，洗净，晒干。炮制：除去杂质，洗净，切段，干燥。

饮片性状：本品为不规则的段。根表面棕褐色，抽皱；**根头部有棕褐色或黄白色的茸毛，有的已脱落。**叶多皱缩破碎，绿褐色或暗灰绿色，完整者展平后呈倒披针形，先端尖或钝，边缘浅裂或羽状分裂，基部渐狭，下延呈柄状。头状花序，总苞片多层，花冠黄褐色或淡黄白色。有时可见具白色冠毛的长椭圆形瘦果。气微，味微苦。

【说明】（1）蒲公英饮片中可见：①根圆锥状，根头部有棕褐色或黄白色茸毛，有的根上有叶和花茎的残基。②叶多破碎，浸湿展开呈长条形，中脉明显，边缘不齐。③花茎扁，表面有纵棱，中空。④偶见黄色花瓣或白色的毛（冠毛），几十根细毛集中在一根细柄上，细柄下部或见小粒果实。其中根是最稳定的鉴别要点，验收主要看根。

（2）蒲公英叶越绿越好，若全部呈枯黄色甚至褐色者为劣药，不收。其中掺杂质多者（如图3）当然不收。家种蒲公英往往没有根或根很少，不符合药典，应要求厂家换货。

（3）蒲公英根现已成为独立商品（如图4），价格高于蒲公英叶。

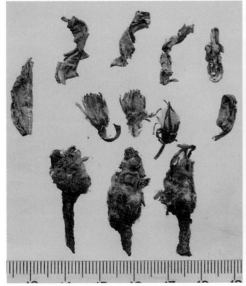

图 1 蒲公英（叶、花、根）

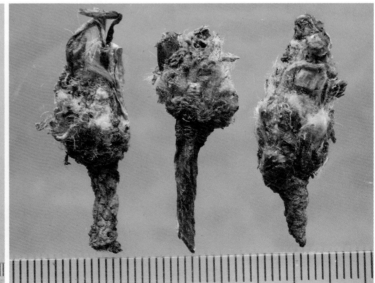

图 2 蒲公英根放大（头部有茸毛、叶和花茎残基）

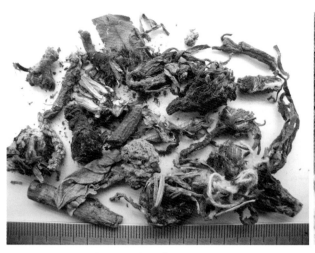

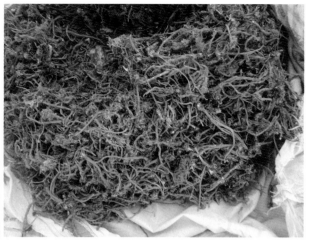

图3 劣蒲公英（含杂质泥土、线绳、花穗等）　　　　　图4 蒲公英根商品

490 / 蒲黄 /

【药典摘要】

本品为香蒲科植物水烛香蒲 *Typha angustifolia* L.、东方香蒲 *Typha orientalis* Presl 或同属植物的干燥花粉。夏季采收蒲棒上部的黄色雄花序，晒干后碾轧，筛取花粉。剪取雄花后，晒干，成为带有雄花的花粉，即为**草蒲黄**。炮制：〔生蒲黄〕揉碎结块，过筛。〔蒲黄炭〕取净蒲黄，照炒炭法炒至棕褐色。

性状：本品为黄色粉末。**体轻，放水中则飘浮于水面。手捻有滑腻感，易附着手指上。**气微，味淡。

显微鉴别：**本品粉末黄色。花粉粒类圆形或椭圆形，直径 17 ～ 29 μm，表面有网状雕纹，周边轮廓线光滑，呈凸波状或齿轮状，具单孔，不甚明显。**

检查：取本品 10g，称定重量，置七号筛中，保持水平状态过筛，左右往返，边筛边轻叩 2 分钟。取不能通过七号筛的杂质，称定重量，计算，不得超过 10.0%。

〔蒲黄炭〕本品形如蒲黄，表面棕褐色或黑褐色。具焦香气，味微苦、涩。

【说明】（1）蒲黄商品有净蒲黄、草蒲黄两种（如图1、2），药典虽记载了草蒲黄，但在性状等正文（尤其是杂质和含量测定）中描述的却是净蒲黄。为了避免麻烦，我们还是决定要净蒲黄，不要草蒲黄，尽管它价格比净蒲黄低一半。

（2）蒲黄有掺假（如掺滑石粉）、造假（如图5、6）的，性状不易区别。可用水试法，正品入水不沉水、不染水，伪品多有沉淀，将水染黄（如图7）。当然，最准确的是显微鉴定（如图4）。

（3）蒲黄与松花粉性状相似，可以通过颜色和显微鉴别区分（如图8、9）。

13 画

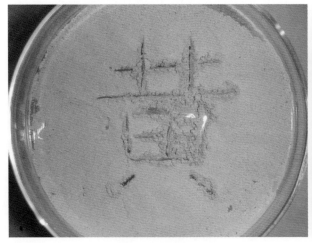

图 1 净蒲黄

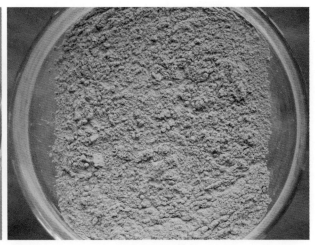

图 2 草蒲黄

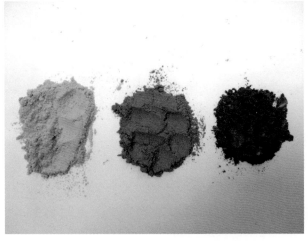

图 3 左起：净蒲黄、炒蒲黄、蒲黄炭

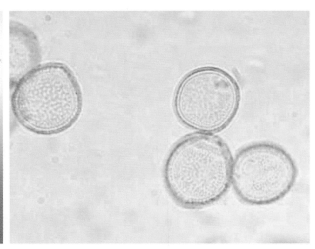

图 4 净蒲黄显微图（局部）

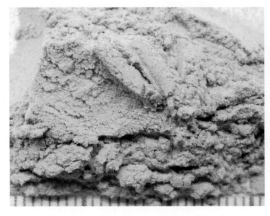

图 5 假蒲黄1（面粉染色）

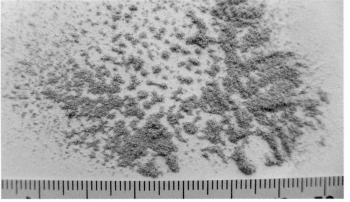

图 6 假蒲黄2（杂草碎屑染色）

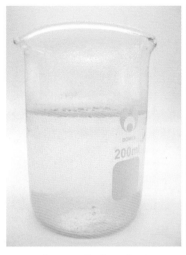

图 7 假蒲黄 1 水试

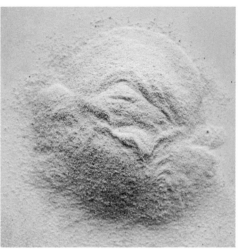

图 8 松花粉

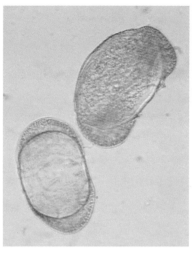

图 9 松花粉显微图（局部）

491 / 椿皮 /

【药典摘要】

本品为苦木科植物臭椿 *Ailanthus altissima*（Mill.）Swingle 的干燥**根皮或干皮。**全年均可剥取，晒干，**或刮去粗皮晒干。**炮制：［椿皮］除去杂质，洗净，润透，切丝或段，干燥。［麸炒椿皮］取椿皮丝（段），照麸炒法炒至微黄色。

饮片性状：［椿皮］本品呈不规则的丝条状或段状。外表面灰黄色或黄褐色，粗糙，有多数纵向皮孔样突起和不规则纵、横裂纹，除去粗皮者显黄白色。内表面淡黄色，较平坦，密布梭形小孔或小点。气微，味苦。

［麸炒椿皮］本品形如椿皮丝（段），表面黄色或褐色，微有香气。

【说明】椿皮来货都是刮去粗皮的。椿皮原名椿白皮，要的就是刮掉粗皮的白皮。鉴别特征：内表面密布梭形小孔或小点（如图 1、2），味极苦，嚼之有沙粒感。

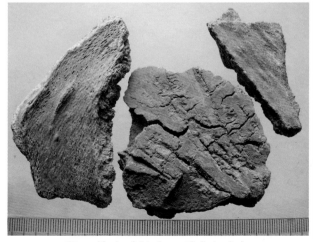

图 1 椿皮（根皮，刮去粗皮）

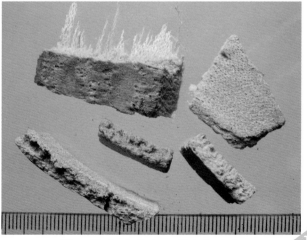

图 2 椿皮（干皮，刮去粗皮）

【药典摘要】

本品为豆科植物槐 *Sophora japonica* L. 的干燥花及花蕾。夏季**花开放或花蕾形成时采收，及时干燥**，除去枝、梗及杂质。前者习称"槐花"，后者习称"槐米"。炮制：［槐花］除去杂质及灰屑。［炒槐花］取净槐花，照清炒法炒至表面深黄色。［槐花炭］取净槐花，照炒炭法炒至表面焦褐色。

性状：［槐花］皱缩而卷曲，花瓣多散落。完整者**花萼钟状，黄绿色，先端5浅裂；花瓣5，黄色或黄白色**，1片较大，近圆形，先端微凹，其余4片长圆形。雄蕊10，其中9个基部连合，花丝细长。雌蕊圆柱形，弯曲。体轻。气微，味微苦。

［槐米］呈卵形或椭圆形，**长2～6mm，直径约2mm。花萼下部有数条纵纹。萼的上方为黄白色未开放**的花瓣。花梗细小。体轻，手捻即碎。气微，味微苦涩。

【说明】（1）槐米、槐花的特征：花萼顶端5浅裂（裂片长度为花萼长度的1/6～1/7），裂片呈钝角，常向外翻。仔细看花萼上有10条纵棱，细端看得比较清楚。

（2）槐米越绿越好，花头露出的越少越好，发暗的质差，发黑的是干燥过程中被捂了的，不收。槐米比槐花贵1倍多，黄酮含量是槐花的两倍多。

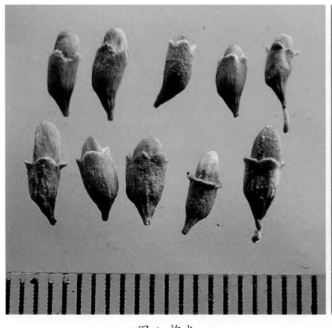

图1 槐米

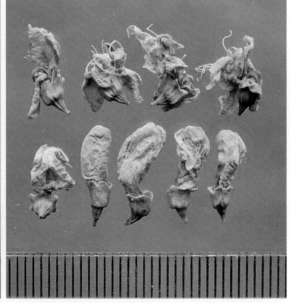

图2 槐花

493 / 槐角 /

本品为豆科植物槐 *Sophora japonica* L. 的干燥成熟果实。冬季采收，除去杂质，干燥。炮制：除去杂质。[蜜槐角]取净槐角，照蜜炙法炒至外皮光亮、不粘手。

性状：本品呈连珠状，长 1 ~ 6cm，直径 0.6 ~ 1cm。表面**黄绿色或黄褐色，**皱缩而粗糙，**背缝线一侧呈黄色。**质柔润，干燥皱缩，易在收缩处折断，**断面黄绿色，有黏性。**种子 1 ~ 6 粒，肾形，长约 8mm，表面光滑，棕黑色，一侧有灰白色圆形种脐；质坚硬，子叶 2，黄绿色。果肉气微，味苦，种子嚼之有豆腥气。

[蜜槐角]本品形如槐角，表面稍隆起呈黄棕色至黑褐色，有光泽，略有黏性。具蜜香气，味微甜、苦。

【说明】槐角不是常用药，验收注意有陈货（黑色）、虫蛀、掺杂（枝梗）、走油变味等不符标准情况时，拒收。

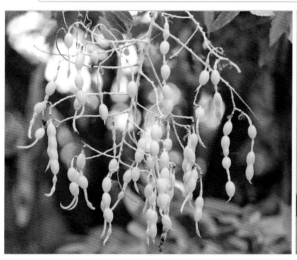

图 1 槐角（原生态）

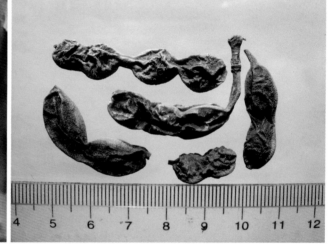

图 2 槐角（商品）

494 / 雷丸 /

本品为白蘑科真菌雷丸 *Omphalia lapidescens* Schroet. 的干燥菌核。秋季采挖，洗净，晒干。

性状：本品为类球形或不规则团块，直径 1 ~ 3cm。**表面黑褐色或棕褐色，有略隆起的不规则网状细纹。质坚实，不易破裂，断面不平坦，白色或浅灰黄色，常有黄白色大理石样纹理。气微，味微苦，嚼之有颗粒感，微带黏性，久嚼无渣。断面色褐呈角质样者，不可供药用。**

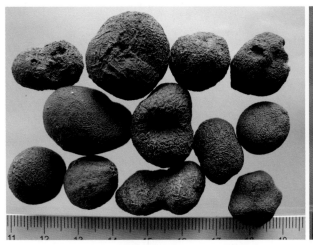

图1 雷丸

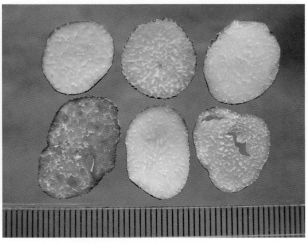

图2 劣雷丸（蒸煮切片）

495 路路通

【药典摘要】

本品为金缕梅科植物枫香树 *Liquidambar formosana* Hance 的干燥成熟果序。冬季果实成熟后采收，除去杂质，干燥。

性状：本品为聚花果，由多数小蒴果集合而成，呈球形，直径 2 ~ 3cm。基部有总果梗。表面灰棕色或棕褐色，有多数尖刺和喙状小钝刺，长 0.5 ~ 1mm，常折断，小蒴果顶部开裂，呈蜂窝状小孔。体轻，质硬，不易破开。气微，味淡。

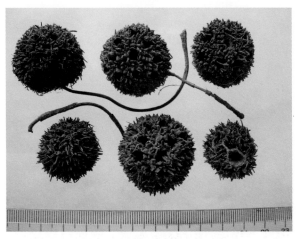

图1 路路通及其总果梗

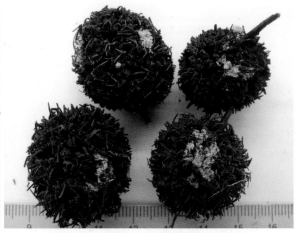

图2 路路通（带树脂）

（1）路路通的总果梗也是药用部分（如图1），不算杂质。许多人习惯要去掉总果梗的，价格就稍高一些。

（2）把路路通表面尖刺剪掉，就是图3中间的样子，一批商品里这样的太多我们就拒收了。

（3）路路通表面有时带白色斑块（如图2），据说是枫香树的树脂滴到果实上了。这种事情难免，而且树脂也是行气药（白胶香），不影响路路通药效。所以只要带树脂的果实不多，我们就收下了。

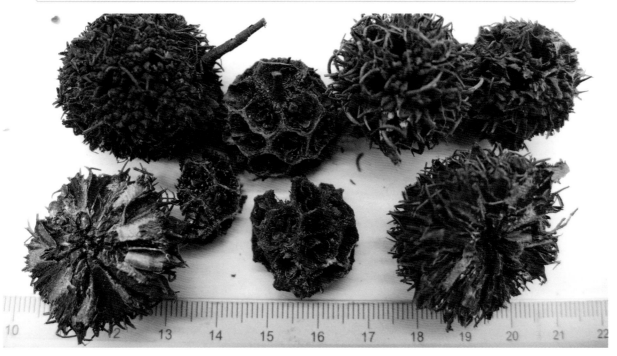

图 3 路路通（中间是除去尖刺的，下排左右 2 个是断面）

496 / 蜈蚣 /

【药典摘要】

本品为蜈蚣科动物少棘巨蜈蚣 *Scolopendra subspinipes* mutilans L.Koch 的干燥体。春、夏二季捕捉，用竹片插入头尾，绷直，干燥。炮制：去竹片，洗净，微火焙黄，剪段。

性状：本品呈扁平长条形，**长 9 ~ 15cm，宽 0.5 ~ 1cm**。由头部和躯干部组成，**全体共 22 个环节。头部暗红色或红褐色**，略有光泽，有头板覆盖，头板近圆形，前端稍突出，两侧贴有颚肢一对，前端两侧有触角一对。躯干部第一背板与头板同色，其余 20 个背板为棕绿色或墨绿色，具光泽，**自第四背板至第二十背板上常有两条纵沟线；腹部淡黄色或棕黄色，皱缩；自第二节起，每节两侧有步足一对；步足黄色或红褐色，偶有黄白色，呈弯钩形，最末一对步足尾状，故又称尾足，易脱落**。质脆，断面有裂隙。气微腥，**有特殊刺鼻的臭气**，味辛、微咸。

【说明】（1）蜈蚣的头是红色，黑头的（如图2）不是正品。药典载"背板为棕绿色或墨绿色"，可我们见到的都是黑色。

（2）有一种红头大蜈蚣，长20cm以上（如图3），较贵，据说是国外产的，原动物不详。

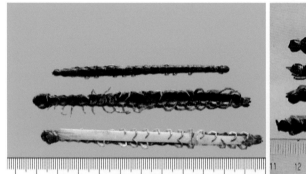

图1 蜈蚣

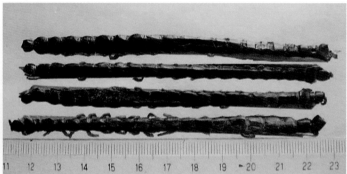

图2 假蜈蚣（黑头）

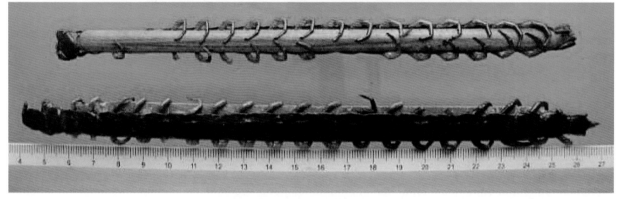

图3 大蜈蚣（长20cm以上）

497/蜂房/

【药典摘要】

本品为胡蜂科昆虫果马蜂 *Polistes olivaceous*（DeGeer）、日本长脚胡蜂 *Polistes japonicas* Saussur 或异腹胡蜂 *Parapolybia varia* Fabricius 的巢。秋、冬二季采收，晒干，或略蒸，除去死蜂死蛹，晒干。

性状：本品呈**圆盘状或不规则的扁块状，有的似莲房状，大小不一。表面灰白色或灰褐色**。腹面有多数整齐的六角形房孔，孔径3～4mm或6～8mm；背面有1个或数个黑色短柄。体轻，**质韧，略有弹性**。气微，味辛、淡。**质酥脆或坚硬者不可供药用**。

【说明】蜂房有掺假的（如图3），是往房孔里逐孔倒入泥浆、水泥等物。由于造假物只占房孔的一半或一少半，光看外面很难发现。我们验收蜂房都是逐个捏下部，以防上当。发现表面有小圆孔的还要撕开（如图4），看是否生虫。

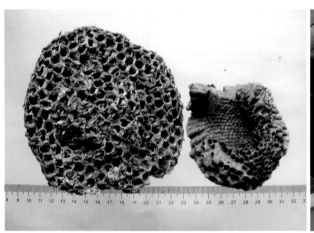

图1 蜂房

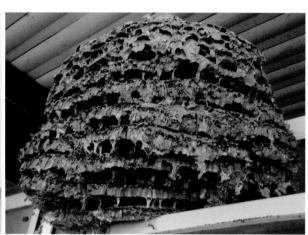

图2 假蜂房（质硬，不药用）

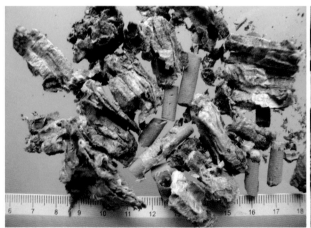

图3 劣蜂房（掺泥土）

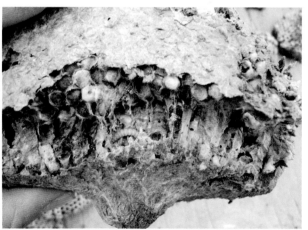

图4 劣蜂房（生虫）

13 画

603

498 / 蜂蜜 /

【药典摘要】

本品为蜜蜂科昆虫中华蜜蜂 *Apis cerana* Fabricius 或意大利蜂 *Apis mellifera* Linnaeus 所酿的蜜。春至秋季采收，滤过。

性状：本品为半透明、带光泽、浓稠的液体，白色至淡黄色或橘黄色至黄褐色，放久或遇冷渐有白色颗粒状结晶析出。气芳香，味极甜。

相对密度：本品如有结晶析出，可置于不超过60℃的水浴中，待结晶全部融化后，搅匀，冷至25℃，照相对密度测定法项下的韦氏比重秤法测定，相对密度应在1.349以上。

【说明】假劣蜂蜜甚多，有的极似真品。性状鉴别：①真蜂蜜在10℃以下会析出白色结晶，渐变成白色固体（如图2）；假的大多仍是液体状态。②真蜂蜜入口有特异蜂蜜香气（这个需要有丰富经验），咽下时对咽喉有类似"辣"的刺激感，北方人常说的齁嗓子。假的不齁，经过咽喉也是觉得甜。以上两点是专业人士介绍的，推荐给大家参考。但要准确判断真伪优劣，就得按药典做全蜂蜜检验项目——相对密度、水分、酸度、淀粉糊精和寡糖含量、蔗糖含量、麦芽糖含量、葡萄糖含量、果糖含量等8项。检验费用超过蜂蜜单价，不是大批进货不合算。那就只能选择正规厂家进货，要求厂家承担检验责任。

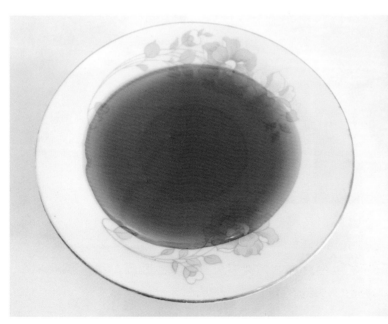

图1 蜂蜜（液体状态）

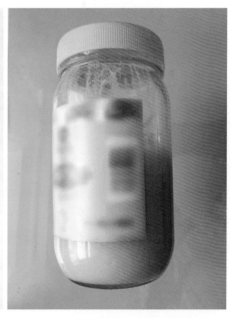

图2 蜂蜜（低温下变为固体）

499 / 锦灯笼 /

【药典摘要】

　　本品为茄科植物酸浆 *Physalis alkekengi* L. var. *franchetii* （Mast.）Makino 的干燥宿萼或带果实的宿萼。秋季果实成熟、宿萼呈红色或橙红色时采收，干燥。

　　性状：本品略呈灯笼状，多压扁，长 3 ~ 4.5cm，宽 2.5 ~ 4cm。**表面橙红色或橙黄色，有 5 条明显的纵棱，棱间有网状的细脉纹。顶端渐尖，微 5 裂，基部略平截，中心凹陷有果梗。体轻，质柔韧，中空，或内有棕红色或橙红色果实。**果实球形，多压扁，直径 1 ~ 1.5cm，果皮皱缩，内含种子多数。气微，**宿萼味苦，果实味苦、微酸。**

　　【说明】锦灯笼特征：红、苦。偶见同科植物假酸浆冒充，不红，不苦。

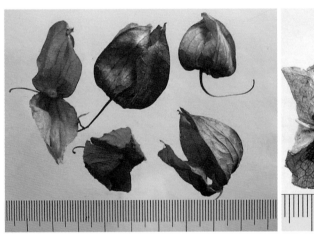
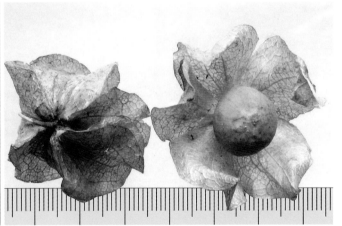

图 1 锦灯笼　　　　　　　　　图 2 假锦灯笼（假酸浆）

500 / 矮地茶 /

【药典摘要】

　　本品为紫金牛科植物紫金牛 *Ardisia japonica* （Thunb.）Blume 的干燥全草。夏、秋二季茎叶茂盛时采挖，除去泥沙，干燥。

　　饮片性状：本品呈不规则的段。根茎圆柱形而弯曲，疏生须根。**茎略呈扁圆柱形，表面红棕色，具细纵纹，有的具分枝和互生叶痕。切面中央有淡棕色髓部。叶多破碎，灰绿色至棕绿色，顶端较尖，基部楔形，边缘具细锯齿，近革质。**气微，味微涩。

　　【说明】矮地茶医生用得不多，我们没见过假的，按药典验收。

13 画

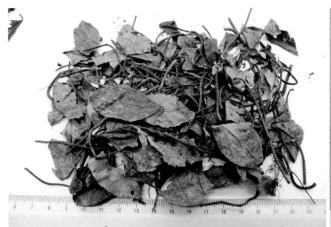

图 1 矮地茶饮片

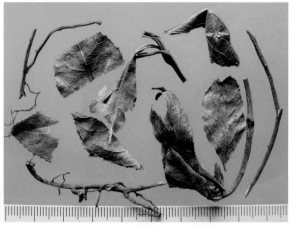

图 2 矮地茶饮片摊开

501 / 满山红 /

【药典摘要】

本品为杜鹃花科植物兴安杜鹃 *Rhododendron dauricum* L.的干燥叶。夏、秋二季采收，阴干。

性状：**本品多反卷成筒状**，有的皱缩破碎，完整叶片展平后呈**椭圆形或长倒卵形**，长 2 ~ 7.5cm，宽 1 ~ 3cm，先端钝，基部近圆形或宽楔形，全缘；上表面暗绿色至褐绿色，散生浅黄色腺鳞；下表面灰绿色，腺鳞甚多；叶柄长 3 ~ 10mm。近革质。气芳香特异，味较苦、微辛。

【说明】满山红多作制剂原料，药店少见。以绿色、味苦微辛为佳。

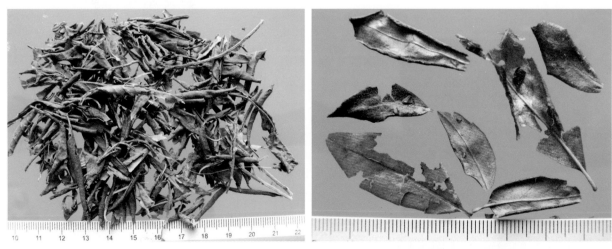

图 1 满山红（干燥商品）

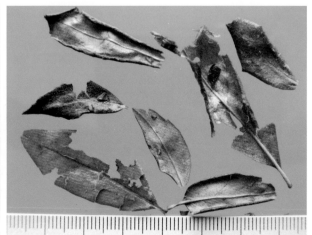

图 2 满山红（浸湿展开）

502 /蔓荆子/

【药典摘要】

本品为马鞭草科植物单叶蔓荆 *Vitex trifolia* L. var. *simplicifolia* Cham. 或蔓荆 *Vitex trifolia* L. 的干燥成熟果实。秋季果实成熟时采收，除去杂质，晒干。炮制：［蔓荆子］除去杂质。［炒蔓荆子］取净蔓荆子，照清炒法微炒。用时捣碎。

性状：本品呈**球形，直径 4 ~ 6mm。表面灰黑色或黑褐色，被灰白色粉霜状茸毛，有纵向浅沟 4 条，顶端微凹，基部有灰白色宿萼及短果梗。萼长为果实的 1/3 ~ 2/3，5 齿裂，其中 2 裂较深，密被茸毛。体轻，质坚韧，不易破碎，横切面可见 4 室，每室有种子 1 枚。气特异而芳香，味淡、微辛。**

［炒蔓荆子］本品形如蔓荆子，表面黑色或黑褐色，基部有的可见残留宿萼和短果梗。气特异而芳香，味淡、微辛。

【说明】（1）蔓荆子用成熟果实，圆球形（如图 1），而未成熟果实圆锥形（顶端平基部狭，如图 2 右）常混到蔓荆子里出售，价低。

（2）药典说蔓荆子表面有纵向浅沟 4 条，来货常见有多条纵沟的，其他都符合药典（如图 3、4）。《新编中药志》载，除药典规定 2 种外还有三叶蔓荆子也销全国，是不是这种？还是正品变异？我们一线验收人没能力判断，希望专家指教。

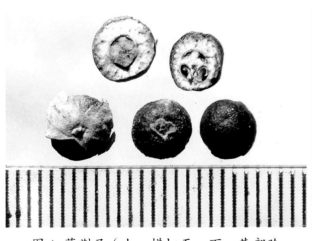

图 1 蔓荆子（上：横切面；下：基部除去宿萼、顶端）

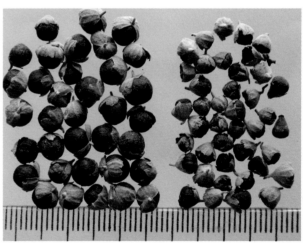

图 2 蔓荆子优劣（右：未成熟果实）

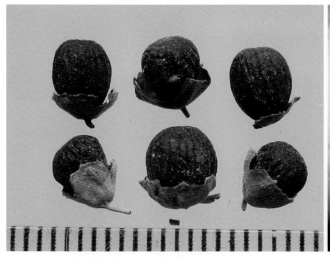
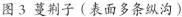

图 3　蔓荆子（表面多条纵沟）

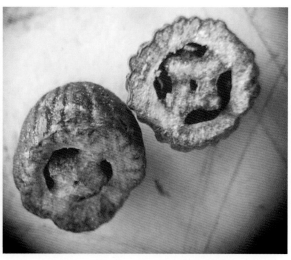

图 4　蔓荆子（横切面放大）

503 /蓼大青叶/

【药典摘要】

本品为蓼科植物蓼蓝 *Polygonum tinctorium* Ait. 的干燥叶。夏、秋二季枝叶茂盛时采收两次，除去茎枝和杂质，干燥。

性状：本品多皱缩、破碎，完整者展平后呈椭圆形，长 3 ~ 8cm，宽 2 ~ 5cm。**蓝绿色或黑蓝色，先端钝，基部渐狭，全缘。叶脉浅黄棕色，于下表面略突起。叶柄扁平，偶带膜质托叶鞘。质脆。气微，味微涩而稍苦。**

【说明】蓼大青叶的叶片多破碎，叶脉黄棕色，与大青叶（菘蓝叶）不混。

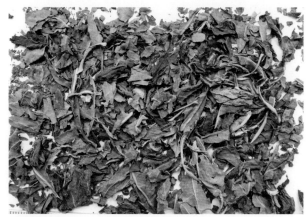

图 1　蓼大青叶饮片

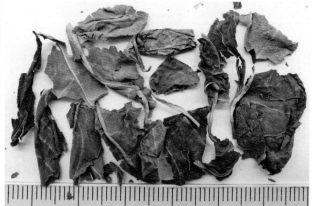

图 2　蓼大青叶放大

504 / 榧子 /

【药典摘要】

本品为红豆杉科植物榧 *Torreya grandis* Fort. 的干燥成熟种子。秋季种子成熟时采收，除去肉质假种皮，洗净，晒干。炮制：去壳取仁。用时捣碎。

性状：本品呈**卵圆形或长卵圆形，长 2 ~ 3.5cm，直径 1.3 ~ 2cm。表面灰黄色或淡黄棕色，有纵皱纹，一端钝圆，可见椭圆形的种脐，另端稍尖。种皮质硬，厚约 1mm。种仁表面皱缩，外胚乳灰褐色，膜质；内胚乳黄白色，肥大，富油性。气微，味微甜而涩。**

【说明】（1）榧子外形有的长（如图1）有的短（如图3），只要在药典规定范围内都是正品。

（2）验收注意：有的榧子外面看正常（如图3），但剥开看里面的种仁已发霉，白色拉丝有霉味（如图4），好榧子种仁没有白霉，见图2。

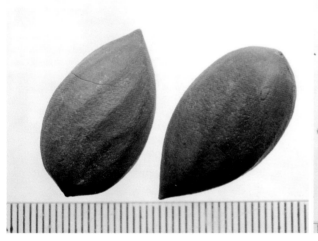

图 1 榧子

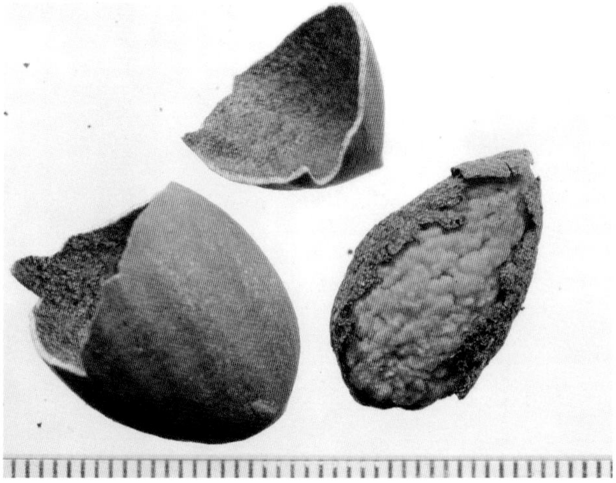

图 2 榧子壳、仁

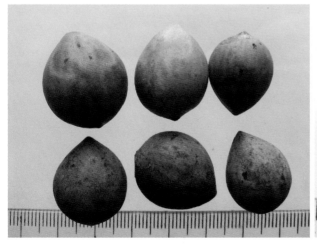

图 3 榧子（外面看正常）

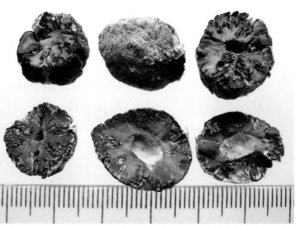

图 4 榧子（剥开看已发霉）

14画

609

505 / 榼（kē）藤子 /

【药典摘要】

本品系民族习用药材。为豆科植物榼藤子 *Entada phaseoloides*（Linn.）Merr. 的干燥成熟种子。秋、冬二季采收成熟果实，取出种子，干燥。炮制：炒熟后去壳，研粉。

性状：本品为**扁圆形或扁椭圆形，直径 4 ~ 6cm，厚 1cm。表面棕红色至紫褐色，具光泽，有细密的网纹，有的被棕黄色细粉。一端有略凸出的种脐。质坚硬。种皮厚约 1.5mm，种仁乳白色，子叶 2。气微，味淡，嚼之有豆腥味。**

【说明】榼藤子极少用，我们曾经进过一次，供大家参观。

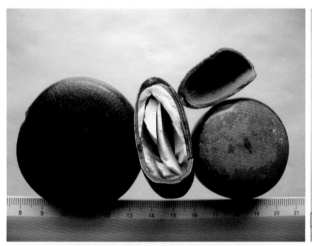 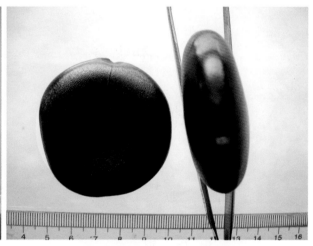

图 1 榼藤子及其断面　　　　　　　　图 2 榼藤子及其侧面观

506 / 槟榔 /

【药典摘要】

本品为棕榈科植物槟榔 *Areca catechu* L. 的干燥成熟种子。春末至秋初采收成熟果实，用水煮后，干燥，除去果皮，取出种子，干燥。炮制：［槟榔］除去杂质，浸泡，润透，切薄片，阴干。［炒槟榔］取槟榔片，照清炒法炒至微黄色。

饮片性状：［槟榔］本品呈类圆形的薄片。**切面可见棕色种皮与白色胚乳相间的大理石样花纹。气微，味涩、微苦。**

［炒槟榔］本品形如槟榔片，表面微黄色，可见大理石样花纹。

焦槟榔

【药典摘要】

本品为槟榔的炮制加工品。

制法：取槟榔片，照清炒法，炒至焦黄色。

性状：本品呈类圆形薄片，直径1.5～3cm，厚1～2mm。表面焦黄色，可见大理石样花纹。质脆，易碎。气微，味涩、微苦。

【说明】槟榔素以片薄为佳，要求"不见边、飞上天"。但切这样的片需浸泡几十天，其间不断换水，使有效成分槟榔碱减少，不利于治疗。早有专家呼吁槟榔不泡，打碎使用，既可保存药效又节约人力物力。惜至今没能引起重视。

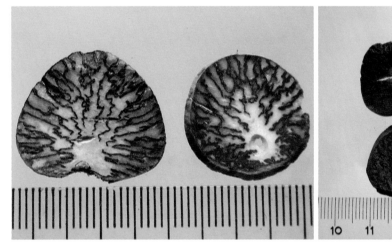

图 1 槟榔

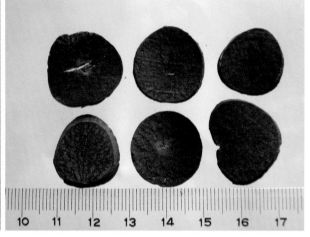

图 2 焦槟榔

507 / 酸枣仁 /

【药典摘要】

本品为鼠李科植物酸枣 *Ziziphus jujube* Mill. var. *spinosa* (Bunge） Hu ex H. F. Chou 的干燥成熟种子。秋末冬初采收成熟果实，除去果肉和核壳，收集种子，晒干。炮制：［酸枣仁］除去残留核壳。用时捣碎。［炒酸枣仁］取净酸枣仁，照清炒法炒至鼓起，色微变深。用时捣碎。

性状：本品呈扁圆形或椭圆形，**长5～9mm，宽5～7mm，厚约3mm**。表面紫红色或紫褐色，平滑有光泽，有的有裂纹。有的两面均呈圆隆状突起；有的一面较平坦，中间或有1条隆起的纵线纹；另一面稍突起。一端凹陷，可见线形种脐；另端有细小突起的合点。种皮较脆，胚乳白色，子叶2，浅黄色，富油性。气微，味淡。

［炒酸枣仁］本品形如酸枣仁。表面微鼓起，微具焦斑。略有焦香气，味淡。

14画

【说明】（1）理枣仁是滇刺枣的种子，《云南省中药材标准（1996年版）》记载为地方正品，但称"酸枣仁"卖，就是"他种药品冒充此种药品"的假药了。现在云南理枣仁资源大减，商品多产自越南、缅甸等国，市场称"进口枣仁"。其实并未经国家进口许可，因为价低受欢迎，屡禁不止。与酸枣仁（国产枣仁）的区别：①外表颜色多为棕色或黄棕色（酸枣仁是紫红色或紫褐色）。②表面有暗色斑点（酸枣仁没有斑点）。③两面都没有棱线（酸枣仁有一面正中有一条棱线）。见图1—3。验收时小心理枣仁掺到酸枣仁尤其是焦枣仁里，暗色斑点不明显了，但无棱线的特点还是能看到。

（2）兵豆生时棕黄色或灰黄色，煮熟后紫红色或紫褐色，很像酸枣仁。但为圆形，没有尖（酸枣仁有小尖）。两面也没有棱线。

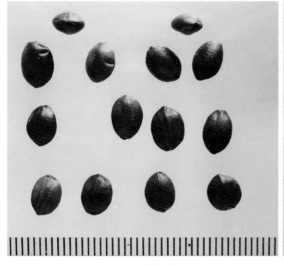

图1 酸枣仁

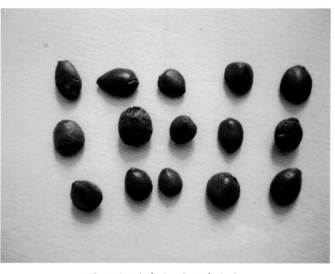

图2 假酸枣仁（理枣仁）

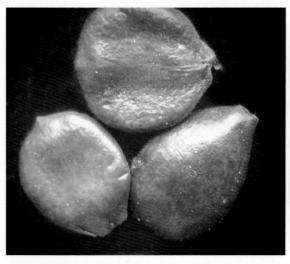

图3 理枣仁放大（表面花纹）

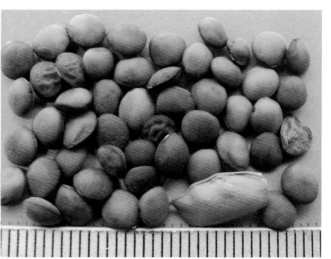

图4 兵豆（生）

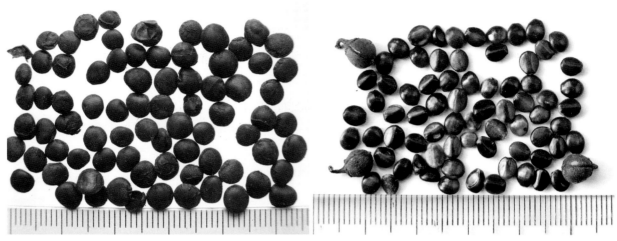

图 5 假酸枣仁（兵豆煮熟）　　　　图 6 假酸枣仁（枳椇子）

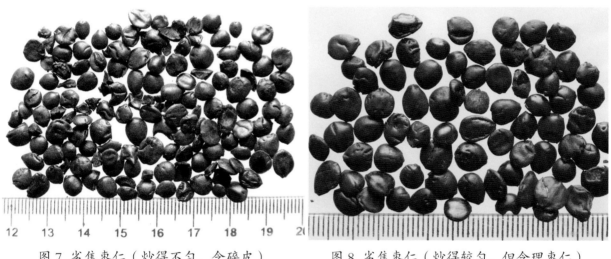

图 7 劣焦枣仁（炒得不匀，含碎皮）　　图 8 劣焦枣仁（炒得较匀，但含理枣仁）

508 / 磁石 /

【药典摘要】

　　本品为氧化物类矿物尖晶石族磁铁矿，主含四氧化三铁（Fe_3O_4）。采挖后，除去杂石。炮制：［磁石］除去杂质，砸碎。［煅磁石］取净磁石块，照煅淬法煅至红透，醋淬，碾成粗粉。

　　性状：本品为块状集合体，呈不规则块状，或略带方形，多具棱角。灰黑色或棕褐色，条痕黑色，具金属光泽。体重，质坚硬，断面不整齐。具磁性。有土腥气，味淡。

　　饮片：［磁石］本品为不规则的碎块。灰黑色或褐色，条痕黑色，具金属光泽。质坚硬。具磁性。有土腥气，味淡。

　　［煅磁石］本品为不规则的碎块或颗粒。表面黑色。质硬而酥。无磁性。有醋香气。

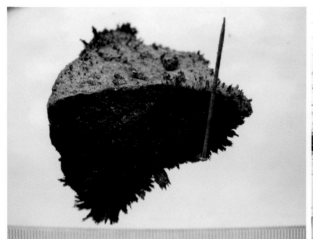

图 1　磁石　　　　　　　　　　　　　　　　图 2　磁石饮片

509／豨莶草

【药典摘要】

本品为菊科植物豨莶 *Siegesbeckia orientalis* L.、腺梗豨莶 *Siegesbeckia pubescens* Makino 或毛梗豨莶 *Siegesbeckia glabrescens* Makino 的干燥地上部分。夏、秋二季花开前和花期均可采割，除去杂质，晒干。炮制：〔豨莶草〕除去杂质，洗净，稍润，切段，干燥。〔酒豨莶草〕取净豨莶草段，照酒蒸法蒸透。

饮片性状：〔豨莶草〕本品呈不规则的段。茎略呈方柱形，表面灰绿色、黄棕色或紫棕色，有纵沟和细纵纹，被灰色柔毛。切面髓部类白色。叶多破碎，灰绿色，边缘有钝锯齿，两面皆具白色柔毛。有时可见黄色头状花序。气微，味微苦。

〔酒豨莶草〕本品形如豨莶草段，表面褐绿色或黑绿色。微具酒香气。

【说明】豨莶草的特征①茎：多数是六棱形，只有上部的细枝是类方形（如图 1）。茎的横切面用湿布擦一下，从外向里顺序是放射状纹理——白色髓部——较大的空心。②叶：多破碎，碎片黑绿色，两面有白色短毛。③花序：多不见，见到的花瓣黄色，热水里蘸湿后捏之有黏性。

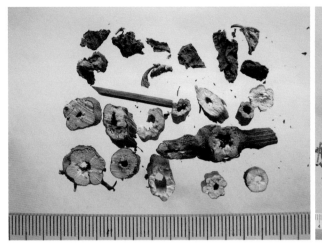

图 1 豨莶草（摊薄看）

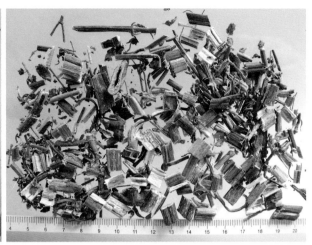

图 2 豨莶草（多破碎）

510 / 蜘蛛香 /

【药典摘要】

本品为败酱科植物蜘蛛香 *Valeriana jatamansi* Jones 的干燥根茎和根。秋季采挖，除去泥沙，晒干。

性状：本品**根茎呈圆柱形，略扁，稍弯曲，少分枝，长 1.5 ~ 8cm，直径 0.5 ~ 2cm；表面暗棕色或灰褐色，有紧密隆起的环节和突起的点状根痕，有的顶端略膨大，具茎、叶残基；**质坚实，不易折断，折断面略平坦，黄棕色或灰棕色，可见筋脉点（维管束）断续排列成环。根细长，稍弯曲，长 3 ~ 15cm，直径约 0.2cm，有浅纵皱纹，质脆。**气特异，味微苦、辛。**

【说明】蜘蛛香北方极少用，偶尔来货，拍照参考。

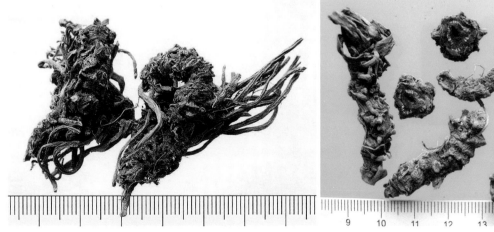

图 1 蜘蛛香（根茎与根）

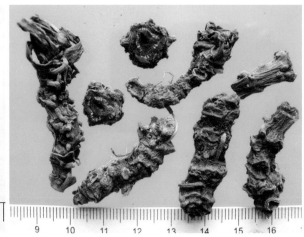

图 2 蜘蛛香（根茎）

615

511 / 蝉蜕 /

【药典摘要】

本品为蝉科昆虫黑蚱 *Cryptotympana pustulata* Fabricius 的若虫羽化时脱落的皮壳。夏、秋二季收集，除去泥沙，晒干。

性状：本品略呈椭圆形而弯曲，**长约3.5cm，宽约2cm。表面黄棕色，半透明，有光泽。**头部有丝状触角1对，多已断落，复眼突出。额部先端突出，口吻发达，上唇宽短，下唇伸长成管状。胸部背面呈十字形裂开，裂口向内卷曲，脊背两旁具小翅2对；腹面有足3对，被黄棕色细毛。腹部钝圆，共9节。**体轻，中空，易碎。**气微，味淡。

【说明】（1）蝉蜕长约3.5cm，宽约2cm（如图1、3），伪品蟋蛄长约1.7cm，宽约1cm（如图2、3）；小蝉蜕长约2.5cm，宽约1.5cm（如图4、图5左）。

（2）劣蝉蜕有灌泥浆后者（如图6），里面见干燥的泥。表面喷胶液者棕色，质地较正品硬脆。

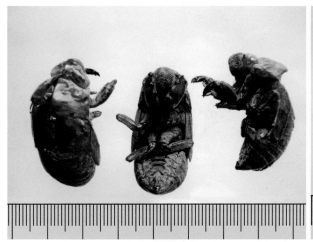

图1 蝉蜕

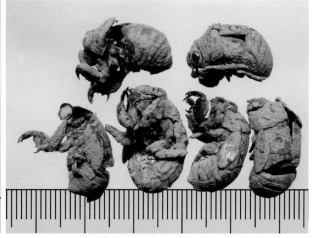

图2 假蝉蜕（蟋蛄）

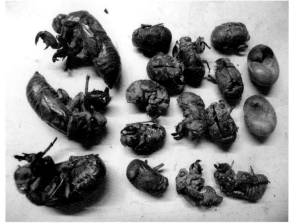

图3 左起：蝉蜕、蟋蛄及杂质（蜗牛壳）

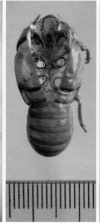

图4 小蝉蜕宽

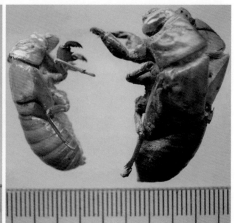

图5 左起：小蝉蜕、蝉蜕

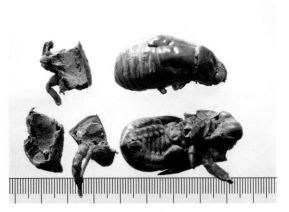

图 6 劣蝉蜕 (灌泥)

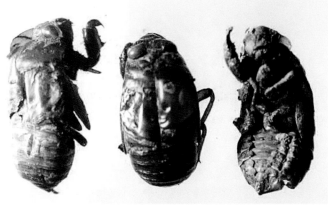

图 7 劣蝉蜕 (打胶)

512 / 罂粟壳 /

【药典摘要】

本品为罂粟科植物罂粟 *Papaver somniferum* L. 的干燥成熟果壳。秋季将成熟果实或已割取浆汁后的成熟果实摘下,破开,除去种子和枝梗,干燥。炮制:〔罂粟壳〕除去杂质,捣碎或洗净,润透,切丝,干燥。〔蜜罂粟壳〕取净罂粟壳丝,照蜜炙法炒至放凉后不粘手。

性状:本品呈**椭圆形或瓶状卵形**,多已破碎成片状,**直径 1.5 ~ 5cm,长 3 ~ 7cm。外表面黄白色、浅棕色至淡紫色**,平滑,略有光泽,**无割痕或有纵向或横向的割痕;顶端有 6 ~ 14 条放射状排列呈圆盘状的残留柱头;基部有短柄。内表面淡黄色,微有光泽;有纵向排列的假隔膜,棕黄色,上面密布略突起的棕褐色小点。**体轻,质脆。气微清香,味微苦。

饮片:〔罂粟壳〕本品呈不规则的丝或块。外表面黄白色、浅棕色至淡紫色,平滑,偶见残留柱头。内表面淡黄色,有的具棕黄色的假隔膜。气微清香,味微苦。

〔蜜罂粟壳〕本品形如罂粟壳丝,表面微黄色,略有黏性,味甜,微苦。

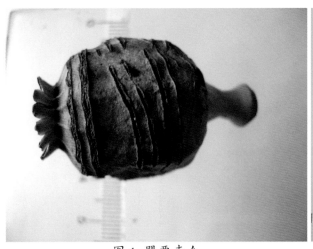

图 1 罂粟壳个

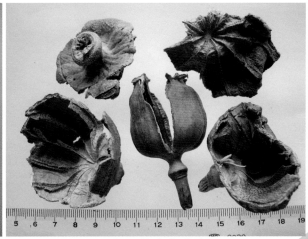

图 2 罂粟壳饮片

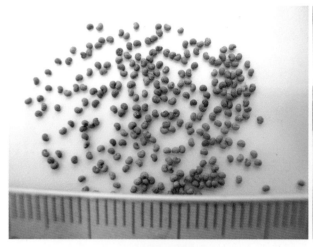
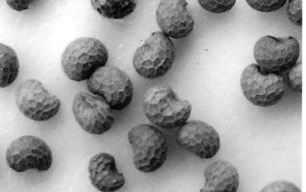

图3 罂粟种子

图4 罂粟种子放大

513 / 辣椒 /

【药典摘要】

本品为茄科植物辣椒 *Capsicum annuum* L. 或其栽培变种的干燥成熟果实。夏、秋二季果皮变红色时采收，除去枝梗，晒干。

性状：本品呈圆锥形、类圆锥形，略弯曲。**表面橙红色、红色或深红色，光滑或较皱缩，显油性，基部微圆，常有绿棕色、具5裂齿的宿萼及果柄。**果肉薄。质较脆，横切面可见中轴胎座，有菲薄的隔膜将果实分为2～3室，内含多数种子。气特异，**味辛、辣。**

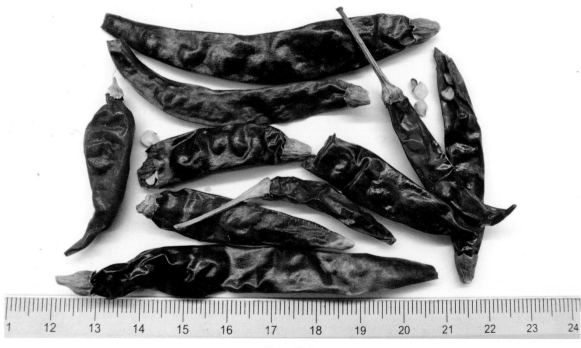

图1 辣椒

饮片
验收经验

618

514/漏芦/

【药典摘要】

本品为菊科植物祁州漏芦 *Rhaponticum uniflorum* （L.）DC. 的干燥根。春、秋二季采挖，除去须根和泥沙，晒干。炮制：除去杂质，洗净，润透，切厚片，晒干。

饮片性状：本品呈类圆形或不规则的厚片。**外表皮暗棕色至黑褐色，粗糙，有网状裂纹。切面黄白色至灰黄色，有放射状裂隙。气特异，味微苦。**

【说明】漏芦的特征：外皮和皮部发黑，易剥落；木部黄色，有放射状裂隙或网状纹理；中心发黑，常空心（如图1）。质轻脆极易折断，饮片常被压碎成黑黄相间的粉末。有时可见根顶端的白毛。野棉花根（如图2）性状很像漏芦，但质坚硬，外皮不易剥落。

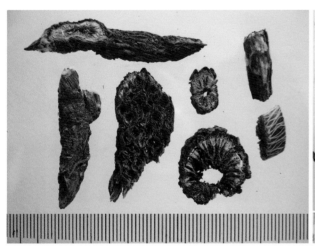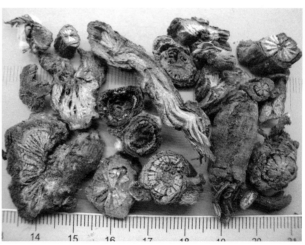

图1 漏芦　　　　　　　　　　　图2 假漏芦（野棉花根）

14画

619

515/赭石/

【药典摘要】

本品为氧化物类矿物刚玉族赤铁矿，主含三氧化二铁（Fe_2O_3）。采挖后，除去杂石。

炮制：［赭石］除去杂质，砸碎。［煅赭石］取净赭石，砸成碎块，照煅淬法煅至红透，醋淬，碾成粗粉。

性状：本品为鲕状、豆状、肾状集合体，多呈不规则的扁平块状。暗棕红色或灰黑色，条痕樱红色或红棕色，有的有金属光泽。一面多有圆形的突起，习称"钉头"；另一面与突起相对应处有同样大小的凹窝。体重，质硬，砸碎后断面显层叠状。气微，味淡。

> 【说明】（1）"鲕"（ér）读"儿"音，原义是鱼子（鱼卵），有的赭石表面有多数小突起，形似鱼卵聚集，药典称"鲕状"。
>
> （2）赭石的特征：一面有钉头，另一面有凹窝，断面层叠状（如图1—3），表面附着铁锈色粉末，用水冲掉露出铁色（灰黑色），有光泽。条痕（粉末）棕红色（如图4）。

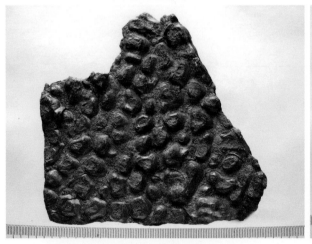

图1 赭石（钉头面）

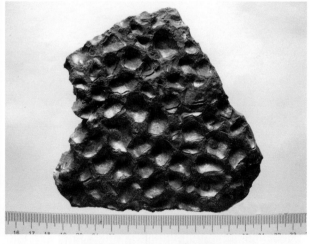

图2 赭石（凹窝面）

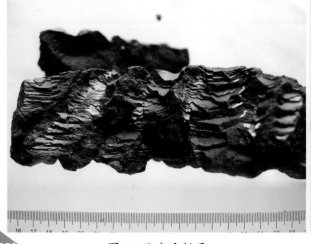

图3 砸碎后断面

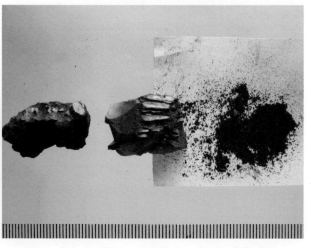

图4 左起：赭石、水冲后、粉末（条痕）

饮片
验收经验

620

516/蕤仁/

【药典摘要】

本品为蔷薇科植物蕤核 *Prinsepia uniflora* Batal. 或齿叶扁核木 *Prinsepia uniflora* Batal. var. *serrata* Rehd. 的干燥成熟果核。夏、秋间采摘成熟果实，除去果肉，洗净，晒干。

性状：本品呈**类卵圆形，稍扁，长7～10mm，宽6～8mm，厚3～5mm。表面淡黄棕色或深棕色，有明显的网状沟纹**，间有棕褐色果肉残留，顶端尖，两侧略不对称。质坚硬。种子扁平卵圆形，种皮薄，浅棕色或红棕色，易剥落；子叶2，乳白色，有油脂。气微，味微苦。

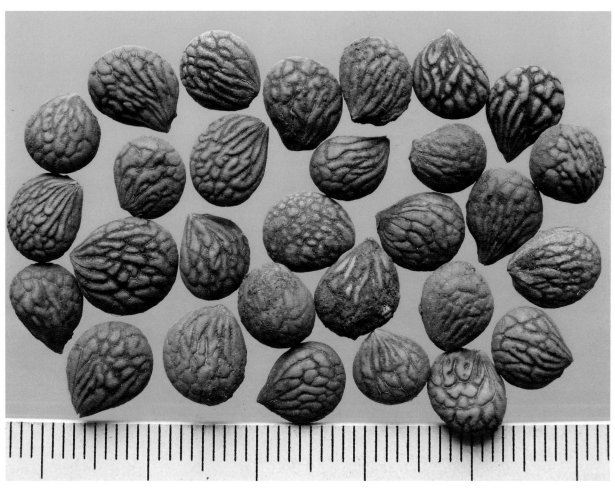

图 1 蕤仁

517 / 蕲蛇 /

【药典摘要】

本品为蝰科动物五步蛇 *Agkistrodon acutus* （Guenther）的干燥体。多于夏、秋二季捕捉，剖开蛇腹，除去内脏，洗净，用竹片撑开腹部，盘成圆盘状，干燥后拆除竹片。炮制：［蕲蛇］**去头、鳞，切成寸段。**［蕲蛇肉］去头，用黄酒闷透后，除去鳞、骨，干燥。［酒蕲蛇］取净蕲蛇段，照酒炙法炒干。

性状：本品卷呈圆盘状，盘径 17～34cm，体长可达 2m。头在中间稍向上，呈三角形而扁平，吻端向上，习称**"翘鼻头"**。上腭有管状毒牙，中空尖锐。背部两侧各有黑褐色与浅棕色组成的"V"形斑纹 17～25 个，其"V"形的两上端在背中线上相接，习称**"方胜纹"**，有的左右不相接，呈交错排列。腹部撑开或不撑开，灰白色，鳞片较大，有黑色类圆形的斑点，习称**"连珠斑"**；腹内壁黄白色，脊椎骨的棘突较高，呈刀片状上突，前后椎体下突基本同形，多为弯刀状，向后倾斜，尖端明显超过椎体后隆面。尾部骤细，**末端有三角形深灰色的角质鳞片 1 枚。**气腥，味微咸。

饮片：［酒蕲蛇］本品为段状。棕褐色或黑色，略有酒气。

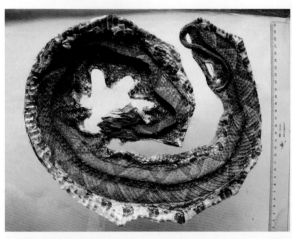

图 1 蕲蛇（完整）

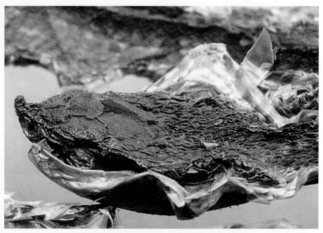

图 2 蕲蛇头（翘鼻头）

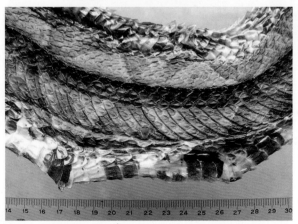

图 3 蕲蛇段（背面方胜纹、念珠斑）

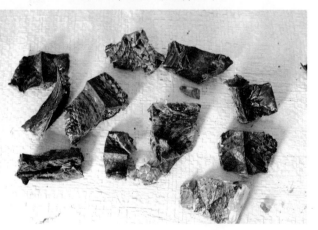

图 4 酒蕲蛇

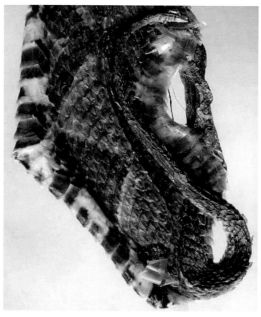

图 5 蕲蛇尾（骤细）

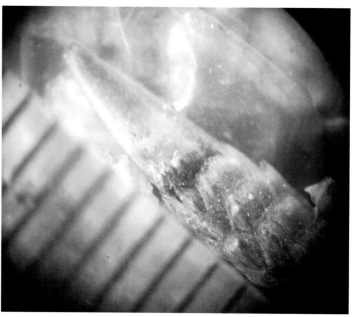

图 6 尾末梢三角形角质鳞片1枚（佛指甲）放大

518 / 槲寄生 /

【药典摘要】

本品为桑寄生科植物槲寄生 *Viscum coloratum* （Komar.）Nakai 的干燥带叶茎枝。冬季至次春采割，除去粗茎，切段，干燥，或蒸后干燥。炮制：除去杂质，略洗，润透，切厚片，干燥。

饮片性状：本品呈不规则的厚片。**茎外皮黄绿色、黄棕色或棕褐色。切面皮部黄色，木部浅黄色，有放射状纹理，髓部常偏向一边。叶片黄绿色或黄棕色，全缘，有细皱纹；革质。气微，味微苦，嚼之有黏性。**

【说明】（1）槲寄生的特征：①髓部常偏向一边（如图3、4）。②外皮黄绿色、黄棕色或棕褐色，有纵横弯曲的小皱纹（如图3）。③叶革质，有细皱纹，叶脉5出，其中3条较明显。④气微，味微苦，嚼之有黏性。

（2）扁枝槲寄生茎扁不圆，不符合药典规定，故认为是假药。即使茎是圆的，颜色发黑也不符合药典，也不收。

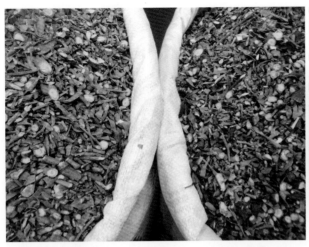

图 1 槲寄生（左：黄棕色；右：黄绿色）

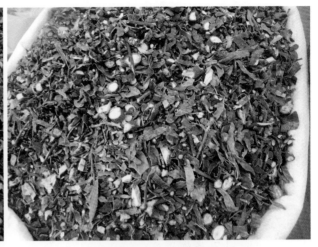

图 2 槲寄生（棕褐色）

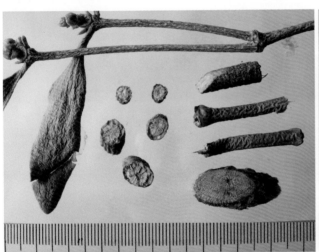

图 3 槲寄生（茎、叶）

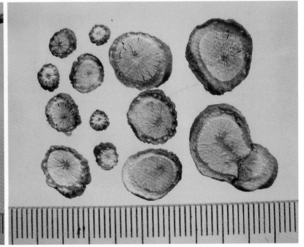

图 4 槲寄生（茎横切）

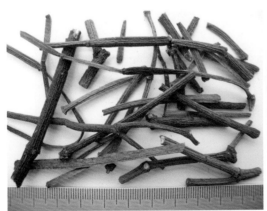

图 5 假槲寄生（扁茎槲寄生）个

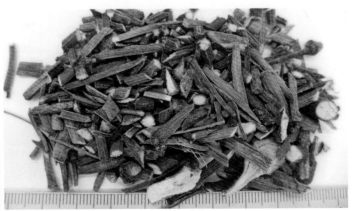

图 6 扁茎槲寄生饮片

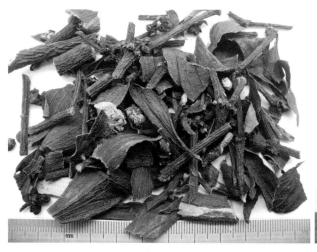

图7 岁槲寄生（发黑）

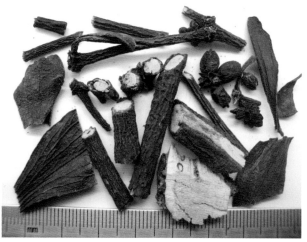

图8 岁槲寄生放大（茎、叶、果）

519 / 墨旱莲 /

【药典摘要】

本品为菊科植物鳢肠 *Eclipta prostrata* L. 的干燥地上部分。花开时采割，晒干。炮制：除去杂质，略洗，切段，干燥。

饮片性状：本品呈不规则的段。**茎圆柱形，表面绿褐色或墨绿色，具纵棱，有白毛，切面中空或有白色髓。叶多皱缩或破碎，墨绿色，密生白毛，**展平后，可见边缘全缘或具浅锯齿。头状花序。气微，味微咸。

【说明】墨旱莲茎、叶和花的苞片上都有白色短伏毛（如图1），其他常用草类药没有这个特点。瘦果椭圆形而扁，长2～3mm，棕色或浅褐色（如图2）。

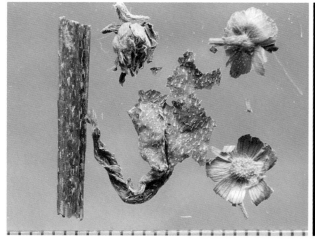

图1 墨旱莲

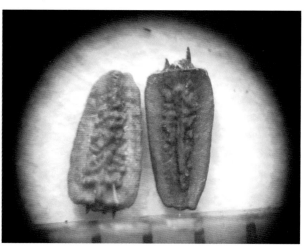

图2 墨旱莲瘦果放大（茎、叶、花）

520 / 稻芽 /

【药典摘要】

本品为禾本科植物稻 *Oryza sativa* L. 的成熟果实经发芽干燥的炮制加工品。将稻谷用水浸泡后，保持适宜的温、湿度，待须根长至约 1cm 时，干燥。炮制：〔稻芽〕除去杂质。〔炒稻芽〕取净稻芽，照清炒法炒至深黄色。〔焦稻芽〕取净稻芽，照清炒法炒至焦黄色。

性状：本品呈扁长椭圆形，两端略尖，**长 7 ~ 9mm，直径约 3mm**，外稃黄色，有白色细茸毛，具 5 脉。一端有 2 枚对称的白色条形浆片，长 2 ~ 3mm，**于 1 个浆片内侧伸出弯曲的须根 1 ~ 3 条，长 0.5 ~ 1.2cm**。质硬，断面白色，粉性。气微，味淡。

出芽率：取本品，照药材取样法，分取对角两份供试品至约 10g，检查出芽粒数与总粒数，计算出芽率（%）。**本品出芽率不得少于 85%。**

【说明】验收稻芽要摊薄看须根，须根断了的也应看到须根残基。完全看不到须根的就是没发芽，这种没发芽的超过 15% 即为劣药，不收。

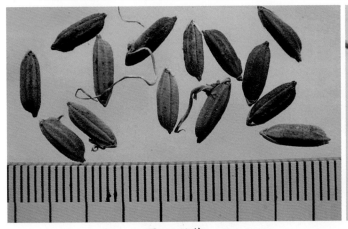

图 1 稻芽

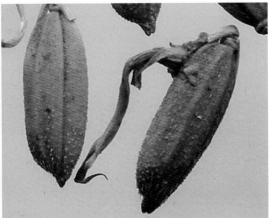

图 2 稻芽放大（芽）

521 / 僵蚕 /

【药典摘要】

本品为蚕蛾科昆虫家蚕 *Bombyx mori* Linnaeus 4 ~ 5 龄的幼虫感染（或人工接种）白僵菌 *Beauveria bassiana* （Bals.）Vuillant 而致死的干燥体。多于春、秋季生产，将感染白僵菌病死的蚕干燥。炮制：〔僵蚕〕淘洗后干燥，除去杂质。〔炒僵蚕〕取净僵蚕，照麸炒法炒至表面黄色。

性状：本品略呈圆柱形，多弯曲皱缩。**长 2 ~ 5cm，直径 0.5 ~ 0.7cm。表面灰黄色，被有白色粉霜状的气生菌丝和分生孢子。头部较圆，足 8 对，体节明显**，尾部略呈二分歧状。质硬而脆，易折断，**断面平坦，外层白色，中间有亮棕色或亮黑色的丝腺环 4 个。**气微腥，味微咸。

【说明】验收僵蚕主要看以下几点。①表面：可见体节，有的粘有蚕丝（如图1）。②断面：有4个丝腺环，有些还有绿色粉末（没消化的桑叶）。假僵蚕都没有上述两个特点。劣僵蚕是死蚕（感染白僵菌或没感染白僵菌而死）表面粘了一层白色物质（面粉、石灰或其他东西），看不到体节。断面外层不是一层白色，中间没有丝腺环（没产生丝以前）或有丝腺环（4～5龄的蚕）。

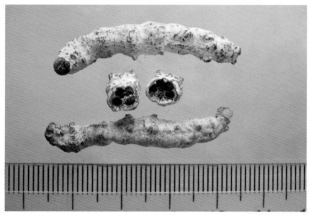

图1 僵蚕

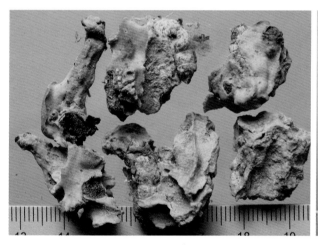

图2 炒僵蚕

图3 僵蚕料子

图4 僵蚕表面包裹异物

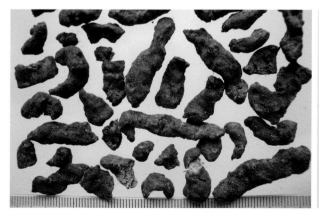

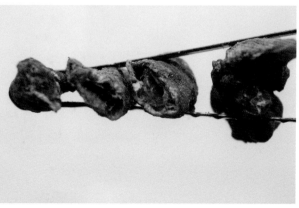

图5 假炒僵蚕

图6 假炒僵蚕断面（无丝腺环）

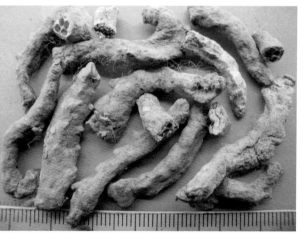

15画

627

522 / 鹤虱 /

【药典摘要】

本品为菊科植物天名精 *Carpesium abrotanoides* L. 的干燥成熟果实。秋季果实成熟时采收，晒干，除去杂质。

性状：本品呈圆柱状，细小，**长3～4mm，直径不及1mm。表面黄褐色或暗褐色，具多数纵棱。**顶端收缩呈细喙状，先端扩展成灰白色圆环；基部稍尖，有着生痕迹。果皮薄，纤维性，种皮菲薄透明，子叶2，类白色，稍有油性。气特异，味微苦。

【说明】鹤虱（北鹤虱）很小，长3～4mm，直径约0.5mm。假鹤虱（烟管头草）外形很像鹤虱，但较大，长约5mm，直径约1mm。

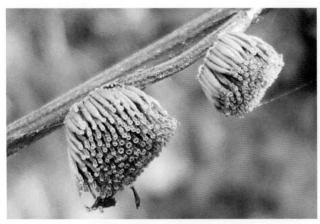

图1 鹤虱（原生态）

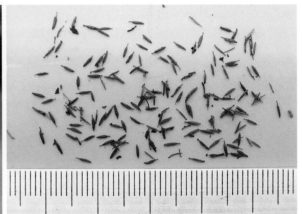

图2 鹤虱

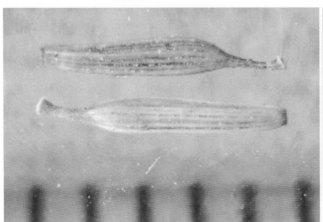

图3 鹤虱放大

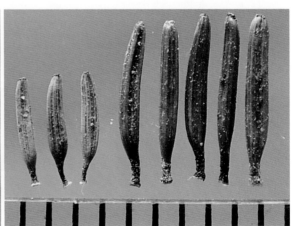

图4 短：鹤虱；长：假鹤虱（烟管头草）

523 /薤（xiè）白/

【药典摘要】

本品为百合科植物小根蒜 *Allium macrostemon* Bge. 或薤 *Allium chinense* G. Don 的干燥鳞茎。夏、秋二季采挖，洗净，除去须根，蒸透或置沸水中烫透，晒干。

性状：［小根蒜］呈不规则卵圆形，**高 0.5 ～ 1.5cm，直径 0.5 ～ 1.8cm**。表面黄白色或淡黄棕色，皱缩，半透明，**有类白色膜质鳞片包被**，底部有突起的鳞茎盘。**质硬，角质样**。有蒜臭，味微辣。

［薤］呈略扁的长卵形，**高 1 ～ 3cm，直径 0.3 ～ 1.2cm**，表面淡黄棕色或棕褐色，**具浅纵皱纹。质较软，断面可见鳞叶 2 ～ 3 层。嚼之粘牙。**

【说明】薤白闻着有蒜臭味，是最大特点。

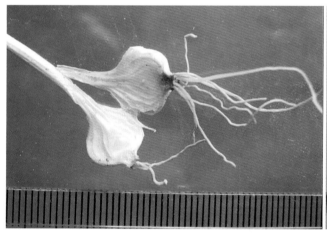

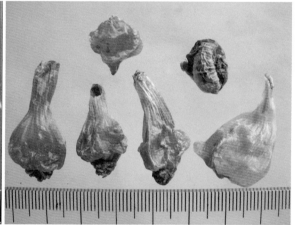

图 1 薤白　　　　　　　　　　　　图 2 薤白（干燥）

524 /薏苡仁/

【药典摘要】

本品为禾本科植物薏苡 *Coix lacrymajobi* L. var. *mayuen* （Roman.）Stapf 的干燥成熟种仁。秋季果实成熟时采割植株，晒干，打下果实，再晒干，除去外壳、黄褐色种皮和杂质，收集种仁。炮制：［薏苡仁］除去杂质。［麸炒薏苡仁］取净薏苡仁，照麸炒法炒至微黄色。

性状：本品呈宽卵形或长椭圆形，**长 4 ～ 8mm，宽 3 ～ 6mm**。表面乳白色，光滑，偶有残存的黄褐色种皮；一端钝圆，另端较宽而微凹，有 1 淡棕色点状种脐；背面圆凸，**腹面有 1 条较宽而深的纵沟**。质坚实，断面白色，粉性。气微，味微甜。

［麸炒薏苡仁］本品形如薏苡仁，微鼓起，表面微黄色。

16 画

629

【说明】（1）薏苡仁的伪品有同属植物草珠子种仁，形、色均似薏苡仁，只是较大，纵沟较宽，较深。价低。

（2）薏苡仁有时掺一些暗灰色（走油）的，数量多时影响卖相，不收。

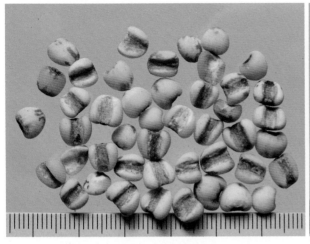

图 1 薏苡仁

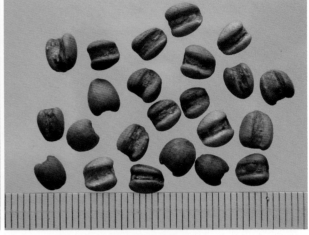

图 2 麸炒薏苡仁

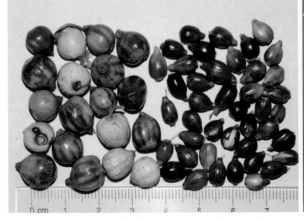

图 3 左：草珠子果实；右：薏苡果实

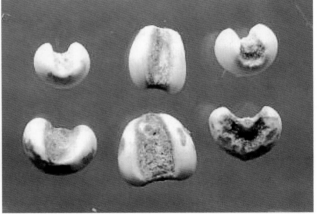

图 4 上：薏苡仁；下：草珠子仁

525／薄荷／

【药典摘要】

本品为唇形科植物薄荷 *Mentha haplocalyx* Briq. 的干燥地上部分。夏、秋二季茎叶茂盛或花开至三轮时，选晴天，分次采割，晒干或阴干。炮制：除去老茎和杂质，略喷清水，稍润，切短段，及时低温干燥。

饮片性状：本品呈不规则的段。茎方柱形，表面紫棕色或淡绿色，具纵棱线，棱角处具茸毛。切面白色，中空。叶多破碎，上表面深绿色，下表面灰绿色，稀被茸毛。轮伞花序腋生，花萼钟状，先端5齿裂，花冠淡紫色。**揉搓后有特殊清凉香气，味辛凉。**

检查：叶不得少于30%。

【说明】（1）辛凉香气是薄荷的特征，而有辛凉香气的主要是叶，故药典规定薄荷"叶不得少于30%"。因薄荷叶的收购价比薄荷茎高，来货基本没叶（如图3）。药典饮片项对含叶量却没有要求，我们要求叶也要达标，但价格要高上几倍。

（2）薄荷属植物留兰香常冒充薄荷（如图4）。留兰香花序是是顶生穗状（薄荷花序是腋生），不含薄荷脑，不像薄荷那样凉气刺鼻，而香气比薄荷更好闻，是牙膏、口香糖等的原料。但留兰香毕竟不是药典规定的薄荷正品，**它的茎叶表面近无毛**，易与薄荷区分。

（3）薄荷色越绿，凉香气越刺鼻的，质量越好。颜色枯黄，香气微弱的陈货不收。

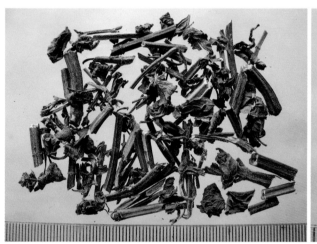

图1 薄荷饮片

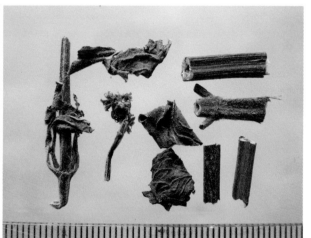

图2 薄荷（表面茸毛）

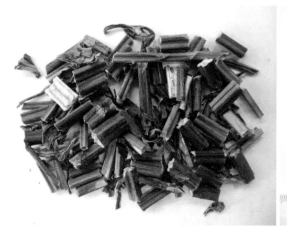

图3 薄荷（叶不达标）

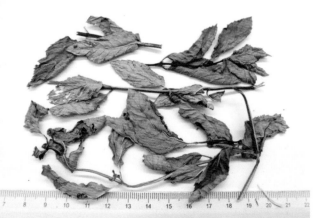

图4 假薄荷（留兰香）

16 画

631

【药典摘要】

本品为芸香科植物橘 *Citrus reticulata* Blanco 及其栽培变种的干燥外层果皮。秋末冬初果实成熟后采收，用刀削下外果皮，晒干或阴干。

性状：本品呈长条形或不规则薄片状，边缘皱缩向内卷曲。外表面黄棕色或橙红色，存放后呈棕褐色，密布黄白色突起或凹下的油室。内表面黄白色，密布凹下透光小圆点。质脆易碎。气芳香，味微苦、麻。

【说明】橘红是陈皮外层红色的那层薄皮，香气越浓越好。目前橘红极少，都附着在陈皮上销售了。

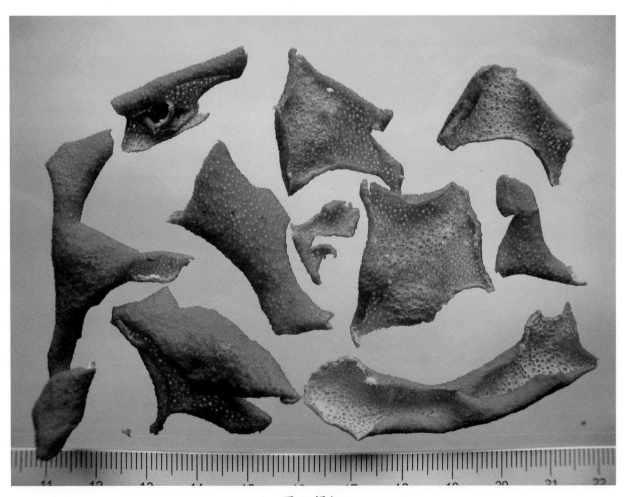

图 1 橘红

527 / 橘核 /

【药典摘要】本品为芸香科植物橘 *Citrus reticulata* Blanco 及其栽培变种的干燥成熟种子。果实成熟后收集，洗净，晒干。炮制：［橘核］除去杂质，洗净，干燥。用时捣碎。［盐橘核］取净橘核，照盐水炙法炒干。用时捣碎。

性状：本品**略呈卵形，长 0.8 ~ 1.2cm，直径 0.4 ~ 0.6cm**。表面淡黄白色或淡灰白色，光滑，一侧有种脊棱线，一端钝圆，另端渐尖成小柄状。外种皮薄而韧，内种皮菲薄，淡棕色，子叶 2，黄绿色，有油性。气微，味苦。

【说明】橘核来源为多种植物，形状也不同。有的尖头长扁像鸭子嘴，有的尖头短尖像鸡嘴。饱满的好，不饱满的质差。

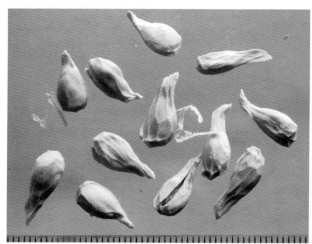
图 1 橘核（鸭子嘴）

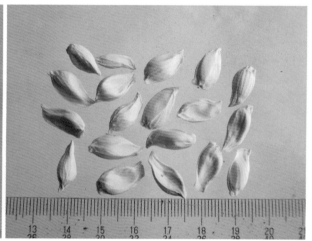
图 2 橘核（鸡嘴）

528 / 藏菖蒲 /

【药典摘要】

本品系藏族习用药材。为天南星科植物藏菖蒲 *Acorus calamus* L. 的干燥根茎。秋、冬二季采挖，除去须根和泥沙，晒干。

性状：本品呈扁圆柱形，略弯曲，长 4 ~ 20cm，**直径 0.8 ~ 2cm**，表面灰棕色至棕褐色，节明显，**节间长 0.5 ~ 1.5cm**，具纵皱纹，一面具密集圆点状根痕；叶痕呈斜三角形，左右交互排列，侧面茎基痕周围常残留有鳞片状叶基和毛发状须根。质硬，断面淡棕色，内皮层环明显，可见众多棕色油细胞小点。气浓烈而特异，味辛。

【说明】藏菖蒲又名水菖蒲，饮片与石菖蒲相似，都有香气。区别主要是藏菖蒲粗（直径 0.8 ~ 2cm），石菖蒲细（直径 0.3 ~ 1cm）。

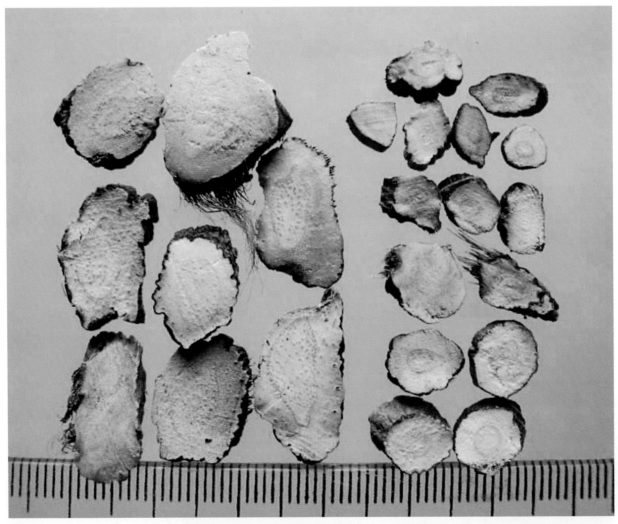

图 1 左起：藏菖蒲（水菖蒲）、石菖蒲

饮片
验收经验

634

529 / 藁本 /

【药典摘要】

本品为伞形科植物藁本 *Ligusticum sinense* Oliv. 或辽藁本 *Ligusticum jeholense* Nakai et Kitag. 的干燥根茎和根。秋季茎叶枯萎或次春出苗时采挖，除去泥沙，晒干或烘干。炮制：除去杂质，洗净，润透，切厚片，晒干。

性状：［藁本］根茎呈不规则结节状圆柱形，稍扭曲，有分枝，**长 3 ~ 10cm，直径 1 ~ 2cm。**表面棕褐色或暗棕色，粗糙，有纵皱纹，上侧残留数个凹陷的圆形茎基，下侧有多数点状突起的根痕和残根，体轻，质较硬，易折断，断面黄色或黄白色，纤维状，**气浓香，味辛、苦、微麻。**

［辽藁本］较小，根茎呈不规则的团块状或柱状，长 1 ~ 3cm，直径 0.6 ~ 2cm，有多数细长弯曲的根。

饮片：［藁本片］本品呈不规则的厚片。外表皮棕褐色至黑褐色，粗糙。**切面黄白色至浅黄褐色，具裂隙或孔洞，纤维性。**气浓香，味辛、苦、微麻。

［辽藁本片］外表皮可见根痕和残根突起呈毛刺状，或有呈枯朽空洞的老茎残基。切面木部有放射状纹理和裂隙。

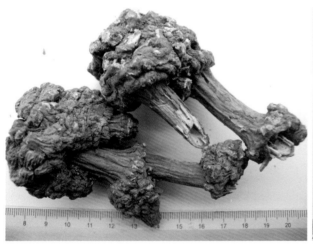

图 1 藁本（川藁本）个

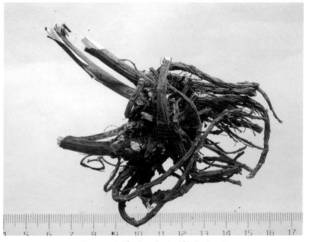

图 2 辽藁本（北藁本）个

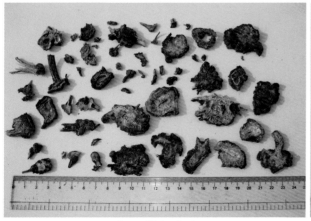

图 3 藁本饮片

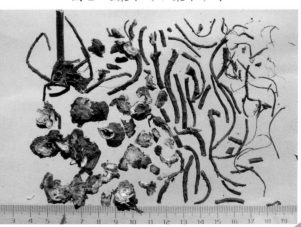

图 4 辽藁本饮片

17 画

635

【说明】（1）正品藁本有藁本（川藁本、西芎藁本）、辽藁本（北藁本）两种。共同的特点是有特异的气味，嗅之有类似芹菜样香气，口尝辛、苦、微麻。

（2）川藁本个子略似小川芎，茎基也像川芎苓子（如图1），只有一个或几个，不像川芎有几十个。饮片或圆或长，有的中部空心；大小不一，大片直径 1 ～ 3cm，小片直径几毫米（如图3）。价格比北藁本高。

（3）北藁本根茎被多数细根包裹（如图2），饮片中根约占一半，直径 1 ～ 2mm；根茎片不规则，直径 1 ～ 2cm；偶见紫色空心的茎基，直径约 3mm（如图4）。价格比川藁本低，因此好卖。

（4）新疆藁本不是药典藁本正品，价低，来货多呈不规则长形片，宽 1 ～ 3cm；边缘根痕多且硬，中部有几个圆形茎痕或呈空心；气味比藁本冲鼻子（如图6）。现在已少见。

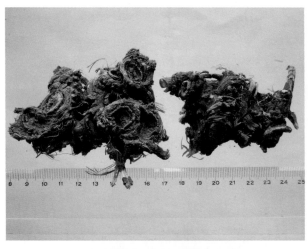

图 5 假藁本（新疆藁本）个

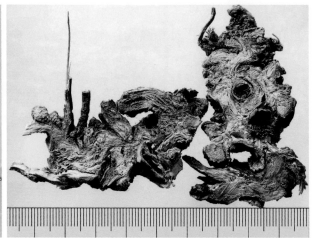

图 6 新疆藁本片

530 / 檀香 /

【药典摘要】

本品为檀香科植物檀香 *Santalum album* L. 树干的干燥心材。炮制：除去杂质，镑片或锯成小段，劈成小碎块。

性状：本品为长短不一的圆柱形木段，有的略弯曲，一般长约 1m，直径 10 ～ 30cm。外表面灰黄色或黄褐色，光滑细腻，有的具疤节或纵裂，**横截面呈棕黄色，显油迹；** 棕色年轮明显或不明显，纵向劈开纹理顺直。质坚实，不易折断。**气清香，燃烧时香气更浓；味淡，嚼之微有辛辣感。**

含量测定：取本品刨花（厚 1mm）30g，照挥发油测定法测定。本品含挥发油不得少于 3.0%(ml/g)。

【说明】檀香最明显特征：①剪断面对光看油亮有光，假的没有光。②有特异香气，假的没有香气（如图3），有用其他木材喷香精作假的（如图4），刮去外表，里面没香气或不是檀香香气。要想准确鉴定，应当按药典做理化鉴别、含量测定。药店没这个条件，只能选有检验报告的正规厂家进货。

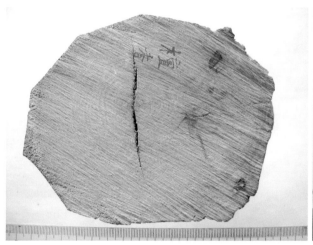

图1 檀香块

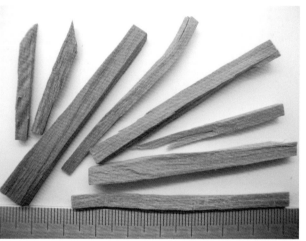

图2 檀香条

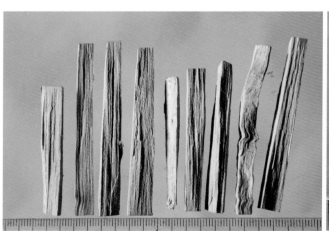

图3 假檀香（柏木类伪制无香气）

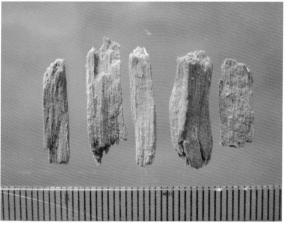

图4 假檀香（喷香精）

17画

637

【药典摘要】

　　本品为睡莲科植物莲 *Nelumbo nucifera* Gaertn. 的干燥根茎节部。秋、冬二季采挖根茎（藕），切取节部，洗净，晒干，除去须根。炮制：［藕节］除去杂质，洗净，干燥。［藕节炭］取净藕节，照炒炭法炒至表面黑褐色或焦黑色，内部黄褐色或棕褐色。

　　性状：本品呈短圆柱形，中部稍膨大，**长 2～4cm，直径约 2cm**。表面灰黄色至灰棕色，有残存的须根和须根痕，偶见暗红棕色的鳞叶残基。两端有残留的藕，表面皱缩有纵纹。质硬，断面有多数类圆形的孔。气微，味微甘、涩。

　　［藕节炭］本品形如藕节，表面黑褐色或焦黑色，内部黄褐色或棕褐色。断面可见多数类圆形的孔。气微，味微甘、涩。

　　【说明】藕节少用，验收要注意检查有否虫蛀。我们遇到过直径 4cm 的"藕节"（正品直径 2cm），不符合药典，拒收。

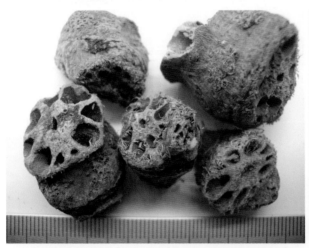

图 1　藕节

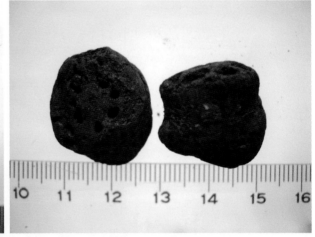

图 2　藕节炭

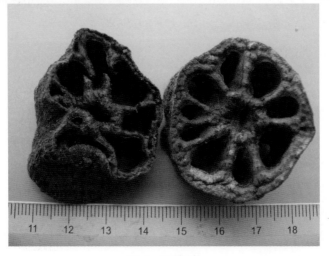

图 3　假藕节

532 / 覆盆子 /

【药典摘要】

本品为蔷薇科植物华东覆盆子 *Rubus chingii* Hu 的干燥果实。夏初果实由绿变绿黄时采收，除去梗、叶，**置沸水中略烫或略蒸**，取出，干燥。

性状：本品为聚合果，由多数小核果聚合而成，呈**圆锥形或扁圆锥形，高 0.6 ~ 1.3cm，直径 0.5 ~ 1.2cm。表面黄绿色或淡棕色，顶端钝圆，基部中心凹入。宿萼棕褐色，下有果梗痕。小果易剥落，每个小果呈半月形，背面密被灰白色茸毛，两侧有明显的网纹，腹部有突起的棱线。**体轻，质硬。气微，**味微酸涩。**

【说明】（1）覆盆子验收要点有以下两点。①颜色：正品表面黄绿色或淡棕色（如图 1、2），灰黑色为劣药（如图 5）不收。②大小：正品高 0.6 ~ 1.3cm，直径 0.5 ~ 1.2cm（如图 1、2），小于这个尺寸的为劣药，不收。

（2）覆盆子来源于蔷薇科悬钩子属，该属植物我国有 200 种左右，栽培产生的变异种还要更多。其中许多种果实与覆盆子性状相似，不易区分。凡符合药典记载的就可以收。

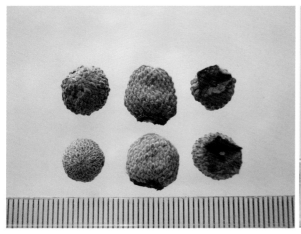

图 1 覆盆子（果实）

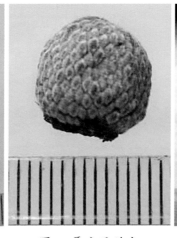

图 2 覆盆子放大

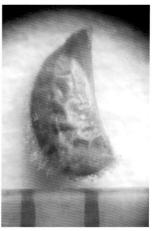

图 3 覆盆子（小果）放大

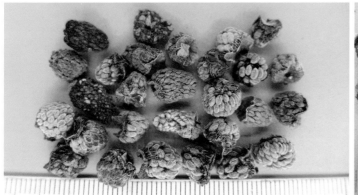

图 4 劣覆盆子（个小）

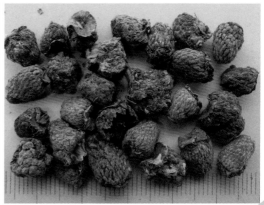

图 5 劣覆盆子（灰黑色）

18 画

639

533 / 瞿麦 /

【药典摘要】

本品为石竹科植物瞿麦 *Dianthus superbus* L. 或石竹 *Dianthus chinensis* L. 的干燥地上部分。夏、秋二季花果期采割，除去杂质，干燥。炮制：除去杂质，洗净，稍润，切段，干燥。

饮片性状：本品呈不规则段。**茎圆柱形，表面淡绿色或黄绿色，**节明显，略膨大。**切面中空。**叶多破碎。**花萼筒状，苞片 4 ～ 6。**蒴果长筒形，与宿萼等长。种子细小，多数。气微，味淡。

【说明】瞿麦来货多为黄色，特征：①茎节膨大，切面中空。②筒状花萼：外面有苞片 4 ～ 6 枚，苞片和宿萼表面都有细密纵纹（如图 2）。③叶多破碎，碎片上可见平行叶脉。

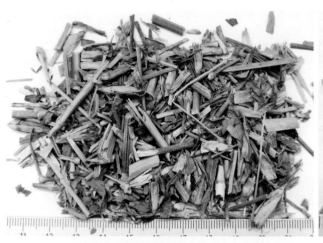

图 1 瞿麦饮片

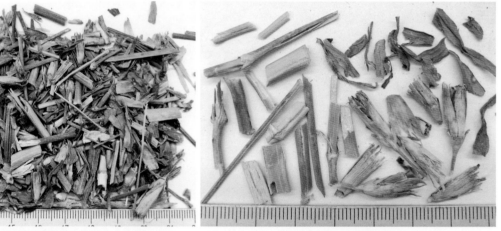

图 2 瞿麦饮片摊开

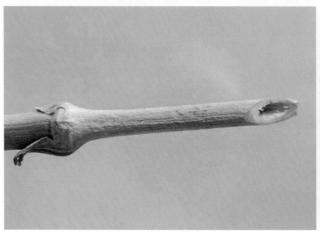

图 3 瞿麦茎节膨大、中空

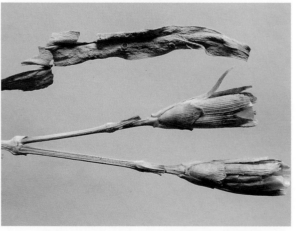

图 4 上：叶片；下：花枝、花萼

534 / 翻白草 /

【药典摘要】

本品为蔷薇科植物翻白草 *Potentilla discolor* Bge. 的干燥全草。夏、秋二季开花前采挖，除去泥沙和杂质，干燥。

性状：本品块根呈纺锤形或圆柱形，长 4 ～ 8cm，直径 0.4 ～ 1cm；表面黄棕色或暗褐色，有不规则扭曲沟纹；质硬而脆，折断面平坦，呈灰白色或黄白色。基生叶丛生，单数羽状复叶，多皱缩弯曲，展平后长 4 ～ 13cm；小叶 5 ～ 9 片，柄短或无，长圆形或长椭圆形，顶端小叶片较大，上表面暗绿色或灰绿色，下表面密被白色茸毛，**边缘有粗锯赤**。气微，味甘、微涩。

【说明】翻白草与委陵菜性状相似，区别是：翻白草叶缘有锯齿，委陵菜叶缘深裂。

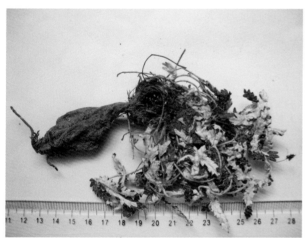

图 1 翻白草个

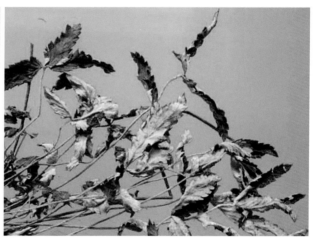

图 2 翻白草叶放大

535 / 蟾酥 /

【药典摘要】

本品为蟾蜍科动物中华大蟾蜍 *Bufo bufo gargarizans* Cantor 或黑眶蟾蜍 *Bufo melanostictus* Schneider 的干燥分泌物。多于夏、秋二季捕捉蟾蜍，洗净，挤取耳后腺和皮肤腺的白色浆液，加工，干燥。炮制：［蟾酥粉］取蟾酥，捣碎，加白酒浸渍，时常搅动至稠膏状，干燥，粉碎。

性状：本品呈扁圆形团块状或片状。棕褐色或红棕色。团块状者质坚，不易折断，断面棕褐色，角质状，微有光泽；片状者质脆，易碎，断面红棕色，半透明。气微腥，味初甜而后有持久的麻辣感，粉末嗅之作嚏。

鉴别：**本品断面沾水，即呈乳白色隆起。**

【说明】（1）蟾酥是癞蛤蟆表面疙瘩里挤出的白浆，干燥而成。有饼酥、片酥、团酥、棋子酥等几种（如图1、2），都是干燥过程中人为定形的。随时间长短表面有红棕色、棕褐色直至黑色。蟾酥特征：①质硬脆易掰断，断面沾水，即呈乳白色隆起（如图3）。②断面蘸湿再对上，干燥后可黏合如初。③用刀刮些粉末吸入鼻孔，立即刺激鼻腔连续打喷嚏。没有以上特征者为假药。

（2）劣蟾酥是在蟾酥里掺杂，如图4断面夹杂麻绳类物质，检验蟾酥要掰开看。

（3）蟾酥是毒性药品，临床极少用，药店一般不出售。

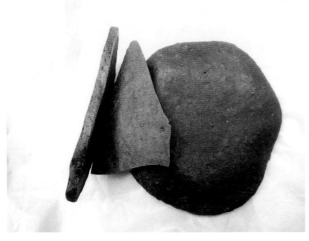

图 1 蟾酥（饼酥）

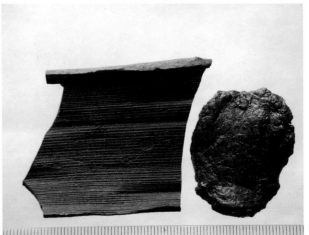

图 2 蟾酥（片酥、团酥）

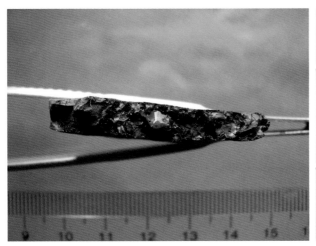

图 3 蟾酥断面滴水（乳白色隆起）

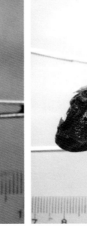

图 4 劣蟾酥（饼酥）

536 / 鳖甲 /

【药典摘要】

本品为鳖科动物鳖 *Trionyx sinensis* Wiegmann 的背甲。全年均可捕捉，以秋、冬二季为多，捕捉后杀死，置沸水中烫至背甲上的硬皮能剥落时，取出，剥取背甲，除去残肉，晒干。炮制：［鳖甲］置蒸锅内，沸水蒸 45 分钟，取出，放入热水中，立即用硬刷除去皮肉，洗净，干燥。［醋鳖甲］取净鳖甲，照烫法用砂烫至表面淡黄色，取出，醋淬，干燥。用时捣碎。

性状：本品呈椭圆形或卵圆形，背面隆起，**长 10 ~ 15cm，宽 9 ~ 14cm**。外表面黑褐色或墨绿色，略有光泽，具细网状皱纹和灰黄色或灰白色斑点，中间有 1 条纵棱，两侧各有左右对称的横凹纹 8 条，外皮脱落后，可见锯齿状嵌接缝。内表面类白色，中部有突起的脊椎骨，颈骨向内卷曲，**两侧各有肋骨 8 条，伸出边缘**。质坚硬。气微腥，味淡。

【说明】（1）验收鳖甲要看大小（长 10 ~ 15cm，宽 9 ~ 14cm），碎的可看半边肋骨（约长 5cm）。太大的不是药典规定的正品。

（2）生鳖甲肋骨质硬，折之不断（醋鳖甲折之易断）。若生鳖甲肋骨易折断者怀疑是煮过的，不收。

（3）来货多是碎片，其中常掺有鳖的腹甲及鳖骨（如图 3、4），超过 3% 为劣药，不收。

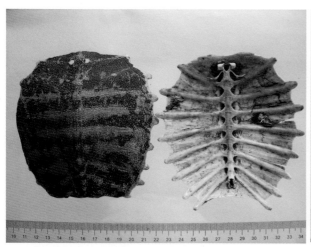

图 1 鳖甲个

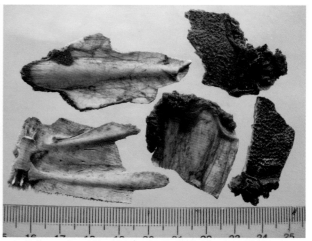

图 2 醋鳖甲

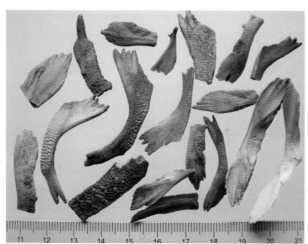

图 3 鳖甲掺杂物（腹甲）

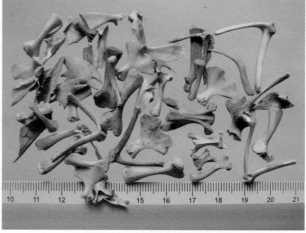

图 4 鳖甲掺杂物（鳖骨）

537 /麝香/

【药典摘要】

本品为鹿科动物林麝 *Moschus berezovskii* Flerov 、马麝 *Moschus sifanicus* Przewalski 或原麝 *Moschus moschiferus* Linnaeus 成熟雄体香囊中的干燥分泌物。野麝多在冬季至次春猎取，猎获后，割取香囊，阴干，习称"毛壳麝香"；剖开香囊，除去囊壳，习称"麝香仁"。家麝直接从其香囊中取出麝香仁，阴干或用干燥容器密闭干燥。炮制：取毛壳麝香，除去囊壳，取出麝香仁，除去杂质，用时研碎。

性状：［毛壳麝香］为扁圆形或类椭圆形的囊状体，直径 3 ~ 7cm，厚 2 ~ 4cm。**开口面的皮革质，棕褐色，略平，密生白色或灰棕色短毛，从两侧围绕中心排列，中间有 1 小囊孔。另一面为棕褐色略带紫色的皮膜，微皱缩，偶显肌肉纤维，略有弹性，**剖开后可见中层皮膜呈棕褐色或灰褐色，半透明，内层皮膜呈棕色，内含颗粒状、粉末状的麝香仁和少量细毛及脱落的内层皮膜（习称"银皮"）。

［麝香仁］野生者质软，油润，疏松；其中不规则圆球形或颗粒状者习称"当门子"，表面多呈紫黑色，油润光亮，微有麻纹，断面深棕色或黄棕色；粉末状者多呈棕褐色或黄棕色，并有少量脱落的内层皮膜和细毛。饲养者呈颗粒状、短条形或不规则的团块；表面不平，紫黑色或深棕色，显油性，微有光泽，并有少量毛和脱落的内层皮膜。气香浓烈而特异，味微辣、微苦带咸。

鉴别：（1）取毛壳麝香用特制槽针从囊孔插入，转动槽针，提取麝香仁，立即检视，槽内的麝香仁应有逐渐膨胀高出槽面的现象，习称"冒槽"。麝香仁油润，颗粒疏松，无锐角，香气浓烈。不应有纤维等异物或异常气味。

（2）取麝香仁粉末少量，置手掌中，加水润湿，用手搓之能成团，再用手指轻揉即散，不应粘手、染手、顶指或结块。

（3）取麝香仁少量，撒于炽热的坩埚中灼烧，初则迸裂，随即融化膨胀起泡似珠，香气浓烈四溢，应无毛、肉焦臭，无火焰或火星出现。灰化后，残渣呈白色或灰白色。

（4）麝香仁粉末棕褐色或黄棕色。为无数无定形颗粒状物集成的半透明或透明团块，淡黄色或淡棕色；团块中包埋或散在有方形、柱状、八面体或不规则形的晶体；并可见圆形油滴，偶见毛和内皮层膜组织。

【说明】药店（房）的麝香来货都是炮制品，即除杂质研碎的麝香仁。来货多装在密封小瓶里，每瓶1g。确认麝香真假优劣，最准确的方法是按药典做显微鉴别和含量测定。药典记载3种性状鉴别方法（槽针、水试、火试），但对来货检验都不太适用。药店没有检测设备，只能从有检验报告的厂家进货。

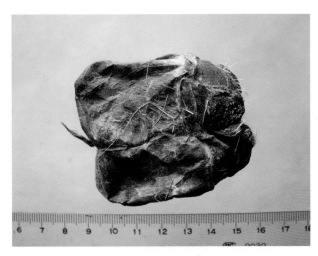

图1 麝香（毛壳）

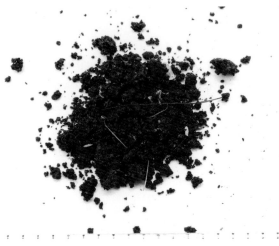

图2 麝香仁

药名索引（以首字汉语拼音为序）

药名索引

药名索引

653

Z